普通高等教育药学专业"十三五"规划教材

本项目由"一省一校"研究生课程建设专项资金资助

临床药理学

LINCHUANG YAOLIXUE

主编　李晓天

U0340673

郑州大学出版社
郑州

图书在版编目(CIP)数据

临床药理学/李晓天主编 . —郑州:郑州大学出版社,
2018.1

ISBN 978-7-5645-3521-6

Ⅰ.①临…　Ⅱ.①李…　Ⅲ.①临床医学-药理学
Ⅳ.①R969

中国版本图书馆 CIP 数据核字(2016)第 238516 号

郑州大学出版社出版发行
郑州市大学路 40 号　　　　　　　　　邮政编码:450052
出版人:张功员　　　　　　　　　　　发行部电话:0371-66966070
全国新华书店经销
郑州市诚丰印刷有限公司印制
开本:787 mm×1 092 mm　1/16
印张:23.25
字数:554 千字
版次:2018 年 1 月第 1 版　　　　　　印次:2018 年 1 月第 1 次印刷

书号:ISBN 978-7-5645-3521-6　　　　定价:58.00 元

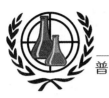

作者名单

普通高等教育药学专业
"十三五"规划教材

主　编　李晓天　郑州大学药学院

副主编　（以姓氏笔画为序）

　　　　　冯　欣　南阳医学高等专科学校药学系

　　　　　张　艳　河南省医药科学研究院

　　　　　张莉蓉　郑州大学基础医学院

　　　　　鲁照明　郑州大学药学院

编　委　（以姓氏笔画为序）

　　　　　王晋蕊　许昌学院医学院

　　　　　申滢娜　郑州大学药学院

　　　　　李志军　南阳医学高等专科学校药学系

　　　　　迟　栋　南阳医学高等专科学校药学系

　　　　　张素培　开封大学医学部

　　　　　陈秀英　郑州大学药学院

　　　　　范天黎　郑州大学基础医学院

　　　　　贾　欣　郑州大学药学院

　　　　　韩本高　许昌学院医学院

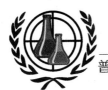
临床药理学(clinical pharmacology)是研究药物在人体内作用规律和人体与药物间相互作用过程的一门学科。主要阐明临床药动学、临床药效学、药物不良反应及相互作用的性质和机制,为临床制订合理给药方案、安全用药提供依据。其主要任务是对新药的有效性和安全性做出科学评价;通过血药浓度监测,调整给药方案,安全有效地使用药物;监测上市后药品不良反应,保障人们用药安全。

本教材共23章,第1～14章为总论部分,主要阐述了临床药理学的基本概念、临床药效学、临床药动学、新药临床研究与药品注册、治疗药物监测与给药方案、药物不良反应与药源性疾病、小儿临床用药、老年人临床用药、妊娠及哺乳期妇女临床用药、遗传药理学与临床用药、时间药理学与合理用药、肝肾疾病与临床用药、药物相互作用、药物滥用与药物依赖性;第15～23章为各论部分,主要介绍精神及神经系统疾病的临床用药、心血管系统疾病的临床用药、消化系统疾病的临床用药、呼吸系统疾病的临床用药、内分泌系统疾病的临床用药、抗炎免疫药的临床用药、抗菌药的合理应用、抗病毒药的临床用药、抗肿瘤药的临床用药。适合临床医学、护理学、药学等专科起点本科生及进修医师使用。

本书在编写过程中充分考虑了临床医学及相关专科学生的特点,兼顾了临床药理学与基础药理学的连续性,适度介绍了基础药理学的基本知识,又力求避免与基础药理学过多地重复,突出临床药理学的特色,尤其在各论部分强调药物的临床实用性,简介药理作用及机制、概括药动学特点,重点讨论临床应用、治疗方案、疗效评价及临床应用注意事项等。本书以理论讲授为主,学生自学为辅,为配合自学,每章后均列有小结及思考题,供学习时参考。

李晓天

2016 年 5 月

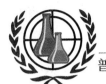

目录

普通高等教育药学专业
"十三五"规划教材

第一章 绪论

临床药理学(clinical pharmacology)研究药物与人体间相互作用及其规律,主要阐明临床药物代谢动力学、临床药物效应动力学、药物不良反应及药物相互作用的性质和机制,是药理学的一个重要分支。但由于其研究方法的特殊性、内容的广泛性、实际的需要性等原因,又形成了相对独立的一门学科。临床药理学涉及医学和药学的研究领域,是一门具有广泛学科交叉特点的桥梁学科。临床药理学为临床合理用药提供依据,是药物治疗学的基础。临床药理学承担对新药在人体的有效性和安全性等做出评价的任务,为药物的生产管理提供科学依据。

第一节 临床药理学的发展概况

20世纪30年代,美国康尼尔大学 Harry Gold 提出了临床药理学的概念。作为临床药理学代表人物,Harry Gold 教授在1947年被美国授予院士荣誉称号。1954年,美国约翰·霍普金斯大学(John Hopkins University)建立了第一个临床药理室,并开始讲授临床药理学课程。1971年,美国正式成立了临床药理学会。在瑞典,临床药理学发展也较早,自1956年起,各医学院校相继开设了临床药理学课程;20世纪70年代,瑞典斯德哥尔摩的卡罗林斯卡(Karolinska)医学院霍定(Huddinge)医院建立了规模较大、设备先进的临床药理室,在科研、教学和新药研究等方面均具有较高水平。20世纪50年代末60年代初期,震惊世界的沙利度胺(thalidomide)致"海豹肢"事件,促使人们重视新药的毒理学研究,重视加强临床药理学和人员培训。此后,欧美一些国家先后建立了临床药理机构并开设临床药理学课程。1980年在伦敦召开了第一届国际临床药理学与治疗学学术会议,标志着临床药理学的发展进入了一个新的阶段。20世纪60年代以后临床药理学术刊物纷纷问世,至今全世界临床药理学的学术刊物已达70余种。

我国的临床药理学研究始于20世纪60年代初期。1961年秋在上海举行了以"寻找新药的理论基础和临床实际"为题的学术讨论会。但由于种种原因,临床药理事业未得到很快发展,直到1979年才在北京举行了"第一届全国临床药理专题讨论会",20世纪80年代以来,我国临床药理学得到迅速发展。目前,国内医学院校已普遍建立了临床药理教研室或研究所,开设了临床药理课程。1982年在北京成立了"中国药学会药理学会临床药理专业委员会"(现为中国药理学会临床药理专业委员会)。1985年《中国临床药理学杂志》创刊,标志着我国临床药理学在这个时期的快速发展。为适应新药审评与市场药物再评价的需要,自1983年以来先后在全国研究力量较强、人员素质较高、设备条件较好的研究机构中建立了卫生部临床药理基地(现名为国家药物临床研究机构),承担各类新药的临床药理研究,另外还在全国建立了多个临床药理培训中心。临床药理基地的建立,汇集了药理学、临床医学、药学、化学、数学、生物统计等邻近学科的专业人员加入临床药理的研究中,经临床药理培训中心的多年培训,专业人员迅速成长,极大地促进了临床药理学的发展,至今已形成了一支具有相当规模的临床药理专业队伍,在我国的新药研究、药物评价、教学、医疗、学术交流与咨询服务中发挥着重要作用。

第二节　临床药理学的研究内容和学科任务

一、临床药理学的研究内容

临床药理学的研究内容包括临床药效学(clinical pharmacodynamics)、临床药动学(clinical pharmacokinetics)、药物不良反应(adverse drug reaction,ADR)研究、临床试验(clinical trial)、药物相互作用(drug interaction)等。

1.临床药效学研究　研究药物对人体(包括患者与正常人)的作用、临床效果,以及药物的作用机制。通过临床药效学研究确定药物在人体的治疗剂量,同时观察剂量、疗程和不同给药途径与疗效之间的关系。

2.临床药动学研究　研究药物在正常人及患者体内的吸收、分布、代谢和排泄过程,以及药物在体内动态变化的规律,以制订合理用药方案,达到安全、有效的治疗效果。研究临床药动学对指导新药设计、优化给药方案、改进药物剂型等方面均有重要意义。临床药动学是治疗药物监测的基础。

时间药动学(chronopharmacokinetics)是临床药动学的一个新的重要分支。药物的体内过程可随着人体生理生化功能的节律性变化而变化,如人的吸收功能、血容量、组织供血量、肝及肾功能均呈昼夜节律性改变,使药物在体内的吸收、分布、转化和排泄过程出现昼夜节律性改变,因而使药动学过程及其参数出现相应变化。时间药动学是研究药动学的节律变化与机体生物节律的关系,如肾上腺皮质激素-皮质醇的血清水平有昼夜节律性的变化,早上6~8时在内源性皮质醇分泌高峰时给予糖皮质激素治疗,可减轻其对垂体-肾上腺皮质轴的负反馈,从而减少糖皮质激素的不良反应。氨茶碱、阿米替林、去甲替林、氟哌啶醇等药物的吸收过程,地西泮等的血浆蛋白结合率,环己巴比妥等的肝代谢,庆大霉素、甲氨蝶呤等的肾排泄,都存在昼夜节律性变化。药动学随时间的变化会引起药物疗效、毒性等产生相应的节律性变化,药物作用的时效性(chronergy)是综合反映药物治疗作用与毒副反应的节律性变化,是时间治疗学(chronotherapeutics)的基础。

3.生物利用度与生物等效性试验　生物利用度(bioavailability)是用药动学原理研究与评价药物吸收进入血液循环的速度与程度,是评价一种制剂有效性的重要指标。可分为绝对生物利用度与相对生物利用度。药物生物利用度受药物剂型与机体对药物的吸收和首过消除等因素的影响。

生物等效性试验(bioequivalence test)是通过受试制剂与参比制剂的相对生物利用度即吸收程度和吸收速度的比较,来评价受试制剂与参比制剂是否等效,是一种评价药物有效性和安全性的间接方法。由于该方法并非直接观察药物的疗效和安全性,因此主要用于血药浓度与疗效、毒性具有相关性的药物。由于生物等效性试验可节省人力、经费和时间,在药物临床评价中的应用也越来越多。

4.毒理学研究　　即在研究药物疗效时应同时观察药物可能发生的副作用、中毒反应、过敏反应和继发性反应等。为了确保药物的安全性,必须在动物体内进行系统的临床前毒理实验。通过测定动物对该药的最大耐受剂量,根据观察结果,给临床用药推荐剂量,并提出对人体可能产生的潜在毒性。在用药过程中应详细记录受试者的各项主、客观症状,并进行生化检查,出现反应时,应分析其发生原因,提出可能的防治措施。

5.新药临床试验　　新药系指未曾在中国上市销售的药物。我国《药品注册管理办法》规定,新药和改变给药途径的药物应进行临床试验,已上市药物改变剂型和已有国家标准的药物须进行生物等效性试验。新药临床药理试验是新药研究的最后阶段。

新药的临床试验分为Ⅰ、Ⅱ、Ⅲ、Ⅳ期,申请新药注册应进行Ⅰ、Ⅱ、Ⅲ期临床试验。Ⅰ期临床试验:初步的临床药理学及人体安全性评价试验。观察人体对新药的耐受程度和药动学,为制订给药方案提供依据。受试者通常为健康志愿者。Ⅱ期临床试验:治疗作用的初步评价阶段。其目的是初步评价药物对目标适应证患者的治疗作用和安全性,也包括为Ⅲ期临床试验研究设计和给药方案的确定提供依据。受试者为临床患者。Ⅲ期临床试验:治疗作用的确证阶段。其目的是进一步评价药物对目标适应证患者的治疗作用和安全性,评价利益与风险关系,最终为药物注册申请获得批准提供充分的依据。受试者为临床患者。Ⅳ期临床试验:新药上市后申请人自主进行的应用研究阶段。其目的是考察在广泛使用条件下的药物疗效和不良反应,评价在普通或特殊人群中使用的利益与风险关系,改进给药剂量等。

6.药物相互作用研究　　药物相互作用是指同时使用两种或两种以上的药物时所引起的药物作用和效应的变化。药物相互作用可以是药物作用的增强或减弱,作用时间延长或缩短,从而导致有益的治疗作用,或者是产生有害的不良反应。但一般所谓的药物相互作用乃是指药物合用后所产生的不良反应。

二、学科任务

临床药理学通过以上内容的研究,为临床合理、安全、有效用药提供方法与指导,同时还承担以下任务。

1.新药的临床研究与评价　　新药的临床研究与评价是临床药理学承担的一项重要任务。新药的临床药理研究的主要内容是新药的临床试验。药物的临床试验(包括生物等效性试验),必须经过国家食品药品监督管理局批准,且必须执行《药物临床试验质量管理规范》(good clinical practice,GCP)及遵循赫尔辛基宣言原则。世界卫生组织(World Health Organnization,WHO)药物临床试验质量管理规范1993年公布,我国的药物临床试验质量管理规范1999年5月1日发布实施。

2.市场药物的再评价　　市场药物的再评价是用临床药理、药物流行病学、药物经济学及药物政策等方法对已批准上市的药物在社会人群中的不良反应、疗效、用药方案、稳定性及费用等方面是否符合安全、有效、经济的合理用药原则做出科学评价,为药品管理、研制及使用部门做出决策提供科学依据。

市场药物的再评价主要包括以下两种情况:其一是Ⅳ期临床试验,目的是考察在广泛使用的条件下,药物的疗效和不良反应;评价在普通或特殊人群中使用的利益和风险关系;改进给药剂量等。其二是已上市多年的药物,根据临床已发现的问题进行评价,如药物疗效欠佳或毒性较大等,如对布桂嗪(强痛定)评价后,证实其确有药物依赖性,应加强管理;四环素再评价证实临床耐药菌高达90%以上,已不适作为抗细菌感染的一线药物。

市场药物的再评价为国家药品管理部门对药物进行分类管理提供依据,如遴选国家基本药物、处方药物及非处方药物等。通过对市场上新、老药或同类新药物间的经常性对比研究,发现其作用上的差别和各自优缺点,指导临床合理用药。

3. 治疗药物监测 治疗药物监测(therapeutic drug monitoring,TDM)是采用灵敏的分析方法研究生物体液中药物浓度与疗效、毒性的关系,从而调整临床用药方案,使给药剂量个体化,做到合理用药。治疗药物监测主要用于治疗指数小、个体差异大的药物,如强心苷类、抗心律失常药、抗癌药等;长期应用的一些药物,如氯丙嗪、氨基糖苷类抗生素,或有肝、肾功能异常者;人群中一些药物代谢异常者,如异烟肼;联合用药时包括有酶诱导剂或酶抑制剂者;有竞争血浆蛋白结合部位或竞争肾清除率而影响血药浓度者,均宜进行治疗药物监测,以便及时调整给药方案,指导临床合理用药。

4. 药物不良反应监测 药物不良反应是指合格药品在正常用法用量下出现不符合用药目的并给患者带来不适或痛苦的有害反应。药物不良反应所造成的药源性疾病是一个严重的社会问题。药物不良反应监测是保障临床安全用药的重要措施。各国医药管理部门都非常重视药物不良反应监测,以便早期发现问题,及时采取措施,保护人民用药安全,减少国家经济损失。在我国由国家食品药品监督管理局设立的药物不良反应监测中心负责此项工作,多年前临床上用于治疗牛皮癣的乙双吗啉,其疗效较好,但通过药物不良反应监测发现它可诱发白血病,几年内已先后报道了100多例,因此,2003年药品监督管理部门已宣布停止使用乙双吗啉。

我国食品药品监督管理局为了加强药物不良反应监管工作,制定了《药品不良反应监测管理办法》。明确指出,药物不良反应监测的目的是为了加强上市药品的安全性监管,确保人体用药安全有效,建立了各级药物不良反应监测专业机构并明确了其职责,规定了药品生产和经营企业、医疗机构是实施药物不良反应监测报告主体,拟定了奖励和处罚办法。这些措施对我国药物不良反应监测工作发挥了积极的推动作用。

5. 承担临床药理学教学与培训工作 临床药理学教学与研究单位还负有教学责任,对各类医学生和临床医生开设临床药理学课程,普及临床药理学知识。为了规范开展临床药理学研究,还应当对从事临床药理学研究的人员进行技术培训,使其掌握规范化试验程序,提高临床药理学研究水平。目前我国多数医学院校在临床教学阶段安排临床药理学选修课程或专题讲座,并且逐步完善了硕士、博士的培养体系。我国大部分临床药理学单位已培养出一批批的临床药理学硕士等作为研究骨干,为我国临床药理学的发展奠定了良好的基础。临床医生也是临床药理学专业组成的一股重要力量,经过一定的培训和临床实践,对保证药物临床研究质量和提高临床用药水平发挥了积极作用。经国家食品药品监督管理局确定建立的北京、上海、广州、湖南及成都的临床药理培训中心,每年均举办全国的临床药理学培训班,对临床医师和药学研究人员进行临床药理培训工作,已造就了一批既掌握临床药理学理论又具有实践经验的"兼职"临床药理学专业人才,促进了我国临床药理水平的提高和发展。

6. 开展临床药理服务 临床药理学是实践性很强的一门学科,结合临床药理学的研究内容,可开展临床药理服务,积极发挥其专业特点,为社会做出贡献:①积极承担新药的临床药理研究任务,在新药审批中提供技术咨询,开展药品不良反应监测、市场药物再评价等工作。在药品研制、生产、使用管理中向政府药品监测管理部门及生产、研制和使用单位提供咨询意见。②开展治疗药物监测,主要通过采用灵敏的监测仪器研究患者体液,特别是血液中的药物浓度和疗效及毒性关系,尤其是对治疗范围较窄的药物更应该注意血药浓度测定,从而获得最佳治疗剂量,制订个体给药方案。③协助临床研究人员制订药物治疗的研究计划,包括Ⅰ、Ⅱ、Ⅲ期临床试验和上市后Ⅳ期临床试验。指导参加试验的医生和研究人员必须严格遵守临床研究计划。④运用循证医学的理念,通过临床药理会诊,协助临床各科医生解决本专业疾病的诊断和治疗问题,包括药品不良反应的诊断与处理,指导临床合理用药。

7. 新药开发

(1)提高生物利用度 提高药物的生物利用度是新药开发的重要途径。通过药动学研究,了解药物吸收、分布和消除过程,发现药物疗效差、毒性多的原因,而针对原因对原药进行改进,促进新药开发。如氨苄西林口服生物利用度低(30%~50%),但在苯环上加上羟基的阿莫西林生物利用度可达90%;头孢呋辛、头孢他美等头孢菌素类药物,口服不易吸收,临床仅能注射给药,但它们与酯结合成前体药,在胃肠道黏膜水解后释放出原药就可发挥其抗菌作用。

(2)提高疗效或降低不良反应 改变药物体内代谢环节,提高药物疗效或降低不良反应是开发新药的另一途径。如第二代抗组胺药特非那定经肝代谢后的活性代谢物非索非那定(fexofenadine)药效比原药强,但心脏毒性明显降低,因而成为新的抗组胺药;碳青霉素烯类抗生素亚胺培南(imipenem)体外试验时,具有抗菌谱广、杀菌力强,对多数β-内酰胺酶稳定等优点,但在体内试验时,却疗效不佳。经动物体内药动学研究发现亚胺培南在动物和人体近端肾小管细胞中被脱氢肽酶代谢失活,其代谢物对某些动物肾脏有一定毒性。如果加入脱氢肽酶抑制剂西司他丁(1:1)联合应用,就可以提高疗效、减低毒性。

(3)研制新剂型 根据药动学原理和临床治疗需要,设计制剂中药物释出速度,研制开发新剂型。如口崩片、分散片、咀嚼片、混悬剂等速释制剂,可迅速释出药物,通过胃肠道吸收而发挥作用,这些制剂通常可在服药后20~30 min内达峰浓度,起效快,如解热镇痛药的速释制剂等。缓(控)释制剂主要用于治疗慢性疾病,因可减少用药次数,增加患者依从性,保证疗效,同时还可能降低因药物峰浓度过高而产生的不良反应,因此缓(控)释制剂如硝苯地平、氨茶碱、沙丁胺醇等都深受医生和患者欢迎。不同释药特点制剂的研制都是以药动学参数如稳态血药浓度(steady state concentration,C_{ss})和生物利用度等为依据的。

◎**小 结**

临床药理学研究药物与人体间相互作用及其规律,主要阐明临床药物代谢动力学、临床药物效应动力学、不良反应及药物相互作用的性质和机制,是药理学的一个重要分支。临床药理学的研究内容是临床药效学、临床药动学、药物不良反应研究、临床试验、药物相互作用等,其学科任务是新药的临床研究与评价、市场药物的再评价、治疗药物监测、药物不良反应监测、承担临床药理学教学与培训工作、开展临床药理服务及新药开发等。

◎**思考题**

1. 何谓临床药理学?
2. 临床药理学是怎样发展起来的?
3. 简述临床药理学的研究内容。
4. 简述临床药理学的学科任务。

(郑州大学药学院　李晓天)

第二章 临床药效学

临床药物效应动力学(clinical pharmacodynamics)是研究药物对人体的作用及作用机制,以阐明药物防治疾病的规律。它是临床药理学的重要理论基础,也是临床合理用药的重要依据。

临床医生运用药物治疗疾病,不仅要掌握药物具有哪些作用,可用于哪些疾病的治疗,而且还应该掌握药物作用的规律和原理、不良反应及影响药物作用的各种因素。只有这样,才能得心应手地选择药物、合理制订治疗方案及联合用药,最大限度地提高治疗效果、减少不良反应的发生。

第一节 药物的作用与原理

一、药物作用与药理效应

药物引起机体发生生理、生化功能或形态的变化,称为药物作用(drug action),是药物对机体的初始作用,是动因。药理效应(pharmacological effect)是药物作用的结果,是机体对药物作用反应的表现。例如去甲肾上腺素对血管平滑肌的药物作用是兴奋血管平滑肌上的 α 受体,其药理效应表现为血管的收缩、血压升高。由于二者意义相近,通常并不严加区别。但当二者并用时,应体现先后顺序。

药理效应体现在机体器官原有功能水平的改变:功能提高称为兴奋(excitation)或亢进(hyperfunction);功能降低称为抑制(inhibition)或麻痹(paralysis)。例如,呋塞米增加尿量,肾上腺素升高血压均属于兴奋,阿司匹林退热和吗啡镇痛均属于抑制。过度兴奋转入衰竭(failure),是另外一种性质的抑制。

多数药物是通过化学反应而产生药理效应。这种化学反应的专一性使药物的作用具有特异性(specificity)。例如,阿托品可特异性地阻断 M 胆碱受体,而对其他受体影响不大。而化学反应的专一性又取决于药物的化学结构,这就是构效关系(structure-activity relationship),也就是说,化学结构是药物作用特异性的物质基础。

药物的作用还有其选择性(selectivity),即在一定的剂量下,药物对不同的组织器官作用的差异性。药物作用的选择性与药物在体内的分布、机体组织细胞的结构及生化功能等方面存在差异有关。如碘与甲状腺组织有很强的亲和力,在该组织中可达很高的浓度,因此碘主要作用于甲状腺,对其他器官或组织影响很小,放射性碘还可应用于甲状腺功能亢进的治疗。有些药物可影响机体的多种功能,有些药物只影响机体的一种功能,前者选择性低,后者选择性高,即选择性决定药物引起机体产生效应的范围。但选择性又是相对的,与剂量密切相关,一般药物在较小剂量或常用量时选择性较高,随着剂量增大,选择性下降,如巴比妥类药物随着剂量的增加,可依次产生镇静、催眠、抗惊厥和麻醉,最后麻痹中枢。

药物作用特异性强并不一定引起药理效应的选择性高,即二者不一定平行。多数情况下,药物作用的特异性与选择性关系密切,如青霉素 G 抑制革兰氏阳性菌细胞壁合成作用的特异性很强,其杀灭敏感菌的选择性也很高;但也有些药物作用的特异性与选择性并不平行,例如阿托品特异性的阻断 M 胆碱受体,但其药理效应的选择性并不高,对心脏、血管、平滑肌、腺体及中枢神经系统均有影响,而且有的兴奋、有的抑制。作用特异性强和(或)效应选择性高的药物应用时针对性较好;反之,效应广泛的药物副反应较多。但选择性低的药物在多种病因或诊断未明时也有其方便之处,例如广谱抗生素、广谱抗心律失常药等。

二、治疗作用与不良反应

药物的作用具有双重性。一方面,药物可以改变机体的生理生化过程或病理过程,有利于疾病的治疗;另一方面,药物也可以导致机体生理生化过程紊乱或组织结构改变,危害机体。药物对疾病产生的治疗作用称为治疗效果;药物对机体所产生的无益有害的作用称为不良反应。临床治疗疾病,必须充分考虑用药安全性和有效性,根据治疗的需要权衡利弊,决定取舍。

❖**案例 2-1**

患者,男,67 岁,临床诊断:原发性高血压,医嘱处方:卡托普利 12.5 mg,口服,3 次/d,降压效果明显。用药 4 周后,患者出现皮肤瘙痒及轻度干咳,但可耐受。

❖**案例 2-2**

患者,女,62 岁,因心悸气促、胸闷、咳嗽、心衰入院。入院后经吸氧强心、利尿、抗感染、扩张冠状动脉治疗及卧床休息后,病情好转。入院第 9 天,医嘱处方:5% 葡萄糖注射液 250 mL+硝酸甘油注射液 10 mg 静脉滴注,1 次/d,在医嘱执行过程中,患者下床小便,突然出现大汗淋漓、四肢厥冷与血压骤降症状,考虑到硝酸甘油在静脉滴注过程中,由于体位突然改变,致使血压骤降引起休克,医师立即停用硝酸甘油,给予 5% 葡萄糖注射液 500 mL+多巴胺 40 mg+间羟胺 20 mg,并加用呼吸兴奋剂。约 20 min 后,患者不良症状好转,继续治疗几天,无心慌、气促、胸闷表现,病情稳定。

❖**案例 2-1 与 2-2 分析**

案例 2-1 中的卡托普利是血管紧张素转化酶抑制药(angiotensin converting

enzyme inhibitor,ACEI),为一线降压药,对各种高血压均有明显的降压效果,且对心脏、肾脏具保护作用。引起皮肤瘙痒、咳嗽是 ACEI 的常见不良反应,对于咳嗽不严重可以耐受者,临床应鼓励继续使用 ACEI,部分症状会自行消失。如咳嗽持续、剧烈者须停药,可改用不使缓激肽增多的血管紧张素Ⅱ受体拮抗剂缬沙坦或氯沙坦。案例 2-2 中的硝酸甘油是血管扩张剂,具有扩张血管及松弛平滑肌的作用,临床常用于治疗心绞痛、心力衰竭等疾病。偶可引起眩晕、头痛、体位性低血压等不良反应,严重时可出现休克危及生命。

由案例 2-1 与 2-2 可以看出:任何药物均具有双重性,临床药物治疗中常须权衡利弊,当治疗作用的利大于不良反应发生的弊时,应当坚持原用药方案;当不良反应发生的弊大于治疗作用的利,甚至发生严重不良反应时,临床应果断停药,对症予以抢救治疗并科学调整用药方案。

(一)治疗作用

治疗作用(therapeutic effect)是指药物作用的结果有利于改变患者的生理、生化功能或病理过程,使患病的机体恢复正常。根据治疗作用的效果,可将治疗作用分为对因治疗(etiological treatment)和对症治疗(symptomatic treatment)。

1. 对因治疗　用药目的在于消除原发致病因子,彻底治愈疾病,如用抗生素杀灭体内致病菌。

2. 对症治疗　用药目的在于改善症状,如糖皮质激素用于退热、吗啡用于镇痛的治疗。

对因治疗又称"治本",对症治疗又称"治标",对因治疗和对症治疗在临床药物治疗中具有同等重要地位。临床对疾病治疗的目标是消除疾病发病原因,达到根治的目的,对症治疗虽然不能根除病因,但可缓解这些症状给患者带来的痛苦甚至生命的危害,对病因未明暂时无法根治的疾病必不可少。对某些重危急症如休克、惊厥、心力衰竭、心跳或呼吸暂停等,对症治疗可能比对因治疗更为迫切。有时严重的症状可以作为二级病因,使疾病进一步恶化,如高热引起惊厥、剧痛引起休克等。此时的对症治疗(如退热或止痛)对惊厥或休克而言,又可看成是对因治疗。一般应提倡"急则治标,缓则治本,标本兼治"的治疗原则。

(二)不良反应

不良反应(adverse reaction)指与用药目的无关,并给患者带来不适或痛苦的反应。多数不良反应是药物固有作用所致,一般情况下可以预知,但不一定能够避免。少数较严重的不良反应难以逆转,称为药源性疾病(drug-induced disease),如庆大霉素引起的神经性耳聋、青霉素引起的过敏性休克等。药物的不良反应主要有以下几类:

1. 副反应(side reaction)　指药物在治疗剂量下产生的与治疗无关的作用,亦称副作用(side effect)。多由于药物作用选择性低,药理效应涉及多个器官,当某一效应作为治疗目的时,其他效应便可能成为副反应。如阿托品具有多方面作用,当以其缓解胃肠痉挛时可产生口干、心悸、便秘等副反应。随着治疗目的的不同,副作用有时可以成为治疗作用,如阿托品在全身麻醉时利用它抑制腺体分泌的作用,则松弛平滑肌引起腹胀或尿潴留就成了副作用。副反应是药物本身固有的作用,多数较轻微并可以预料。

2. 毒性反应(toxic response)　指在药物剂量过大或药物在体内蓄积过多时发生的危害性反应。毒性反应在性质和程度上与副反应均不同。通常比较严重,有时可致功能和器质性变化,但常可预知,应该避免发生。例如在治疗过程中注意用药剂量、疗程及定时检查有关的生理、生化指标,毒性反应是可以避免的。

(1)急性毒性(acute toxicity):指短期内因剂量过大引起的毒性反应,多损害呼吸、循环及神经系统功能。例如治疗心力衰竭的药物地高辛过量可致心律失常,引起急性毒性反应。

(2)慢性毒性(chronic toxicity):指长期用药时因药物在体内蓄积而逐渐引起的毒性反应,多损害肝、肾、骨髓、内分泌等功能。"三致"反应指药物引起的致突变、致癌和致畸胎。①致突变(mutagenesis)是指某些药物使 DNA 分子中碱基对排列顺序发生改变,造成基因突变;②致癌(carcinogenesis)是指某些药物长期应用会影响遗传物质,导致恶性肿瘤,如己烯雌酚、乙双吗啉;③致畸胎(teratogenesis)是指某些药物能影响胚胎的正常发育,导致胎儿畸形,如 ACEI、阿司匹林。妊娠早期(孕 3 个月内)胎儿对药物的作用特别敏感,易导致胎儿各种畸形,如腭裂、唇裂、骨骼及身体发育不全等,故妊娠早期用药应十分慎重。国家规定新药用于临床前,应进行严格的"三致"实验。

3. 变态反应(allergic reaction)　指药物引起的免疫反应。非肽类药物作为半抗原与机体蛋白结合为抗原后,经过一段时间的敏化过程而发生的反应,常见于过敏体质患者,故又称为过敏反应(anaphylactic response)。反应性质与药物原有效应无关,用药理性拮抗药解救无效。变态反应临床表现差异很大,多与剂量无明显关系,轻微者常见皮疹、药热、水肿等,严重者表现为肝肾功能损害、造血系统抑制、休克等,一般停药后可逐渐消失,再用时可能再发。变态反应的致敏物质可以是药物或其代谢物,也可以是药剂中的杂质。变态反应是一类非常复杂的药物反应,往往难以预测,青霉素等药物虽可通过皮肤过敏试验预防过敏,但仍须警惕皮试的假阳性或假阴性反应。属于半抗原的药物有:一些抗生素、碘、阿司匹林等低分子量化合物。

4. 后遗效应(residual effect)　指药物停用后,血药浓度已降至阈浓度以下时所残存的药理效应。例如服用巴比妥类催眠药后,次晨出现乏力、困倦等现象及长期应用糖皮质激素,突然停药后出现肾上腺皮质功能低下,数月内难以恢复。

5. 停药反应(withdrawal reaction)　指患者长期应用某种药物,突然停药后出现原有疾病加剧的现象,又称回跃反应(rebound reaction)。例如长期服用降压药可乐定,突然停药,次日会出现血压回升甚至超过用药前水平。

6. 特异质反应(idiosyncratic reaction)　指少数特异体质患者对某些药物反应特别敏感,反应性质也可能与常人不同,但与药物固有的药理作用基本一致,反应严重程度与剂量成比例,药理性拮抗药救治可能有效。特异质反应是一类先天遗传异常所致的反应,不是免疫反应,故无须预先敏化过程。如对琥珀胆碱有特异质反应的患者系因先天性血浆胆碱酯酶缺乏所致。

7. 继发反应(secondary reaction)　指继发于药物治疗作用之后的不良反应,是治疗剂量下治疗作用本身带来的间接结果。继发反应不是药物本身的效应,而是其作用诱发的反应,又称为治疗矛盾。例如长期应用广谱抗生素,使敏感菌被杀灭或抑制,而耐药菌或真菌乘机大量繁殖,造成二重感染(superinfection)。

❖ **案例 2-3**

患者,男,74 岁,反复咳嗽、咳痰、喘憋 30 余年。1 个月前受凉后出现咳嗽、喘憋,伴有大量白色黏痰,无胸痛、发热。用头孢曲松、阿奇霉素等药物治疗 15 d,症状改善不明显,为求进一步治疗收入院。患者发育正常,营养可,意识清,可自主活动,体温(T):36.5 ℃,脉搏(P):79 次/min,呼吸(R):20 次/min,血压(BP):14.6/8.0 kPa(110/60 mmHg),双肺叩诊清音,双肺呼吸音粗,可闻及湿性啰音。血常规:白细胞(WBC)$8.1×10^9$/L。血气分析:pH 值 7.417,二氧化碳分压(PCO_2)为 6.20 kPa(46.6 mmHg),氧分压(PO_2)为 8.51 kPa(64 mmHg)。胸片示:双肺纹理增粗。诊断:慢性阻塞性肺疾病急性加重。

入院后给予抗感染及对症支持治疗。入院第 1 天即给予长效福莫特罗吸入,抗菌药物加替沙星联合头孢吡肟静脉滴注。3 d 后患者症状减轻。入院后第 9 天,口腔出现黏膜充血糜烂,周围舌苔增厚及口腔干燥、黏膜灼痛等症状,口腔微生物培养为白念珠菌感染,加用制霉菌素膏涂于口腔患处,3 次/d。入院第 12 天,口腔念珠菌感染消失,胸片示炎症吸收,咳嗽、咳痰、喘憋症状消失,好转出院。

❖ **案例 2-3 分析**

该案例为老年患者,有慢性阻塞性肺疾病史,此次病情加重。该患者入院前即应用广谱抗菌药物治疗 15 d,入院后又应用第 4 代头孢菌素头孢吡肟联合加替沙星治疗 9 d,用药第 24 天发生口腔念珠菌感染。口腔念珠菌感染常发生在以下人群当中:应用大量广谱抗菌药物者;使用大量免疫抑制剂者;过度吸烟者;口腔内环境过酸者;干燥综合征患者;血液中缺铁患者;恶性肿瘤患者在接受放疗或化疗以后,身体抵抗力降低时;糖尿病患者。根据该患者现病史、用药史及临床表现,可以判断其为长期应用广谱抗菌药物,加上年龄较大,免疫力减退,导致菌群失调,诱发了二重感染。

8. 依赖性(dependence)　是在长期或周期性使用某种药物后所产生的一种强迫要求连续或定期使用该药的行为或其他反应,其目的是感受药物的精神效应或避免由于停药造成身体不适。分为生理依赖性(physical dependence)和精神依赖性(psychic dependence)两类。

(1)生理依赖性　又称躯体依赖性(physical dependence),是指中枢神经系统对长期使用的药物所产生的一种身体适应状态。一旦停药,将发生一系列生理功能紊乱,出现戒断综合征(withdrawal syndrome)。如吗啡、哌替啶、地西泮等药物停用时会引起程度不同的戒断症状。

（2）精神依赖性　也称心理依赖，是指多次用药后使人产生欣快感，导致用药者在精神上对所用药物有一种渴求连续不断使用的强烈欲望，继而引发强迫用药行为，以获得满足和避免不适感。中断用药后，仅感主观心理上不适而并不引起戒断症状，如可卡因等。

具有依赖性药物主要包括麻醉药品、精神药品等。产生药物依赖性的患者为求得继续用药，会带来严重的社会危害，因此对麻醉药品和精神药品要严格管理和控制，严禁滥用，合理使用。

三、药物作用基本原理

药物作用的基本原理是药效学研究的重要内容。它不但有助于阐明药物治疗作用和不良反应的本质，为临床合理用药提供理论基础；而且为探索药物的构效关系，开发新药提供线索。同时也为深入了解机体内在的生理、生化过程提供新依据及新理论。

药物的化学结构和理化性质各异、机体的生理生化过程又极为复杂，决定了药物作用机制的多样性。药物作用一般是通过改变机体的某些生理生化过程，进而影响细胞功能而产生的。药物改变机体功能的方式大致可分为非特异性和特异性作用两大类。

（一）非特异性作用

某些药物通过本身的理化性质如酸碱性、溶解度、解离度、表面张力、渗透压等对机体产生作用，发挥疗效，通常这类作用的选择性较低。

常见的药物非特异性作用有：①影响机体的渗透压，如渗透性利尿药、渗透性泻药、血容量扩充剂等；②影响体液酸碱度，如抗酸药、酸碱平衡调节剂等；③引起蛋白质沉淀，如酚类、醇类等消毒防腐药和重金属盐类、收敛药铝盐与锌盐和鞣酸等；④产生物理性屏障，如胶性抗溃疡药可覆盖溃疡表面，减轻胃液的刺激，促进组织的愈合等；⑤产生吸附作用，如药用炭等；⑥表面活性作用，如阳离子型清洁剂；⑦膜稳定作用，如全身麻醉药等。

（二）特异性作用

多数药物的作用取决于本身的空间结构，作用选择性高，结构发生改变，作用亦随之改变或消失。这类作用常见的有以下几种方式。

1. 参与或干扰细胞代谢　药物用于补充机体的营养代谢物质，治疗相应的缺乏症，如胰岛素治疗糖尿病。抗代谢药物的化学结构与内源性代谢物相似，可参与细胞代谢过程而不具生物活性，从而干扰了正常代谢过程。如5-氟尿嘧啶结构可取代尿嘧啶掺入癌细胞 mRNA 中，干扰蛋白质合成而发挥抗癌作用。

2. 影响生理活性物质转运　许多药物可促进或抑制体内生物活性物质的转运而发挥作用。如麻黄碱促使交感神经末梢释放递质去甲肾上腺素产生药理作用；大剂量碘抑制甲状腺激素分泌而发挥抗甲状腺作用等。

3. 影响细胞膜离子通道　细胞膜上无机离子通道控制 Na^+、K^+、Ca^{2+} 等离子跨膜转运，某些药物可直接作用于不同部位的离子通道影响相应的细胞功能，产生不同的药理作用。如局部麻醉药通过抑制钠离子内流而阻滞神经传导产生局部麻醉作用；奎尼丁可阻滞钠通道，发挥抗心律失常作用；硝苯地平阻滞血管平滑肌的钙通道，产生扩张血管作用，降低血压。

4.影响核酸代谢 核酸(DNA 和 RNA)是调控蛋白质合成、细胞分裂的基本生命物质。许多化疗药物可通过干扰核酸代谢而产生疗效。

5.影响酶的活性 酶是生命活动所需的重要物质,具有广泛的生理生化功能并易受多种因素影响,是许多药物作用的靶点。药物可通过抑制或激活酶的活性而发挥作用。如有机磷酸酯类抑制胆碱酯酶,而解磷定则可使其复活;强心苷抑制 $Na^+ - K^+ - ATP$ 酶产生正性肌力作用。

6.影响免疫功能 除免疫血清及疫苗外,免疫增强药(如左旋咪唑)及免疫抑制药(如环孢素)通过影响免疫机制发挥疗效。

7.影响受体 近年来,对药物作用机制的认识已进入细胞水平和分子水平,上述几种作用方式常是互相联系的,并且药物作用过程也是一系列生理生化过程的连锁反应,因此,药物作用机制发展是动态的。科学技术的发展,不仅确认了受体的存在,而且还证实大多数药物是通过与细胞膜上某些大分子蛋白质(受体)相结合而产生作用。

第二节 量效关系与时效关系

一、量效关系

在一定范围内药理效应与剂量成比例,即当药物的剂量(或浓度)增加或减少时,药物的效应随之增强或减弱,药物的这种剂量(或浓度)与效应之间的关系称为剂量效应关系(dose-effect relationship),简称量效关系。通过对量效关系的研究,可定量分析和阐明药物剂量(或浓度)产生效应的规律,有助于了解药物作用的性质,并为临床用药提供参考。若以效应强度为纵坐标,药物的剂量(或浓度)为横坐标,可绘制出反映量效应关系的曲线,称量效曲线(dose-effect curve)或浓度-效应曲线(concentration-effect curve)。

药理效应按性质分为量反应和质反应两类。量反应(quantitative response)是指药理效应强度随用药剂量增减呈连续变化的反应,可用具体数量或最大反应的百分率表示。例如,药物对呼吸、心率、血压、血糖等指标的作用,其研究对象为单一的生物单位,药效强度可用实测数值表示,数据有计量单位。如果药理效应不随着药物剂量或浓度的增减呈连续性量的变化,而表现为性质的变化,则称为质反应(qualitative response)。质反应以阳性或阴性、全或无的方式表现,如死亡与生存、清醒与睡眠等,其研究对象为一个群体。药效强度可通过计算产生反应的例数而获得数据。

(一)量反应量效曲线

量反应量效曲线常见的绘制方法有两种:①以药物的剂量(整体动物实验)或浓度(体外实验)为横坐标,效应强度为纵坐标作图,可获得直方双曲线(rectangular hyperbola);②如将药物剂量或浓度改用对数值作图则呈典型的对称"S"形曲线,这就是通常所称的量反应量效曲线(图2-1)。从图上可以看出,随用药剂量或浓度增加,药效相应由弱到强,直至达到最大效应。低剂量时,药效随药量增加明显,以后药效增加趋势逐渐减弱,达某一限度时,剂量再增加效应增大不明显。

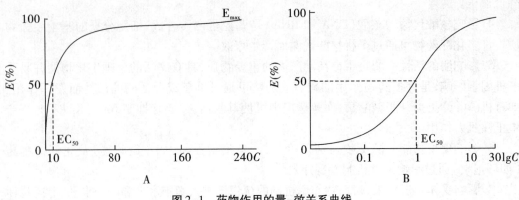

图 2-1 药物作用的量-效关系曲线

A. 药量用普通剂量表示　B. 药量用对数剂量表示

E:效应强度　C:药物浓度

通过对该曲线的分析,可以了解药物量效关系的特点,并获得反映该关系的参数。

1. 最小有效剂量(minimal effective dose)或最低有效浓度(minimal effective concentration,MEC)　指能引起效应的最小药物剂量或最小药物浓度,也称为阈剂量(threshold dose)或阈浓度(threshold concentration)。

2. 最大效应(maximal effect,E_{max})　随着剂量或浓度的增加,效应也增加,当效应增加到一定程度后,若继续增加药物剂量或浓度而其效应不再继续增强,这一药理效应的极限称为最大效应,也称效能(efficacy)。药物的最大效应一般取决于其内在活性。麻醉性镇痛药与解热镇痛药的主要区别之一是前者的效能高,能对抗剧痛;后者效能较低,仅能解除钝痛或中度疼痛。

3. 半最大效应浓度(concentration for 50% of maximal effect,EC_{50})　是指能引起50%最大效应的浓度。

4. 效价强度(potency intensity)　指能引起等效反应(一般采用50%效应)的相对剂量或浓度,其值越小则强度越大。

5. 斜率(slope)　量效曲线在效应量的16%~84%区段基本呈直线,该段直线与横坐标夹角的正切值称量效曲线的斜率。其大小可反映效应的强弱,斜率大,直线陡峻,提示药效较剧烈,即药量的微小变化即可引起效应的明显改变。斜率小,直线平缓,提示药效较温和。

药物的最大效应与效价强度含义不同,二者并不平行。例如利尿药以每日排钠量为效应指标进行比较,中效利尿药氢氯噻嗪与环戊噻嗪的最大效应相等,但效价强度并不等,欲使尿液日排钠量达100 mmol,氢氯噻嗪用量需10 mg,而环戊噻嗪仅需0.3 mg;又如环戊噻嗪1 mg能引起相当于呋塞米100 mg的排钠量,即前者的效价强度为后者的100倍,但前者的排钠最大效应却远不如后者,所以临床上在应用噻嗪类无效时改用呋塞米常能奏效(图2-2)。但效价强度强的药物用药剂量也比较小,在能达到临床实际应用效果时由于不良反应相对较小,也有其优点所在。因此评价药物优劣时应兼顾二者,药物的最大效应值有较大实际意义,不区分最大效应与效价强度只论某药较另药强若干倍易产生歧义。

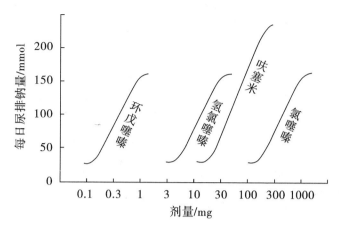

图 2-2 各种利尿药的效价强度及最大效应比较

(二)质反应量效曲线

药物引起质反应常需剂量达到某一临界值才能产生,且相同剂量药物对不同个体可能引起阳性结果,也可能引起阴性结果。因此,临界剂量的确定必须通过对多个或多组对象的试验,测得阳性反应百分率。在实际工作中,常将实验动物按用药剂量分组,以阳性反应百分率为纵坐标,以剂量或浓度为横坐标作图,也可得到与量反应相似的曲线。如果按照药物浓度或剂量的区段出现阳性反应频率作图得到常态分布曲线。如果按照剂量增加的累积阳性反应百分率作图,则可得到典型的"S"形量效曲线(图 2-3)。

从质反应量效曲线可以看出下面两个特定位点。

1. 半数有效量(50% effective dose,ED_{50}) 指能引起 50% 的实验动物出现阳性反应时的药物剂量;如效应为死亡,则称为半数致死量(median lethal dose,LD_{50})。LD_{50} 是常用的评价药物毒性的指标,LD_{50} 值小,说明药物毒性大。LD_{50} 在新药研发及药物筛选中有重要作用。

2. 治疗指数(therapeutic index,TI) 即药物的 LD_{50}/ED_{50} 的比值,是评价药物安全性的常用指标,TI 值大,表示药物的有效剂量与致死剂量之间距离大,药物相对安全,TI 大的药物相对较 TI 小的药物安全。但以治疗指数来评价药物的安全性,并不完全可靠。如某药的 ED 和 LD 两条曲线的首尾有重叠(图 2-4)即有效剂量与其致死剂量之间有重叠。为此,有人用 1% 致死量(LD_1)与 99% 有效量(ED_{99})的比值或 5% 致死量(LD_5)与 95% 有效量(ED_{95})之间的距离来衡量药物的安全性。

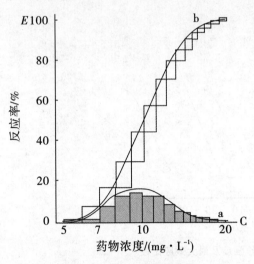

图 2-3　质反应的量效曲线

曲线 a 为区段反应率　曲线 b 为累计反应率

E:阳性反应率　C:浓度或剂量

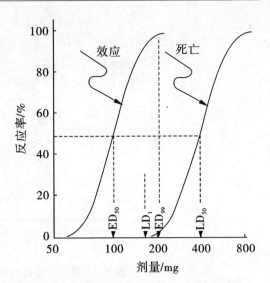

图 2-4　药物效应和毒性的量效曲线

二、时效关系

(一)时效关系与时效曲线

时效关系(time-effect relationship)是指用药之后随着时间的推移,药理效应有一动态变化过程。一次用药之后相隔不同时间测定血药浓度和药理效应,以时间为横坐标、药理效应强度为纵坐标作图,即得到时效曲线(time-effect curve)(图 2-5)。如果再在治疗有效的效应强度处及在出现毒性反应的效应强度处分别各做一条与横轴平行的横线(可称为有效效应线和中毒效应线),则在时效曲线图上可以得到下列信息。

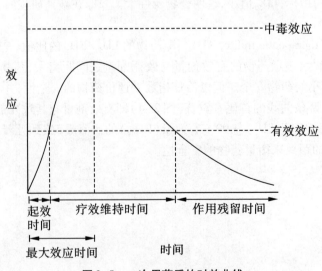

图 2-5　一次用药后的时效曲线

1. 起效时间(onset time)　指时效曲线与有效效应线首次相交点的时间,代表药物产生疗效以前的潜伏期。这一信息在处理急症患者时的重要性是不言而喻的。对非急症患者也有意义。

2. 最大效应时间(maximum effect time)　即药物作用达到最大值的时间。在应用诸如降血糖药、抗凝血药等须密切观察和控制最大作用的药物时更应注意这一参数。

3. 疗效维持时间(time of maintaining effect)　指从起效时间开始到时效曲线下降至第二次与有效效应线相交点之间的时间。这一参数对选择连续用药的相隔时间有参考意义。

4. 作用残留时间(time of residual effect)　指曲线从降到有效效应线以下到作用完全消失之间的时间。如在此段时间内第二次给药,则须考虑前次用药的残留作用。

上述各项信息可以作为制订用药方案的参考,但必须结合连续用药时的情况综合考虑。

（二）时效曲线与血药浓度曲线的关系

在多数情况下血药浓度曲线也可直接反映出药物效应的变化,但有些药物必须通过在体内产生新的活性物质才起作用,或者是通过其他中间步骤以间接方式起作用,这些过程都需要时间,导致血药浓度曲线和时效曲线的变化在时间上可能不一致。另一方面,由于药物作用的性质和机制不同,有些药物作用强度往往有自限性(为受体饱和),并不能随着血药浓度升高而一直增大;有些药物在体内生成的活性物质半衰期长,作用时间也长,往往在原药血药浓度已降低之后仍能保持有效作用。因此这两条曲线在形状上也可能有所不同。总之,这两种曲线可以互相参考而不能互相取代。在分析资料时必须注意。

药物在给药后大致经历呈现药效、达药效峰值、效应消失等过程。药物效应的经时变化称药物时效关系。时效关系可分为三期:从给药开始到效应出现为潜伏期;从效应出现到效应消失为持续期;从效应消失到体内药物完全消除为残留期,此期体内残留药量虽不足以产生明显的效应,但对随后用药可产生影响。一般情况下,药物时效关系与药物在体内的吸收、分布、生物转化和消除等过程密切相关,且在大多数药物与血药浓度密切相关。但有些药物须在体内转化成活性药物后才产生疗效,也有些药物的代谢物仍具有药理活性,这些药物时效关系与血药浓度的相关性有时不明显。

第三节　受体学说及其临床意义

一、概述

（一）受体学说

受体学说是现代生物医学科学中极为重要的带有根本意义的理论,其发展已有一个多世纪的历史。受体的概念是 Langley(1852—1926 年)和 Ehrlich(1847—1915 年)于 19世纪末和 20 世纪初在实验研究基础上提出的。当时,Ehrlich 发现一系列合成有机化合物的抗寄生虫作用和引起的毒性反应有高度的特异性。Langley 根据阿托品和毛果芸香碱对猫唾液分泌具有拮抗作用这一现象,提出在神经末梢或腺细胞中可能存在一种能与药物结合的物质。1905 年,Langley 在观察烟碱与箭毒对骨骼肌的兴奋和抑制作用时,认为二药既不影响神经传导,也不作用于骨骼肌细胞,而是作用于神经与效应器之间的某种物质,并将这种物质称为接受物质(receptive substance)。1908 年 Ehrlich 首先提出受体概念,指出药物必须与受体进行可逆性或非可逆性结合,方可产生作用。1913 年,他进一步指出药理作用是由于药物与机体特异接受位点的相互作用而产生的,但他没有将受体与免疫学上的抗体区分开来。"受体"一词的应用及其概念推广应归功于 Clark,他和 Schild(1937 年)先后用数学方法论述了药物与受体的相互作用,并提出药物效应大小与其占领的受体数目有关,不仅为现代受体学说打下了基础,而且将药理学从定性的研究发展到了定量的科学水平。随着现代科学技术的发展,对受体理化特性、立体构象、离子通道、受体亚型、分布和功能等方面,均有更深入了解,以至受体的研究在阐明药物的作用机制、研制新药及对生物学和医学的发展均起着重要作用。

（二）受体的概念和特性

受体(receptor)是一类介导细胞信号转导的功能蛋白质,它能识别周围环境中某种微量化学物质,首先特异性地与之结合,进而通过中介信息放大系统,触发后续的生理反应或药理效应。体内能与受体特异性结合的物质称为配体(ligand),也称第一信使,包括内源性神经递质、激素、自身活性物质及外源性药物等。受体对其配体有极高的识别能力,受体上具有高度选择性的某些立体构型,称为受点(receptor site)或结合位点(binding site),能准确识别特异性配体并与之结合。受体在体内有特定的分布点。

受体具有以下特性：①灵敏性(sensitivity),受体在细胞中含量极微,但对配体识别能力很强,受体只需与很低浓度的配体结合就能产生显著的效应。②特异性(specificity),引起某一类型受体兴奋反应的配体的化学结构非常相似,但不同光学异构体的反应可以完全不同,如奎宁为左旋体,有抗疟作用,而奎尼丁为右旋体,有抗心律失常作用;氯霉素仅左旋体有抗菌作用等。同一类型的激动药与同一类型的受体结合时产生的效应类似。③饱和性(saturability),受体数目是一定的,所以配体与受体结合的剂量反应曲线具有饱和性,作用于同一受体的配体之间存在竞争现象,它决定了药物可出现最大效应和竞争性拮抗作用。④可逆性(reversibility),配体与受体的结合多数是通过离子键、氢键或分子间引力(范德瓦耳斯力)等相互吸引的,可以解离,因此配体与受体的结合是可逆的,配体与受体复合物解离后可得到原来的配体而非代谢物;少数通过共价键结合,比较持久,较难逆转,且多半是临床所不希望的。⑤多样性(diversity),同一受体可广泛分布到不同的细胞而产生不同效应,受体多样性是受体亚型分类的基础,受体受生理、病理及药理因素调节,经常处于动态变化之中。

根据受体蛋白结构、信息传导过程、效应性质、受体位置等特点,可将受体分为四类。①含离子通道的受体:存在于细胞膜上,受体激动时离子通道开放,引起细胞膜去极化或超极化,产生兴奋或抑制效应;如 N 型乙酰胆碱受体、脑内的 γ 氨基丁酸(γ-aminobutyric acid,GABA)受体等。②G-蛋白偶联受体:存在于细胞膜内侧,分兴奋性和抑制性两类,分别激活和抑制腺苷酸环化酶;并通过对其他一些酶和离子通道的激活和调节作用,传递信息、调节细胞功能;此类受体最多,如肾上腺素、多巴胺、乙酰胆碱、阿片类、前列腺素等数十种神经递质及激素受体。③具有酪氨酸激酶活性的受体:胰岛素、胰岛素样生长因子、上皮生长因子、血小板生长因子等受体属于此类型,存在于细胞膜上;借助酪氨酸激酶活性,经一系列作用激活胞内蛋白激酶,以至达到加速蛋白合成,控制细胞生长和分化等效应。④细胞内受体:存在于细胞浆内的甾体激素受体、核内的甲状腺素受体,均可致某种活性蛋白增生而呈现效应;作用完成均需若干小时,奏效甚慢。

二、药物和受体相互作用的学说

(一)经典的受体学说——占领学说

Clark 于 1926 年、Gaddum 于 1937 年分别提出占领学说(occupation theory),认为受体必须与药物结合才能被激活而产生效应,而效应的强度与被占领的受体数目成正比,当受体全部被占领时出现最大效应。一般可用式 2-1 表达:

$$[D]+[R] \underset{K_2}{\overset{K_1}{\rightleftharpoons}} [DR] \longrightarrow E \qquad (2-1)$$

其中 D 为药物,R 为受体,DR 为药物受体复合物,E 是效应,K_1 和 K_2 分别为结合和解离常数。由上式可见,药物与受体的相互作用首先是药物与受体的结合,才能引起一系列连锁反应,产生效应 E。其中药物占领受体的数量与受体周围药物的浓度和靶器官部位受体数目有关。效应强度与药物占领受体数目成正比,该式符合质量作用定律。然而,占领学说无法解释一些药物占领受体后并不产生效应的现象;以及不能解释某些药物在发生最大效应时,靶器官上尚有一定比例的受体未被占领。为此,1954 年 Ariens 和 Stephenson 修正了占领学说,提出药物与受体结合产生效应,不仅需要亲和力(affinity,即药物与受体结合的能力),而且还需要药物具内在活性(intrinsic activity,α),内在活性又称效应力(即药物与受体结合后产生效应的能力)。只有亲和力而没有内在活性的药物,虽可与受体结合,但不能产生效应。

(二)速率学说

Faton 于 1961 年提出速率学说(rate theory),对占领学说予以补充,认为药物效应的强度不只取决于被占领受体的多少,尚与结合后复合物解离的速度有关,即与解离常数 K_2 密切相关。如 K_2 值大则结合后迅速解离,便于再次与药物结合产生效应。部分激动药 K_2 值较小,而拮抗药的 K_2 值更小,故解离很慢,可影响与药物再次结合的受体数量,而分别呈现微弱的激动作用或完全没有作用。如与激动药合用,可不同程度阻断激动药与受体的结合,影响效应的产生。

(三)二态模型学说

二态模型学说(two-state model theory)认为一些受体具有两种构象状态,即无活性的静息态(inactive,R_i)和有活性的活化态(active,R_a)。两者可互变处于动态平衡,没有激动药存在时,平衡趋向 R_i。平衡趋向的改变,取决于药物对 R_i 及 R_a 亲和力的大小。如激动药对 R_a 的亲和力大于对 R_i 的亲和力,可使平衡趋向 R_a,并同时激动受体产生效应。一个完全激动药对 R_a 有充分的选择性,在有足够的药量时,可以使受体构型完全转为 R_a。部分激动药对 R_a 的亲和力仅比对 R_i 的亲和力大 50% 左右,即便是有足够的药量,也只能产生较小的效应。拮抗药对 R_a 及 R_i 的亲和力相等,并不改变两种受体状态的平衡。

二态模型学说解释了为什么结构相似的药物对于同一受体有的是激动药,有的是拮抗药,还有的是部分激动药这一问题。

三、激动药与拮抗药

根据药物与受体结合后所产生效应的不同,习惯上将作用于受体的药物分为激动药和拮抗药(阻断药)两类。

(一)激动药

激动药(agonist)是既有亲和力又有内在活性的药物,能与受体结合并激动受体产生效应。Clark 占领学说中的药物即属于激动药。根据其内在活性的大小又分为完全激动药(full agonist)和部分激动药(partial agonist)。前者具有较强的亲和力和较强的内在活性($\alpha=1$),与受体结合具有较强的激动效应;后者有较强亲和力,但内在活性不强($0<\alpha<1$),部分激动药单用时表现为较弱的受体激动效应;与激动药合用时,则可拮抗激动药的部分效应,故又称"双重作用药"。如喷他佐辛是阿片受体的部分激动药可以引起较弱的镇痛效应,但与吗啡(阿片受体的完全激动药)合用时,可对抗后者镇痛效应的发挥。

(二)拮抗药

拮抗药(antagonist)是与受体有较强亲和力,而无内在活性($\alpha=0$)的药物。拮抗药本身不产生作用,但因占据受体阻碍激动药与受体的结合,表现为拮抗作用。如普萘洛尔与心脏 β_1 受体的结合,能阻断肾上腺素与心脏 β_1 受体的结合,使肾上腺素兴奋心脏作用丧失,故而肾上腺素为激动药,而普萘洛尔是拮抗药。

根据拮抗药与受体结合是否具有可逆性可将其分为竞争性拮抗药和非竞争性拮抗药两类。

1. 竞争性拮抗(competitive antagonist)　多数拮抗药与受体呈可逆性结合,并能与激动药竞争受体。与激动药合用时,能降低激动药与受体的亲和力,但不影响激动药的内在活性,只要增加激动药的剂量,就能与拮抗药竞争结合部位,可使量效曲线平行右移,但最大效应不变。竞争性拮抗药的作用可用拮抗参数(pA_2)表示,其含义为:当激动药与拮抗药合用时,若两倍浓度激动药所产生的效应恰好等于未加入拮抗药时激动药所引起的效应,此时所加入拮抗药的摩尔浓度的负对数值为 pA_2。pA_2 越大,拮抗作用越强。pA_2 还可用于判断激动药的性质,如两种激动药被同一拮抗药拮抗,且二者 pA_2 相近,则说明此两种激动药作用于同一受体。

2. 非竞争性拮抗药(noncompetitive antagonist)　某些拮抗药通过共价键与受体不可逆地结合,或者能引起受体的构型改变,从而干扰激动药与受体正常结合。非竞争性拮抗药与激动药并用时,可使后者的活性及与受体的亲和力均降低,即不仅可使激动药的量效曲线右移,而且能抑制其最大效应(图2-6)。即使增大激动药的剂量,也难以获得单用激动药时的最大效应,使激动药最大效应减小。

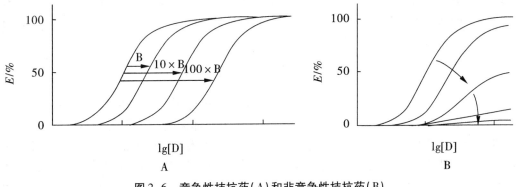

图 2-6 竞争性拮抗药(A)和非竞争性拮抗药(B)

(三)储备受体与沉默受体

激动药不一定要结合全部受体才能产生最大效应。产生最大效应时仍未与药物结合的受体称为储备受体(spare receptor)。一些活性高的药物只需与一部分受体结合(有时仅须结合1%~5%的受体)就能发挥最大效应,拮抗药必须完全占领储备受体后,才能发挥拮抗效应。另外,激动药占领的受体数目必须达到一定的阈值后才开始出现效应,当达到阈值后被占领的受体数目增多时,激动效应随之增强。阈值以下被占领的受体称为沉默受体(silent receptor)。

(四)药物效应和信号传递

受体与相应配体结合后必须通过细胞内第二信使传递信息,将获得的信息增强、分化、整合并传递给效应机制,方能发挥各自特定的生理功能或药理效应。整个过程非常复杂,尚有许多问题须进一步阐明。作为第二信使除最早发现的环腺苷酸(cAMP)外,尚有环鸟苷酸(cGMP)、G-蛋白、肌醇磷脂、钙离子(Ca^{2+})等物质,参与细胞内信息转导,引起药理效应。

四、受体的调节

受到各种生理和药理因素的影响时,受体的数量、亲和力和效应会发生改变。受体的这种自我调节是维持机体内环境稳定的重要因素。受体的调节有脱敏和增敏两种方式。

1. 受体脱敏(receptor desensitization) 是指长期使用某种激动药后,组织或细胞对激动药的敏感性和反应性下降。若组织或细胞只对某一种类型的受体激动药反应性下降,称激动药特异性脱敏(agonist-specific desensitization),与受体的磷酸化或内移有关;若组织或细胞同时对其他类型激动药反应性也下降,则称激动药非特异性脱敏(agonist-nonspecific desensitization),与受影响的受体存在共同反馈调节机制有关。

2. 受体增敏(receptor hypersensitization) 是指由于长期使用拮抗药或受体激动药水平降低而造成组织或细胞对药物的敏感性增高。如长期应用β受体阻断剂普萘洛尔,突然停药时可导致"反跳"现象。

若受体脱敏和增敏只涉及受体密度变化,分别称为受体的向下调节(down regulation)

和向上调节(up regulation)。受体下调可见于长期应用激动药时受体的数目减少,表现为受体对激动药的敏感性降低,出现耐受性(tolerance)。受体上调可见于长期应用拮抗药时受体的数目增加,出现受体增敏现象。

五、受体学说的临床意义

受体学说不仅理论性强,在临床用药中也有重要的应用价值和指导意义。

1. 受体的调节变化对药效学的影响　　长期应用受体激动药可引起受体下调和脱敏,使机体对药物的敏感性降低,临床上表现为对该药产生耐受性或抵抗性。反之,若长期使用受体拮抗药,则会引起受体上调和增敏,使机体对药物的敏感性增高,一旦停药,即使低浓度的激动药也可能产生过强反应。临床应用此类药物时应密切观察监护,根据受体调节的规律预测药物可能引起的不良反应,并调整用药种类及药物剂量。

2. 内源性配体对药效学的影响　　与其他生理生化功能相似,受体及内源性配体也存在个体差异。例如,训练有素的运动员心率较常人缓慢,内源性乙酰胆碱作用较强。因此,阿托品类药物对其心率的影响也较正常人明显。普萘洛尔对内源性儿茶酚胺水平高的患者有显著的减慢心率作用,而对儿茶酚胺浓度低者作用不明显。内源性配体对部分激动药影响更值得重视,例如,肌丙抗增压素对高肾素型高血压患者有效,对肾素水平正常患者无效,对低肾素型患者甚至可导致血压升高。上述现象说明,在使用与内源性配体相关的受体拮抗药时,必须考虑内源性配体的浓度。若内源性配体浓度过高,应适当加大拮抗药的剂量;反之,当病情好转、内源性配体浓度有所减低时,应及时调整拮抗药的剂量,以免产生不良反应。在应用拟内源性配体的受体激动药时,则应注意受体的反馈调节对药效的影响。例如,儿茶酚胺类药物可作用于突触前膜受体减少内源性配体的释放,持续用药可能导致疗效降低。吗啡类药物能增强脑啡肽的镇痛作用,持续用药可通过负反馈机制导致脑啡肽合成和释放减少,使脑啡肽系统异常,形成依赖性,渴求继续用药以维持该系统的功能。

3. 对药物协同和拮抗作用的新理解　　以往认为,具有相似作用的两种药物联用时,若作用增强,即为协同作用。但部分激动药与激动药联用时,前者可拮抗或减弱后者的作用。也就是说,作用相同的药物联用也可以产生拮抗作用。此外,受体间的异种调节现象也使协同、拮抗概念有了新的发展。例如,离体实验证实 M 胆碱受体激动药可以增加 α 肾上腺素受体与配体的亲和力,提示两种作用不同的药物也有可能产生协同作用。因此,在临床用药时必须综合考虑影响药物的各种因素,以免药物联用导致不良后果。

4. 药物与受体相互作用影响临床用药　　临床上对作用于同一受体的激动药(包括部分激动药)不应合用;作用于同一受体的激动药与拮抗药需要根据用药目的进行具体的分析。当激动药引起不良反应时,可以用作用于同一受体的拮抗药来消除其不良反应。如用酚妥拉明拮抗去甲肾上腺素的不良反应。

5. 重视患者的整体功能状态　　药物的受体后效应受机体生理功能的制约,有时还会通过生理调节机制产生间接作用。因此,用药时不仅要考虑药物对受体的作用,还应综合考虑受体后机制的作用及影响药物作用的各种因素,才能取得良好的疗效。

◎ 小 结

药物效应动力学研究药物对机体的生化、生理效应、作用机制及药物浓度与效应之间关系规律的科学,同时探索药物、机体和环境条件各种因素对药物作用的影响。为了做到合理用药,应对所选用的药物的药效学知识有全面的了解,以制订适当地给药方案。这样使所用药物作用的性质、强度和用药时间符合临床需要,以增强疗效,减少不良反应。

药物作用和药理效应的概念并不完全相同:前者是动因,后者是结果。药物的作用既有特异性,又有选择性。药物对人体的作用具有双重性:一方面会给机体带来治疗效果,另一方面也可能给机体带来副反应等各种不良反应。药物对机体的作用机制是多种多样的,其中最重要的是药物与受体之间的关系,我们应该掌握二者的相互作用和受体学说在临床上的应用。量效关系按性质不同可分为量反应和质反应两类,分析量效关系的规律是临床药理学的重要任务,也是指导临床合理用药的重要依据。药物在人体内产生的药理作用和效应受药物和机体的多种因素的影响,所以在临床用药时,应熟悉各种因素对药物作用的影响,根据个体的情况,选择合适的药物和剂量,做到用药个体化。

◎ 思考题

1. 什么是药物作用和药理效应? 二者有何关系?
2. 从药物的量效曲线上可以获得哪些与临床用药有关的信息?
3. 简述激动药与拮抗药的特点。
4. 效能和效价强度这两个名词的含义有什么区别和联系,对指导临床有何意义?

(郑州大学基础医学院 范天黎 张莉蓉)

第三章 临床药动学

临床药动学即临床药物代谢动力学（clinical pharmacokinetics），是药动学的分支。它应用动力学原理与数学模型，定量地描述药物的吸收（absorption）、分布（distribution）、代谢（metabolism）和排泄（excretion）过程随时间变化的动态规律，研究体内药物的存在位置、数量与时间之间的关系。

临床药动学研究内容包括新药的生物利用度及生物等效性、药物系统药动学、血药浓度监测、特殊人群（如新生儿、孕妇、老年人）、疾病环境条件（如肝、肾功能障碍）和生理因素（年龄、性别、种族、遗传等）对动力学的影响及联合用药时药物间相互作用对药动学的影响等。

第一节 药物的体内过程

一、吸收

药物的吸收是指药物由给药部位进入血液循环的过程。药物的给药途径包括口服给药、舌下给药、直肠给药、吸入给药、局部用药及注射给药。由于药物只有在进入血液循环后才能发挥全身作用，故有些给药途径如局部用药，可能仅产生局部作用，但当用量过大时，也可以吸收而产生全身性作用。不同的给药途径，直接影响到药物的吸收程度和速度。

1. 口服给药 因给药方便，口服给药是最常见的给药途径。大多数药物能充分吸收，达到治疗目标。多数药物口服后在胃肠道内以简单扩散方式被动吸收。

影响药物胃肠道吸收的因素包括患者的胃肠道 pH 值、胃排空速度、胃肠道血流量与吸收面积；制剂的崩解速度和溶出速率；药物本身的理化特性（如药物的分子量、解离度、脂溶性等）；剂型（包括药物粒径的大小、赋形剂种类等）；胃肠道内容物（包括食物、药物、胃肠道菌丛）、肠壁和肝脏对药物的首关消除。

（1）胃肠道 pH 值 由于大多数药物属于弱酸性或弱碱性药物，在胃肠道不同的 pH 值情况下，其解离程度不同。一般讲，弱酸性药物在偏酸性的胃肠道环境中解离少，分子型药物相对较多，容易吸收；反之，对弱碱性的药物在偏碱性的胃肠道环境中离子型药物较少，相对易吸收。如水杨酸类、巴比妥类在酸性的胃液中不解离，呈脂溶性，易于吸收。而生物碱类药物因大部分在胃内解离形式存在难以吸收，到肠道内碱性环境才被吸收。

（2）胃肠道内容物 食物可减少多数口服药物吸收，这可能与药物稀释、吸附药物或延缓胃排空有关。如阿托品、丙胺太林等抗胆碱药延缓胃排空，减慢对乙酰氨基酚的吸收，使血浆峰浓度降低而达峰时间延长。考来烯胺在肠腔内与氯噻嗪、保泰松、洋地黄毒苷、甲状腺素、双香豆素等药物合用，产生结合减少吸收，应避免合用。

（3）首关消除 某些从胃肠道吸收入门静脉系统的药物在到达血液循环之前在通过肠黏膜和肝脏时可被部分代谢灭活，从而进入体循环的量减少，这种现象称首关代谢（first-pass metabolism），也称首过效应（first-pass effect）或首过消除。如维拉帕米、普萘洛尔、硝酸甘油、克拉霉素等药物都具有较强的首过效应，口服生物利用度较低。但首关代谢也有饱和性，若剂量加大，口服仍可使血中药物浓度明显升高。

有些药物口服给药，仅产生局部作用，如去甲肾上腺素口服用于食管及胃内出血，通过收缩局部黏膜血管产生止血效果，而柳氮磺吡啶口服或灌肠治疗急性或慢性溃疡性结肠炎。

2. 舌下给药 由于口腔颊黏膜血流丰富，舌下给药可经舌下静脉吸收产生全身性作用，同时可避免口服给药引起的首关代谢作用，如应用硝酸甘油舌下含服制剂用于防治心绞痛。

3. 直肠给药 直肠给药既可产生全身性作用，也可产生局部作用。由于直肠中、下段的毛细血管血流流入下静脉和中静脉，然后进入下腔静脉，其间不经过肝脏，可部分地避免肝脏的代谢。若将直肠栓剂塞入上段直肠，则药物被吸收后经上静脉进入门静脉系统，进而进入肝脏产生全身作用。因此，药物的直肠吸收与给药部位有关，栓剂引入直肠的深度越小，栓剂中药物不经肝脏的量越多，一般为总量的 50%～70%。如治疗哮喘的氨茶碱直肠栓剂。此外，对胃肠道刺激性大的药物可减轻胃肠刺激反应，如吲哚美辛栓剂。治疗痔疮及通便的栓剂多数是用作局部治疗。

4. 吸入给药 吸入给药既可产生全身性作用，又可产生局部治疗作用。如乙醚等吸入性麻醉药物产生全身性麻醉作用，而沙丁胺醇和布地奈德等平喘气雾剂主要做局部应用。需要注意的是，吸入量过大时，也可产生全身性作用，如治疗哮喘时异丙肾上腺素吸入过量可引起心脏毒性反应，甚至致死。

5. 注射给药 肌内注射、皮下注射经吸收发挥全身治疗作用，而静脉注射、心腔内直接注射不存在吸收过程。药物在皮下或肌内注射的速率受药物的水溶性及注射部位血流量的影响。混悬剂、油剂或胶体制剂比水溶液吸收慢。如难溶性鱼精蛋白胰岛素锌混悬剂因比普通胰岛素制剂在皮下注射后溶解度小而吸收慢，为长效制剂。鞘内给药是一种特殊给药途径，如两性霉素 B 治疗真菌性脑膜炎；甲氨蝶呤用于中枢神经系统白血病的预防和缓解症状。

6. 局部给药 用药的目的是在皮肤、眼、耳、鼻、咽喉、直肠及阴道等部位产生局部作用。如滴鼻剂、滴眼剂、烧伤软膏及气雾剂、阴道栓剂、直肠栓剂等。有些局部给药的目的在于全身性用药，如硝酸甘油软膏用于防治心绞痛。

二、分布

药物的分布是指药物吸收后随血液循环到全身各组织、器官的过程。药物在体内的分布与药物作用的强度、反应的速度、持续时间及药物的蓄积性密切相关。

药物分布不仅与药物效应有关，而且与药物毒性关系密切，对用药安全有效具有重要意义。影响药物分布的因素如下：

1. 血浆蛋白结合率 药物进入血液循环后，部分以游离形式存在，部分被血细胞摄取，另一部分与血浆蛋白结合。弱酸性药物主要与血浆中的白蛋白结合；弱碱性药物除与白蛋白结合外，主要与血浆中 α_1 酸性糖蛋白结合。血浆中结合型药物浓度与血浆总药物浓度的比值称血浆蛋白结合率。结合率>0.9,表示药物与血浆蛋白高度结合,结合率<0.2,则表示结合低。与血浆蛋白结合的药物称为结合型药物,未与血浆蛋白结合的药物称为游离型药物。结合型药物无药理活性,不能通过细胞膜。游离型药物有药理活性,能通过细胞膜分布至体内组织器官。

药物与血浆蛋白结合的特点:①药物与血浆蛋白结合较为疏松,既能结合,又可解离,具有可逆性,结合与解离处于动态平衡中;②结合型药物暂时失去药理活性;③药物与血浆蛋白的结合具有饱和性;④与血浆蛋白结合的药物间具有竞争性;⑤结合型药物不能跨膜转运,影响药物的分布。

了解药物与血浆蛋白结合的特点,有助于临床合理用药和减少不良反应。一般认为,对于血浆蛋白结合率高、分布容积小、消除慢或治疗指数低的药物,在血浆蛋白结合部位上的相互作用在临床上有重要意义。当这些药物合用时,应注意对剂量进行调整。如保泰松和华法林由于和血浆蛋白结合率均高,二者合用,竞争与血浆蛋白结合使游离药物增加的同时其不良反应增加,应予注意。

2. 体液的 pH 值和药物的解离度　体液的 pH 值和药物的解离度可影响药物的分布。在生理条件下,细胞内液 pH 值为 7.0,细胞外液为 7.4。因此,弱酸性药物在细胞外液的浓度高于细胞内,弱碱性药物则相反。改变血液的 pH 值,可相应改变其原有的分布特点。如当巴比妥类弱酸性药物中毒时,给予碳酸氢钠碱化血液,可使巴比妥类药物由脑细胞向血浆转运;同时碱化尿液,可减少巴比妥类药物在肾小管的重吸收,促进其从尿中排出。

3. 屏障现象　人体内主要有两种屏障影响药物的分布,即血脑屏障、胎盘屏障。一些药物不易透过这些屏障,在选药时应予注意。

(1)血脑屏障　指脑组织的毛细血管壁表面由星状细胞包绕所形成的血液与脑细胞或脑脊液间的屏障。血脑屏障存在于血液循环和脑实质之间,限制着内源性、外源性物质的交换。药物只有通过血脑屏障才能进入脑组织和脑脊液。临床常根据药物通过血脑屏障的难易程度选择合适的药物。如治疗帕金森病时因多巴胺不能通过血脑屏障而给予可通过血脑屏障的前体药物左旋多巴。为减少左旋多巴在外周脱羧引起的副反应增加,左旋多巴常联合使用不易透过血脑屏障的外周多巴脱羧酶抑制剂卡比多巴。后者抑制左旋多巴在外周脱羧但不影响在中枢脱羧,在减少外周副反应的同时又增强治疗效果。脑毛细血管具有高度表达的 P 糖蛋白等外排性药物转运体,可组织某些药物或异物进入血脑屏障,起到神经保护作用。

(2)胎盘屏障　指胎儿与母体循环系统之间的屏障。在胎盘的滋养细胞上也有 P 糖蛋白,其作用之一是防止药物进入胎盘屏障而保护胎儿。由于胎盘对药物的通透性与一般毛细血管无明显差别,故胎盘屏障对药物的转运并无屏障作用,几乎所有药物都能穿透胎盘进入胎儿体内,孕妇用药时应尽可能选择对胎儿无毒性或毒性低的药物。

三、代谢

药物代谢指药物被机体吸收后,在体内各种酶及体液环境作用下,其化学结构发生改变,也称为生物转化(biotransformation)。药物代谢后,转化为水溶性较大的物质,以利于从机体排出。经代谢后多数活性药物转化为无活性物质,部分药物药理作用被激活,部分药物可从活性药物转化为不同活性的代谢物。多数药物转化为无毒性或毒性小的代谢物,少数药物经代谢后甚至可转化为有毒性代谢物。如解热镇痛药非那西丁在体内转化为对乙酰氨基酚,其药理作用比非那西丁明显增强;左旋多巴在体内经酶解脱羧后再生成多巴胺,而发挥治疗作用;具有镇静催眠作用的地西泮在体内的代谢产物去甲地西泮仍有镇静催眠活性;而异烟肼在体内的代谢物乙酰肼可引起肝损害。

药物在体内的代谢通常分为两相。I相反应包括氧化、还原和水解,主要由氧化酶、还原酶和水解酶催化。II相反应为结合反应,即内源性物质如葡萄糖醛酸、硫酸、乙酸、甘氨酸与I相反应产生的代谢物发生结合,生成具有极性更高的结合物,更易经胆汁和尿液排泄。

药物的代谢易受年龄、遗传、病理状态及药物的相互作用等因素影响。

1. 年龄　新生儿,特别是早产儿,药物代谢酶系统尚未发育完全,对药物的代谢能力较差,容易产生毒性。如新生儿黄疸是由于胆红素和葡萄糖醛酸结合不充分引起的。药物在老年人体内的代谢表现为速度减慢,耐受性减弱,在反复应用保泰松、异戊巴比妥、对乙酰氨基酚、吲哚美辛等药物时,血药浓度比青壮年高,应注意减量。

2. 个体差异和种族差异　不同种族和个体因遗传因素的影响,对药物的代谢存在显著差异。如葡萄糖-6-磷酸脱氢酶缺陷的患者在应用伯氨喹、氨苯砜、磺胺类、硝基呋喃类及非那西丁等药物时易发生溶血反应。

3. 疾病　许多疾病会对药物代谢产生影响。肝功能受损时,首过效应大的药物受其影响较大,苯巴比妥、苯二氮䓬类、镇痛药等药物的血药浓度增高。肾功能受损后,药物生成的代谢产物不能及时排除,如氯霉素、劳拉西泮等药物单剂量给药后,肾病患者血药浓度看似正常,但多剂量给药后,即可发生体内蓄积,导致血药浓度异常升高。

4. 药物的诱导和抑制作用　许多药物对肝药酶有诱导和抑制作用,从而影响药物的代谢,改变药物的血药浓度,影响药物的作用强度和持续时间。常见的肝药酶诱导剂和肝药酶抑制剂及相互作用见表3-1。

表 3-1　常见的肝药酶诱导剂和抑制剂及相互作用

	药物名称	受影响的药物
诱导剂	巴比妥类	氯霉素、氯丙嗪、香豆素类、氢化可的松、地高辛、保泰松、苯妥英钠、洋地黄毒苷、奎宁
	灰黄霉素	华法林
	保泰松	氢化可的松、地高辛、氨基比林
	利福平	地高辛、糖皮质激素类、美沙酮、双香豆素、美托洛尔
	苯妥英钠	地塞米松、地高辛、氢化可的松、氨茶碱
抑制剂	异烟肼	安替比林、丙磺舒、双香豆素类、甲苯磺丁脲
	双香豆素类	苯妥英钠
	西咪替丁	地西泮、华法林、氯氮䓬
	去甲替林	苯妥英钠、甲苯磺丁脲
	口服避孕药	安替比林

四、排泄

排泄指药物及其代谢产物通过排泄器官被排出体外的过程。排泄是药物最后彻底消除的过程。药物可通过肾、胆汁、肺、乳腺、唾液腺、汗腺、泪腺等排出体外。

1. 肾排泄 是肾小球滤过、肾小管重吸收及肾小管分泌的总和。

（1）肾小管滤过 分子量低于 20 000 的物质均能通过肾小球毛细血管，除与血浆蛋白结合的药物外，游离的药物及其代谢物均可通过肾小球滤过进入肾小管。

（2）肾小管分泌 弱酸性药物和弱碱性药物分别由各自的主动转运系统分泌。同一转运系统的药物间在同时应用时，相互间可发生竞争性抑制。如弱酸性药物丙磺舒与青霉素在肾小管经同一转运系统分泌，二者合用后，丙磺舒竞争性抑制了青霉素的分泌，从而升高了青霉素的血药浓度，增强了其疗效。西咪替丁能竞争性抑制其他有机碱如普拉卡因胺、雷尼替丁、氨苯蝶啶、二甲双胍等的分泌，使它们的血药浓度增加，作用增强，但也可以产生毒性反应。

（3）肾小管的重吸收 脂溶性小、极性大和离子型的药物在肾小管重吸收少，排泄多。因而，尿液的 pH 值影响药物的解离度，进而影响药物的重吸收和排泄。临床常通过对弱酸性药物碱化尿液、弱碱性药物酸化尿液增加药物的解离度，促进药物的排泄。如水杨酸和巴比妥类弱酸性药物中毒，给予碳酸氢钠碱化尿液，减少前两者在肾小管的重吸收，为药物中毒解救的手段之一。

2. 胆汁排泄 药物自胆汁排泄有阴离子、阳离子和中性化合物三个不同的主动转运系统。在胆汁排泄的药物通过不同的转运系统进行排泄。同一转运系统的药物间的排泄也存在竞争性作用。如丙磺舒抑制吲哚美辛、利福平的排泄。从胆汁排泄的药物还有头孢哌酮、头孢曲松、阿奇霉素、四环素、氧氟沙星。其中氧氟沙星胆汁内浓度可高达血药浓度的 7 倍。

肝肠循环（hepato-enteral circulation）指自肝脏经胆汁排入肠腔的药物部分可再经小肠上皮细胞吸收进入血液循环的过程。具有肝肠循环的药物如苯巴比妥、卡马西平、吲哚美辛、洋地黄毒苷、多西环素等。具有肝肠循环的药物可因其循环被打断而半衰期改变。如胆道引流的患者氯霉素、洋地黄毒苷的血浆半衰期显著缩短。也可利用这个原理，在洋地黄毒苷、地高辛中毒时，口服考来烯胺、考来替泊阴离子交换树脂，打断其肝肠循环，减少其重吸收，是解救措施之一。

第二节 药动学基本原理

一、房室模型

为方便定量分析体内药物动力学过程，常用房室模型（compartmental model）模拟人体，将人体虚拟为若干个房室（compartment）。房室是组成模型的基本单位，它与解剖部位和生理功能无关，只要体内某些部位的转运速率相同，均可归为同一房室。

在药动学模型中，多数药物既可进入该房室，又可从该房室转运出或消除，则该房室模型称为开放性系统(open system)。

1. 一室模型　是最简单的房室模型。假定机体由一个房室组成,药物进入机体后立即均匀地分布在整个房室(全身体液和组织),此后,血浆药物浓度呈单相性下降。这时可把整个机体视为一室模型(one-compartment model)或单室模型(图3-1)。虽然符合一室模型规律的药物仅占少数,但在临床上却是一种有用而简单的近似法。

2. 二室模型　假定药物进入机体后不是立即均匀分布,根据药物分布速率的不同,将机体虚拟为药物分布较快的中央室和分布较慢的周边室,即二室模型(two-compartment model)或双室模型(图3-1)。中央室包括血液、细胞外液及血流丰富的心、肝、肾、肺等组织,而周边室包括脂肪、皮肤或静息状态的肌肉等血流供应较少的组织。有些组织的房室归属取决于药物本身的性质。如脑组织血流虽很丰富,但因血脑屏障的原因,对脂溶性高、分子量小的药物无疑属中央室,而对极性高的药物来讲可能归于周边室。二室模型单次静脉注射给药后,以时间为横坐标,以血药浓度对数值为纵坐标,得到双指数衰减曲线图。图中血药浓度曲线呈双相下降。初期下降迅速,为快相阶段,称为分布相或 α 相,主要反映药物从中央室向周边室分布的过程;分布平衡后,曲线进入衰减较慢的慢相阶段,称为消除相或 β 相,主要反映药物从中央室的消除过程。

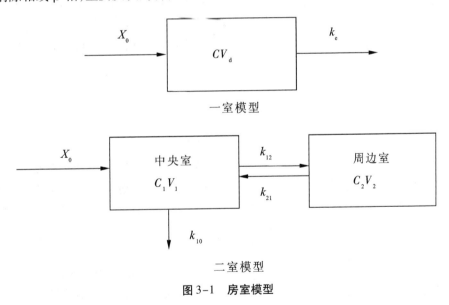

图3-1　房室模型

二、速率过程

速率过程(rate process)又称动力学过程,反映药物在特定部位任何时间发生量变的速度。可用下式表示:

$$\frac{\mathrm{d}C}{\mathrm{d}t} = -kC^{n} \qquad (3-1)$$

式中 C 为药物浓度,k 为速率常数,t 为时间,n 为该过程的级数。上式表示 t 时刻房室内瞬时药物浓度的变化速率$\dfrac{\mathrm{d}C}{\mathrm{d}t}$，与该室消除速率常数$k$和药物浓度$C$的$n$次方的积成正比。当n等于1时为一级动力学过程，当$n$等于0时为零级动力学过程。

1.一级动力学过程　指药物在某房室或某部位的转运速率与该房室或该部位的药物的量(或浓度)成正比，该过程就称为一级动力学过程(first-order kinetic process)。

$$\frac{\mathrm{d}C}{\mathrm{d}t} = -kC \tag{3-2}$$

经积分得：
$$C = C_0 e^{-kt} \tag{3-3}$$

经对数转换后得：
$$\ln C = \ln C_0 - kt \tag{3-4}$$

或：
$$\lg C = \lg C_0 - \frac{k}{2.303}t \tag{3-5}$$

式中k为一级速率常数，C为t时刻浓度，C_0为药物初始浓度。

一级动力学的特点：①单位时间内血药浓度按恒比消除，即单位时间内血液中消除的药量与血液中的药物浓度呈正比。血液浓度越高，单位时间内消除的药量越多。②药物的消除半衰期$t_{1/2}$恒定，与剂量或药物浓度无关。③体内血液浓度下降为指数关系；对数药物浓度与时间的关系曲线为直线。④按相同剂量和相同间隔时间给药，约经5个半衰期达到稳态浓度。约经5个半衰期，药物在体内消除完毕。

2.零级动力学过程　零级动力学过程(zero-order kinetic process)指药物在单位时间内按照相同的速率衰减。

$$\frac{\mathrm{d}C}{\mathrm{d}t} = -k \tag{3-6}$$

经积分得：
$$C = C_0 - kt \tag{3-7}$$

式中k为零级速率常数，C为t时刻浓度，C_0为初始浓度。

零级动力学特点：①血药浓度在单位时间内按恒量消除，即每时刻消除的量相同；表明机体处于消除药物最大能力状态，是药物剂量相对机体的消除能力过大的一种表现。②药物的消除半衰期$t_{1/2}$不恒定，剂量加大，半衰期可能超比例延长。③血药浓度下降不成指数关系，血液浓度C与时间t的关系曲线呈直线。④血药浓度对时间曲线下面积与计量不成正比，计量增加，其面积可超比例增加。

3.非线性动力学过程　某些药物在体内的消除速率受酶活力的限制，在高浓度时为零级动力学过程，而在低浓度时为一级动力学过程，其血药浓度C、对数浓度$\ln C$或$\lg C$与时间t的关系均不呈直线关系，称非线性动力学过程(nonlinear kinetic process)，也称米-曼氏速率过程(Michaelis-Menten rate process)。其动力学方程为：

$$\frac{\mathrm{d}C}{\mathrm{d}t} = -\frac{V_m C}{k_m + C} \tag{3-8}$$

式中$\dfrac{\mathrm{d}C}{\mathrm{d}t}$为$t$时间的药物消除速率；$V_m$为该过程的最大速率常熟；$k_m$为米-曼常数，它表示消除速度达到$V_m$一半时的药物浓度。当药物浓度$C < k_m$时，3-7式简化为：

$$\frac{\mathrm{d}C}{\mathrm{d}t} = -\frac{V_m}{k_m}C \tag{3-9}$$

该式与描述一级动力学过程的 3-1 式相似，$\dfrac{V_m}{k_m}$ 为常数，与 k 相当。当药物浓度 $C > k_m$ 时，3-7 式简化为：

$$\frac{dC}{dt} = - V_m \qquad (3-10)$$

该式与描述零级动力学过程的 3-6 式相似，式中 V_m 与 k 相当。显然，米-曼氏速率过程在低浓度（$C < k_m$）时为一级动力学过程，在高浓度（$C \gg k_m$）时为零级动力学过程。

临床上具有米-曼氏速率过程特点的药物有乙醇、阿司匹林、茶碱、苯妥英钠、保泰松、乙酰唑胺等。

三、药动学基本参数及其意义

1. 消除速率常数　指体内药物瞬时消除的百分率。单位为时间的倒数，如 $\mathrm{h^{-1}}$、$\mathrm{min^{-1}}$。消除速率常数（elimination rate constant, k）表示体内药物总体消除的情况，包括经肾消除、胆汁消除及其他所有生物转化和消除的途径等。因此 k 为各个过程的消除速率常数之和：

$$k - k_e + k_b + k_{bi} + k_{lu} + \cdots \qquad (3-11)$$

式中 k_e 为肾排泄，k_b 为生物转化，k_{bi} 为胆汁排泄，k_{lu} 为肺呼出等的速率常数，这些常数均为表观一级速率常数。

2. 半衰期　通常是指血浆消除半衰期 $t_{1/2}$，是指血浆药物浓度降低一半所需的时间。包括吸收半衰期、分布半衰期和消除半衰期。

（1）一级速率过程的消除半衰期　为一常数，与消除速率常数成反比，与血药浓度无关。

$$t_{1/2} = \frac{\ln 2}{k} = \frac{0.693}{k} \qquad (3-12)$$

（2）零级速率过程的消除半衰期　与开始的血药浓度 C_0 有关，即开始的浓度越大，半衰期越长。

$$t_{1/2} = \frac{0.5 C_0}{k} \qquad (3-13)$$

3. 表观分布容积　指体内药物总量按血浆药物浓度推算时所需的体液总体积，其计算式为：

$$V_d = \frac{X}{C} = \frac{X_0}{C_0} \qquad (3-14)$$

式中 X 和 C 分别为任意 t 时刻所对应的体内药量和血浆药物浓度，X_0 和 C_0 分别为初始体内的药量和初始血浆药物浓度。V_d 的单位用 L 或 mL 表示，也可用分布系数 L/kg 或 mL/kg 表示。V_d 的大小取决于药物的脂溶性、血浆和组织蛋白的结合程度等因素，并不代表体液的真实 V_d 容积。其意义在于反映药物分布的广泛程度或与组织成分结合程度。低脂溶性、血浆蛋白结合率高和组织蛋白结合低的药物 V_d 较小，如水杨酸、磺胺、青霉素及抗凝血药；反之，高脂溶性、血浆蛋白结合率低和组织蛋白结合高的药物 V_d 较大，如洋地黄、氨茶碱、奎尼丁、三环类抗抑郁药、抗组胺药等。可将药物的 V_d 值与身体体液的数值进行比较,以推测药物在体内分布的情况,如 $V_d = 5$ L,表示药物基本分布在血浆;$V_d = 10 \sim 20$ L,表示药物分布在细胞外液;$V_d = 40$ L,表示药物分布于全身体液中,包括细胞内液和细胞外液;$V_d = 100 \sim 200$ L,表示药物大量储存在某一器官或组织,或与组织或血浆蛋白大量结合。

4. 曲线下面积　给药后,以血药浓度为纵坐标,以时间为横坐标,绘制出的曲线称药时曲线。药时曲线与坐标轴之间所围成的面积即为曲线下面积(area under concentration–time curve,AUC)。它反映一次用药后被吸收的药物总量,反映药物的吸收程度。单位为 mg/(h $\cdot$ L^{-1}) 或 μg/(h $\cdot$ L^{-1})。

AUC 的计算方法有梯形法、积分法。

(1)梯形法　将血药浓度与时间围成的曲线下面积分隔成若干个梯形,然后计算各梯形面积的总和,再加上最末一次浓度(C_n)与消除速率常数 k 的商:

$$AUC = \sum_{i=1}^{n} \frac{(C_{i-1} + C_i)}{2}(t_i - t_{i-1}) + \frac{C_n}{k} \qquad (3\text{-}15)$$

(2)积分法　对一室模型,一次静脉注射给药时,AUC 为:

$$AUC = \int_0^\infty C dt = \int_0^\infty C_0 e^{-kt} dt = \frac{C_0}{k} \qquad (3\text{-}16)$$

5. 生物利用度　指药物吸收进入体循环的程度和速度。药物的吸收程度或吸收量可以用 AUC 来表示,即曲线下的面积越大,吸收越完全;药物的吸收速率是以用药后血药峰浓度(C_{max})和达峰时间(t_{max})来评价。AUC、C_{max} 和 t_{max} 是评价药物的生物利用度(bioavailability,F)和生物的等效性的 3 个最重要的指标。

经血管外途径给药的吸收程度,可用绝对生物利用度($F_{绝对}$)和相对生物利用度($F_{相对}$)来量度。若试验药的 AUC 与该药静脉注射给药的 AUC 相比较,称绝对生物利用度。若试验药物和标准参比药物均为血管外给药制剂,则比较结果为相对生物利用度。

$$F_{绝对} = \frac{AUC_{血管外}/X_{血管外}}{AUC_{静脉}/X_{静脉}} \times 100\% \qquad (3\text{-}17)$$

$$F_{相对} = \frac{AUC_{试验制剂}/X_{试验制剂}}{AUC_{参比制剂}/X_{参比制剂}} \times 100\% \qquad (3\text{-}18)$$

式 3-17 中 $X_{血管外}$、$X_{静脉}$ 分别表示试验药物的血管外给药(如口服、肌内注射及其他经静脉外途径给药)和作为标准对照药物的静脉注射给药的剂量,它们所对应的血液浓度曲线下面积分别是 $AUC_{血管外}$ 和 $AUC_{静脉}$。式 3-18 中 $X_{试验制剂}$、$X_{参比制剂}$ 分别表示试验药物和标准参比药物的给药剂量,它们所对应的血液浓度曲线下的面积分别为 $AUC_{试验制剂}$ 和 $AUC_{参比制剂}$。当试验药物的剂量与标准对照药物的剂量相同时上两式分别简化为:

$$F_{绝对} = \frac{AUC_{血管外}}{AUC_{静脉}} \times 100\% \qquad (3\text{-}19)$$

$$F_{相对} = \frac{AUC_{试验制剂}}{AUC_{参比制剂}} \times 100\% \qquad (3\text{-}20)$$

药物制剂的吸收速率,除了用血药浓度峰值($C_{\max}$)和达峰时间($t_{\max}$)药动学参数评价外,还可用吸收速率常数(K_{α})评价。对重复多次给药的药物来讲,吸收程度比吸收速率更能反映与药物血浆水平的关系。而对一次给药见效的药物来讲,其吸收速度就较为重要。因为药物即使吸收程度相同,但吸收速率不同的药物将产生不同的治疗效果。

如图 3-2 所示,AUC 相同的 A、B、C 三种制剂,A 制剂吸收速率过快,其血药浓度峰值 $C_{\max}$ 处于最小中毒浓度(minimum toxic concentration,MTC)之上,发生中毒;C 制剂吸收速率过慢,其血药浓度峰值 $C_{\max}$ 处于最小有效浓度(minimum effective concentration,MEC)之下,治疗无效;只有 B 制剂的 $C_{\max}$ 在 MEC 之上,维持较长时间,且未超过 MTC,是理想的剂型。从图中可以看出,A、B、C 三种制剂的吸收速率不同,A 药最大,B 药其次,C 药最小。一般来讲,吸收速率常数 K_{α} 越大,$C_{\max}$ 越大,$t_{\max}$ 越小。

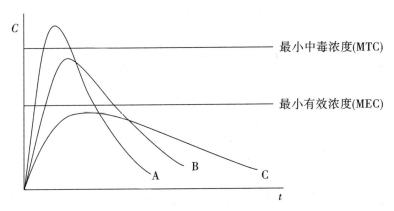

图 3-2 吸收程度相同而吸收速率不同三种制剂的比较

一室模型血管外给药达峰时间为:

$$t_{\max} = \frac{1}{k_a - k}\ln\frac{k_a}{k} = \frac{2.303}{k_a - k}\lg\frac{k_a}{k} \tag{3-21}$$

从 3-21 式知,达峰时间 $t_{\max}$ 与给药剂量无关,与吸收速率常数和消除速率常数有关,为一常数。

一室模型血管外给药峰浓度为:

$$C_{\max} = \frac{FX_0}{V_d}e^{-kt_{\max}} \tag{3-22}$$

由上式知,单次给药一级吸收过程的达峰浓度与给药量 X_0 成正比,即给予的剂量越大,峰浓度越高。式中,FX_0 为吸收的量。

例 3-1 某药90%原形从肾排泄,静脉注射 250 mg 得 AUC 为 11.0 $\mu g/(h \cdot mL^{-1})$。两种 500 mg 胶囊商品制剂 A 和 B 分别给药后得到以下血药浓度-时间数据,求两种胶囊制剂的绝对生物利用度和相对生物利用度。

时间(h)		0.5	1.0	1.5	2.0	3.0	4.0	6.0
血药浓度	A 制剂	0.37	1.97	2.83	3.15	2.73	1.86	0.43
($\mu g/mL$)	B 制剂	0.38	1.91	2.49	3.11	2.79	1.95	0.49

解:(1)A 和 B 制剂的消除速率常数 $k_{(A)}= 0.5147\ h^{-1}$,$k_{(B)}= 0.479\ h^{-1}$;

(2)根据残数法原理求得吸收速率常数 $k_{(A)a}= 1.267\ h^{-1}$,$k_{(B)a}= 1.027\ h^{-1}$;

(3)达峰浓度 $t_{(A)\max} = \dfrac{1}{k_a - k}\ln\left(\dfrac{k_a}{k}\right) = \dfrac{1}{1.267 - 0.5147}\ln\left(\dfrac{1.267}{0.5147}\right) = 1.197\ h$

$t_{(B)\max} = \dfrac{1}{k_a - k}\ln\left(\dfrac{k_a}{k}\right) = \dfrac{1}{1.027 - 0.479}\ln\left(\dfrac{1.027}{0.479}\right) = 1.392\ h$

(4)峰浓度 $C_{(A)\max} = \dfrac{FD}{V_d}e^{-kt_{\max}} = \dfrac{0.5333 \times 500}{44.16}e^{-0.5147 \times 1.197} = 3.261\ \mu g/mL$

$C_{(B)\max} = \dfrac{FD}{V_d}e^{-kt_{\max}} = \dfrac{0.5432 \times 500}{36.89}e^{-0.5432 \times 1.392} = 3.4561\ \mu g/mL$

(5)曲线下面积 AUC

$$AUC_A = \sum_{i=0}^{n-1} \frac{C_i + C_{i+1}}{2} \cdot (t_{i+1} - t_i) + \frac{C_n}{k}$$

$= \dfrac{0 + 0.37}{2} \times 0.5 + \dfrac{0.37 + 1.97}{2} \times 0.5 + \dfrac{1.97 + 2.83}{2} \times 0.5 + \dfrac{2.83 + 3.15}{2} \times 0.5$

$+ \dfrac{3.15 + 2.73}{2} \times 1 + \dfrac{2.73 + 1.86}{2} \times 1 + \dfrac{1.86 + 0.43}{2} \times 2 + \dfrac{0.43}{0.5147}$

$= 11.733\ \mu g \cdot h/mL$

$$AUC_B = \sum_{i=0}^{n-1} \frac{C_i + C_{i+1}}{2} \cdot (t_{i+1} - t_i) + \frac{C_n}{k}$$

$= \dfrac{0 + 0.38}{2} \times 0.5 + \dfrac{0.38 + 1.91}{2} \times 0.5 + \dfrac{1.91 + 2.49}{2} \times 0.5 + \dfrac{2.49 + 3.11}{2} \times 0.5$

$+ \dfrac{3.11 + 2.79}{2} \times 1 + \dfrac{2.79 + 1.95}{2} \times 1 + \dfrac{1.95 + 0.49}{2} \times 2 + \dfrac{0.49}{0.479}$

$= 11.951\ \mu g \cdot h/mL$

(6)绝对生物利用度

$F_{(A)绝对} = \dfrac{AUC_A/X_A}{AUC_{静脉注射}/X_{静脉注射}} = \dfrac{11.733/500}{11/250} = 0.5333$

$F_{(B)绝对} = \dfrac{AUC_B/X_B}{AUC_{静脉注射}/X_{静脉注射}} = \dfrac{11.951/500}{11/250} = 0.5432$

(7)相对生物利用度　若以 B 制剂为标准参比制剂,则:

$F_{相对} = \dfrac{AUC_A/X_A}{AUC_B/X_B} \times 100\% = \dfrac{11.733/500}{11.951/500} \times 100\% = 98.2\%$

即 A、B 两种制剂生物利用度相近。

(8)清除率 $Cl_{(A)} = \dfrac{FX_A}{AUC} = \dfrac{0.5333 \times 500}{11.733} = 22.73\ L/h$

$Cl_{(B)} = \dfrac{FX_B}{AUC} = \dfrac{0.479 \times 500}{11.95} = 20.04\ L/h$

(9)表观分布容积 $V_{(A)d} = \dfrac{Cl}{k} = \dfrac{22.73}{0.5147} = 44.16\ L$

$$V_{(B)d} = \frac{Cl}{k} = \frac{20.04}{0.5432} = 36.89 \text{ L}$$

6. 清除率 指体内各消除器官在单位时间内清除药物的血浆容积。单位为 $mL \cdot min^{-1}$ 或 $mL/(min^{-1} \cdot kg^{-1})$。总体清除率(clearance, Cl)即是单位时间内从机体内清除的药物表观分布容积数:

$$Cl_{总} = kV_d \tag{3-23}$$

$$C_{总} = \frac{FX_0}{AUC} \tag{3-24}$$

$Cl_{总}$ 为总清除率,包含了肾清除率($Cl_{肾}$)及肾外清除率($Cl_{肾外}$,如肝清除率等)。

7. 稳态血药浓度 临床用药大多为多次给药。在每次给药时体内总有前次给药的残存量,多次给药形成多次蓄积。随着给药次数增加,体内总药量的蓄积率逐渐减慢,直至在剂量间隔内消除的药量等于给药剂量,从而达到平衡,这时的血药浓度即称为稳态血药浓度(steady state concentration, C_{ss})。

平均稳态血药浓度($\bar{C}_{ss}$) 是在临床常用的多次给药的药动学参数,指血药浓度达稳态后,在一个剂量间隔时间内($0 \to \tau$),血药浓度曲线下面积($\int_0^\tau C_\infty dt$)除以给药间隔时间 τ 的商。即:

$$\bar{C}_{ss} = \frac{\int_0^\tau C_\infty dt}{\tau} \tag{3-25}$$

(1)对一室模型,多剂量静脉注射给药时,第 n 次给药时与时间 t 的函数关系,等于单剂量静脉注射给药时,血液浓度 C 与时间 t 的函数式($C_0 e^{-kt}$)与多剂量函数($\frac{1 - e^{-nk\tau}}{1 - e^{k\tau}}$)的乘积,即:

$$C_n = C_0 \frac{1 - e^{-nk\tau}}{1 - e^{-k\tau}} e^{-kt} \tag{3-26}$$

当 n 充分大时(如 $n \to \infty$),$e^{-nk\tau} \to 0$,血药浓度不再升高,随每次给药做周期性变化,达到稳态 C_{ss},此时:

$$C_{SS} = C_0 \frac{1}{1 - e^{-k\tau}} e^{-kt} \tag{3-27}$$

可知,当稳态 $t = 0$ 时,即有: $C_{ss,max} = C_0 \frac{1}{1 - e^{-k\tau}} \tag{3-28}$

同理,在稳态 $t = \tau$ 时,即有: $C_{ss,min} = C_0 \frac{1}{1 - e^{-k\tau}} e^{-k\tau} \tag{3-29}$

稳态平均血药浓度 $\bar{C}_{ss}$ 为: $\quad \bar{C}_{ss} = \frac{\int_0^\tau C_{ss} dt}{\tau} \tag{3-30}$

$$\bar{C}_{ss} = \frac{\int_0^\tau C_0 \frac{1}{1 - e^{-k\tau}} e^{-kt} dt}{\tau} \tag{3-31}$$

根据3-13式得:
$$C_0 = \frac{X_0}{V_d} \tag{3-32}$$

将3-31式代入3-30式,并化简得:
$$\bar{C}_{ss} = \frac{X_0}{V_d k \tau} \tag{3-33}$$

(2)对一室模型血管外给药时:
$$\bar{C}_{ss} = \frac{FX_0}{V_d k \tau} \tag{3-34}$$

(3)对一室模型静脉滴注时,若药物滴注速度 k_0 恒定,且体内药物消除为一级动力学消除时,血药浓度 C 与时间 t 的关系为:
$$C = \frac{k_0}{V_d k}(1 - e^{-kt}) \tag{3-35}$$

当 $t \to \infty$ 时, $e^{-kt} \to 0$,即达稳态血药浓度 C_{ss} 或称为坪值:
$$C_{ss} = \frac{k_0}{V_d k} \tag{3-36}$$

例3-2 体重50 kg的患者,静脉滴注治疗浓度范围4~8 $\mu g \cdot mL^{-1}$ 的某药,已知该药半衰期为2.5 h,表观分布容积系数为0.25 $L \cdot kg^{-1}$,试求其静脉滴注速率。

解:根据 $C_{ss} = \frac{k_0}{V_d k}$,知 $k_0 = C_{ss} \cdot V_d \cdot k = C_{ss} \cdot V_d \cdot \frac{0.693}{t_{\frac{1}{2}}}$

当 $C_{ss} = 4 \ \mu g \cdot mL^{-1}$,则 $k_0 = 4 \times 50 \times 0.25 \times \frac{0.693}{2.5} = 13.86 \ mg \cdot h^{-1}$

当 $C_{ss} = 8 \ \mu g \cdot mL^{-1}$,则 $k_0 = 8 \times 50 \times 0.25 \times \frac{0.693}{2.5} = 27.72 \ mg \cdot h^{-1}$

所以静脉滴注速率宜控制在13.86~27.72 $mg \cdot h^{-1}$ 范围。

例3-3 给一体重70 kg男性患者静脉注射一室模型某药500 mg,至4 h、8 h各抽血一次,测得结果: $C_{(4)} = 2.5 \ \mu g/mL$, $C_{(8)} = 1.5 \ \mu g/mL$。当给药间隔 $\tau = 12$ h 时,求按每次500 mg多剂量静脉注射给药稳态时的血液浓度范围。

解: $k = \frac{\ln\left(\frac{C_0}{C_t}\right)}{t} = \frac{\ln\left(\frac{2.5}{1.5}\right)}{8-4} = 0.1277 \ h^{-1}$

$C_0 = C_{1,max} = \ln^{-1}(\ln C_t + kt) = \ln^{-1}(\ln 2.5 + 0.1277 \times 4) = 4.167 \ \mu g/mL$

$C_{ss,max} = C_0 \frac{1}{1 - e^{-k\tau}} = 4.167 \times \frac{1}{1 - e^{-0.1277 \times 12}} = 5.315 \ \mu g/mL$

$C_{ss,min} = C_0 \frac{1}{1 - e^{-k\tau}} e^{-k\tau} = 4.167 \times \frac{1}{1 - e^{-0.1277 \times 12}} \times e^{-0.1277 \times 12} = 1.148 \ \mu g/mL$

血药浓度达稳态时的血药浓度波动范围是1.148~5.315 $\mu g/mL$。

第三节　临床给药方案的制订

一、给药间隔与维持剂量

临床给药方案设计理论上应将血药浓度维持在有效血药浓度范围,即最低有效浓度 (MEC)与最小中毒浓度(MTC)之间的范围,该范围又称治疗窗(therapeutic window)。对多剂量重复给药,常将治疗窗的下限设定为略高于 MEC 的 $C_{ss,min}$,而将治疗窗的上限设定为略低于 MTC 的 $C_{ss,max}$,故实际的治疗范围是在 $C_{ss,min} \sim C_{ss,max}$ 之间。

多剂量给药时,根据3-3式 $C = C_0 e^{-kt}$,当血药浓度由 $C_{ss,max}$ 降到 $C_{ss,min}$ 的时间间隔为允许的最大时间间隔 τ_{max},即有:

$$C_{ss,min} = C_{ss,max} \cdot e^{-k\tau_{max}} \tag{3-37}$$

所以

$$\tau_{max} = \frac{\ln\left(\dfrac{C_{ss,max}}{C_{ss,min}}\right)}{k} = \frac{\ln\left(\dfrac{C_{ss,max}}{C_{ss,min}}\right)}{\dfrac{0.693}{t_{1/2}}} = 1.44 \cdot t_{1/2} \cdot \ln\left(\frac{C_{ss,max}}{C_{ss,min}}\right) \tag{3-38}$$

为保持血药浓度在 $C_{ss,min} \sim C_{ss,max}$ 之间,在最大给药时间间隔 τ_{max} 内给予的最大维持剂量 $X_{M,max}$ 为:

$$X_{M,max} = \frac{V}{F}(C_{ss,max} - C_{ss,min}) \tag{3-39}$$

可知,药物的给药速率为:　　　给药速率 $= \dfrac{X_{M,max}}{\tau_{max}}$ 　　　　　　　　　　(3-40)

为给药方便,临床通常将给药时间间隔 τ 设定为 6 h、8 h、12 h 或 24 h 给药 1 次。在保持给药速率不变的情况下,即:

$$\frac{X_M}{\tau} = \frac{X_{M,max}}{\tau_{max}} \tag{3-41}$$

应调整的维持剂量 X_M 为:　　　$X_M = \dfrac{X_{M,max}}{\tau_{max}} \cdot \tau$ 　　　　　　　　(3-42)

二、负荷剂量

对一室模型,设多剂量重复给药的维持剂量为 X_M,给药时间间隔为 τ,负荷剂量为 X_L,积累因子(积累系数)为 R,则负荷剂量与维持剂量的关系为:

(1)静脉注射给药:　　　$X_L = X_M \cdot R = X_M \cdot \dfrac{1}{1 - e^{-k\tau}} \cdot$ 　　　　　(3-43)

(2)血管外给药:　$X_L = X_M \cdot R = X_M \cdot \dfrac{1}{(1 - e^{-k\tau})(1 - e^{-k_a\tau})}$ 　　　(3-44)

(3)静脉滴注:　$X_L = C_{ss} \cdot V_d = \dfrac{k_0}{k} = 1.44 t_{1/2} \cdot k_0 = 1.44 t_{1/2} \dfrac{X_0}{\tau}$ 　　(3-45)

当静脉滴注时间 $\tau = t_{1/2}$ 时,则　　　$X_L = 1.44 X_0$ 　　　　　　　(3-46)

三、给药方案

这里讲的给药方案指给药间隔、负荷剂量和维持剂量的制订,并不包括具体药物的选择等内容。根据3-38式和3-41式得

$$\tau = \frac{X_{\text{M}}}{X_{\text{M,max}}} \cdot \tau_{\text{max}} = \frac{X_{\text{M}}}{X_{\text{M,max}}} \cdot 1.44 \cdot t_{1/2} \cdot \ln\left(\frac{C_{\text{ss,max}}}{C_{\text{ss,min}}}\right) \tag{3-47}$$

从上式知,在治疗窗($C_{\text{ss,min}} \sim C_{\text{ss,max}}$)确定和给药速率不变的前提下,若给药维持剂量$X_M$确定后,给药时间间隔$\tau$主要取决于半衰期$t_{1/2}$和$\frac{C_{\text{ss,max}}}{C_{\text{ss,min}}}$的比值。而$\frac{C_{\text{ss,max}}}{C_{\text{ss,min}}}$又与药物的治疗指数$TI = \frac{LD_{50}}{ED_{50}}$呈正相关,故给药时间$\tau$组要取决于$t_{1/2}$和治疗指数的大小。常将$\tau$取4 h、6 h、8 h、12 h或24 h等易于掌握的时间。

1. 半衰期短($t_{1/2}<6$ h)的药物　①对治疗指数较高的药物,可采用大剂量长间隔疗法,如青霉素;②对治疗指数低的药物,因给药间隔τ较小,为减少给药次数较频繁和血液浓度波动,最好采用静脉滴注,如肝素。

2. 半衰期中等($t_{1/2}$在$6 \sim 24$ h之间)的药物　主要考虑的是治疗指数和给药是否方便。①对治疗指数高的药物,给药间隔τ通常与半衰期相当,负荷剂量X_L约给维持量的2倍;②对治疗指数低的药物,因给药间隔τ较短,宜减少维持剂量而加大给药频率,以减少血液浓度的较大波动。

3. 半衰期长($t_{1/2}>24$ h)的药物　一般每天给药1次,给药间隔τ小于$t_{1/2}$,负荷剂量X_L高于维持剂量的2倍。

◎ **小　结**

临床药物代谢动力学是应用药动学原理与数学模型研究药物在人体内变化规律的一门学科,其研究内容主要为互相联系的两部分:一是人体对药物的处置,即药物的体内过程,亦即药物在体内的吸收、分布、代谢和排泄过程随时间变化的规律;二是定量地描述血药浓度随时间变化的规律及药物处置的速率过程。

一级动力学为等比转运,属线性动力学,有被动转运的特点;零级动力学为等量转运,属非线性动力学,有主动转运的特点。半衰期、清除率、生物利用度、表观分布容积等药动学参数对个体化给药、调整给药方案极为重要。

房室模型的划分取决于药物在体内的转运速率。根据药物的转运速率过程分为一级速率过程、零级速率过程和非线性动力学过程。药物的半衰期、消除速率常数、表观分布容积、清除率、曲线下面积、生物利用度、稳态血药浓度、峰浓度和达峰时间是制订临床给药方案的重要药动学参数。在治疗窗确定的前提下,根据药物的半衰期、消除速率常数、表观分布容积、清除率及生物利用

度等药动学参数确定药物的给药时间间隔、维持剂量和负荷剂量。

◎**思考题**

1. 举例说明药物转运的各种方式及其机制。药物转运体对 ADME 过程有何影响?

2. 解释药动学的基本参数及其意义。

3. 如何根据药动学原理制订给药方案?

4. 从药物代谢动力学的原理试解释巴比妥类药物中毒时应用碳酸氢钠解救的机制。

5. 结合临床给药叙述一级动力学和零级动力学各有哪些特点?

6. 当药物的半衰期较短,药物的治疗指数较低时,如何制订给药方案?

7. 某试验药物口服 2 g,AUC 为 2 400 μg/(h·mL^{-1}),静脉注射 1 g 同类标准品药物的 AUC 为 1 600 μg/(h·mL^{-1}),试计算该药的绝对生物利用度。

8. 某一室模型药物静脉注射 500 mg,注射完毕瞬时血药浓度为 25 μg·mL^{-1},其表观分布容积为多少?

9. 欲肌内注射某抗菌药物 80 万 U 作为 4 h 后手术中预防感染,已知该药的半衰期为 0.5 h,肌内注射后 30 min 达血药浓度峰值 50 U/mL。假设该药最小抑菌浓度为 1 U/mL,问这种给药方案能否达到预防感染的目的?

(郑州大学药学院　申滢娜　李晓天)

第四章　药物的临床研究与药品注册

新药评价包括临床前药理、毒理评价和临床药理评价。新药临床药理评价是指新药的临床研究,包括临床试验和生物等效性试验,根据实验结果对新药的安全性、有效性做出评价。新药临床研究是新药在人体进行的药理作用研究,以揭示新药在人体的疗效、不良反应等药物与人体之间的相互作用及作用规律等。新药临床研究是新药评价的最后阶段,是新药申请生产时必须的内容之一。

第一节　药品的注册分类

药品是指用于预防、治疗、诊断人的疾病,有目的地调节人的生理功能,并规定有适应证、用法用量的物质,包括中药、化学原料药及其制剂、抗生素、抗菌药、生化药品、放射性药品、血清疫苗、血液制品和诊断药品等。新药指未曾在中国境内上市销售的药品。对已上市药品改变剂型、改变给药途径、增加新适应证,注册时应按照新药申请的程序申报,但改变剂型而不改变给药途径,以及增加新适应证的新药,注册申请获得批准后不发给新药证书(靶向制剂、缓释和控释制剂等特殊剂型除外)。按照《药品注册管理办法》(2007年10月1日起施行)的要求,对药品实行分类注册。

1. 化学药品注册分类

(1)未在国内外上市销售的药品　①通过合成或者半合成的方法制得的原料药及其制剂;②天然物质中提取或者通过发酵提取的新的有效单体及其制剂;③用拆分或者合成等方法制得的已知药物中的光学异构体及其制剂;④由已上市销售的多组分药物制备为较少组分的药物;⑤新的复方制剂;⑥已在国内上市销售的制剂增加国内外均未批准的新适应证。

(2)改变给药途径且尚未在国内外上市销售的制剂。

(3)已在国外上市销售但尚未在国内上市销售的药品　①已在国外上市销售的制剂及其原料药,和(或)改变该制剂的剂型,但不改变给药途径的制剂;②已在国外上市销售的复方制剂,和(或)改变该制剂的剂型,但不改变给药途径的制剂;③改变给药途径并已在国外上市销售的制剂;④国内上市销售的制剂增加已在国外批准的新适应证。

(4)改变已上市销售盐类药物的酸根、碱基(或者金属元素),但不改变其药理作用的原料药及其制剂。

(5)改变国内已上市销售药品的剂型,但不改变给药途径的制剂。

(6)已有国家药品标准的原料药或者制剂。

2. 中药、天然药物注册分类　①未在国内上市销售的从植物、动物、矿物等物质中提取的有效成分及其制剂;②新发现的药材及其制剂;③新的中药材代用品;④药材新的药用部位及其制剂;⑤未在国内上市销售的从植物、动物、矿物等物质中提取的有效部位及其制剂;⑥未在国内上市销售的中药、天然药物复方制剂;⑦改变国内已上市销售中药、天然药物给药途径的制剂;⑧改变国内已上市销售中药、天然药物剂型的制剂;⑨仿制药。

中药是指在我国传统医药理论指导下使用的药用物质及其制剂。天然药物是指在现代医药理论指导下使用的天然药用物质及其制剂。注册分类 1~6 的品种为新药,注册分类 7、8 按新药申请程序申报。

"未在国内上市销售的从植物、动物、矿物等物质中提取的有效成分及其制剂"是指国家药品标准中未收载的从植物、动物、矿物等物质中提取得到的天然的单一成分及其制剂,其单一成分的含量应当占总提取物的 90% 以上。"新发现的药材及其制剂"是指未被国家药品标准或省、自治区、直辖市地方药材规范(统称"法定标准")收载的药材及其制剂。"新的中药材代用品"是指替代国家药品标准中药成方制剂处方中的毒性药材或处于濒危状态药材的未被法定标准收载的药用物质。"药材新的药用部位及其制剂"是指具有法定标准药材的原动、植物新的药用部位及其制剂。"未在国内上市销售的从植物、动物、矿物等物质中提取的有效部位及其制剂"是指国家药品标准中未收载的从单一植物、动物、矿物等物质中提取的一类或数类成分组成的有效部位及其制剂,其有效部位含量应占提取物的 50% 以上。"未在国内上市销售的中药、天然药物复方制剂"包括:①中药复方制剂;②天然药物复方制剂;③中药、天然药物和化学药品组成的复方制剂。中药复方制剂应在传统医药理论指导下组方。"改变国内已上市销售中药、天然药物给药途径的制剂"是指不同给药途径或吸收部位之间相互改变的制剂。"改变国内已上市销售中药、天然药物剂型的制剂"是指在给药途径不变的情况下改变剂型的制剂。"仿制药"是指注册申请我国已批准上市销售的中药或天然药物。

3. 生物制品注册分类　生物制品根据临床用途分为"治疗用"和"预防用"两类。

(1)治疗用生物制品的注册分类　未在国内外上市销售的生物制品;单克隆抗体;基因治疗、体细胞治疗及其制品;变态反应原制品;由人、动物的组织或者体液提取的,或者通过发酵制备的具有生物活性的多组分制品;由已上市销售生物制品组成新的复方制品;已在国外上市销售但尚未在国内上市销售的生物制品;含未经批准菌种制备的微生态制品;与已上市销售制品结构不完全相同且国内外均未上市销售的制品(包括氨基酸位点突变、缺失,因表达系统不同而产生、消除或者改变翻译后修饰,对产物进行化学修饰等);与已上市销售制品制备方法不同的制品(例如采用不同表达体系、宿主细胞等);首次采用 DNA 重组技术制备的制品(例如以重组技术替代合成技术、生物组织提取或者发酵技术等);国内外尚未上市销售的由非注射途径改为注射途径给药,或者由局部用药改为全身给药的制品;改变已上市销售制品的剂型但不改变给药途径的生物制品;改变给药途径的生物制品(不包括上述 12 项);已有国家药品标准的生物制品。

(2)预防用生物制品的注册分类　未在国内外上市销售的疫苗;DNA 疫苗;已上市销售疫苗变更新的佐剂,偶合疫苗变更新的载体;由非纯化或全细胞(细菌、病毒等)疫苗改为纯化或者组分疫苗;采用未经国内批准的菌毒种生产的疫苗(流感疫苗、钩端螺旋体疫苗等除外);已在国外上市销售但未在国内上市销售的疫苗;采用国内已上市销售的疫苗制备的结合疫苗或者联合疫苗;与已上市销售疫苗保护性抗原谱不同的重组疫苗;更换其他已批准表达体系或者已批准细胞基质生产的疫苗;采用新工艺制备并且实验室研究资料证明产品安全性和有效性明显提高的疫苗;改变灭活剂(方法)或者脱毒剂(方法)的疫苗;改变给药途径的疫苗;改变国内已上市销售疫苗的剂型,但不改变给药途径的疫苗;改变免疫剂量或者免疫程序的疫苗;扩大使用人群(增加年龄组)的疫苗;已有国家药品标准的疫苗。

第二节　新药临床试验

新药临床研究是新药在人体进行的药理作用研究,以揭示新药在人体的疗效、不良反应等药物与人体之间的相互作用及其作用规律等。新药临床试验分为Ⅰ、Ⅱ、Ⅲ、Ⅳ期。Ⅰ期临床试验为初步的临床药理学及人体安全性评价试验。观察人体对于新药的耐受程度和药代动力学,为制订给药方案提供依据。Ⅱ期临床试验为治疗作用初步评价阶段。其目的是初步评价药物对目标适应证患者的治疗作用和安全性,也包括为Ⅲ期临床试验研究设计和给药剂量方案的确定提供依据。此阶段的研究设计可以根据具体的研究目的,采用多种形式,包括随机盲法对照临床试验。Ⅲ期临床试验为治疗作用确证阶段。其目的是进一步验证药物对目标适应证患者的治疗作用和安全性,评价利益与风险关系,最终为药物注册申请的审查提供充分的依据。试验一般应为具有足够样本量的随机盲法对照试验。Ⅳ期临床试验为新药上市后应用研究阶段。其目的是考察在广泛使用条件下的药物的疗效和不良反应,评价在普通或者特殊人群中使用的利益与风险关系及改进给药剂量等。

一、新药临床试验的基本条件

(一)新药临床试验的申报与批准

申请人在药品注册过程中可以提出特殊审批的申请,由 CFDA 药品审评中心组织专家会议讨论确定是否实行特殊审批。可以实行特殊审批的申请包括:①未在国内上市销售的从植物、动物、矿物等物质中提取的有效成分及其制剂,新发现的药材及其制剂;②未在国内外获准上市的化学原料药及其制剂、生物制品;③治疗艾滋病、恶性肿瘤、罕见病等疾病且具有明显临床治疗优势的新药;④治疗尚无有效治疗手段的疾病的新药。

(二)药物临床试验前的准备与必要条件

临床试验是在人体进行的试验,具有一定的风险。然而,这种试验又是对发展医药学、造福人类有利的。为了保证受试者的安全和利益,新药临床试验必须遵循我国药物临床试验质量管理规范(GCP)的有关要求监督临床研究,保证药品临床试验过程规范,结果科学可靠,保护受试者权益并保障其安全,其要点如下。

1. 必须完成临床前研究　对被试新药有效性和安全性要提供充分资料,经国家药品监督管理局审查批准的情况下,方可在人体进行实验。

2. 临床研究必须在国家确认的临床研究机构进行　所有研究者都应具备承担该项临

床试验的专业特长、资格和能力,并经过培训。保证受试者在安全有效的前提下接受临床试验,并使试验不致因为设计与技术问题而失败。

3.须有完整的、详细的临床研究计划　包括:①选择合适的受试对象,使受试者有可能获得的治疗利益大于承受的风险;②充分估计药物的不良反应,并确定必须终止试验的指标及出现意外时的应急措施,以最大可能地保障受试者的安全。

4.申办者必须提供试验药物的临床前研究资料　包括处方组成、制造工艺和质量检验结果。所提供的临床前资料必须符合进行相应各期临床试验的要求,试验药物的制备应当符合《药品生产质量管理规范》。

5.临床试验计划必须经医学伦理委员会批准　受试者还须签署知情同意书。

6.受试者志愿的原则　受试者事先充分了解试验目的、方法、可能发生的不良反应及防治措施后签署同意书,并保证受试者随时有权退出试验。

二、I 期临床试验

（一）I 期临床试验的目的与内容

新药 I 期临床试验是新药人体试验的起始阶段,或称探索性试验。其目的是在健康志愿者（或患者）中研究人对新药的耐受程度,并通过研究揭出新药安全有效的给药方案。试验的内容主要为:①人体耐受性试验,在新药经过详细的动物试验研究的基础上,观察人对该药的耐受程度,也就是找出人体对新药的最大耐受性及其产生的不良反应,是人体的安全性试验,为提供 II 期临床试验时用药剂量的重要科学依据。②人体药代动力学研究,人体药代动力学研究的目的是通过研究新药的吸收、分布及消除的规律,为 II 期临床用药方案的制订提供科学的数据。

（二）I 期临床试验设计与方法

1.耐受性试验

（1）受试对象　通常选择男女受试者各半,年龄 18～40 岁的健康志愿者为受试对象。必要时也可选择少量轻症患者,试验前经体检验证符合要求方可进行试验,试验者应注意性别与药物耐受性有无明显差异。某些药物因毒副作用太大或药效在患者的反应与健康者差异较大（如抗癌药、抗心律失常药及降血压药等）,可直接在患者中进行试验。

（2）剂量设计及试验分组　这是 I 期临床试验成败的关键,必须由负责临床试验的医师与有经验的临床药理研究人员通过认真阅读分析本药的临床前药理、毒理的研究结果,以及了解已知的同类药物（或结构接近）临床用药方案的基础上,共同研究制订。

1）初始剂量的确定:常用的有下列几种方法:①Blackwell 法,初始剂量不超过敏感动物 LD_{50} 的 1/600 或最小有效剂量的 1/60。②改良 Blackwell 法,两种动物 LD_{50} 的 1/600 及两种动物长期毒性试验中出现毒性剂量的 1/60,这四者中取其最低值。③Dollery 法,最敏感动物的最有效剂量的 1%～2% 及同类药物临床治疗量的 1/10。例如某一类新药,其临床前研究表明,在急性毒性试验中该药的小鼠 LD_{50} 3 000 mg/kg,大鼠 LD_{50} 960 mg/kg;在长期毒性试验中,狗出现毒性的剂量为 180 mg/kg,按 LD_{50} 的 1/600 及长期毒性试验的 1/60 计算,其剂量分别为 5 mg/kg、1.5 mg/kg 及 3 mg/kg,取其中最低剂量计算,人体耐受性试验初始剂量确定为 1.5 mg/kg(约 100 mg/人),经研究实践证明该剂量是恰当的,它既不引起受试者任何不良反应,同时与最大剂量组又不会相距太大,避免受试剂量组过多,减轻不必要的人、时间及经济的负担。④体表面积法,药物的消除速率与动物体表面积成正比,按体表面积推算人与动物的剂量较为合理。各种动物体表面积可从体重按公式计算:$A = K \cdot W^{2/3}$。式中 A 为体表面积(cm^2),W 为体重(g),K 为常数。人及常用的 K 值分别是:人(体重 60 ~ 70 kg)10.6、小鼠 9.0、大鼠 9.0、豚鼠 10.5、家兔 11.5、猫 9.9、猴 11.8、犬 10.1。如已知体重为 20 g 的小鼠口服 6-巯基嘌呤的有效剂量为 0.64 mg,若推算到人的口服剂量为多少?

第一步:求出 20 g 小鼠的体表面积,$A = K \cdot W^{2/3} = 9 \times 20^{2/3} = 66 cm^2 = 0.0066 m^2$。

第二步:按体表面积计算剂量,0.64 mg/0.0066 m^2 = 97 mg/m^2。

第三步:按成人 70 kg 体重换算成体表面积,$A = K \cdot W^{2/3} = 10.6 \times 70\,000^{2/3} = 18\,000 cm^2 = 1.8 m^2$。

第四步:推算到成人口服剂量,97 mg/m^2 × 1.8 m^2 = 175 mg。

2)预计最大剂量:最大试验剂量的确定可综合考虑以下因素,同类药物临床单次治疗量;动物长期毒性实验时引起功能损害剂量的 1/10;Dollery 法计算动物最大耐受量 1/5 ~ 1/2:例如某一类新药,与其结构接近的药物常用量为每次 400 mg,最大用量为每次 600 mg,两种动物最大耐受量推算出为 571.2 ~ 701.6 mg/人,按以人体重 60 kg 计算,其最大用量亦约为每次 600 mg(9 ~ 10 mg/kg);若国外有科学的临床研究文献,可参考其临床治疗最大用量。当最大剂量组仍无不良反应时,试验当即结束。当剂量递增到出现第一个轻微不良反应时,虽未达到最大剂量,亦应结束试验。

3)试验分组及剂量递增:把受试对象分为若干组,从起始剂量开始,组间剂量距离视药物毒性大小和试验者的经验而定,一般早期剂量递增较快,剂距较大,逐步剂距缩小,总的来说药物毒性较小且试验者有丰富经验,剂距可稍大,而毒性较大的药物剂距应缩小,以避免出现严重不良反应。在起始剂量至最大剂量一般设 4 ~ 6 个剂量组为宜。试验时,剂量由小到大,逐组进行,不得在同一受试者中进行剂量递增的连续耐受性试验。各组受试人数,在低剂量时,每组可仅试验 2 ~ 3 人,接近治疗量时,每组 6 ~ 8 人。

多次用药的人体耐受性试验,一般不在Ⅰ期临床试验时进行,可结合Ⅱ期临床试验时进行安全性评价。

(3)给药途径 应与Ⅱ期临床试验一致。

(4)观察指标 应进行全面的临床(症状、体征)及实验室观察,包括神经、心血管、呼吸、消化、肝肾功能及血液系统等,并认真填写好各项记录表格。此外,尚须根据临床前动物毒性研究资料,以及同类药或结构接近药物的临床不良反应情况,对某些方面的不良反应进行重点的观察。

(5)耐受性试验评价中的问题 一类新药的人体耐受性试验中,受试者常可受"知情同意书"的暗示,可产生一些头昏、胃肠道不适等一些主观症状。为了排除这些偏因的干扰,在各组受试者中可少数人服用安慰剂,这样就能帮助判断受试者的主诉症状是否由受试药物所引起。统计学分析应与临床实际相结合人体耐受性试验中,观察到的症状、体征和实验室检查数据常受试验环境、试验时间等而产生波动,试验前后的数据在统计学分析时可呈现"差异显著",此时,应进行分析:①检测数据的变动和差异是否仍在正常范围内;②进行组间比较,注意有无剂量依赖关系,如果检测数据仍在正常值范围内,亦未见该变异有剂量依赖关系,则可以认为这些变化可能无临床上意义。

要重视在个例的检测数值异常人体耐受性试验中,选用的剂量是预测的治疗量或治疗量以下,因此,群体产生同样的有试验指标改变的不良反应机会比较少,而个例的异常更有价值。所以试验中发现异常数值时,应立即将样本进行重复试验,以判断该结果的可靠性,并且对剂量的相关性进行分析。在充分的分析后,确定该检测结果的变化是否属该药的不良反应。

2. 人体药代动力学研究

(1)受试对象　一般选用男、女性志愿者各半,年龄18~40岁,同批受试者年龄不宜相差10岁;体重符合标准范围。每剂量组人数为8~10人。

(2)给药途径与剂量　给药途径应与Ⅱ期临床试验及批准上市一致。试验采用单剂量给药法,剂量设在耐受性试验证明无明显副作用及拟推荐临床应用的剂量范围内,一般选用低、中、高三个剂量组。如该药体内转运过程具有零级动力学特征时,应通过不同剂量组试验,指出出现非线性动力学的剂量水平。

(3)分析方法　应选用灵敏度高、专属性强、误差小的分析方法,一般以高效液相色谱法(high performance liquid chromatography, HPLC)、气相色谱法(gas chromatography, GC)最常用,主要测定原形药或活性代谢物的血、尿浓度。

(4)样本采集时间点　①血药浓度测定:静脉给药(包括静脉注射及静脉滴注),一般在注射前及注射后不同时间点取血,各取血点可视该药的体内分布、消除速度而定(参考动物药代动力学数据及同类药的$t_{1/2}$),一般保证各时相有3~4个时间点。非血管内给药时,吸收相、平衡相各3个点,消除相4~6个点,总取样点不少于10个,总取样时间3~5个$t_{1/2}$,不少于3个$t_{1/2}$或取样至C_{max}的1/10或1/20的浓度点。②生物利用度试验相同,尿药浓度测定:给药前排空膀胱尿液(0时),然后每2~4 h分段收集尿液,测定尿药浓度,一般收集点时间为24~48 h,有需要时应再延长。

(5)药代动力学参数的计算　经过人体药代动力学研究,应提供受试者不同时间的血药浓度数据及药物浓度-时间曲线图,并通过数学模型拟合提供药代动力学参数。国内常以房室模型和统计距法获得有关参数。①静脉给药:提供C_0、$t_{1/2}$(如为二室模型应提供$t_{1/2\alpha}$及$t_{1/2\beta}$)、V_d及Cl等参数。②非血管内给药:提供C_{max}、T_{max}、Ka、$t_{1/2}$、Cl及AUC等参数。③尿药浓度测定:主要提供24 h或48 h原形排出的累加总量,并计算其对给药量的百分率。

(6)药代动力学研究结果的分析与评价　新药在人体内转运过程的特征通过三个或三个以上剂量的动力学研究,明确该药的体内转运是属一级速率或零级速率过程,即线性动力学或非线性动力学特征。阐明新药的吸收、分布与消除的基本情况。①吸收:非血管内给药时,C_{max}、T_{max}及AUC可反映药物的吸收速率和吸收程度,如果以静脉注射剂做参比,可获得该新药的绝对生物利用度。②分布:通过试验获得的V_d值,可提示该新药的分布广泛程度,如仅限于血液循环内($V_d \leq 5$ L)、分布于全身体液、药物在深部组织储存($V_d > 36$ L,如地高辛V_d可达600 L)。③消除:Cl及$t_{1/2}$均可反映药物在体内的消除。Cl值大

或 $t_{1/2}$ 短均表明药物消除快,反之即消除缓慢。从 24 h 或 48 h 尿中原形和代谢物的排出量,可初步阐明药物在体内的主要消除方式和速度,但详细地阐明新药的体内代谢消除过程,则有待深入研究。

3. Ⅱ期临床试验治疗方案的制订 根据Ⅰ期临床试验的结果,应提示Ⅱ期临床试验的治疗方案。由于治疗方案是多方面综合分析的结论,药代动力学参数仅作为依据之一。Ⅰ期临床试验结束后,必须由该专科有经验的医师,以试验数据结合该类药物临床应用的经验,才能获得较合理的Ⅱ期临床试验的给药方案。

三、Ⅱ期临床试验

Ⅱ期临床试验也称随机双盲对照临床试验,主要目的是确定新药是否安全有效,确定适应证,找出最佳的治疗方案,包括治疗剂量、给药途径与方法、每日给药次数等,对其有何不良反应及危险性做出评价并提供防治方法。该期临床试验设计应遵从四性(4Rs)原则:①代表性(representativeness),受试对象的确定应符合统计学中样本的抽样总体规律原则。根据药物作用的特点和病情轻重等选择合适病例。②重复性(repeatability),试验结果准确可靠,经得起重复验证。要求在试验时尽量克服各种主、客观误差,设计时要注意排除偏因。③随机性(randomness),要求试验中二组患者的分配是均匀的,不随主观意志为转移。④合理性(rationality),指试验设计既要符合专业要求与统计学要求,又要切实可行。

(一)临床试验设计中的几个重要问题

1. 探索性试验和确证性试验 临床试验早期,需要进行探索性试验。探索性试验有时需要更为灵活可变的方法进行设计并对数据进行探索性分析,以便根据逐渐积累的结果对后期的确证性试验设计提供相应的信息。虽然探索性试验对整个有效性的确证有所贡献,但不能作为证明有效性的正式依据。

确证性试验是一种事先提出假设并对其进行检验的随机对照试验,以说明新药对临床是有益的。因此,对涉及药物临床有效性和安全性的每一个关键性的问题需要通过一系列确证性试验予以充分的回答。

2. 随机对照试验 临床试验设计方案有多种,但以随机对照试验为最常用。受试者被随机分配到试验组和对照组,以排除分组中的偏性,均衡组间的影响预后的因素。当然,只有在相当例数的情况下,随机才有意义。为更好保证可比性,可采用分层随机,如分别把男性和女性随机分到两组,使两组的性别比例均等。分层的因素是那些对预后有影响的,如性别、年龄、病情、分期等。

3. 对照组的设置 由于有些疾病有很高的自愈率,有些疾病病情可有自然波动,可有长短不等的缓解期,有些疾病症状在很大程度受本身情绪、休息、营养等因素的影响而有所波动,患者的精神状态,心理因素也可能影响疗效,甚至住院、投药本身的暗示与安慰作用,也可能产生疗效。因此要确切评价药物的疗效,必须设置对照组,较常用的对照组有如下几种。

(1)安慰剂对照 安慰剂是把没有药理活性的物质如乳糖、淀粉等,用来作为临床对照试验中的阴性对照。并非所有的随机对照试验都必须用安慰剂对照,很多情况下都选用标准药物做阳性对照。但对于有些作用微弱的药物为了准确评价其有效性应设立安慰剂对照。一般主张对治疗慢性病、功能性疾病可设安慰剂对照,对疗效不确切、作用较弱的药物也有必要设安慰剂对照,对急性重患者不能设安慰剂对照,以免延误治疗。

(2)标准对照也称阳性对照　目前临床对于绝大多数疾病有效果确切的治疗方法,所以在设立对照时,必须选择公认的、同类的、效果好的药物作为标准对照。

(3)双模拟对照　如果两组的剂型不同,但又要双盲,这时可用双模拟对照,实际上是同时使用不同制剂的标准对照和安慰对照。如试验药为片剂,对照药为针剂,这样就不能做到双盲,如果试验组为新药片剂加安慰剂注射,对照组为安慰剂片加对照药注射,这样,每组的受试者均接受了口服和注射两种给药方法,便于双盲的进行:①试验组,新药(片剂)、安慰剂(针剂);②对照组,对照药(针剂)、安慰剂(片剂)。

4.盲法的选择　盲法是为了控制临床试验过程中和结果解释时产生偏倚的措施之一。盲法试验是不让医生或患者知道每一个具体的受试者接受的是试验药还是对照药。不盲亦称为开放性试验,即受试者和研究者均知道分组情况,其优点是简单、易行,依从性好,有些临床研究无法采用盲法;缺点是可能产生偏性,受试者对干预的反应及其描述受主观感觉和心理因素影响,研究者在观察病情、判断结果、收集和评价资料时,也可产生偏性,特别是面对软指标时。另外,不设盲时,对照组的患者有可能出于对新疗法的兴趣而改变治疗方法或退出试验,相反,试验组的患者如果不信任新疗法也可能改变主意。单盲受试者或研究者一方被盲,未盲者的偏性依然可能产生。双盲是受试者和研究者均不知道分组情况,保证资料的获取和评价不偏不倚,客观地进行。缺点是对临床管理增加难度,当然研究者对不良反应产生的原因也不清楚,必要时应解盲。三盲是在双盲的基础上,数据分析人员也不知道分组情况,全部资料统计分析结束后再揭盲。

5.多中心研究　由一位主要研究者总负责,多位研究者参与,按同一试验方案在不同地点和单位同时进行的临床试验。试验方案由各单位研究者共同讨论、制订;各单位的受试者例数应符合统计学要求并统一随机分组;建立标准化的诊断、治疗、判断标准,以及质量控制和保证体系,制定统一的标准操作规程(standard operating procedure,SOP);参与试验的主要研究者和检测人员应集中培训,以提高一致性,必要时进行一致性分析;研究资料集中管理,数据按照统计学要求进行合并与分析。目前,多中心的随机对照临床试验已成为公认的新药Ⅱ期临床试验(phase Ⅱ clinical trial)的基本方法。

(二)试验方案主要项目及其设计要求

1.研究目的　Ⅱ期临床试验的主要目的是确定新药是否安全有效,确定适应证,找出最佳的治疗方案,包括治疗剂量、给药途径与方法、每日给药次数等,对其有何不良反应及危险性做出评价并提供防治方法。

2.适应证　Ⅱ期临床试验主要是在目标适应证进行。因此,必须根据该药的药理作用确定有代表性的适应证。例如对革兰氏阳性及阴性菌均有作用的广谱抗菌药,常选用呼吸道及泌尿道感染作为其主要适应证。

3.受试者的选择　临床试验前,应规定病例选择标准、排除标准和淘汰标准。在试验过程中不得任意取舍病例。

(1)病例选择标准　①根据专业要求选择标准;②根据统计学要求确定选择标准;

③应把获得受试者知情同意书作为入选标准。

（2）病例排除标准和淘汰标准

1）根据专业要求确定排除标准：一般情况下，新药试验时规定肝、肾功能不全者和心肺功能不全者均不选作受试对象。小儿、孕妇、有药物过敏史或近期内有过敏疾患，均可列为排除标准。各类药物均有其作用特点，凡不属于药物作用范围内的病例也应作为排除标准。

2）根据统计学要求确定淘汰标准：统计学要求全部受试病例都必须进行统计学分析处理，不得中途任意舍弃。因此，事先应规定在哪些情况下病例可以淘汰，以保证最后统计的病例符合统计学要求，例如常把疗程未结束、患者由于其他原因退出试验、出院或死亡列为淘汰标准。在分层、随机区组设计中，有时要把不符合分层或配对条件的病例，均应在总结报告中加以说明。由于不良反应淘汰的病例不做疗效统计，应做不良反应统计分析。

4. 试验例数的估算及分组　病例数确定与以下因数有关，即设计的类型、主要指标的性质（测量指标或分类指标）、临床上认为有意义的差值、检验假设、Ⅰ类和Ⅱ类错误等。病例数的具体计算方法和计算过程中所需用到的统计量的估计值及其依据应在临床试验方案中给出，同时需要提供这些估计值的来源依据。在确证性试验中，样本含量的确定主要依据已发表的资料或预试验的结果来估算。Ⅰ类错误常用5%，Ⅱ类错误应不大于20%。

5. 试验设计方法　根据试验药物的特点考虑选择随机方法、对照组设置及盲法确定本试验的设计方案。

6. 给药方案　给药方案包括治疗组、对照组的剂量、疗程及给药途径。

7. 临床和实验室检查项目及指标

（1）观察指标　能反映临床试验中药物有效性和安全性的观察项目。统计学中常将观察指标称为变量。观察指标分为测量指标和分类指标。观察指标必须在设计方案中有明确的定义和可靠的依据，不允许随意修改。

（2）检查项目的设置　要与试验的目的相关，数量不一定太多，特别是创伤性检查，还要考虑费用的问题。在选择检查项目时，应考虑以下几点：①关联性，与试验目的相一致；②普遍性，能观察所有受试者的变化；③真实性，能无偏地反映各种现象，而且灵敏；④依从性，受试者和医务人员乐意接受。临床检查项目一般包括症状、体征，有时需要测量生存质量一类的软指标。不要忽略"软指标"，有时软指标比一些定量指标更重要。

（3）重视基线检查　基线检查（试验前检查）反映了受试者接受干预之前的状态，可以是计量也可以是计数资料，以主要预后因素和判断结果需分析的项目为主，过多、毫无目的的基线检查，既浪费又挫伤受试者的依从性。适当的基线检查，可分析用药前后的病情和检查一些尚未了解的不良反应。要明确并陈述各项检查的项目、时间、次数，以及随访内容、安排等。必要时，绘制"流程图"。另外还要设计好实用、明了，便于填写和输入数据的"病例记录表"。

8. 疗效判断标准　目前，临床疗效评价标准多根据不同疾病和不同药物选择相应国际认可的评价标准。我国临床疗效评价（assessment of response）一般采用四级评定标准：

①无效,综合评估指标改善不到 30%;②改善,综合评估指标改善 30% ~ 50%(含 30%,不含 50%);③进步,综合评估指标改善 50% ~ 75%(含 50% 和 75%);④明显进步,综合评估指标改善 75% 以上。有效率=(改善+进步+明显进步)病例数/总病例数×100%。

9.不良反应的判断、记录及处理　试验中与试验后,出现任何有害或非所期望的反应,称为不良事件,它不一定与研究的药品有关,但均要记录,及时处理,严重者应向有关部门反映,同时积极寻找原因。药品临床研究必须按有关要求进行记录,并判断不良事件的程度、起止时间、与药品的相关性等。

10.结果分析　试验结果可作多项分析,其中最常见的分析内容有如下几种:①对所经随机分组进入研究、开始治疗的病例进行分析(ITT 分析)——评价总的效果;②只对依从性好,基本完成治疗计划的病例进行分析(PP 分析)——评价"治疗"的效能(efficacy);③可比性分析主要对试验组和对照组在试验前各种因素的可比性分析;④各单项指标分析;⑤总的结果分析;⑥不良反应分析;⑦所有病例的总分析;⑧其他。

11.质量控制和质量保证　质量控制和质量保证措施:统一各种标准、仪器、操作;制订各种 SOP 并严格遵照执行;主要参与人员进行培训,关键操作应进行一致性分析;对重要标签、数据、参数加强核对;控制或尽量减少各种偏性、误差;配合与接受管理部门的检查、专家的稽查、申报单位(药品临床研究时)的监察;定期的单位间的协调与自我检查;必要时进行预试验。对于确要修改的文字、数据等,不能涂改,只能在该处"画线",说明缘由,并签署修改者姓名、日期。

四、Ⅲ期临床试验

Ⅲ期临床试验为扩大的 Ⅱ期临床试验,是 Ⅱ期临床试验的延续。Ⅲ期临床试验是治疗作用确证阶段,其目的是进一步验证药物对目标适应证患者的治疗作用和安全性,评价利益与风险关系,为药物注册申请获得批准提供充分的依据。Ⅲ期临床试验的设计原则及要求一般应与 Ⅱ期临床试验一致,试验一般应为具有足够样本量的随机盲法对照试验。

五、Ⅳ期临床试验

Ⅳ期临床试验即上市后临床试验,又称上市后监察,是新药临床试验的继续,其目的是对该新药进行社会性考察与评价,重点了解长期使用后出现的不良反应及继续考察新药的疗效。

上市前新药的临床实验要求试验的病例数较少,对新药安全有效性的评价在上市前只能认为是达到了基本要求,需要在上市后的最初阶段做进一步观察与评价。特别是那些具有多种适应证或有潜在不良反应的新药,上市前临床试验考察不全或因例数少未能确切判断其药效与不良反应,更须在上市后新药实验期,即Ⅳ期临床试验期间组织力量继续进行临床试验,对其安全有效性做进一步评价。

六、临床试验的病例数要求

根据我国的《药品注册管理办法》要求,药物临床试验的受试例数应当符合临床试验的目的和相关统计学的要求,并且不得少于规定的最低临床试验病例数。罕见病、特殊病种等情况,要求减少临床试验病例数或者免做临床试验的,应当在申请临床试验时提出,并经国家食品药品监督管理局审查批准。

1. 中药及天然药物类　临床试验的最低病例数(试验组)要求:I期为 20~30 例,Ⅱ期为 100 例,Ⅲ期为 300 例,Ⅳ期为 2 000 例。Ⅱ、Ⅲ期对照组另计。避孕药 I 期临床试验应当按照规定进行,Ⅱ期临床试验应当完成至少 100 对 6 个月经周期的随机对照试验,Ⅲ期临床试验应当完成至少 1 000 例 12 个月经周期的开放试验,Ⅳ期临床试验应当充分考虑该类药品的可变因素,完成足够样本量的研究工作。

新的中药材代用品的功能替代,应当从国家药品标准中选取能够充分反映被代用药材功效特征的中药制剂作为对照药进行比较研究,每个功能或主治病证须经过 2 种以上中药制剂进行验证,每种制剂临床验证的病例数不少于 100 对。

改剂型品种应根据工艺变化的情况和药品的特点,免除或进行不少于 100 对的临床试验。

仿制药视情况需要,进行不少于 100 对的临床试验。

进口中药、天然药物制剂按注册分类中的相应要求提供申报资料,并应提供在国内进行的人体药代动力学研究资料和临床试验资料,病例数不少于 100 对;多个主治病证或适应证的,每个主要适应证的病例数不少于 60 对。

2. 化学药品类　临床试验的最低病例数(试验组)要求同中药及天然药物类。

属注册分类 3 和 4 的,应当进行人体药代动力学研究和至少 100 对随机对照临床试验。多个适应证的,每个主要适应证的病例数不少于 60 对。避孕药应当进行人体药代动力学研究和至少 500 例 12 个月经周期的开放试验。属于下列两种情况的,可以免予进行人体药代动力学研究:①局部用药,且仅发挥局部治疗作用的制剂;②不吸收的口服制剂。需要用工艺和标准控制药品质量的,应当进行临床试验,临床试验的病例数至少为 100 对。

3. 生物制品类　临床试验的受试者(病例)数应符合统计学要求和最低受试者(病例)数的要求。临床试验的最低受试者(病例)数(试验组)要求:I 期,20 例;Ⅱ期,300例;Ⅲ期,500 例。

第三节　人体生物利用度及生物等效性试验

一、生物利用度及生物等效性评价在药品临床研究中的意义

生物利用度(bioavailability,BA)是指药物吸收进入血液循环的程度和速率,即药物吸收到循环的相对量或吸收程度;生物等效性(bioequivalence,BE)是指一种药物的不同制剂在相同实验条件下,以相同剂量用于人体,其吸收程度和速度无显著性差异。两者概念不同,但试验方法基本一致,药品的生物利用度是生物等效性评价的基础。

生物利用度与生物等效性试验是药品临床研究中的一种方法,目的也是评价受试药品的疗效与不良反应。因此,试验时必须遵循药品临床研究的各项要求,并且应在具备医疗条件的 I 期临床试验病房在医务人员监护下进行。该试验与随机对照试验比较有下列特点。

1. 评价指标的不同　BA 及 BE 是以参比药的血药浓度为指标,对受试药进行生物等

效性评价的,通过与参比药的比较,提示受试药的生物等效(疗效与不良反应)一致,所以,这种评价可以说是间接的,而临床随机对照试验是直接观察参比药和受试药的直接疗效和不良反应。

2.适用的范围较窄　临床随机对照试验可用于各种给药途径的制剂(包括局部用药及全身用药)或不同用药方案和不同药物间比较,但 BA 及 BE 试验主要用于同一种药物的口服固体制剂的评价。

BA 及 BE 方法简便、易行、能节省大量试验中耗费的人力、时间和财力,缺点是使用范围有一定的限制,而且,有些药物在 BA 及 BE 容许变异的范围内还可出现临床疗效和不良反应的差异,因此,有些药品除进行 BA 及 BE 试验外尚须进行临床随机对照试验。

二、人体生物利用度试验设计基本要求

(一)受试对象及人数

1.受试对象　①健康志愿者,受试前必须经实验室检查心、肺、肝、肾、消化道等功能正常者,目的是避免药物的体内过程受到疾病的干扰,同时也可排除不宜应用该药的对象,保证受试者的安全;②年龄 18 周岁以上(含 18 周岁),体重在正常范围内,不宜过重或过轻的受试者,在同一批试验的受试者身高、体重应尽可能差异不要过大,因为在生物利用度试验研究时,受试者服用药物的剂量是相同的;③试验前停用一切药品,受试期应在停用药物的 7 个半衰期以上,以保证体内药物得到充分的清除。

2.受试者例数　入选受试者的例数应满足生物等效性评价具有足够的统计学效力的要求。

(二)参比制剂

参比制剂应选择原研产品,以保证仿制药质量与原研产品一致。

(三)给药途径与剂量

药物的给药途径必须与该制剂供临床应用时的途径一致。一般采用该制剂临床治疗的剂量,但有些药物用量较小(如 10 mg 以下),血药浓度过低较难检测时,可适当增加剂量或采用多次给药方法。

(四)给药方案

生物利用度研究大都采用自身交叉对照随机分组的方法进行给药,而不采用按药物分批先后给药的方法。目的是排除每种制剂因排列顺序的差异而发生的偏因。

1.单剂量给药　参比剂与受试剂按双周期随机交叉设计。如受试者为 20 人,随机分为 A、B 两组,每组 10 人,A 组先服参比剂(R),而 B 组先服受试剂(T),相隔一定的周期(该药的 7 个半衰期以上,使体内药物充分清除)后,A、B 两组受试者交换试验药物。如果同时对 2 个受试制剂进行相对生物利用度试验(即 3 种制剂)时,则采用拉丁方设计方法,即把受试者随机分为 3 组(参比制剂及受试制剂),各组人数相等(受试者总数应为每组人数的 3 倍),如受试者 21 人,每组 7 人,分别服用 A、B、C 三种制剂采用三周期随机交叉方法进行试验。

2.多剂量给药法　按交叉给药方法,并以该制剂临床用药方案(每天给药次数及间

隔时间)给予服药 3 ~ 5 d(7 个半衰期)并每天测谷浓度,待谷浓度稳定 3 d(即稳态)后,给予单剂量,并测定一个间期内(τ)的血药浓度-时间曲线,计算 AUC。

（五）血（尿）药浓度测定方法

在人体生物利用度试验研究中,主要采用血药浓度测定方法,对其分析方法要求与药代动力学研究相同。

（六）取样时间

取样时间要求:兼顾吸收相、分布相及消除相,总取样点一般在 12 ~ 18 个点,总取样时间不少于 3 个半衰期。

三、试验结果的数据

以普通剂型为例说明如下:

(1)列出参比制剂及试验制剂各受试者的血药浓度与时间的原始数据及作图。

(2)计算每个受试者两种制剂的 AUC、C_{max}、T_{max} 等有关参数。$AUC_{(0 \to t)}$ 按梯形法计算;$AUC_{0 \to \infty} = AUC_{0 \to t} + AUC_n/\lambda$;$C_{max}$ 与 T_{max} 通过试验数据点直接求出。

(3)计算每个受试者的生物利用度:

$F = AUC_{0 \to t}(T)/AUC_{0 \to t}(R) \times 100\%$ 或 $F = AUC_{0 \to \infty}(T)/AUC_{0 \to \infty}(R) \times 100\%$

T 为受试制剂,R 为参比制剂。

如果两药剂量不相等时,而在该剂量范围内吸收、消除呈线性动力学者则公式为:

$F = [AUC_{0 \to t}(T) \times D(R)]/[AUC_{0 \to t}(R) \times D(T)]$

(4)求算受试制剂的平均生物利用度及标准差。

四、统计分析及生物等效性评价

生物等效性试验的统计分析方法一般采用方差分析和双单侧 t 检验(two one-sided t test)相结合的方法,用方差分析法主要观察制剂间、个体间和用药周期间的药代动力学参数(C_{max}、T_{max}、AUC 等)有无统计学上的差异,但它可能会犯假阴性的错误,通过双单侧 t 检验、($1 \sim 2\alpha$)置信区间或 90% 可信限法等以不等效作为无效假设,判断两种制剂是否生物等效。生物等效的标准:C_{max} 及 AUC 在置信区间的数值应不低于参比制剂的 85%,且不超过参比制剂的 125%。

◎小　结

新药临床药理评价是指新药的临床研究,包括临床试验和生物等效性试验,根据实验结果对新药的安全性、有效性做出评价,是新药评价的最后阶段。按照《药品注册管理办法》的要求,对药品实行分类注册。按照最新注册分类(2007 年 10 月 1 日起施行),化学药品分为六大类,其中一类新药又分为 6 种情况,三类中有 4 种情况;中药、天然药物注册分 9 类;生物制品注册按治疗与预防各分 15 类。新药临床试验分为 Ⅰ、Ⅱ、Ⅲ、Ⅳ期。Ⅰ期临床试验:初步的临床药理学及人体安全性评价试验。Ⅱ期临床试验:为随机盲法对照临床试验,初步评价药物对目标适应证患者的治疗作用和安全性。Ⅲ期临床试验:进一步验证药物对目标适应证患者的治疗作用和安全性。Ⅳ期临床试验:考察在广泛使用条件下的药物的疗效和不良反应。生物等效性是指一种药物的不同制剂在相同实验条件下,以相同剂量用于人体,其吸收程度和速度无显著性差异。生物等效性是评价新制剂的重要方法。新药上市后要求有监测期,不同类要求监测期时间长短不同。

◎思考题

1. 我国《药品注册管理办法》如何实行药品注册分类?

2. 简述药品注册在国家药品监督管理中的重要意义。

3. 国家对哪些新药申请实行特殊审批?

4. 新药临床试验前需要做哪些准备?

5. 新药临床试验分几期? 各期的目的和主要内容是什么?

6. 新药临床试验各期对试验对象数有什么要求?

7. 简述在新药临床实验中为什么使用安慰剂。

8. 生物等效性评价在药品临床研究中有何意义?

(郑州大学药学院　鲁照明)

第五章　治疗药物监测与给药方案

治疗药物监测(therapeutic drug monitoring,TDM)又称临床药动学监测(clinical pharmacokinetic monitoring,CPM),是根据药物代谢动力学原理,应用灵敏快速的分析技术,测定血液中或其他体液中药物浓度,评价药物浓度与疗效及毒性间的关系,最终制订或调整给药方案。TDM所获数据不仅为临床医师制订个体化给药方案提供了依据,也成为临床药师对患者进行药学监护的主要手段,它对提高临床药物治疗应用的水平具有重要意义。

第一节　TDM 的药理学基础

一、血药浓度与药物效应

药物经不同途径进入人体后,由血液循环达到不同作用部位,并与该部位受体结合,进而产生药理效应。对大多数药物而言,药物疗效的高低及维持时间的长短取决于药物在靶标或受体部位活性药物浓度的高低。然而,直接测定靶器官及受体部位的浓度,技术上有难度,不易做到。当药物进入体内后,血液成为药物在体内转运的枢纽。除直接在靶位局部用药外,到达上述脏器的药物均是从血液分布而至。药物在体内达分布平衡时,虽然血液和靶位的药物浓度往往并不相等,但对绝大多数药物,特别是以被动转运方式分布的药物,其血药浓度与靶位药物浓度的比值是恒定的。

研究结果表明,血药浓度与疗效的相关性远远高于药物剂量与疗效的相关性。药物治疗作用的强弱与维持时间的长短,取决于在作用部位有活性型药物的浓度。由于药物可以从细胞外液进入作用部位与受体结合,所以药物作用的强弱与细胞外液中的药物浓度成正比,而细胞外液中的药物浓度又与血浆中药物浓度处于平衡状态。所以血浆中药物浓度可以间接地作为药物作用部位浓度的指标。血液中药物的一部分与血浆蛋白结合,另一部分处于游离状态,只有后者才能通过生物膜最终到达作用部位。但由于测定方便,而且血浆中游离药物浓度常与总浓度保持一定的比例,所以人们常以血浆中的总浓度作为观察指标。例如,地高辛在多数人的血清和心肌中的浓度比为 1/50 ~ 1/40。虽然血药浓度和组织浓度之比可因个体差异及时间差异而稍有变化,但血药浓度作为一个指标来指导临床用药仍具有重要的意义,即测定地高辛的血药浓度,可以反映心肌的药物浓度。

药物代谢动力学的研究证明,许多药物疗效和毒性往往与药物浓度有关。早年Brodie 等已发现环己巴比妥的药理作用与血药浓度密切相关。在不同种属的动物,只要血药浓度相同,便可取得极相似的药理效应。如对小鼠、大鼠及家兔给予相同剂量的环己巴比妥(100 mg/kg)时,由于代谢速度在各动物中显著不同,维持时间可相差 4~7 倍以上,但苏醒时的血药浓度却非常相似,即在血浆药物浓度为 60 mg/L 时,恢复了翻正反射。保泰松在兔与人抗炎作用的有效剂量分别为 300 mg/kg 及 5~10 mg/kg,相差数十倍,但有效浓度都在 100~150 mg/L。水杨酸的血药浓度和疗效、毒性关系也很密切,它的有效血药浓度为:镇痛 50~100 mg/L,抗风湿>250 mg/L,抗炎 350~400 mg/L;在 550 mg/L 以上血药浓度则可出现中毒反应,至 1 600~1 800 mg/L 时可致死。以上事实不仅表明不同种属动物的有效血药浓度常相似,而且说明了血药浓度与药物效应有良好的相关性。近几十年来,不少药物的血药浓度和临床疗效与毒性的关系已被证实,血药浓度测定在拟订给药方案上的重要意义也已在国际上得到公认,成为新药研究和某些药物剂量个体化时必要的参考材料。

尽管在用药剂量上不同的个体间存在很大的差异,但产生相同药理作用时的血药浓度却极为相近。因此将血药浓度作为一个指标来指导临床用药具有重要的意义。有必要指出的是,虽然大多数治疗药物药效学与血药浓度相关,但有些药物血药浓度的变化与药效关系不密切。常见于一些有滞后作用的药物,如单胺氧化酶抑制剂、阿司匹林、某些抗胆碱酯酶药及某些抗肿瘤药等,由于药物不可逆性地破坏或灭活靶组织内的受体或酶,在血药浓度降至阈浓度以下后药效仍然维持数日甚至数周。

二、影响血药浓度的因素

血液、血浆或血清中的药物浓度,不仅是反映该药在整体中的有效浓度和作用部位浓度的最好指标,而且药物在血液、血浆和血清三者中的浓度也有规则地相关。然而在药物浓度测定中常以血浆中浓度作为标准的参比材料,而测定血清药物浓度时,部分药物往往因吸附在血凝块上而丢失。要测定全血中药物,技术上常有困难,所以一般指的血药浓度是血浆中的浓度,如在血清或全血进行研究的材料,应予说明。

药物制剂、患者个体差异及患者的病理生理状态等,均可影响血药浓度的变化,从而导致药效学异常。影响血药浓度的因素很多,概括为药物因素及机体因素两方面。

(一)药物因素

1.药物制剂 同一药物的不同剂型、同一药物的不同制剂工艺均使其体内药代动力学参数有所不同,尤以制剂中不同的辅料组成、药物的晶型结构等可以导致制剂间的生物利用度差异。苯妥英钠是临床常用的抗癫痫药物,患者长期以相对固定的剂量服药,药物剂量变化可以导致药物的疗效不佳或药物中毒。

2.服药时间 不同的服药时间和采血时间可以导致体内药物浓度差异。

3.合并用药 在药物治疗中常存在合并用药情况,须详细了解和记录患者的用药类别,判断其体内相互作用的情况,从而正确地掌握血药浓度。

(二)机体因素

患者的机体是影响血药浓度的重要因素,也是研究药物剂量个体化的基础,从临床用药到出现药理效应过程中的影响因素见图5-1。

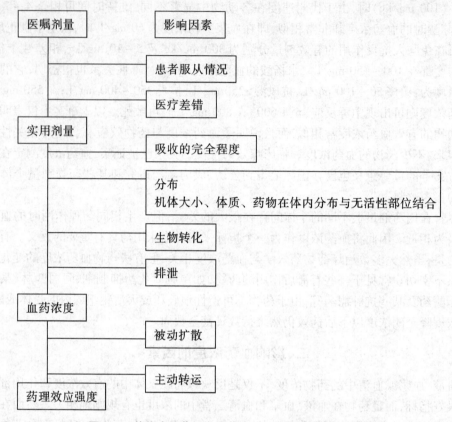

图 5-1　从临床用药到出现药理效应过程中的影响因素

1.生理因素

（1）年龄　新生儿和老年人对药物的处置和效应常与青壮年人有所差别。婴儿出生后 8 周内,由于肝药酶的活力较低或缺乏,对药物的敏感性较高。老年人的肝药酶的活性降低,使药物代谢减慢,而且随年龄增长,老年人的排泄功能降低,导致血药浓度升高。

（2）性别　动物实验表明,雄性大鼠对药物的代谢比雌鼠快。但在人还未显示出性别对血药浓度有影响。临床观察结果显示,女性对药物的反应性较男性敏感。

2.病理因素

（1）肾功能损害　肾损害的患者,对药物的排泄能力下降,如果所用药物的清除主要由肾脏排泄,常规剂量药物易在体内蓄积,引起中毒。即使有些以肝脏代谢为主要消除途径的药物,当肾功能损害时,其不良反应的发生率远高于肾功能正常时,原因之一是有些具有药理活性的代谢物,不能从肾排出而积蓄,增加药物的毒性。如奎尼丁只有 17% 以原形从肾排出,药物半衰期为 7.2 h,即使肾功能不全时药物半衰期几乎没有什么改变,但临床已经证明,肾功能不全时,使用奎尼丁常常容易发生毒性反应。

（2）肝功能损害　肝功能损害时,会引起药物消除速率的改变,从而影响血药浓度及疗效。另外,肝炎患者有时因为血清中白蛋白的浓度降低,从而减少了药物与蛋白的结合率,以致血中游离药物浓度升高,常规剂量易引起药物中毒。

（3）心脏疾患　心肌梗死及充血性心力衰竭的患者，其血流动力学都会发生改变，使某些部位或脏器内血流减少，而影响某些药物的消除。如利多卡因及普萘洛尔等主要在肝脏内消除的药物，当肝脏内血流减少时，其分布容积和消除速率都会发生改变，而使血药浓度升高。

（4）胃肠道功能失常　胃肠道功能的病理变化，如胃排空速率的增加或减慢、胃肠道pH值的改变、吸收面积的减少、肠壁通透性的增加、酶的改变等，均能明显地改变对药物的吸收速度及生物利用度，从而影响血药浓度。

（5）影响药物与血浆蛋白结合的疾病　药物进入血液循环后，有两种形式存在：一是游离型，二是与血浆蛋白结合型。只有游离的药物才能在体内自由分布，到达靶部位，发挥药理作用，产生疗效。药物与血浆蛋白的结合是有限的，当剂量增加到一定程度，与血浆蛋白的结合达到饱和，血浆中游离药物浓度就急剧升高，可能产生毒性反应。某些疾病会改变药物与血浆蛋白的结合力，这些疾病包括肾病、高胆红素血症、高脂血症等，影响血浆中游离药物浓度，从而影响药物疗效。

3. 遗传因素　遗传因素对药物代谢的影响已日益引起人们的关注。不同种族或同种族的不同个体之间，肝药酶活性存在先天性差异，使药物代谢呈遗传多态性。曾有报道，在一组7对单卵孪生和双卵孪生人体试验中，分别给予安替比林、保泰松、双香豆素后，测定药物半衰期。结果表明，在单卵孪生组每对人体之间的半衰期十分相似，而在双卵孪生组每对人体之间的半衰期有明显的差异。在引起个体差异的许多因素中，遗传起着重要的作用。实验证明，人群中每一个体其药物代谢动力学特点是相对恒定的。

4. 环境因素　随着城市的发展和现代化程度加剧，日常生活环境中存在越来越多的化学物质，它们通过饮食、呼吸等方式进入人体内，改变肝药酶的活性，使药物的体内过程发生改变、血药浓度升高或降低。例如：在工作环境中长期接触一些化学物质，如多环芳香烃类和挥发性全麻药等，可以诱导肝药酶的活性，加速药物的代谢。

5. 药物相互作用　两种以上的药物合并应用时，它们的药效比单用时可能增强或减弱，不良反应可能减轻或增强，也可能出现不应有的毒副作用，这种现象称为药物相互作用。其可分为药动学的相互作用和药效学的相互作用。药动学的相互作用常常引起血药浓度的改变，从而影响药物疗效和不良反应。如奎尼丁可使地高辛的血药浓度明显升高。

应当指出，临床制订用药方案时，不能单纯根据血药浓度来确定，而应兼顾患者的年龄、并发症、联合用药、临床症状多方面因素综合分析，设计个体化给药方案，达到安全有效的用药目的。

第二节　TDM 的临床应用

TDM 可测定血液或其他体液中药物浓度，观察临床疗效，考察药物的治疗效果，必要时根据药动学原理调整给药方案，使药物达到比较理想的程度。但并非所有的药物或在所有的情况下都需要进行 TDM。实施 TDM 必须符合以下基本条件：①药物浓度变化可以反映药物作用部位的浓度变化；②药效与药物浓度之间的相关性超过与剂量的相关性；③效应不能用间接指标评价的药物；④已知有效浓度范围；⑤测定血药浓度的方法特异性、敏感性及精确性均较高,并且快速简便。

一、TDM 的范围

不是所有药物在各种情况下都应进行监测,TDM 要有明确的目的。一般从 TDM 的角度可把药物分为以下五类:①药物安全范围大,不必剂量个体化,如青霉素类抗生素;②药物效应强度在临床上能定量者,可将药效作为剂量个体化标准,如降血压药、降血糖药等;③血药浓度与药理效应无相关性,如烷化剂类抗癌药;④血药浓度-效应关系迄今未确定,大部分新药在未获明确的治疗范围前都属此类;⑤血药浓度治疗范围在临床上已确定。

以上五类药物中,第 1、2 类药物均无测定血药浓度的必要,第 3 类药物测定血药浓度对临床用药无实际价值,第 4 类药物尚待进一步观察,只有第 5 类药物符合 TDM 的先决条件。

具有明确治疗范围,血药浓度和药效关系密切的药物在临床应用时,具有下列情况者属于监测范围:①药物的有效血药浓度范围狭窄。此类药物多为治疗指数小的药物,如强心苷类药物。②药代动力学个体差异大,且药理作用较强的药物,如三环类抗抑郁药。③具有非线性发生在有效血药浓度范围内或小于最低有效血药浓度的药物,如苯妥英钠、氨茶碱等药物。④肝肾功能不全或衰竭的患者使用主要经肝代谢消除(利多卡因、茶碱等)或肾排泄(氨基糖苷类抗生素等)的药物时,以及胃肠道功能不良的患者口服某些药物时。⑤发现长期用药的患者的不依从性或某些药物长期使用后产生耐药性诱导(或抑制)肝药酶的活性而引起药效降低(或升高),以及原因不明的药效变化。⑥怀疑患者药物中毒,尤其在药物的中毒症状与剂量不足的症状类似,而临床又不能明确辨别的时候。如普鲁卡因治疗心律失常时,过量也会引起心律失常。⑦合并用药产生相互作用而可能影响疗效时。

目前列入 TDM 的常见药物见表 5-1。

表 5-1　须进行 TDM 的主要药物

分类	药物名称
心血管类药物	利多卡因、地高辛、普鲁卡因胺、奎尼丁、胺碘酮、异丙吡胺等
三环类抗抑郁药	阿米替林、去甲替林、丙米嗪、曲米帕明等
抗癫痫药	苯妥英钠、苯巴比妥、乙琥胺、卡马西平、丙戊酸钠
抗躁狂症药	碳酸锂
抗哮喘药	茶碱、咖啡因
氨基糖苷类	庆大霉素、妥布霉素、卡那霉素
免疫抑制剂	环孢素、他克莫司
抗恶性肿瘤药	甲氨蝶呤、顺铂等
解热镇痛药	阿司匹林、对乙酰氨基酚
β 受体阻断剂	普萘洛尔、美托洛尔、阿替洛尔
抗菌药	庆大霉素、阿米卡星、奈替米星、妥布霉素、卡那霉素

二、分析监测结果

对 TDM 结果的解释首先应该明确药物治疗浓度范围、潜在中毒浓度范围、药动学参数、影响药动学、药效学的病理生理因素和测定结果的准确性等,然后根据以下信息进行分析:①了解患者病情和详细用药情况,这是血药浓度解释、利用的前提和基础,着重了解患者的病理生理状态、准确的用药方法和用药时间、可能发生药物相互作用的其他药物,最好建立患者病历;②根据患者当前血药浓度提供的信息,解释血药浓度与药物作用、毒性之间的关系,解释患者肝、肾等脏器功能对药动学的影响,利用血药浓度和药动学参数,设计个体化给药方案。

对结果解释还应加强与临床医生的研讨,虚心听取他们的意见,因为他们对患者的病情、用药情况、药效的观察都是最清楚的。必要时也应该访问患者,这样才能使结果的解释比较符合客观实际。

解释结果的程序,一般先根据现有的药代动力学资料计算血药水平作为预测值,与实测值比较,根据比较结果进一步分析。具体分为以下四步。

第一步,明确测定目的,掌握有关资料。

第二步,将实测值(C_p)与预测值做比较。实测值与预测值不符合(实测值>或<预测值)时应考虑以下因素:①患者所用药物是否正确;②患者是否按医嘱用药,采样时间是否正确;③药物制剂的生物利用度偏高或偏低,与常人相比 Ka 慢或快,蛋白结合率增加或下降,消除比预想的慢或快,V_d 比预想的小或大;④患者是否有病理、生理改变;⑤是否合并用有相互作用的药物。

第三步,求算患者的药动学参数,并与已知值做比较,根据患者的情况包括病理、生理、合并用药等做出分析和参考。

第四步,综合判断,是否需要修改给药方案(表 5-2)。

表 5-2　综合判断与处理意见

比较结果	处理意见
C_p 在有效范围内,临床有效,参数与已知的一致	给药方案合适,无须修改
C_p 在有效范围内,临床无效,参数与已知的一致	根据新参数修改给药方案,慎重提高 C_p,密切观察临床情况
C_p <有效范围,临床有效,参数与已知的不一致	给药方案合适,待病情有变再测
C_p <有效范围,临床无效,参数与已知的不一致	根据新参数修改给药方案后再测

三、TDM 的注意事项

血药浓度测定如同临床其他检测指标一样,会受到许多因素的干扰,检测者应该全面分析,才能根据获得的检测数值估计它的临床价值。

1.对检测方法要有正确的认识　　血药浓度是通过药物检测技术测定出来的,如气相色谱、高效液相色谱、放射免疫及荧光偏振免疫法,这些方法灵敏度高,常为临床实验室应用。但是,这些方法的专属性不一,同一种药物,甚至同一个样本可因测定方法不同,血药浓度数值相差很大。这是由于测定的原理不同,反映被测物也不尽相同。例如,放射免疫法,往往比其他方法测定值高,它主要是反映标记物的量(包括有效和无效的代谢物)。而生物学分析法,却往往只反映有生物效价的药物成分等。因此医生必须了解测定方法的原理和测出浓度所代表的组分(如原形药、活性代谢物+原形药及不能分辨的代谢物的干扰等),因为一般文献中所示的治疗范围浓度是指原形药而言的,所以,如选择不能分辨代谢物干扰的方法进行测定,应根据实际情况,确定本药的治疗范围值,提供调整剂量时的参比。

2. 检测样本的采集　血药浓度测定的样本大多为血浆,测定血浆的药物浓度包括游离型及结合型两部分,如果药物相互影响使游离型增加,那么,此时应测定游离型药物浓度才能有助于剂量的调整;唾液的药物浓度也可作为监测的指标,但应注意唾液与血浆药物浓度仅呈一定的比值关系,二者并非相等,因此,以唾液药物浓度作为监测指标时,应注意以其比值算出血浆浓度后计算剂量;血样本采集的时间也应注意,如果要用稳态一点法来调整剂量时,患者应按间隔时间连续服药,并保证达到稳态血浓度时(7个半衰期)才取血样,一般以谷浓度数值较为稳定,因达峰时间不易确定,采血时间不易准确等。

3. 要结合临床表现全面分析　TDM的应用虽然对提高用药水平有一定的价值,但是,也有一定的局限性,因为血药浓度是药效的间接指标,但归根到底还是要了解药物的疗效或毒性,决不能单凭实验室发出的血药浓度数字来决定治疗剂量和调整用药方案,而应以血药浓度与临床表现进行全面分析才能获得正确结果。

四、TDM 的前途与局限性

分析技术的发展,使代谢物、对映体及游离药物的测定成为可能,进一步深化了TDM;群体药代动力学的出现使零散的常规血药浓度测定结果,可用于群体参数值的估算,大大方便了临床;微机的普及使得复杂的公式简单化,将来还有可能为数据的共享服务。因此,TDM这一领域还有许多东西需要我们去探索与开发。譬如治疗药物监测网络,其是指在临床药师的监督和参与下,临床医师利用计算机处理网络递送患者的个体信息,从而系统地制订和调整患者个体化的给药方案。临床药师主要是参与治疗药物处方的制定、调整和不良反应监测。

同时,TDM的适用范围有一定的局限性。首先,需要进行血药浓度监测的药物并不是很多,目前国外监测药物最多的医院也只有数十种,常用的药物90%以上并不需要监测,许多药物有效的血药浓度范围尚未明确,监测尚无意义,而且药物浓度的监测还会增加患者额外的医疗费用,增加临床和实验室的工作量。其次,血药浓度与药物作用间的关系还不能用定量关系来描述,而归根到底还是要了解药物的疗效。所以,药动学的研究必将与药效学相结合,这亦是我们努力的方向。

第三节 给药方案个体化

药物剂量和所产生的药理作用存在很大的个体差异,因此,理想的给药方案是实现给药个体化。有效的临床治疗结果不仅取决于针对不同患者选择正确的药物,还取决于选择恰当的剂量、给药间隔、给药时间和疗程等。通过测定体液中的药物浓度,计算出各种药动学参数,然后设计出针对患者个人的给药方案,这种方式称为给药个体化。

个体化给药的步骤见图5-2。

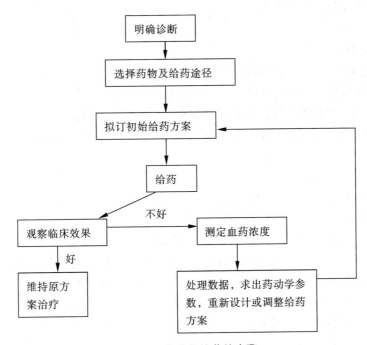

图 5-2 个体化给药的步骤

上述过程可简述为:治疗决策→处方及初剂量设计→调剂、投药→观察→抽血→血药浓度检测→药动学处理→按患者个体化特点调整给药方案。

设计或调整给药方案,首先必须明确两点,即目标血药浓度范围及药代动力学参数的来源。

目标血药浓度范围:一般以文献报道的安全有效范围为目标浓度范围。特殊患者可根据临床观察药物的有效性或毒副反应来确定。

药代动力学参数的确定:可采用文献报道的群体药代动力学参数。特殊患者须测定及求算个体化参数。系统测定个体化参数比较复杂,须在临床药师的协助下完成。

设计或调整给药方案,首先是需要采集多个血样以绘制较为完整的药时曲线。这样既不经济,也不易得到患者的配合。此外,还会涉及烦琐的数学计算,使人望而生畏。以下介绍几种临床上简便易行的给药方案设计方法。

1.重复一点法(repeated one-point method) 要做到剂量个体化,首先要考虑消除速

率常数 K 及表观分布容积 V_d 的改变,因为 $D=K \cdot V_d \cdot C_{ss} \cdot \tau$($C_{ss}$ 是有效的稳态浓度,τ 为用药间隔时间),临床上测定 K,V_d 一般不采用时程抽血法,而常采用 Ritschel 一点法或重复一点法。

一点法是指取一个血样,就能算出药动学参数,此法虽然较简单,但准确性较差,因此经改良后为重复一点法。

方法与步骤:

(1)在给予第一个剂量后消除相的某一时间点 t_1 测定血药浓度 C_1,在第二次给药后的相应时间 t_2 测定第二个血药浓度 C_2。

(2)按下二式分别算出 K 及 V_d。

$$K=\{\ln[C_1/(C_2-C_1)]\}/\tau$$

$$V_d=D\times\exp(-K\tau)/C_1$$

式中 D 为用药剂量。此法假设的前提是基于一房室模型,如为二房室模型的取血时间应在 β 相,在两次给药间隔期,K 和 V_d 值不变。

例 5-1 第一次给患者静脉注射某药 100 mg,经 6 h 再静脉注射某药 100 mg,在第一次及第二次给药后 6 h 时各取血一次,测得 C_1 及 C_2 分别为 1.65 mg/L 和 2.5 mg/L,试求 K 及 V_d。

将 C_1 及 C_2 值代入二式,

$$K=\ln[1.65/(2.5-1.65)]/6=0.111 \ h^{-1}$$

$$V_d=10\ 000\times\exp(-0.111\times6)/3.6=31.14 \ L$$

即求得该患者的 K 和 V_d 分别为 0.111/h 及 31.14 L。

2. 稳态一点法 本法是临床上最常采用的一种方法,即患者先按医生预先估计的剂量应用,并连续给药使血药浓度达稳态时,测定一次血样而调整剂量。该血样可在峰时取,也可在谷时取(即下次用药前,该点的血药浓度较为稳定,常选用)。如想了解平均血药浓度(C_{ss}),可在给药后 $1.44\times t_{1/2}/\tau$ 时取,如该药血药浓度与剂量呈线性关系,则可代入下式,即可求的所需剂量。

$$D_1/D_2=C_{max1}/C_{max2}=C_{min1}/C_{min2}=C_{ss1}/C_{ss2}$$

以 D_1 为所求剂量,D_2 为预试量。血药浓度下标 1 的为预期血药浓度,2 为该药的实测血药浓度。注意:①使用该公式的条件是血药浓度与剂量呈线性关系;②采血必须在血药浓度达到稳态后进行,通常在下一次给药前采血,所测得的浓度即为偏谷浓度。

例 5-2 口服地高辛每次 0.125 mg,每 12 h 一次的患者,预期谷浓度为 0.9 μg/L,今实际测的值为 0.5 μg/L,问如何调整剂量?

$$D_1=D_2\times C_{min1}/C_{min2}=0.125\times0.9/0.5=0.225 \ mg$$

即该患者改服每次 0.225 mg,每日 2 次,其稳态谷浓度为 0.9 μg/L。

3. Bayesian 反馈法 该法是近以群体药动学参数为基础,是十年来发展较快的一种调整给药方案较科学的方法,比较复杂,不适宜基层医院,不再介绍。

4. 肾功能衰竭时的参数修正 对于一些以肾排泄为主的药物,如地高辛,当肾功能严重受损时,其消除速率常数 K 及消除半衰期 $t_{1/2}$ 显著增大,应根据肾功能修正参数和调整剂量,避免毒性反应。

必须强调指出,通过 TDM 指导临床用药时依据的有效治疗血药浓度范围及中毒水平,仅是根据群体资料获得的,并未考虑靶器官、组织或靶细胞对药物反应性的个体差异,以及同时使用的其他药物在药效学上的相互作用(协同或拮抗)。因此,判断患者药物治疗是否有效或发生毒性反应,绝不能仅拘泥于 TDM 结果,而应结合患者临床表现及其他有关检查,综合分析才能做出正确结论。

第四节 TDM 的临床应用实例

一、苯妥英钠

苯妥英钠(phenytoin sodium)的治疗浓度范围为 10 ~ 20 mg/L,在此浓度时,80% 的癫痫患者可控制症状,此浓度范围内常表现为治疗浓度随剂量的增减而增减。少数患者在 10 mg/L 以下或 20 mg/L 以上时才能控制癫痫症状。然而,苯妥英钠的个体剂量差异较大,主要是药动学方面的变化。例如,该药的消除半衰期在不同年龄组中相差较大(新生儿为 10 ~ 32 h,儿童为 5 ~ 14 h,成人为 10 ~ 30 h)。有报道,同样每天口服 300 mg 苯妥英钠的患者,血药浓度达到 10 ~ 20 mg/L 者仅 28.5%,而低于 10 mg/L 者可达 60%,达到中毒浓度者却有 11.5%。苯妥英钠血浓度产生差异的原因如下。

1. 苯妥英钠的用药量与血药浓度之间可呈非线性动力学的关系 这种动力学的特点是药物在低浓度时为一级动力学消除,但若增加剂量,其代谢超过肝药酶的能力时,则以零级动力学消除,半衰期明显延长。此时只要稍微增加剂量,血药浓度可以突然增高,甚至可以从最低治疗浓度增加到出现明显毒性的浓度,故必须在血药浓度严密监测下,逐渐调整剂量。

2. 该药与其他药物合用时容易产生相互作用 由于代谢酶系统有饱和性,它在体内的代谢易受其他药物的干扰。如氯霉素、保泰松、异烟肼等,特别是乙酰化表型为慢代谢型的患者,苯妥英钠与异烟肼合用,可使苯妥英钠的血药浓度升高,从而出现毒性。此外,由于苯妥英钠与血浆蛋白结合率高(87% ~ 93%),血中游离药物浓度的百分数与血浆蛋白的含量成反比。因此,低蛋白血症(如尿毒症、肝硬化等)或用过某些血浆蛋白结合率高的药物(如阿司匹林等,可从蛋白结合部位置换苯妥英钠)及高血清胆红素的患者,血中的游离苯妥英钠会增加,出现毒性。此时进行治疗药物监测亦属必要,但应注意测定的方法能反映游离药物浓度才有实际意义。长期以来苯妥英钠预防癫痫时,与其他药物相互作用的可能性较多,应给予足够的注意。

苯妥英钠 TDM 通常以血浆为标本。由于苯妥英钠在治疗血药浓度范围内存在消除动力学方式转换,无稳态可言。但取血一般参照一级消除动力学原则,于用药或改变剂量后 10 d 以上、服药前取样。

苯妥英钠的测定方法有光谱法、HPLC 及免疫化学法。

由于影响苯妥英钠血浓度因素多,又需长达数年连续用药,因此应该坚持定期检测血药浓度,及时发现变化,做出调整。

二、氨基糖苷类抗生素

氨基糖苷类抗生素(aminoglycoside antibiotics)的血药浓度测定在合理用药上很有意义,其原因如下。

1. 这类药物的主要毒性是耳和肾损害　耳毒性症状隐蔽,常被忽略,且往往是不可逆的。如庆大霉素、妥布霉素等的血药浓度与杀菌的关系表明:血清浓度(峰浓度)>5 mg/L时,对大多数细菌有效,仅肺炎杆菌须>8 mg/L。耳毒性往往在峰浓度>12 mg/L 时发生。但链霉素在每日给药时,耳毒性和血浆谷浓度有很大关系。其他氨基糖苷类抗生素也如此。例如,肾功能正常时,注射庆大霉素 7 h 后,一般血药浓度均低于 2 mg/L。其他学者也证明氨基糖苷类抗生素的谷浓度和持续时间与耳毒性有明显关系,阿米卡星的杀菌浓度为 20 mg/L,其谷浓度>10 mg/L 或峰浓度>32 mg/L 时,也可伴发耳毒性。这说明氨基糖苷类抗生素的治疗范围比较窄,易引起不良反应。

2. 肾功能对血药浓度的影响　氨基糖苷类抗生素在体内基本不被代谢,主要以原形从肾小球滤过排出。因此,肾功能对血药浓度有极明显的影响,肾功能不全的患者必须调整用药方案,最好采用稳态血药浓度,并使该浓度稍大于对革兰氏阴性杆菌的最低抑菌浓度。

由于以上原因,有些医院对妥布霉素、庆大霉素、卡那霉素进行常规监测,但有人认为氨基糖苷类抗生素的血药浓度测定主要用于:①病情严重的患者,疗程早期需要保证较高的血药浓度;②肾功能迅速改变或不能预示的患者,在多次给药后,仍不能达到满意疗效而须提高血药浓度者;③已接受过氨基糖苷类抗生素治疗或正接受其他可能加强其毒性的药物(如呋塞米、头孢噻吩等)时;④长期用药的患者可能由于肾功能降低和药物的体内蓄积而引起毒性;⑤剂量和血药浓度相关性很差的患者,例如氨基糖苷类抗生素在脂肪组织中分布有限,按体重给药时,肥胖者可具有较高的血药浓度。

三、地高辛

强心苷的剂量个体化早已被临床医师所重视。药物疗效和毒性常以心率变化为指标。然而,在临床研究中,发现室性心率与血浆药物浓度的相关性较差。在 100/116 人中,室性心率较慢组(60~80 次/min),血药浓度为(1.6±0.7)μg/L;室性心率较快组(>85 次/min),血药浓度为(1.2±0.7)μg/L。两组数据极为接近,浓度范围互相重叠。有人比较了应用地高辛(digoxin)血药浓度测定前后毒性的发生率。1966—1968 年未进行血药浓度测定的中毒率为 13.9%,而 1970—1972 年,39.5% 患者进行一次血药浓度测定,其中毒率下降到 5.9%。近年来,已确定地高辛的血清治疗浓度范围为 0.8~2 μg/L,中毒时浓度常在 2 μg/L 以上。临床上每天服用地高辛 0.5~0.75 mg,血药浓度可达(1.5±0.4)~(2.1±0.6)μg/L,然而,许多临床因素可影响心肌对强心苷的敏感性。例如,血钾浓度低(两性霉素 B、糖皮质激素、排钾利尿药等可导致)、甲状腺功能低下,均可使强心苷毒性增加。同时,地高辛的体内药动学过程,也受多种因素影响,例如,地高辛片剂的生物利用度差异大,与奎尼丁、红霉素、溴丙胺太林(普鲁本辛)、卡托普利、螺内酯、维拉帕米、地尔硫䓬、胺碘酮合用时,可提高地高辛浓度,增加心脏毒性。地高辛是一个治疗范围狭窄的药物,而依心率变化又不足以反映药量不足或已过量。因此,地高辛血药浓度测定已被临床医生广泛地作为剂量个体化指南,同时也可作为判断毒性的依据。

地高辛大部分以原形从肾排出,肾功能不全时,其半衰期明显延长,可根据肌酐清除率的变化调整剂量。

地高辛血药浓度监测主要用于:①帮助鉴别地高辛用量不足或过量;②判断用药依从性和拟定用药方案;③检查地高辛预防应用的可能情况;④地高辛与降脂药等药物合用或患者胃肠功能紊乱时,强心苷的吸收会改变,此时,可根据血药浓度调整用药方案;⑤地高辛新制剂生物利用度的测定。

地高辛的 TDM 目前一般均用血浆做标本。取血时间一般应在达稳态后(10 d 以上),并在服药后 16 h 左右采集。但如果患者达稳态前即出现中毒表现,则应立即取血测定。

由于地高辛的血浆浓度过低,目前 TDM 常用的分析方法中,只有免疫化学法的灵敏度能满足其要求。放射免疫法的灵敏度可达 0.3 μg/L,酶免疫法为 0.5 μg/L。

四、茶碱类药物

茶碱类(theophyllines)特别是氨茶碱是最常用的预防和治疗哮喘的药物之一,它的扩支气管作用随血浆浓度升高而增加,直至 20 mg/L 为止。低于此浓度时,较少有严重的不良反应。所以,认为茶碱类成人的血药浓度范围为 5～20 mg/L。合用 β 受体兴奋剂,可增强平喘疗效。当茶碱血药浓度达 15 mg/L 时,有些患者开始有不良反应,但大多数的中毒浓度为 20 mg/L 以上。然而,儿童的有效安全范围较成人窄,因为在上述治疗范围内,经常会出现非线性动力学消除,故一般认为在 6～12 mg/L 血药浓度为宜。

茶碱在体内主要经肝代谢消除,影响代谢及肝血流量的因素,均可使其代谢和排泄减慢,血药浓度增加,半衰期延长。例如,早产儿、老年人、肝功能不全、心功能不全、肺心病等均会使茶碱半衰期延长。而长期大量抽烟者,因肝药酶的诱导却使茶碱的半衰期缩短(表5-3)。

表5-3　茶碱的消除半衰期

	$t_{1/2}$(h)	范围(h)	达 C_{ss} 所需天数
健康成人,不抽烟者	9	3～12	2～13
健康成人,抽烟者	4		1～2
成人,肝硬化者	~30		~6
儿童	4	2～10	1～2
婴儿(4～52 周)		3～14	1～3
早产儿	30		5～6
新生儿	24		5

此外,苯巴比妥、苯妥英钠、利福平可诱导肝药酶而加强茶碱的代谢,使茶碱血药浓度降低;而西咪替丁、红霉素、依诺沙星、环丙沙星、氧氟沙星、林可霉素等则可使茶碱的清除率降低,使茶碱血药浓度升高。因此,在这些情况下,应进行血药浓度测定,调整用药方案。

茶碱口服吸收较完全,直肠内也能吸收,但治疗哮喘发作时,静脉给药更为有效,一般成人负荷剂量为 5 ~ 6 mg/kg,20 min 后,维持量是 0.9 mg/($kg \cdot h^{-1}$),这样可使95%的患者血浆浓度维持在 10 mg/L(5 ~ 15 mg/L)。

茶碱 TDM 通常用血浆为标本。取样多在达稳态后(通常 5 d 以上)给药前进行,测定稳态谷浓度。茶碱目前常用免疫化学法、HPLC 及紫外分光光度法检测。

在茶碱 TDM 中,当发现血药浓度明显高于测定值时,应警惕转换为零级消除动力学,即呈非线性动力学消除的可能。

五、环孢素

环孢素(cyclosporin)为高脂溶性肽类大分子药物,可通过对免疫应答过程多环节的作用,选择性抑制辅助性 T 淋巴细胞(Th)的增殖及功能,产生免疫调节作用,用于器官移植后的抗排斥反应及多种自身免疫性疾病的治疗。该药虽较其他免疫抑制剂毒性作用较少,但仍存在肝肾损害、震颤、高血压等毒性反应。环孢素的治疗作用、毒性反应与血药浓度关系密切,安全范围窄。本药又大多供长期预防性用药,而肾肝毒性在肾、肝移植时,难以和排斥反应区别。

免疫法测得环孢素的全血治疗浓度范围为 0.1 ~ 0.4 mg/L,最小中毒浓度参考值 0.6 mg/L。

环孢素的体内过程随移植器官种类而变化,肌内注射吸收不规范,口服吸收慢而不完全,约 4 h 达峰浓度。生物利用度随移植物不同而有差异,大多为30%左右。该药在血液中几乎全部与蛋白结合,与血细胞(主要为红细胞)结合部分约为血浆蛋白结合的 2 倍。环孢素的分布呈多室模型,并易分布至细胞内。表观分布容积个体差异大,平均约 4 L/kg。其几乎全部经肝代谢为 10 余种代谢物,再由肾或胆道排泄。消除半衰期随病理状态而变,肝功能正常者 4 h 左右,亦可长达数十小时。

环孢素的 TDM 多主张用肝素抗凝,做全血浓度测定。取样时间通常在达稳态后用药前,以测定稳态谷浓度。测定的方法为 HPLC 和免疫法。

◎ 小 结

TDM 又称临床药动学监测,是临床制订给药方案的主要依据,但在临床药物治疗中并不是所有的药物都可以借助 TDM 来实现个体化给药,对于安全范围广、疗效能用临床指标确定的药物不需要进行 TDM。另外,需要合理应用这一技术及正确解释血药浓度值,同时以药物动力学公式计算得到最佳治疗剂量,有助于制订及调整临床用药方案,提高药物治疗水平,达到临床安全、有效、合理用药。

　　个体化给药是在治疗药物监测的基础上,根据不同患者个体药动学特点制订的给药方案,因针对性强,安全性和有效性均大大提高。

◎**思考题**

　　1.简述 TDM 及其意义。

　　2.哪些药物需要进行 TDM?

　　3.举例说明 TDM 在给药方案个体化中的临床意义并指出其解决临床用药中的哪些问题。

　　4.口服地高辛每次 0.125 mg,每 12 h 一次的患者,预期谷浓度为 0.9 μg/L,今实际测的值为 0.45 μg/L,问如何调整剂量?

　　5.分析苯妥英钠血浓度产生差异的原因。

(南阳医学高等专科学校药学系　迟　栋)

第六章 药物不良反应与药源性疾病

药物不良反应(adverse drug reaction,ADR)是指在正常用量和用法情况下,药物在预防、诊断、治疗疾病或调节生理功能时所发生意外的、与防治目的无关的不利或有害的反应。药源性疾病(drug-induced diseases,DID)指药物在被用于预防、诊断、治疗疾病过程中,因药物本身作用、药物相互作用及药物使用引起机体组织或器官发生功能性或器质性损害而出现的各种临床异常状态。

第一节 药物不良反应

一、药物不良反应分类

（一）Davis 分类法

根据 Davis 分类法把药物不良反应表现分为两类。

1. A 型药物不良反应 是药物固有作用增强和持续发展的结果,由药物的药理作用增强而引起的不良反应。其特点呈剂量依赖性,能够预测,发生率较高但死亡率较低,A类不良反应包括副作用、毒性反应、后遗效应、首剂效应、继发反应、停药综合征等。例如,β受体阻断药引起的心动过缓,抗胆碱能类药物引起的口干,地高辛引起的心律失常等。

2. B 型药物不良反应 与药物常规药理作用无关的异常反应。通常难以预测在具体患者身上是否会出现,一般与用药剂量无关,发生率较低但死亡率高。B 类反应又分为遗传药理学不良反应和药物变态反应。

（二）Inman 分类法

根据 Inman 分类法将不良反应分为 A、B、C 三型。A、B 两型与 Davis 分类法的 A、B型描述相似。C 型常以疾病(如糖尿病、癌症等)形式出现,C 型反应常常发生率低,往往从药物流行病学研究中发现。

二、药物不良反应发生机制

（一）A 型药物不良反应

A 类反应是不良反应中最常见的类型。主要由药物本身或由其代谢物所引起的,常由各种药动学和药效学因素决定。

1. 药动学机制 药物由于吸收、分布、与血浆蛋白质结合、生物转化及排泄等方面原因引起不良反应。

（1）药物的吸收　胃肠功能状态、酸碱度、消化酶活性、胆汁多少、首过消除能力等均会影响药物吸收。吸收少，血药浓度低降低疗效；血药浓度高作用增强，有可能出现毒性反应。脂溶性越强的口服药物，越容易在消化道内吸收、容易出现治疗效果，亦出现不良反应。不同患者对同一地高辛制剂的吸收率变动在 50%～80% 之间，不同厂家生产的地高辛片剂生物利用度变动在 40%～80% 之间。两个或两个以上药物同时应用时也可产生药物相互作用，促进或抑制药物吸收。

（2）药物分布　药物的异常分布可导致不良反应的发生，主要相关因素为血浆蛋白的质和量及药物与组织亲和力。肝硬化、肾病综合征等患者的血浆蛋白含量明显减少，尿毒症患者血浆蛋白性质发生了改变、与药物的结合力降低，两个药物竞争性与血浆蛋白结合，这些因素均会导致游离药物浓度明显增加而产生不良反应。当然影响比较大的主要是与血浆蛋白结合率在 80% 以上的药物如口服抗凝血药、口服降糖药、水杨酸类、磺胺类等。四环素类能与新形成的骨络合产生四环素类-钙正磷酸盐络合物，可使妊娠后期胎儿和新生儿骨生长抑制，幼儿牙齿变色和畸形。氯喹和吩噻嗪类药物对黑色素有高度亲和力，因此，药物高浓度的蓄积在黑色素的眼组织中易引起视网膜变性。氨基糖苷类抗生素分布在肾皮质和内耳较多，易致肾毒性和耳毒性。

（3）药物的生物转化　药物的生物转化主要在肝内进行。肝功能不全时某些需在肝清除的药物，体内浓度增加，作用及毒性增加。肝药酶可被一些药物所诱导增强活性而被另外一些药物所抑制。一个药物由于诱导或抑制肝药酶的活性而影响另外在肝生物转化药物的消除，从而引起药物不良反应。具有肝药酶抑制作用的药物有氯霉素、环丙沙星、红霉素、西咪替丁等；具有肝药酶诱导作用的药物有巴比妥类、利福平、水合氯醛、乙醇等；易受影响的药物有苯妥英钠、香豆素类抗凝血药、氢化可的松、口服避孕药、甲苯磺丁脲、氨茶碱等。

磺胺类、苯乙肼、异烟肼、普鲁卡因胺和肼屈嗪等在体内由乙酰化酶灭活。而乙酰化的速度受遗传因子控制而呈多形性，可表现为快和慢两种乙酰化类型，前者属常染色体显性遗传，后者为体内缺乏乙酰化酶。乙酰化酶缺乏者服用上述药物时其消除速度较其他人缓慢，易致 A 型不良反应。例如，异烟肼在体内的消除主要取决于肝对其乙酰化能力和速度。因此，当慢乙酰化型者长期使用异烟肼时，约 23% 的患者患者发生神经炎。

乙醇和单胺类主要为单胺氧化酶所代谢。当单胺氧化酶被酶抑制剂所抑制时，乙醇、去甲肾上腺素、肾上腺素、多巴胺、酪胺和苯乙胺等药物产生蓄积而发生 A 型不良反应。

（4）药物的排泄　药物主要经肾小球滤过进入肾小管。对于婴儿、老人、低血容量性休克和肾脏病患者，由于肾小球过滤功能不足或减退，使许多主要经肾消除的药物从肾排泄变慢，血浆半衰期延长，易产生 A 型不良反应。氨基糖苷类药物几乎全部以原形从肾小球滤过，肾功能不全时血浆半衰期明显延长。有些药物可经肾小管分泌而排出，如两种药物分泌机制相同，则两药合用可发生竞争性抑制，其中一药可延缓另一药物的排泄而使血药浓度增高，药效增强，导致 A 型不良反应发生。

2. 靶器官敏感性增强　许多 A 型不良反应可由于靶器官敏感性增强所致。许多药物，如神经递质、激素和某些维生素主要通过与特异性受体结合而发挥其药理作用。个体间的受体不但有数量上的不同，而且受体的敏感性也受其他药物的影响，如乙诺酮、氯贝丁酯或甲状腺素(T_4)等,本身并无抗凝作用,但如与抗凝药华法林合用,由于这些药物能增强华法林对肝受体部位的亲和力,使其抗凝作用增强而出现 A 型不良反应。

（二）B 型药物不良反应

B 型药物不良反应指与药物常规药理作用无关的异常反应。包括药物的异常和患者的异常两种机制。

1.药物的异常性　包括药物有效成分的分解,药物的添加剂、增溶剂、稳定剂、着色剂等赋形剂及化学合成过程中产生的杂质所引起的反应,如四环素储存在温暖条件下可降解成一种棕色黏性物,引起范可尼综合征。

2.患者的异常性　因为患者异常引起的 B 型药物不良反应主要与患者特异性遗传素质有关,如红细胞缺乏葡萄糖-6-磷酸脱氢酶所引起的溶血性贫血、遗传性高铁血红蛋白症、恶性高热等。患者异常引起的 B 型药物不良反应也涉及免疫学、致癌及致畸等方面。

（1）免疫学机制　药物变态反应为 B 型药物不良反应。包括第 I 型（过敏性休克）反应,第 II 型（溶细胞型或细胞毒型）反应,第 III 型（局部炎症或坏死型）反应,第 IV 型（迟缓细胞型）反应。药物作为抗原或半抗原进入机体后,刺激机体产生特异性抗体或使淋巴细胞致敏,当再次用药时,抗原与抗体或致敏淋巴细胞发生反应,引起机体损害。

（2）致癌作用　致癌作用和致畸作用、致突变作用为药物引起的三种特殊毒性,即所谓"三致作用",均为药物和遗传物质在细胞的表达发生相互作用的结果。由于这些特殊作用发生延迟,在早期不易发现,而且由于其表现可能和非药源性疾病相似,很难将它与引起的药物联系起来,因此应特别引起注意。

（3）致畸作用　药物致畸作用最终的结果是导致胎儿死亡、婴儿出现机体功能或结构异常。如胎儿接触人工合成的己烯雌酚后,如为女性,可在青春期发生罕见的阴道腺癌,如为男性则发生功能性生殖异常。药物影响正常的细胞分裂,容易致畸,故在此阶段用药应非常谨慎、尽量少用或不用。

三、药物不良反应危害

（一）药物不良反应对机体的危害

药物不良反应一般发生在用药者本身。对每个用药者来说,只要用药都有可能发生不良反应。药物不良反应可发生在机体的某个器官或系统,造成不同程度的损害。发生的不良反应可以诱发新的疾病或加重患者的病情,延长恢复期,甚至致残或致死。药物不良反应也可殃及下一代,如妊娠期服用己烯雌酚,子代女婴至青春期后可患阴道腺癌,哺乳妇大剂量使用阿司匹林,通过授乳有可能造成婴儿颅内出血。

（二）药物不良反应发生率

住院患者药物不良反应的发生率为 10% ～20%,由于药物不良反应入院者占入院患者的 0.3% ～5%,死亡的 0.24% ～2.9% 与药物不良反应有关。不良反应的发生对社会、个人及家庭都有很大影响。据资料显示,我国住院患者每年约 5 000 万人,综合医院每一住院患者的医疗费为 45 元/d,如按 10% 的发生率计算,一年约有 500 万人发生药物不良反应,药物不良反应延长住院日平均为 6.6 d,因此每年可延长 3 300 万人的住院日,多花的医疗费将近 15 亿。

(三) 一些重要的药害事件

1. 氨基比林引起粒细胞缺乏症　氨基比林为解热镇痛药,于 1893 年合成,1897 年在欧洲上市,1909 年进入美国市场。1922 年以后在德国、英国、丹麦、瑞士、比利时和美国发生了许多粒细胞缺乏症患者,主要表现为易患感染性疾病,严重者死亡,经调查证实为氨基比林所致。1931—1934 年,仅美国就有 1 981 人死于氨基比林所致的粒细胞缺乏症。

2. 反应停致海豹肢畸形　20 世纪 50 年代末 60 年代初,在欧洲尤其是德国用反应停治疗孕妇早孕反应,造成 10 000 余例短肢畸形即海豹肢畸形,震惊世界。

3. 氯碘喹啉致亚急性视神经病变　1971 年查清了氯碘喹啉与亚急性视神经病变的因果关系,日本因氯碘喹啉致亚急性视神经病变达 11 000 例。

4. 己烯雌酚致少女阴道腺癌　1966—1969 年美国波士顿妇科医院发现 8 例少女阴道腺癌,比同龄组一个世纪报道的总数还多,原因是含己烯雌酚的避孕药在母亲怀孕早期使用,导致女儿阴道腺癌。

5. 药物性耳聋　有资料显示 1990 年我国有聋哑儿童 180 余万人,约 60% 由药物引起即有 100 万药物性耳聋,主要致聋药物为氨基糖苷类抗生素。

四、药物不良反应监测

(一) 监测意义及范围

1. 监测意义　药物不良反应监测指的是药物上市后的监测,或称售后调研。随着医药工业和科学研究的迅猛发展、新药品种不断涌现,为了保障人民的健康和生命安全,开展药物不良反应监测有极其重要的意义。①弥补药品上市前研究的不足,为上市后再评价提供服务;②促进临床合理用药;③为遴选、整顿和淘汰药品提供依据,为药品上市后风险管理提供技术支持;④促进新药的研制开发;⑤及时发现重大药害事件,防止药害事件蔓延与扩大,保障公众健康与社会稳定。

2. 监测范围　药物不良反应监测范围是:①有关新药任何可疑的不良反应;②明显影响患者治疗的不良反应,即可能危及生命,可能致残,导致住院时间延长;③特殊群体用药,即老年人、儿童、孕产妇;④罕见或尚未报道过的不良反应;⑤药物相互作用所致的不良反应。

(二) 监测系统及方法

1. 监测系统　药物不良反应监测分为两大系统即自发呈报系统和医院集中监测系统。

(1) 自发呈报系统(spontaneous reporting system,SRS)　是医务人员在医疗实践中发现 ADR 后填表报告监测机构或通过医药学文献杂志进行报道,监测机构将报表加工整理后反馈,以提高临床合理用药水平。分为正式和非正式自发呈报两种形式。前者是由国家或地区设有专门的药物不良反应登记处,成立有关药物不良反应的专门委员会或监测中心以收集、整理分析自发呈报的药物不良反应资料并负责反馈;非正式自发呈报无正式登记处,也不设监测中心等组织,大多由医生发现可疑药物不良反应后向杂志投稿。

自愿呈报系统有漏报率高、无法计算发生率、医生难以识别以前未知的不良反应等很多缺陷,但它仍是最经济最容易实现的制度。因此,到目前为止仍然是各国药品管理部门监测药品不良反应的基本方法。自愿呈报制度以医生报告行医中遇到的可疑药品不良反应的基本方法。自愿呈报制度以医生报告行医中遇到的可疑药品不良事件为基础,报告的数量取决于医生认识不良事件,并把不良事件与所用药品联系起来的能力。

自愿呈报系统对新上市药品特别有用,因为它不需要任何准备工作。新药一旦上市,马上就能进行监测并持续到永远,而且覆盖所有的用药人群。

(2)医院集中监测(intensive hospital monitoring)系统　是指在一定的时间、一定范围内根据研究目的的不同,进行病源性和药源性的监测。

根据监测对象不同分为住院患者监测和门诊患者监测。根据研究的目的不同,分为患者源性(patient-oriented)和药物源性(drug-oriented)监测。患者源性是以患者为研究对象,了解用药及药物不良反应发生情况;药物源性是以药物为线索对某一种或几种药物的不良反应的监测。通过对资料的收集和整理,可以了解药物不良反应出现的缓急、轻重程度、不良反应的部位、持续时间、是否因不良反应而停药、是否延长住院期限、各种药物不良反应发生率及转归等。集中监测的优点是记录可靠、病例数多、随访方便、可以计算药物不良反应发生率及进行流行病学研究等。缺点是费用高,由于监测范围受限,代表性不强。最典型的是波士顿药物监测协作计划。

2.监测方法　科学地开展药品不良反应监测工作,必须首先掌握药品不良反应监测方法。在监测系统的基础上,可以进行个例报告、综合分析、记录联结、回顾性病例对照研究、前瞻性队列调查研究等。

(1)个例报告(anecdotal reporting)　一些少见的、独特的或严重的不良反应出现后临床工作者在向不良反应监测中心报告的同时,可向杂志投稿。专业杂志对这类不良反应的稿件有一定的要求。药物不良反应文稿主要应包括:患者的年龄、性别、职业等一般项目;药物不良反应史;原病情简述(若为住院者,须含住院号);用药详细情况(包括可疑药物的生产厂家和批号);其他可疑因素的描述或否定;不良反应详细临床表现、处理及转归(若重复给药,应记录在内);可疑药物或此类不良反应文献报道情况,机制探讨(务必检索中外文献)、诊断或怀疑的依据等。

(2)综合分析(comprehensive analysis)　即把不同时期、不同地域所报道的个例综合起来,加以分析,以期总结某个药物不良反应发生的规律,起到预警或预防的作用。也可用 Meta-analysis 法对具有相同目的的多个研究结果进行系统合并和定量综合评价。

(3)记录联结(record linkage)　人的一生中,发生于个人的事件都有档案并储存于许多地方,如出生、死亡、婚姻、住院情况、处方等。通过一种独特方式把各种信息联结起来,可能会发现与药物有关的事件,即记录联结。记录联结是药物不良反应监测的一种较好方法,计算机的普及有利于记录联结的实施。典型例子有牛津记录联结研究、对医疗资助方案的药品分析和调查研究(COMPASS)、处方-事件监测(prescription event monitoring,PEM)等。记录联结的优点是能监测大量的人群,有可能研究不常用的不良反应。可以计算不良反应发生率。能避免回忆或会访时的主观偏差。能发现延迟性不良反应。缺点是需要依赖其他成熟的系统,如要专门建立这种系统,则费用相当昂贵。

(4)病例对照研究(case-control studies)　是一种回顾性研究,它是将患有某种特殊疾病(怀疑由药物引起的 ADR)的病例组与未患该疾病的对照组进行比较,找出两组先前药物暴露的差异,研究前者使用可疑药物的概率是否更高,可疑药物在病例组的暴露率与对照组比较,如果两者在统计学上有意义,说明 ADR 与可疑药物的相关成立。病例对照研究最大优点是能迅速进行,且费用不高。但易出现资料偏差。在资料不全时,难以选择对照,多为回顾性研究。母亲孕期服用己烯雌酚与女儿阴道腺癌的相关关系,就是通过病例对照研究的。

(5)队列研究(cohort studies)　是对曾暴露于某特殊药物的人群和未暴露该药物的人群中发生一种或多种 ADR 的频率进行比较所做的研究。队列研究可以是前瞻或回顾性的,也可以兼而有之。优点:①可收集到所需的所有资料;②患者可持续随访;③可估价相对和绝对危险度;④假设可产生亦可得到检验。缺点:①资料可能偏性;②容易漏查;③假若不良反应发生率低,为了得到经得起统计学上检验的病例数,就要扩大对象人群或延长观察时间,但有时难以做到;④费用较高。英国西咪替丁的上市后监测是个典型的例子。

(三)药物不良反应因果关系判断

1.判断条件　药品不良反应因果关系评价是药物安全性评价监测管理中一项十分重要而复杂的步骤。报告药品不良反应,应对不良反应发生的因果关系进行分析研究,以确定其发生是否由所用药品引起,或由疾病变化、药物使用不当等其他因素引起。因果分析的标准见表6-1。

表6-1　ADR 因果关系评定的五级标准

肯定	很可能	可能	条件	可疑
时间顺序合理	时间顺序合理	时间顺序合理	时间顺序合理	不符合前述各项标准
与已知的 ADR 相符	与已知的 ADR 相符	与已知的 ADR 相符	与已知的 ADR 相符	
停药后反应停止	停药后反应停止	患者疾病或其他治疗也可造成这样的结果	不能合理地以患者疾病来解释	
重新用药反应再现	无法用患者疾病来合理解释			

2.判断方法　判断方法很多,最常用的是记分法。以 Naranjio 法为例说明之(表6-2)。

表 6-2　Naranjio 记分法

项目	是	否	不知道
1. 以前有报告吗	+1	0	0
2. 用药以后出现	+2	-1	0
3. 停药后是否减轻	+2	0	0
4. 再次给药是否重现	+2	-1	0
5. 能否用其他原因解释	-1	+2	0
6. 给安慰剂是否重现	-1	+1	0
7. 血液浓度是否达中毒水平	+1	0	0
8. 增减剂量,反应是否改变	+1	0	0
9. 过去是否有该药反应史	+1	0	0
10. 无客观证据	+1	0	0

注:肯定,≥9 分;很可能,5~8 分;可能,1~4 分;可疑,≤0 分

　　我国原卫生部 ADR 中心推荐的评分法(1994 年版)根据对以下 5 个问题的回答来进行评价:①开始用药时间和不良反应出现的时间有无合理的先后关系? ②所怀疑的不良反应是否符合该药品已知不良反应的类型? ③所怀疑的不良反应是否可用并用的作用、患者的临床状态或其他疗法的影响来解释? ④停药或减量后,反应是否减轻或消失? ⑤再次接触可疑药品是否再次出现同样的反应? 根据这些原则分 5 个级别来判断药物与不良事件的因果关系。

　　(1)肯定　用药以来的时间顺序是合理的。该反应与已知的药品不良反应相符合,停药后反应停止,重新用药,反应再现。

　　(2)很可能　时间顺序合理。该反应与已知的药品不良反应相符合,停药后反应停止,无法用患者疾病来合理解释。

　　(3)可能　时间顺序合理。与已知药品不良反应符合,患者疾病或其他治疗也可造成这样的结果。

　　(4)条件　时间顺序合理。与已知药品不良反应相符合,不能合理地以患者疾病来解释。

　　(5)可疑　不符合上述各项标准。

第二节　药源性疾病

一、药源性疾病的诊断与处理

　　1. 药源性疾病的诊断　药源性疾病是由于使用药物引起的,发生于用药后。因此用药种类、用药时间与发病时间的关系对于诊断有重要意义。患者的病史和用药史、临床表

现、生化检验及病理学检查等资料都是诊断依据。诊断的基础是药物不良反应因果关系判断,如果因果关系判断符合肯定或很可能者,一般即可诊断为药源性疾病。但药源性疾病的诊断还要注重考虑损伤脏器或组织的证据。如肝损伤时的谷丙氨基转移酶升高值,药物变态反应可通过皮肤药敏反应、抗体检测、淋巴细胞转换试验、巨噬细胞移行抑制试验、嗜碱性粒细胞脱颗粒试验等帮助诊断。在诊断中,要考虑排除药物以外的其他因素造成的假象,诸如原有疾病的发展,或原先手术或诊断操作的后果引起的可能性。

2.药源性疾病的处理原则　①及时停药,去除病因;②加强排泄,延缓吸收;③及时拮抗,消除症状;④过敏反应,积极处理;⑤器官受损,对症治疗。首先是停止应用可疑药物甚至所有药物,这样不但可及时终止致病药物继续损害机体,而且有助于诊断。停药后,临床症状减轻或缓解可以提示疾病的药源性。以后根据病情采取治疗对策。由于药源性疾病的过程有其自限性,停药后无须特殊处理,待体内药物消除后即可缓解。症状严重时须进行对症治疗。如致病药物已明确,可选用特异性拮抗药。若是药物变态反应,应将致病药物记录在册并告知患者,防止以后再度发生。

二、重要脏器的药源性疾病

(一) 药源性肝病

肝脏是人体的主要代谢器官,在药物代谢过程中,有些药物会损害肝脏。药源性肝脏疾病(drug-induced liver disease,药肝)是指治疗剂量的药物引起肝脏损害。临床上可分为剂量依赖型和非剂量依赖性药肝,前者肝损伤与剂量有关,后者与药物剂量的关系不密切。常见的药源性肝病有以下几种。

1.中毒性肝病　常见的药源性肝病是由于药物或其代谢物对肝细胞的直接损伤所致。甲氨蝶呤、环磷酰胺、异烟肼、四环素、硫酸亚铁、锑剂等可引起。阿司匹林一般不具肝毒性,近年来由于应用广泛,已发现肝损伤,多为可逆性肝损伤。对乙酰氨基酚服用剂量超过 13 g 可致肝坏死。

2.胆汁淤积性肝病　是由于药物或其代谢物对肝细胞等胆汁排泄器产生破坏,并影响胆汁分泌与排泄,因而诱发胆汁淤积。有些药物性胆汁淤积与免疫反应有关。氯丙嗪、红霉素、氯米帕明、磺胺类、甲苯磺丁脲、硫氧嘧啶类、灰黄霉素、噻苯哒唑和硝氯酚等药物均可引起胆汁淤积性肝病。

3.病毒性肝炎样肝病　许多药物引起急性肝损伤或急性胆汁淤积的临床表现与急性病毒性肝炎相似,如发热、皮疹、嗜酸性粒细胞增多等,肝细胞出现弥漫性退行性变化和坏死,严重者可以致死。

(二) 药源性肾病

肾脏由于解剖和生理上的特点,易受药物毒副作用的影响。肾血流灌注较多,通过肾脏药物的量亦相对较多;肾脏毛细血管极为丰富,抗原抗体复合物易沉积;肾小管的重吸收机制使肾髓质和乳头部药物浓度显著升高;肾小管液 pH 值的改变影响某些药物的溶解度,使其在肾内沉积。这些因素均可造成肾脏损害。药源性肾病的临床类型及相关药物见表6-3。

表6-3　药源性肾病的临床类型及相关药物

临床类型	肾损害机制	相关药物
1. 肾功能障碍	影响肾小球功能、肾血流量减少，肾小球滤过率降低	非甾体类抗炎药、硝普钠、心钠素、白细胞介素-2、普萘洛尔、卡托普利、两性霉素 B、环孢素
2. 肾小球肾炎与肾病综合征	(1)影响肾小管功能：引起肾前性氮质血症四环素类肾小管重吸收、浓缩功能障碍	两性霉素 B、秋水仙碱、格列苯脲、环磷酰胺、长春新碱、锂盐
	(2)急性肾小管坏死：肾小管细胞变性坏死	氨基糖苷类、多黏菌素、头孢噻啶、X射线造影剂、顺铂
	(3)渗透性肾病：肾小管细胞肿胀及空泡形成	甘露醇、低分子右旋糖酐
	(4)肾血管性损害：肾微血管收缩、栓塞、脉管炎	环孢素、丝裂霉素 C、磺胺类、别嘌呤醇、卡马西平、链激酶
	(5)肾间质损害：肾间质水肿、炎症细胞浸润	青霉素类、头孢菌素类、磺胺类
	(6)梗阻性损害：蛋白尿、结晶、结石形成	磺胺类、乙酰唑胺、维生素 D、噻嗪类、6-巯嘌呤、6-氨基己酸、氨甲苯酸
	(7)免疫反应	青霉胺、丙磺舒、卡托普利、非甾体类抗炎药、利福平、甲巯咪唑、华法林、可乐定、造影剂、生物制品
3. 狼疮性肾炎	自身抗体产生	肼屈嗪、普鲁卡因胺、氯丙嗪
4. 肾乳头坏死与慢性间质性肾炎	肾间质炎症细胞浸润、肾小管萎缩、广泛肾乳头坏死	非那西汀、复方阿司匹林
5. 血尿结晶、结石形成、凝血障碍	结晶、结石形成、凝血障碍	环磷酰胺、氮芥、避孕药、抗凝血药

（三）药源性心血管疾病

在药源性疾病中常见，尽管许多药物的致病机制尚不十分清楚，但由于其对机体危害性大，已引起临床的高度重视。药源性心脏病的发病因素是多方面的，既有药物方面的原因，也有机体方面的原因，往往是药物与机体相互作用的结果。

1. 药源性心力衰竭　由于药物直接或间接心脏毒性，引起心肌收缩力减弱，心不能排出足够血量致周围组织灌注不足及肺循环或体循环静脉瘀血的一组症候群，称药源性心力衰竭。药源性心力衰竭多发生在原有心脏病的患者，既可表现为急性左心力衰竭，亦可表现为充血性心力衰竭。临床特点为发病急、进展快、死亡率高。必须及时识别和处理。主要相关药物如下。①抗心律失常药：异丙吡胺、奎尼丁、普萘洛尔、胺碘酮、硝苯地平、维拉帕米等；②抗肿瘤药：阿霉素、环磷酰胺、氟尿嘧啶等；③抗高血压药：哌唑嗪、卡托普利等突然停用;④拟肾上腺素药:肾上腺素、去甲肾上腺素、异丙肾上腺素等大量或长期应用;⑤抗精神病药:氯丙嗪、碳酸锂、三环类抗抑郁药等;⑥其他:西咪替丁、氯喹、依米丁、干扰素等。

2.药源性心律失常　药源性心律失常临床可表现为快速性也可是慢性心律失常,心电图变化各种各样。药源性心律失常发生的机制主要如下:①药物引起心肌损伤,相关药物主要有阿霉素、柔红霉素、依米丁、氯喹、酒石酸锑钾、吩噻嗪类抗精神病药物、三环类抗抑郁药等;②药物引起心肌电生理异常,主要有抗心律失常药物、洋地黄类药物;③作用于自主神经系统,肾上腺素受体激动药、胆碱能受体阻断药;④中药也可引起心律失常,中药有川乌、草乌、附子、细辛、蟾酥、三七等;中成药主要有六神丸、云南白药、舒筋活血丸等;中药引起心律失常可通过直接损害心肌,也可通过影响自主神经机制产生。

3.药源性心绞痛　用药期间出现心前区剧烈性疼痛,可放射至左肩和上臂等部位,有缺血性心电图改变,停药后缓解或恢复正常。产生的机制主要如下:①增加心肌耗氧量,肾上腺素、异丙肾上腺素、肼屈嗪等;②冠状动脉痉挛,麦角新碱、普萘洛尔等;③冠状动脉窃血现象,双嘧达莫等;④冠状动脉灌注不足,硝普钠、胍乙啶等;⑤药物过敏反应,药物过敏反应产生的活性物质可导致冠状动脉痉挛引起心绞痛发作,或药物变态反应引起的血管炎波及冠状动脉所致。

4.药源性心肌病　药源性心肌病主要有:①允血性心肌病,由药物直接损伤心肌造成,临床表现为心脏扩大、贫血性心力衰竭、各种类型心律失常等,常见致病药物为阿霉素、柔红霉素、环磷酰胺、依米丁、氯喹、锑剂、吩噻嗪类、锂制剂、三环类抗抑郁药等;②过敏性心肌炎,表现主要为胸痛、心悸、呼吸困难、低血压、晕厥等,常由磺胺类、甲基多巴、青霉素、氨苄西林、保泰松、对乙酰氨基酚、吲哚美辛、卡马西平等引起。

5.药源性低血压　药源性低血压临床表现主要为困倦无力、头晕心悸、面色苍白、嗜睡、记忆力减退、手足麻木等。常引起低血压的药物有抗心律失常药、抗心绞痛药、血管扩张药、抗高血压药、抗精神病药、镇痛药及利尿剂等。

(四) 药源性精神神经疾病

药源性精神神经疾病是由各种药物尤其是作用于中枢神经系统药引起的精神神经疾病。

1.药源性精神障碍　表现为类躁狂抑郁状态、类精神分裂症、意识障碍等。可以引起精神障碍的药物主要如下:①中枢神经兴奋药,苯丙胺、哌甲酯、麻黄碱等;②中枢抑制药,镇静催眠药(地西泮、苯巴比妥等)抗组胺类药(苯海拉明、异丙嗪等)镇痛药(吗啡、哌替啶等)等;③抗癫痫药,苯妥英钠、卡马西平等;④麻醉药,乙醚、氯仿、可卡因、普鲁卡因等;⑤抗胆碱药,阿托品、颠茄、东莨菪碱等;⑥内分泌药,肾上腺皮质激素、促肾上腺皮质激素、胰岛素、甲状腺素及抗甲状腺药;⑦抗菌药,异烟肼、喹诺酮类、磺胺类、氯霉素、青霉素类等;⑧抗寄生虫药,阿的平、氯喹、四咪唑等;⑨心血管药,利血平、甲基多巴、肼屈嗪、强心苷类、β受体阻断药;⑩其他药物,避孕药、抗肿瘤药等。

2.药源性周围神经炎　药物引起的末梢神经炎,是肢体远端的多发性神经损害,主要表现为肢体远端对称性的感觉、运动和自主神经障碍。引起周围神经炎的药物很多,常见的有氯霉素、链霉素、戒酒硫、乙胺丁醇、金制剂、异烟肼、阿糖胞苷、长春新碱、秋水仙碱、普萘洛尔、醚醇硝唑、呋喃唑酮、呋喃西林、磺胺类、氟喹诺酮类、甲硝唑、哌克西林、格鲁米特、甲基麦角酸、肼苯哒嗪、甲喹酮、吲哚美辛、胺碘酮、保泰松、甲巯咪唑、丙米嗪、氨苯砜、依米丁、氯喹等。

3.药源性锥体外系疾病　药物引起锥体外系反应比较常见,主要有帕金森综合征(震颤麻痹综合征)、急性肌张力障碍及迟发性运动障碍。多由吩噻嗪类、丁酰苯类、利血平、胃复安等引起。

4.药源性颅内压增高综合征　是一种没有局灶症状、意识变化及精神障碍,在神经系统检查中除有视盘水肿及视觉障碍、婴幼儿前囟隆起外,没有其他神经系统阳性体征,是脑脊液检查正常、发展缓慢、可自行缓解的综合征。能使颅内压升高的药物有喹诺酮类抗菌药(萘啶酸、诺氟沙星、环丙沙星等)、庆大霉素、四环素、维生素 A 等。肾上腺皮质激素在治疗过程中停服或减量时,也会出现。

5.药源性癫痫　可引起药源性癫痫的药物主要有氯丙嗪、氟哌啶醇、多塞平、米帕明、喹诺酮类抗菌药、抗肿瘤药(塞替派、甲氨蝶呤、卡氮芥等)、脑细胞生长因子等。

（五）药源性血液病

1.药源性再生障碍性贫血　药源性再生障碍性贫血(简称再障)系由药物引起的红骨髓总容量减少,造血功能衰竭,并以全血细胞减少为主要表现的一组综合征。可引起再障的药物主要有抗生素类(氯霉素)、解热镇痛抗炎药(保泰松)、抗肿瘤药(卡氮芥、环磷酰胺、甲氨蝶呤、阿糖胞苷、阿霉素等)、磺胺类、某些中药(牛黄解毒片、柴胡等)等。

2.药源性巨幼红细胞性贫血　主要表现为大细胞性贫血,血液内出现巨幼红细胞系列。主要致病药物有抗癫痫药(苯妥英钠、苯巴比妥、扑痫酮)、抗肿瘤药(甲氨蝶呤等)、抗菌和抗寄生虫药(乙胺嘧啶、甲氧苄啶、对氨基水杨酸)等,苯乙哌啶、口服避孕药、保泰松等偶可引起巨幼红细胞性贫血。

3.药源性溶血性贫血　药源性溶血性贫血可分为免疫性溶血性贫血和在红细胞葡萄糖-6-磷酸脱氢酶(G-6-PD)缺乏患者发生的溶血性贫血。引起免疫性溶血性贫血的主要药物有抗菌药(青霉素、链霉素、庆大霉素、磺胺类、利福平等)、甲基多巴、奎尼丁、解热镇痛药等。引起在 G-6-PD 缺乏患者发生的溶血性贫血的药物主要有解热镇痛药、抗疟药、磺胺类药、砜类等。

4.药源性高铁血红蛋白血症　药源性高铁血红蛋白血症发病急慢不定,症状以轻症居多。可诱发高铁血红蛋白血症的主要药物有硝酸甘油、利多卡因、非那西汀、伯氨喹、维生素 K、高锰酸钾等。

5.药源性血小板减少症　多数起病急,轻者仅表现为皮肤瘀点或瘀斑和黏膜出血,或仅有血小板减少而无出血。重者可有黑便、血尿和阴道出血等,出血严重时可致贫血。引起血小板减少的药物主要有抗菌药(复方新诺明、甲氧苄啶、氯霉素等),解热镇痛药(阿司匹林、保泰松、非那西汀、吲哚美辛等)、利尿药、抗糖尿病药、抗癫痫药等。

6.药源性白细胞减少症　周围血白细胞计数低于 $4 \times 10^9/L$ 者称白细胞减少症,其中主要是粒细胞减少。当粒细胞数低于 $1.5 \times 10^9/L$ 为粒细胞减少症,当粒细胞数低于 $0.5 \times 10^9/L$ 甚或完全缺如时为粒细胞缺乏症。许多药物通过抑制细胞分裂或通过免疫反应引起白细胞减少或粒细胞缺乏,主要有各类抗癌药物、吩噻嗪类、抗抑郁药、抗甲状腺药、磺胺类、抗生素、抗癫痫药等。

7. 药源性白血病　指长期应用某种药物治疗疾病时诱发的白血病,临床上多见于 40 岁以上患者,常为急性非淋巴细胞白血病。常见致病药物为所有抗肿瘤药、抗菌药(复方新诺明、氯霉素)、解热镇痛药、抗癫痫药(苯妥英钠)及乙双吗啉等。

（六）药源性胃肠道疾病

1. 药源性腹泻　又称药源性肠炎。引起腹泻的药物很多,以抗生素诱发率最高,广谱抗生素引起腹泻的概率为窄谱抗生素的 10～70 倍。抗生素引起的腹泻主要有三种类型:①假膜性肠炎,广谱抗生素居多,林可霉素发生率也比较高;②急性出血性肠炎,诱发药物多系半合成青霉素;③脂肪痢,氨基糖苷类抗生素等引起。非抗生素类药物(抗肿瘤药、西咪替丁、解热镇痛药)也可引起腹泻。

2. 药源性溃疡及胃肠穿孔　肾上腺皮质激素类药、解热镇痛药及抗肿瘤药等药易诱发或加重溃疡,严重时造成胃肠穿孔。胃肠穿孔常伴有消化性溃疡、便血、腹痛等。穿孔后胃肠内容物漏入腹腔内,引起腹膜炎。

3. 药源性上消化道出血　由于药物直接损伤上消化道黏膜,引起糜烂、溃疡等病变,或由于药物加重上消化道原有病变导致呕血、便血等,统称为药源性上消化道出血。在上消化道出血的各种病因中药物引起者高达 10%～20%。虽然任何能引起消化性溃疡的药物均可导致药源性上消化道出血,但最常见的致病药物为肾上腺皮质激素、解热镇痛药及抗肿瘤药。

4. 药源性便血　药物引起的消化道出血自肛门排出体外,称为药源性便血。便血的颜色与出血的部位、在消化道内停留的时间、出血量的多少有关。上消化道出血排柏油样便、下消化道出血排红色便。根据出血量多少,可表现为显性便血(肉眼能看到)和隐性便血(肉眼看不到,但潜血实验阳性)。常见致病药物有解热镇痛药(阿司匹林等)、大环内酯类抗生素(红霉素等)、雌激素、消痔灵及某些中药等。

5. 药源性肠梗阻　临床用药过程中,由于药物不良反应引起肠道器质性或功能性损害,致肠内容物的运行受阻,不能顺利通过肠道,称为药源性肠梗阻。器质性损害有黏膜溃烂、肠腔狭窄等,功能性损害可有肠管痉挛、麻痹等。常见致病药物有解热镇痛药、抗肿瘤药、抗精神病药、M 受体阻断药等。

（七）药源性呼吸系统疾病

1. 药源性肺炎　随着新药的不断问世,药源性肺炎的发病率也在增加。①弥漫性间质性肺炎(肺纤维化):主要致病药物有抗肿瘤药(博莱霉素、环磷酰胺、甲氨蝶呤等)、降压利尿药、某些抗菌药(柳氮磺胺吡啶、呋喃坦啶等)、抗心律失常药(胺碘酮、普鲁卡因胺)、金制剂等;②吸入性肺炎:主要致病药有吸入剂(色苷酸二钠)、油剂(液体石蜡、鱼肝油、碘油等吸入),镇静剂应用后引起食物和分泌物吸入,也可造成吸入性肺炎;③过敏性肺炎:能够引起过敏反应的药物均可引起过敏性肺炎;④系统性红斑狼疮性肺炎:普鲁卡因胺、肼屈嗪等可引起系统性红斑狼疮性肺炎;⑤两重感染:主要由长期应用免疫抑制药物(肾上腺皮质激素、抗肿瘤药)和广谱抗生素引起。

2. 药源性哮喘　无哮喘史的患者应用某些药物引起哮喘,或支气管哮喘患者因应用某些药物诱发哮喘或使哮喘加重,统称药源性哮喘。药源性哮喘以解热镇痛药、抗菌药(青霉素、林可霉素等)、β受体阻断药、含碘药物等易引起,平喘药(色苷酸二钠、肾上腺皮质激素等)也可引起哮喘。

3. 药源性呼吸衰竭　指引起呼吸中枢或呼吸器官的病变导致通气和换气功能障碍,出现缺氧和二氧化碳潴留的临床表现即药源性呼吸衰竭。药源性呼吸衰竭多属急性。主要致病药物有镇痛药、骨骼肌松弛药、全身麻醉药、抗惊厥药、氨基糖苷类抗生素等。

(八)药源性运动系统疾病

1. 药源性骨质疏松症　药物引起单位体积内骨量减少、骨皮质和骨小梁变薄、骨组织显微结构异常、容易骨折即药源性骨质疏松症。主要致病药有肾上腺皮质激素类药、肝素等。

2. 药源性佝偻病和骨软化症　由药物引起新生骨有机质不能正常钙化所致。发生于儿童称佝偻病,发生于成人称骨软化症。糖皮质激素、消胆胺、含Al^{3+}或Mg^{2+}药物等可致骨质脱钙;氟喹诺酮类抗菌药可损害幼儿的骨关节软骨。主要致病药有抗癫痫药(苯妥英钠、苯巴比妥等)、肾上腺皮质激素类药、矿物油、酚酞、消胆胺、氢氧化铝等。

3. 药源性关节损伤　局部症状为关节疼痛,可为钝痛、酸痛或剧痛,关节部位炎症轻微。主要致病药物有氟喹诺酮类、哌唑嗪、左旋咪唑、干扰素、青霉素、硫氧嘧啶类、右旋糖酐铁等。

4. 药源性骨骼肌损伤　表现为肌肉疼痛、无力、动作困难、肌肉萎缩、震颤等。主要致病药物有氯喹、氯贝丁酯、哌唑嗪、普萘洛尔、胺碘酮、肾上腺皮质激素、琥珀胆碱、螺内酯、庆大霉素、氨苄西林等。

(九)药源性代谢及水电解质紊乱

1. 药源性糖尿病　指临床应用某些药物时,非糖尿病患者多次空腹血糖≥7.8 mmol/L,伴或不伴有糖尿病的临床症状。临床已经控制的糖尿病患者用药后病情恶化,也称为药源性糖尿病。主要致病药物有肾上腺皮质激素类药、噻嗪类利尿药、降压药(二氮嗪、硝苯地平、可乐定、胍乙啶)、雌激素和口服避孕药、甲状腺素等。

2. 药源性低血糖　由药物引起的血糖浓度<2.78 mmol/L所致的交感神经过度兴奋或脑功能障碍等临床症候群称为药源性低血糖。主要致病药物有胰岛素、磺酰脲类、双胍类、普萘洛尔等,阿司匹林、水杨酸钠、丙戊酸钠、异丙吡胺、甲基多巴、可乐定等也可引起低血糖。

3. 药源性尿崩症　药源性尿崩症是指由某些药物导致抗利尿激素不足(中枢性尿崩症)或肾小管细胞对抗利尿激素不敏感(肾性尿崩症)而引起的症候群,主要表现为多尿、烦渴、低比重尿和低渗尿。引起中枢性尿崩症的药物主要是乙醇、阿托品、α受体激动剂、苯妥英钠、可乐定、氢化可的松等,引起肾性尿崩症的药物主要是阿米卡星、锂盐等。

4. 药源性高脂血症　血脂包括胆固醇、三酰甘油、磷脂和游离脂肪酸。血浆脂质超过正常高限为高脂血症。常引起高脂血症的药物有β受体阻断药(普萘洛尔、安替洛尔、美托洛尔等)、抗高血压药、利尿药、雌激素等。

5. 药源性低钾血症　引起低钾血症的药物主要有排钾利尿药、渗透性利尿剂、抗菌药、肾上腺皮质激素、胰岛素等。长期应用排钾利尿药、肾上腺皮质激素、生胃酮等通过对肾的作用,促进钾的排泄;渗透性利尿剂、抗菌药(氨基糖苷类、第一代头孢菌素、多黏菌素、两性霉素 B 等)对肾小管细胞的毒性作用或细胞的能量代谢而影响钾的吸收,促进钾排泄;胰岛素促进钾离子向细胞内转移,造成低血钾。

6. 药源性高钾血症 凡由药物或药物相互作用引起患者血清钾浓度>5.6 mmol/L,并伴有一系列症状和体征者称药源性高钾血症。可引起高钾血症的药物主要有钾盐、库存血液、留钾利尿剂(螺内酯、氨苯蝶啶等)、环孢素、血管紧张素 I 转换酶抑制剂(卡托普利等)、解热镇痛药(保泰松等)、肝素、碳酸锂、β 受体阻断药、琥珀胆碱、精氨酸等。

7. 药源性低镁血症 由于用药使成人血清<0.7 mmol/L,出现肌肉兴奋性极度增强,伴低钾、低钙等一系列症状,称为药源性低镁血症。可引起低血镁的主要药物为利尿剂(呋塞米、依他尼酸、氢氯噻嗪等)、洋地黄类(地高辛、西地兰等)、抗生素类(庆大霉素、卷曲霉素等)、胰岛素、肾上腺皮质激素、氯化铵等。

8. 药源性低钙血症 药源性低钙血症是指因药物治疗引起血钙降低所致的以神经肌肉兴奋性增高为主要表现的临床综合征。引起低钙的主要药物有抗菌药物(新霉素、庆大霉素、卷曲霉素等)、抗惊厥药、激素类(肾上腺皮质激素、降钙素、胰岛素)、利尿剂(呋塞米、依他尼酸、氨苯蝶啶等)、洋地黄类(地高辛、西地兰等)、络合剂、缓泻剂等。

(十)药源性变态反应

1. 药源性 I 型变态反应 又称速发型反应,表现为过敏性休克、支气管哮喘、荨麻疹、过敏性鼻炎、血管神经性水肿、过敏性紫癜等。主要致病药物有青霉素类、头孢菌素类、氨基糖苷类、胰岛素等。

2. 药源性 II 型变态反应 即细胞毒型反应,表现为白细胞减少症或粒细胞缺乏症、血小板减少症、溶血性贫血、急性间质性肺炎、狼疮综合征和肌无力综合征。主要致病药物为青霉素类、甲基多巴、头孢菌素类、左旋多巴、甲灭酸等。

3. 药源性 III 型变态反应 即免疫复合物型反应,表现为药物热、血清病综合征、全身性脉管炎、血小板减少症和粒细胞缺乏症。常见于磺胺类、疫苗、巴比妥类、口服避孕药等治疗的患者。

4. 药源性 IV 型变态反应 即细胞免疫型或迟发型变态反应。表现为药疹、急性胆汁淤积综合征、再生障碍性贫血和脑炎脑病综合征,常见于磺胺类、四环素、青霉素等治疗的患者。

(十一)其他药源性疾病

1. 药源性肿瘤 有些药物可导致肿瘤的产生。①解热镇痛药:安乃近与亚硝酸盐反应可生成一种亚硝胺,可引起肝、食管部位的肿瘤;非那西汀大量应用会诱发肾盂癌;氨基比林与亚硝酸盐反应生成二甲基亚硝胺,可引起肝癌、肝血管内皮瘤、肾癌、食管癌等;保泰松可致白血病。②激素类药物:雄性激素、雌性激素药物可致原发性肝癌,己烯雌酚在孕期用药导致女儿20岁以前患阴道腺癌,氯米芬可致卵巢癌,长期口服避孕药可导致乳腺癌。③抗肿瘤药:大部分抗肿瘤药对细胞活动都有影响,可能造成细胞的癌变。④抗组胺药:氯雷他定和阿司咪唑可促进黑色素瘤和纤维肉瘤的生长。⑤免疫抑制药:器官移植患者接受环孢素治疗后,可发生肿瘤,发生率比一般人群高30倍,以淋巴瘤、皮肤肿瘤为多见。

2. **药源性猝死** 药源性猝死系指原来病情稳定或缓解,甚至是身体状况良好的情况下,在用药物进行预防、诊断、治疗过程中不良反应而导致死亡。其发病突然、病情严重、猝不及防。引起药源性猝死的原因如下:①药源性过敏性休克,青霉素、链霉素、普鲁卡因等;②药源性严重心律失常,抗心律失常药(奎尼丁、普鲁卡因胺、胺碘酮等)、吩噻嗪类、三环类抗抑郁药等;③药源性呼吸衰竭,氯胺酮、地西泮、氯丙嗪、吗啡等;④药物中毒,滴鼻净、洋地黄类、乌头碱等;⑤其他,六神丸致急性喉梗阻、阿苯哒唑治疗脑囊虫病颅内压升高、蝮蛇抗栓酶致脑出血等可导致猝死。

3. **药源性耳聋** 药物引起的听觉系统功能障碍所致的听力减退,称为药源性耳聋。轻者表现为耳鸣或重听,严重者可导致永久性耳聋。主要致病药物有氨基糖苷类抗生素、高效能利尿药、解热镇痛药、抗心律失常药(奎尼丁、胺碘酮等)、免疫抑制药(乙双吗啉)、抗肿瘤药(顺铂)等。

4. **药源性感染** 由于药物的原因而引起原发性感染,或使原发感染加重,或使已静止的感染重新活动起来,可有病毒感染和细菌感染。药源性病毒感染主要有水痘、带状疱疹、单纯疱疹、心肌炎等;药物可使这些病变扩散,病情加重。药源性细菌感染主要有金黄色葡萄球菌、难辨梭状芽孢杆菌所致的假膜性肠炎,白念珠菌引起的真菌病,结核杆菌引起的结核病等。引起这些感染的主要药物有肾上腺糖皮质激素、广谱抗生素、免疫抑制药等。

◎小 结

药物不良反应根据Davis分类法分为A、B两类。A型不良反应是药物固有作用增强和持续发展的结果,可通过吸收、分布、与血浆蛋白质结合、生物转化及排泄等方面异常原因而引起,也可由于靶器官对药物敏感性增强所致;B型药物不良反应是药物出现的与原有药理作用完全不同的异常反应,主要由机体异常(变态反应、遗传缺陷等)引起。药物不良反应监测分为两大系统即自发呈报系统和医院集中监测系统。监测范围是:①有关新药任何可疑的不良反应;②明显影响患者治疗的不良反应,即可能危及生命,可能致残,导致住院时间延长;③特殊群体用药,即老年人、儿童、孕产妇;④罕见或尚未报道过的不良反应;⑤药物相互作用所致的不良反应。监测方法有个例报告、综合分析、记录联结、回顾性病例对照研究、前瞻性队列调查研究等。

药源性疾病是一类由于药物为致病因子,引起人体功能异常或组织结构的损害并且具有相应临床过程的症候群。前者主要指用药后产生的某种反应,而后者强调组织、器官或系统损害。药源性疾病的处理原则:①停止使用可疑药物;②对症处理;③促进药物排出体外;④使用特异性拮抗剂。

◎**思考题**

1. 简述药物不良反应的 Davis 分类及各类型的特点。
2. 简述药物不良反应的发生机制。
3. 药物不良反应有哪些危害？
4. 药物不良反应监测的范围及其意义？
5. 如何判断药物与不良反应间的因果关系？
6. 简述药源性疾病的诊断及如何处理。
7. 简述 ADR 与 DID 的异同。

（南阳医学高等专科学校药学系　冯　欣）

第七章 小儿临床用药

小儿时期是人生的基础阶段,它包括新生儿期、婴儿期、幼儿期、学龄前期、学龄期、少年期等生长阶段。2012 年全国 1% 人口抽样调查结果表明,我国 1～14 岁人口数量为 2.24亿,占全国总人口 16.50%。小儿处于生长发育阶段,具有特殊的生理特点,机体各系统、各器官的功能尚不完善,环境因素对机体的影响非常明显,感染性及其他后天性疾病也容易发生,这个时期的发病率和死亡率都远远超过成人时期。为保证安全、合理用药,应依据小儿身体的特殊性及小儿体内的药动学和药效学特点来指导用药。

第一节 小儿的药动学特点

小儿在机体各系统、各器官功能等方面都处于发育时期,且随着年龄增长趋向成熟。因此,大多数药物的药动学特点与成人相比有明显差别。临床上,小儿 3～6 个月时在药动学上接近新生儿,6 个月以后接近成人水平。但是,小儿时期易受多种内在和外界因素的影响,即使相同年龄段的小儿之间,药动学亦会有差异。总体来讲,小儿的药动学在不同年龄段之间有明显差异,其代谢和排泄药物的能力随年龄的增长而不断增强。

一、吸收特点

药物吸收是指药物由用药部位进入体循环的转运过程。影响药物吸收的因素包括给药途径、药物的理化性质及药剂的配方等。与成人相比,新生儿体表面积相对较大;胃黏膜尚未发育完全且泌酸量少,胃排空时间较长;皮肤角化层薄,局部用药透皮吸收快而多;生理的特殊性决定了小儿对药物的吸收与成人的差异性,临床上要根据小儿的年龄、疾病及病情选择给药途径、药物剂型和用药次数,以保证药效和尽量减少药物不良反应。

（一）口服给药

药物口服主要受胃肠道 pH 值、胃排空时间、吸收面积及药物的理化性质等因素的影响。新生儿和婴幼儿胃酸过低或缺乏,刚出生的新生儿胃中含有碱性羊水,胃液为中性,随年龄的增长胃酸分泌逐渐增加,胃液 pH 值降低,至 2～3 岁基本达到成人水平,胃酸分泌较少,消化道面积与体重比相对成人大,胃内 pH 值相对较高,青霉素 G、氨苄西林、萘夫西林等药物解离型减少,生物利用度高;苯妥英钠、苯巴比妥、利福平、维生素 B_2 等药物解离型增加,生物利用度低。此外,新生儿胆汁分泌较少,脂肪消化能力不足,脂溶性药物吸收较差。影响小儿药物吸收的肠道因素主要是小肠吸收面积,处方上的剂量要综合考虑吸收面积与年龄之间的关系。此外,小儿肠蠕动较慢且不规则、胃肠壁薄、黏膜血管丰富、通透性高,甲氧苄啶、安定等药物吸收增加,而庆大霉素、苯妥英钠、苯巴比妥等药物吸收减少。

（二）静脉给药

静脉滴注是常用的临床给药方式,其优点是药物直接进入循环系统,有效控制血药浓度。但是小儿各个系统、器官尚未发育完全,静脉给药容易引起各种药物不良反应。因此,病情较轻时尽量采取口服给药,病情较重时则考虑静脉给药。

（三）其他给药方式

1.肛门给药　此给药方法可以避免小儿吃药困难和因此而产生的抵触,操作相对简单,药物吸收吸收充分且速度快,适应于各种液体药剂或者中药煎剂的给药,尤其是脂溶性药物。但是,由于不同药物在直肠的存留时间和直肠血流量存在个体差异,造成药物的吸收程度有较大差异。肛门用药时,须根据药物的理化性质、小儿的年龄差异及个体差异谨慎使用。

2.经皮肤黏膜给药　小儿皮肤角质层薄,药物局部外用可能因吸收较多而引起药物不良反应。如应用氨基糖苷类抗生素预防小儿烧伤感染易导致耳聋;阿托品滴眼液可致严重全身反应;若皮肤或黏膜有炎症或创伤时,会进一步加大外用药物的吸收率。

二、分布特点

药物分布是指药物进入血液后,随血液分布到机体各组织中,在靶组织发挥药效作用。药物分布是一个可逆过程,影响药物分布的因素包括机体构成、血浆蛋白结合率、药物的脂溶性、生理性屏障、组织血流速率等。

（一）机体构成

小儿,尤其是新生儿和婴幼儿,机体组织中水分的比例较成人高,正常成人为60%,而新生儿则高达85%以上,由于新生儿细胞内液含量少,药物在细胞内浓度比成人高,水溶性药物可快速输送到靶细胞;同时小儿脂肪含量少,使脂溶性药物分布容积降低,血浆中药物浓度升高,易致药物中毒。脂溶性药物游离量较高,易发生中毒;新生儿的血浆蛋白与药物的结合率低,药物游离型比重大,浓度高,易发生中毒。

（二）血浆蛋白结合率

在体内只有游离型药物才有药理活性,吸收后药物的与血浆蛋白可逆性结合,使药物暂时失去药理活性。小儿的血浆蛋白结合率较成人低,主要有以下几个原因:①血浆蛋白浓度低,清蛋白对血浆蛋白结合率影响较大,出生后6个月清蛋白的水平较低,1岁时可达成人水平;②蛋白与药物的亲和力低,易造成血中游离型药物浓度升高;③血液 pH 值较低,机体血浆蛋白与药物结合的最佳内环境 pH 值7.35~7.45,由于小儿动脉导管尚未完全关闭、动-静脉短路的存在,导致血浆 pH 值7.30~7.35,影响血浆蛋白与药物结合;④血浆中存在竞争抑制物,来自母体的胆红素、游离脂肪酸和激素竞争性抑制药物与血浆蛋白的结合,使血浆及组织中游离型药物浓度升高,药物血浆蛋白结合率降低。

（三）血脑屏障

小儿在酸中毒、缺氧、低血糖和脑膜炎等病理状况,可使血脑屏障开放或通透性增加,药物较易进入脑组织。早产儿容易血脑屏障发育不完善,多种药物如镇静催眠药、镇痛药、全身麻醉药、四环素类抗生素等易穿过血脑屏障,作用增强,这是新生儿、婴幼儿较易出现中枢神经系统反应的重要机制之一。

三、代谢特点

药物代谢指药物在体内多种药物代谢酶的作用下,药物结构发生改变的过程。药物代谢的主要器官是肝脏,药物代谢速度取决于肝酶系统的代谢能力,新生儿酶系统发育尚未完善,某些药物的代谢酶分泌量少,活性低,药物清除率下降,易造成药物在体内的蓄积而引起严重的不良反应。新生儿药物代谢的主要器官是肝脏,新生儿体内肝微粒体发育不完全,尤其是混合功能氧化酶(主要是细胞色素 P450 和结合酶)缺乏,药物的氧化作用降低,苯巴比妥、地西泮、苯妥英钠、利多卡因等代谢率下降。此外,由于还原能力差,氢化可的松酮基被还原成醇减少,故大多以氢化可的松原形排泄。

新生儿体内葡萄糖醛酸转移酶不足,与葡萄糖醛酸结合代谢的药物如氯霉素、吲哚美辛、水杨酸盐等代谢率均低,药物的清除半衰期延长,毒副作用增多。葡萄糖醛酸结合酶不足是磺胺引起新生儿核黄疸的原因之一,磺胺和生理性溶血产生的大量游离胆红素与葡萄糖醛酸竞争结合,以致结合胆红素形成受阻而诱发核黄疸。

新生儿药物代谢较慢,但由于同时存在的低血浆蛋白结合率使血浆游离药物浓度升高,趋向于加速药物代谢。显然,影响小儿药物代谢因素较多,应多方面考虑,综合分析。

四、排泄特点

药物排泄是指药物从体内排出体外的过程。肾脏是药物排泄的主要器官,胆道、肠、肺可排泄少量药物。小儿肾小球滤过率和肾小管分泌功能发育不全,新生儿肾小球滤过率为成人的 20% ~40%,出生 6 个月时肾小球滤过率为成人的 70%,1 岁时可达到成人水平。新生儿肾小管分泌和重吸收的作用为成人的 20% ~30%,约在 6 个月时达到成人的水平。

由于肾功能不足,新生儿和婴幼儿对酸、碱与水盐代谢调节能力差,应用利尿剂时,易出现酸碱及水盐平衡失调。表 7-1 列出了某些药物婴儿、儿童与成人的半衰期比较。

表 7-1　婴儿、儿童与成人药物半衰期的比较

药物	半衰期(h)		
	婴儿	儿童	成人
庆大霉素	3 ~6	1 ~3	1 ~2.50
地高辛	35 ~88	/	30 ~60
茶碱	24 ~36	2.30 ~4.50	3 ~9
对乙酰氨基酚	49	4.50	3.60
苯妥英钠	25 ~100	10 ~20	12 ~18

小儿与成人的药动学特点存在明显差异,肝代谢和肾排泄药物的能力较差。有些药物主要经肝代谢、灭活和消除,有些药物主要经肾排泄消除,还有一些药物经肝、肾共同发挥作用而消除。

第二节　小儿的药效学特点

小儿的药效学特点与成人基本相似,但由于小儿的生理特点与成人有异,对某些药物反应在不同年龄层次之间与成人有很大差别,用药后可产生某些小儿特有反应,有时不仅表现为量的差异,甚至可能发生质的改变,亦即小儿有其自身的药效学特点。

一、免疫系统及中枢神经系统

(一)免疫系统

新生儿体内有来自母体的一些免疫球蛋白,6个月以后逐渐消失,此时易受微生物感染。此后机体缓慢地产生各种抗体,微生物感染对此有促进作用。常用抗生素杀灭病原体不利于自身抗体的产生,削弱了婴幼儿的抗感染能力,且多种抗生素还具有免疫抑制作用。因此,小儿轻度感染加强护理即可促进其自愈,以少用抗菌药物为宜。变态反应是经过后天接触后获得的异常免疫反应,首次用药不致发生,因此新生儿注射青霉素前无须做过敏皮试。新生儿免疫系统尚未发育成熟,过敏反应发生率较低,但药物过敏反应的首次发生多在幼儿及儿童,且反应较严重,应引起重视。

(二)中枢神经系统

小儿神经系统发育不健全,尤其血脑屏障通透性高,因此中枢神经系统的药物较敏感,这是新生儿、婴幼儿较易出现中枢神经系统反应的重要机制之一。如氯丙嗪和异丙嗪易引起昏睡,阿片类药物易引起呼吸抑制,氨茶碱等中枢兴奋药易引起过度兴奋,苯巴比妥、苯妥英钠和丙戊酸钠易引起智力发育迟缓或记忆障碍。哌嗪类药物易引起肌阵挛和运动失调,氨基糖苷类抗生素、氯喹等易引起第八对脑神经损伤,皮质激素、四环素、维生素A、硫脲类等易引起脑脊液压力增加或形成脑水肿。长期应用中枢抑制剂,可抑制小儿学习及记忆功能,引起儿童智力发育迟缓或障碍。

二、遗传性疾病多见

(一)葡萄糖-6-磷酸脱氢酶缺乏

葡萄糖-6-磷酸脱氢酶缺乏症患者对许多药物如磺胺药、抗疟药、硝基呋喃类抗菌药、对乙酰氨基酚及砜类抗麻风药等可出现溶血反应,且这种反应常较成人严重。许多小儿遗传性缺陷并不表现出来,表面上发育正常,但对某些药物反应异常,这多在小儿期间首次用药时才被发现。还有一些遗传性缺陷,影响药物在体内灭活代谢,易致药物不良反应增多。

(二)其他酶缺乏

如羟化酶不足者对苯妥英钠灭活减慢;乙酰化酶缺乏者对异烟肼灭活缓慢;血胆碱酯

酶缺乏者在应用琥珀胆碱时,可使呼吸肌持久麻痹而发生呼吸停止。

三、水盐、营养物质代谢紊乱

(一)水、盐代谢

新生儿及婴幼儿调节水和电解质代谢的功能较差,对泻药和利尿药特别敏感,易致失水,对某些药物耐受性差可能与此有关。如婴幼儿对铁盐敏感,口服硫酸亚铁 1 g 引起严重中毒反应,2 g 以上可致死,而成人可以耐受 50 g。这是因为可溶性铁盐引起胃肠黏膜损伤,导致大量呕吐、腹泻和胃肠道出血甚至失水、休克。小儿发热常伴有脱水,服用阿司匹林稍过量即可引起呕吐、失水、酸碱平衡紊乱等一系列毒性反应。

小儿钙盐代谢旺盛,易受药物影响。如苯妥英钠可影响钙盐吸收,皮质激素除可影响钙盐吸收外还影响骨质钙盐代谢,同化激素可加速小儿骨骼融合,均能抑制小儿骨骼生长。7 岁以下儿童牙齿和骨骼生长旺盛,四环素能与钙盐形成络合物,可随钙盐沉积于牙齿及骨骼中,使牙齿黄染,影响骨质,使生长发育受抑制。

(二)营养吸收

影响营养物质的药物可通过对小儿的食欲、营养物质的吸收、利用和代谢等影响小儿的营养,如抗胆碱药等可使小儿食欲下降;致泻作用的药物、活性炭等吸附药、广谱抗生素等可影响维生素的吸收;异烟肼可影响维生素 B_6 的作用;抗叶酸药、苯妥英钠、乙胺嘧啶等具有抗叶酸代谢作用。

四、内分泌系统

许多激素和抗激素制剂能扰乱小儿内分泌而影响生长发育。如长期应用糖皮质激素可对抗生长激素,抑制儿童骨成长及蛋白质合成;应用性激素制剂或影响垂体分泌促性腺激素的制剂均可影响性征发育,如人参、蜂王浆等中药均可兴奋垂体分泌促性腺激素,使小儿出现性早熟;苯妥英钠、苯巴比妥可诱导肝微粒体酶而加速维生素 D 代谢,造成缺钙;对氨基水杨酸、磺胺类及保泰松等可抑制甲状腺激素的合成,硫脲类、硫氰化合物均具抗甲状腺作用,地高辛也可导致甲状腺功能低下,这些药物均可通过影响甲状腺功能造成生长发育障碍;氯丙嗪可产生内分泌紊乱,引起儿童生长抑制。

五、其他方面

(一)牙色素沉着

四环素、多西环素、米诺环素等可沉积于骨组织和牙齿,引起永久性色素沉着、牙齿发黄。四环素还可抑制骨的生长发育。故妊娠 4 个月后、哺乳期母亲、8 岁以下的儿童除局部应用于眼科外都应禁用四环素类抗生素。

(二)新生儿黄疸

新生儿黄疸是新生儿未满月(出生 28 d 内)时期,由于胆红素代谢异常,引起血中胆红素水平升高而出现于皮肤、黏膜及巩膜黄疸为特征的病症。

新生儿红细胞内葡萄糖-6-磷酸脱氢酶和谷胱甘肽还原酶不足,且红细胞内高铁血红蛋白还原酶和过氧化氢酶活性低,因此在出生后 2～3 月内使用一些具有氧化作用的药物,如非那西汀、长效磺胺、苯唑卡因、硝酸盐、次硝酸铋等,易致高胆红素血症。新生霉素可抑制葡萄糖醛酸转移酶的活性,从而使胆红素转化受阻;磺胺异噁唑、水杨酸盐、苯甲酸钠可竞争占据白蛋白结合位点,使胆红素与白蛋白的结合减少,游离型胆红素浓度增加,易通过血脑屏障而诱发核黄疸。

第三节　小儿合理用药

小儿尤其是新生儿在机体和器官功能等各方面都处在发育时期,在解剖和生理上特点都在不断变化。因此小儿的药动学和药效学与成人相比有其特点,在用药时必须了解这些特点,严格掌握其适应证、毒性反应及禁忌证,在药物的选择上要考虑疗效高、不良反应少及使用方便等各方面条件。

一、小儿给药剂量的计算

小儿用药剂量一直是儿科治疗工作中既重要又复杂的问题。由于小儿的年龄、体重逐年增加,体质各不相同,用药的适宜剂量也就有较大的差别。同一年龄也可因治疗目的或用药途径的不同而致剂量相差较大,一定要谨慎计算并认真核对。小儿药物剂量计算方法很多,包括按体重、体表面积或年龄等方法计算,目前多采用前两者。

(一) 根据小儿体重计算

多数药物已计算出每千克体重、每日或每次的用量,按已知的体重计算比较方便,对没有测体重的患儿可按下列公式推算:

儿童剂量(每日或每次)＝药量/(kg・次)(或日)×估计体重(kg)

对未测体重的儿童,可按下列公式推算:

6 个月前儿童体重(kg)＝3+月龄×0.6

7～12 个月儿童体重(kg)＝3+月龄×0.5

1 岁以上儿童体重(kg)＝8+年龄×2

如已知成人剂量而不知每千克体重用量时,可将该剂量除以成人体重(按 60 kg 计)即得每千克体重药量,这种计算法对年幼儿童量偏小,年长儿偏高,应根据临床经验做适当调整。

(二) 根据体表面积计算

近年来广为推荐的药物剂量是按儿童体表面积计算,体重在 30 kg 以下者按下式计算:

体表面积(m²)＝0.035(m²/kg)×体重(kg)+0.1(m²)

体重在 30 kg 以上者,则按体重每增加 5 kg,体表面积增加 0.1;或参照下列数字进行药量计算:35 kg 为 1.2 m²;40 kg 为 1.3 m²;45 kg 为 1.4 m²;50 kg 为 1.5 m²。

值得注意的是,在婴幼儿时期对某些药物的剂量按体表面积计算与按体重计算有较大的差别,尤其是新生儿时期差异更加明显。因此,按体表面积计算药量不适于新生儿及小婴儿。结合小儿生理特点及药物的特殊作用,对新生儿及小婴儿用药量应相对减少;应用非剧毒药物或对肝肾无害的药物可稍加量;在婴儿期(不包括新生儿),抗生素及磺胺药用量可稍增加。

（三）根据成人剂量折算

（1）小儿剂量＝成人剂量×儿童剂量(岁)/20

（2）婴儿剂量＝成人剂量×婴儿月龄(月)/150

（3）小儿剂量＝成人剂量×儿童体重(kg)/成人体重(按 60 kg)

（4）小儿剂量＝成人剂量×儿童体表面积(m^2)/1.7

（四）根据药动学参数计算

近年药动学的迅速发展也扩展至儿科用药领域。简言之,其原理是根据血药浓度监测计算出药物的各种药动学参数,如生物利用度、分布容积、半衰期等,用药时再根据这些参数计算出达到有效血药浓度的剂量。如:

$$C=\frac{D \cdot F/\tau}{V_d \cdot K_e}$$

C 为血药浓度;D 为剂量;F 为生物利用度;τ 为给药间隔;V_d 为分布容积;K_e 为消除速率常数。

在应用时同一药物的这些参数在不同生理病理情况下数值不同。具备完整的小儿药动学参数的药物尚不多,且决定剂量的有效血浓度多以成人数值为标准,目前我国血药浓度监测还不普遍,因此,这种计算方法虽较合理,但在应用方面还受一定的限制。

二、小儿用药原则

（一）选择正确的给药途径

给药途径由病情轻重缓急、用药目的及药物本身性质决定。正确的给药途径对确保药物的吸收、发挥作用至关重要。病情较轻时尽量采取口服给药,病情较重时则考虑静脉给药,有明显用药抵触患儿可考虑肛门给药;新生儿和婴幼儿尽量避免皮下注射和肌内注射,经皮肤黏膜给药时要谨防药物不良反应发生。

胃肠道给药是小儿最常用的给药途径。为了小儿服药方便,可将药物制成水剂或乳剂,也可将药片研成粉末,临时混在糖浆、果汁或其他甜香可口的液体中喂服。2～3 岁以上的小儿可及早训练其吞咽药片。特殊情况如患儿处于昏迷状态或拒绝服药而又无法注射时,可由鼻饲胃管滴入或输入,也可由肛门、直肠灌入。对年长儿应用胃管输入法时,应避免患儿反抗时药物被误吸入肺,尤以油类药物(如石蜡油)更应慎重。肛门给药大都用于较大儿童,在婴儿期注入药物容易排出,吸收不佳。

以下几种情况可用胃肠道外给药:①病情严重时;②昏迷或呕吐不能服药时;③患消化道疾病不易吸收药物时,静脉注射容易发生严重不良反应,须加倍警惕。肌内注射较大剂量或注射刺激性药物时,一般由臀大肌的外上方注入,应注意避免损伤坐骨神经,尤其对瘦弱的婴儿更应警惕。气雾疗法也是胃肠道外给药法之一,适用于呼吸道疾患。

（二）选择合适的剂型

治疗小儿疾病时，原则上要求能够口服给药的就不需要进行静脉给药；临床医生可以选用多种口服制剂（如滴剂、混悬剂、咀嚼片和泡腾片等）以改善口感，方便患儿服用；选用缓释制剂可以减少服药次数和服药天数，提高小儿用药依从性。

在服用大药片或胶囊时，将药片研碎或将胶囊开封后给小儿服用，这样给药量既不准确，又可使有些药物在体内急速释放，血药浓度迅速上升；而有些药物如多酶片等系采用胃、肠粉溶片工艺，药片经研碎后，原有的胃、肠粉溶包衣破坏，胰酶在胃酸环境中的活性被减弱，甚至失活，达不到治疗目的。普通药品若制成适合小儿服用的溶液剂，常可能影响药物的稳定性；而许多药品中的辅料也可引起许多的小儿不良反应。

（三）选择合适的剂量

许多药品没有小儿专用剂量，普通常用的方法是由成人剂量来换算，多数仍按年龄、体重或体表面积来计算小儿剂量，这些方法各有其优缺点，可根据具体情况及临床经验适当选用。在联合用药时，应注意有无药物浓度较之单一用药时的改变，要及时调整用量。

（四）个体化给药

由于个体差异，不同患儿用药后产生的药效及不良反应可能不一样，所以应根据血药或尿药浓度调整给药剂量与给药时间，做到给药个体化。小儿很难反映出早期中毒指征，应及时测定血药浓度。监测器官、组织等一些生化指标，对于减少药物不良反应的发生同样具有重要意义。此外，小儿用药时还应尽量减少联合用药，以减少药物相互作用及药物不良反应的发生。

◎小　结

小儿时期的药动学与药效学特点与成人有明显差异，临床上要根据疾病类型、年龄阶段及病情轻重等因素选择有效药物、给药途径、药物剂型和用药次数。

由于小儿个体差异较大，临床用药时须根据小儿的营养状态、生长发育状态及疾病状态制订具体的治疗计划，并且根据血药、尿药浓度及器官、组织生化指标及时调整给药剂量与给药时间，做到给药个体化。同时，对于特殊药物要进行治疗药物浓度监测（TDM），抗癫痫药物如卡马西平、乙琥胺、苯妥英钠等；抗精神失常药物如阿米替林、地昔帕明等。

◎思考题

1. 小儿时期药物吸收的特点有哪些？
2. 小儿静脉给药的优缺点各有哪些？
3. 简述药物在小儿体内的代谢特点？

4. 简述小儿的药效学特点。

5. 小儿给药剂量的计算方法有哪些？如何评价？

6. 简述影响小儿用药的因素。

7. 简述小儿的用药原则。

（郑州大学药学院　贾　欣　鲁照明）

第八章　老年人临床用药

第一节　老年人生理、生化功能的特点

老年人一般指年龄超过 60 岁的人。随着社会的发展,人的寿命逐渐延长,老年人占总人口的比例不断增加。目前全世界 60 岁以上的老人已占世界人口总数的 10%。中国是世界老年人口最多的发展中国家,60 岁以上老人已达 1.32 亿。人口老龄化已成为当今世界所面临的重要问题,老年人随着年龄增高,机体的组织器官结构及功能都发生了一系列的变化,对药物的敏感性、耐受性也与正常成年人不同,另外老年人易患多种疾病,治疗疾病时应用药物品种也较多,约 1/4 老年人同时用药 4~6 种,因此副作用发生率也较大。

人口老龄化已成为当今世界所面临的重要问题,老年人各系统、组织生理、生化功能通常会发生较大改变:①在神经系统,脑重量减轻,脑萎缩,神经细胞减少,脑循环血管阻力增加,大脑血流量下降,脂肪与结缔组织增加,胶原样、淀粉样变性增多,心内膜增厚、硬化,心脏充盈受限,心肌收缩性减退,心搏出量与心输出量降低。②在内分泌系统,胰腺、甲状腺、睾丸、肾上腺重量减轻,激素分泌减少,女性雌激素减少尤为明显,含硫化合物糖皮质激素、促甲状腺激素、生长素反应减弱,可能与细胞激素受体减少有关。③消化系统中,胃黏膜萎缩,主细胞、壁细胞和黏液颈细胞数减少,消化能力下降;胃肠运动减弱,胃肠道和肝血流量减少,肝重量及肝微粒体代谢酶活性降低。④呼吸功能减弱,肺活量减小,残气量增加,动脉血氧分压也降低。⑤免疫系统产物下降,B 细胞变化不明显,血清抗体总量无变化;血清中自身抗体增高。其他肌肉与体液量减少,脂肪组织增加,免疫系统细胞免疫功能降低,T 细胞数减少,其中辅助性 T 细胞(helper T cell,Th)和抑制性 T 细胞(suppressor T cell,Ts)数减少且伴有功能缺陷,T 细胞调控网络失去平衡。

第二节　老年人的药动学特点

老年人其机体各系统、器官的组织形态与生理生化功能随着年龄的增长而发生特征性的变化,这种改变可影响到药物的体内过程,表现在药物吸收、分布、代谢、排泄等方面发生变化。了解老年人的药动学特点,将有助于老年人的合理用药。

一、吸收

老年人胃肠道活动减弱,胃酸分泌减少,胃液的 pH 值升高,胃排空减慢,肠蠕动也相

对减慢,肠道及肝血流量减少,小肠吸收面积减少等,均可影响口服药物的吸收。

老年人胃壁细胞功能较弱,吸收能力较弱,胃酸减少及胃内容物 pH 值的升高直接影响酸性和碱性药物的解离度、脂溶性,从而影响药物的吸收;使有些药物如四环素的溶解度降低而吸收减少,酮康唑在老年人须用稀盐酸溶解后口服,这种变化也使弱酸类和弱碱类药物的解离度与脂溶性发生变化从而影响吸收,如苯巴比妥和地高辛的吸收速率减低,起效变慢。地西泮须在胃液中水解成为有效代谢物去甲地西泮,胃酸减少使其转化降低,生物利用度降低。

肝血流量减少,使地高辛、奎尼丁、普鲁卡因胺、氢氯噻嗪等药物的吸收明显减少;同时也使一些首过消除明显的药物,如普萘洛尔和维拉帕米等,使这类药物口服吸收减少,生物利用度增加。

无论是酸性还是碱性药物,吸收部位主要在小肠,老年人胃排空减慢,使药物进入小肠的时间延迟,血药达峰时间延迟,峰浓度降低,这主要影响口服固体剂型药物的吸收,对液体剂型则无影响。另外,老年人肠蠕动减慢,则可使药物在肠内停留时间延长,有利于药物的吸收。

二、分布

药物分布既影响药物的蓄积、消除速率,又影响药物的疗效和毒性。老年人器官的血流量、机体成分、体液 pH 值、血浆蛋白结合率和组织与药物的结合力等,由于年龄的差别而有不同的变化,并影响药物在体内的分布。老年人主要通过机体成分的变化和血浆蛋白的改变等影响药物分布。

1. 机体成分的改变　机体的组成成分是影响药物分布的重要因素之一,同时也可以通过不同途径影响药物分布,其中最重要的就是脂肪组织的增加,肌肉组织和体内水分的减少。随着年龄的增长,体总水分无论绝对值还是相对值均减少,有代谢活性的组织逐渐被脂肪取代,人体脂肪男性由 18% 增至 36%,女性由 33% 增至 48%。这种变化使水溶性药物更易集中于中央室,分布容积减小;脂溶性药物更易分布于周围脂肪组织,分布容积增大。如地西泮的脂溶性较氯羟西泮或奥沙西泮强,因此在老年人中前者分布容积大,且随年龄的增加而增大。某些水溶性药物如乙醇、安替比林、对乙酰氨基酚、吗啡、醋丁洛尔等的分布容积则随年龄的增加而减少。

2. 药物与血浆蛋白结合率降低　老年人白蛋白含量减低,尤其是营养差或病情严重、极度虚弱的老年人下降更为明显。研究显示,老年人血浆蛋白结合率降低的药物有华法林、苯妥英钠、保泰松、水杨酸、茶碱、丙戊酸钠、甲苯磺丁脲、地西泮等,蛋白结合率升高的有氯丙嗪、丙吡胺、利多卡因、普萘洛尔等,也有许多药物蛋白结合率并无明显改变,如奎尼丁、苯巴比妥、磺胺嘧啶、呋塞米、布洛芬、奥沙西泮等。药物与血浆白蛋白结合率降低,游离型药物增加,表观分布容积增大。游离药物浓度增加,也常使消除加速,药物半衰期缩短。

药物相互作用亦影响药物蛋白结合率。同时应用多种药物,可通过竞争蛋白结合部位而引起蛋白结合率和分布容积的变化。对于治疗指数小的药物尤其如此,监测血药浓度十分重要。年龄对分布容积的影响目前尚无一定的规律。分布的增加、减少或不变取决于药物本身,如氯氮䓬、安替比林、地西泮、地高辛的分布容积与年龄呈正相关,而乙醇则呈负相关,华法林、普萘洛尔等的分布容积不随年龄而改变。综上所述,药物分布的年龄相关性变化较为复杂,既取决于老年人的解剖与生理变化的影响,又取决于药物的理化性质和药动学特征。老年人药物分布容积的改变会影响给药剂量和间隔。

三、代谢

肝脏是药物代谢的主要器官。随着年龄增加,肝脏重量减轻、肝脏血流量的减小及肝脏酶活性降低,这些变化可对某些经肝代谢的药物产生影响。

肝血流量减少使肝高摄取率药清除率降低,消除减慢。尤其是其中可口服的药物如普萘洛尔、维拉帕米等的首过消除明显降低,血药浓度升高。如口服单剂量普萘洛尔后老年人的血药浓度明显高于年轻人。在多次给药时普萘洛尔的稳态血浓度70岁者为40岁者的4倍。老年人肝微粒体酶活性降低,受此酶灭活的药物半衰期显著延长,血药浓度升高。肝微粒体酶在老年人不易受药物诱导增生,长期应用上述药物较少发生耐受性。须指出,并非所有老年人的肝微粒体酶都减少,其个体差异超过年龄差异,不能按年龄推算肝药酶的活性。现有资料表明,药物的第二相代谢即结合反应不受年龄变化影响,如异烟肼、肼屈嗪、普鲁卡因胺的乙酰化反应,乙醇的脱氢酶亦不受影响,这些药物的体内代谢并不减慢。

老年人的药物肝代谢较为复杂,很多因素可影响肝代谢,如营养状况、病理状态、遗传因素、联合用药等,药物在肝内受多种酶系统代谢,而产生不同的影响。迄今尚无使人满意的测定肝代谢的定量指标,因此,老年人用药剂量个体化十分重要。

四、排泄

药物在肝脏代谢后,大多数药物及其代谢产物经肾排泄。老年人肾血流量减少,40岁以后每年减少1.5%~1.9%,65岁老年人肾血流量仅为年轻人的40%~50%;老年人肾小球滤过率下降,80岁老年人较年轻者下降约46%;老年人肌酐清除率也降低等。因此随着年龄增加,主要经肾排泄的药物排出逐渐减少、肾清除率降低、半衰期延长,如青霉素、头孢噻吩、氨基糖苷类、四环素、地高辛等。庆大霉素、青霉素的半衰期在老年人可延长1倍以上,苯巴比妥和地高辛延长约一半。故老年人应用肾排泄药物时,必须相应减少用量或延长给药间隔。

老年人药物排泄能力下降,即使无肾脏疾病,主要经肾脏排泄的药物,排泄量也随年龄增长而减少,这也是老年患者易发生药物蓄积中毒的主要原因之一。老年人应用地高辛、头孢菌素类、四环素类、阿司匹林、磺胺类、降血糖药、锂盐等药物,半衰期均有相应延长,应相应减少剂量。

第三节 老年人的药效学特点

老年人的生理、生化功能衰退,适应力与内环境稳定调节能力下降使药效学发生改变。对药物的适应力、耐受性较年轻人差,而且在多药合用或给药速度较快时更加明显。

与药动学相比,老年人的药效学研究尚较少。

一、中枢神经系统的变化对药效学的影响

随年龄增加脑皮质和脑白质均减少,皮质尤为显著,脑回萎缩,大脑重量可减轻20%~25%。脑血流量相对减少,儿茶酚胺合成减少,单胺氧化酶活性增加。老年人中枢神经系统生理功能的改变,影响了对中枢神经系统药物的敏感性。老年人对地西泮、硝西泮和氯氮䓬比年轻人敏感,如地西泮对老年人产生"宿醉"等副作用发生率是年轻人的二倍,硝西泮引起的尿失禁、活动减少等,仅见于老年人。巴比妥类在老年人常可引起精神症状,从轻度的烦躁不安到明显的精神病,因此,老年人不宜使用该类药物。另外,老年人对其他中枢抑制药物的反应性也有变化,如氯丙嗪常可引起较强的中枢抑制效应,吗啡易产生呼吸抑制,还可引起敌对情绪,三环类抗抑郁药可引起精神错乱等。其他具有中枢抑制作用的药物如降压药、抗组胺药、皮质激素等的中枢抑制作用在老年人较明显,如利血平、氢化可的松可能引起精神抑郁、自杀倾向等。耳毒性药物如氨基糖苷类抗生素、依他尼酸、灭酸类解热镇痛药等在老年人易致听力损害甚至耳聋。

二、心血管系统的变化对药效学的影响

老年人心血管系统功能减退,心肌收缩力减弱,心输出量可减少30%~40%,循环功能的储备及自我调节能力减退,心脏对各种刺激的反应也明显下降。如老年人对异丙肾上腺素的正性变率作用的敏感性降低,对β受体阻断药如普萘洛尔的负性变率作用也减弱。提示β受体的反应性随年龄增长而减弱,原因可能与β受体数目或密度减少、亲和力降低和受体后腺苷酸环化酶的活性降低有关。老年人由于对儿茶酚胺转化能力下降引起血浆去甲肾上腺素浓度增高,而使β受体数目向下调节,但也有报道老年人β受体数目无明显减少。故老年人应用β受体激动药或阻断药的剂量必须因人而异。老年人血管α受体的变化报道不一。

老年人由于肾清除率降低等变化,敏感性增高,使用地高辛时的毒性反应如恶心、低钾血症及心律失常较多见,地高辛中毒的发生率与死亡率均明显高于年轻人。因此,给药方案应相应调整并个体化。

三、内分泌系统的变化对药效学的影响

老年人机体内分泌功能发生变化,各种激素水平产生明显的改变,与之相适应的各种受体的数量也有所改变,而导致反应性的差异。性激素分泌减少可出现各种不适症状甚至引发疾病,适当补充性激素具有缓解作用,但大量长期应用时会引起新的平衡紊乱,如雌激素引起女性子宫内膜及乳腺的癌变,雄激素引起男性前列腺肥大或癌变等,应慎用。

随年龄的老化,机体对糖皮质激素的反应性降低。老年人耐受胰岛素及葡萄糖的能力均下降,大脑耐受低血糖的能力也较差,易发生低血糖昏迷。老年机体对外界刺激的反应能力降低,还表现在对激素作用的调节能力下降。机体长期处于交感神经冲动输入减少时,如长期应用利血平,因交感神经递质耗竭,可出现肾上腺素受体的向上调节,但在老年机体这种调节能力下降。

四、免疫系统的变化对药效学的影响

老年人体液免疫和细胞免疫功能均衰退,某些免疫效应细胞减少及 T 细胞应答缺陷,体液免疫也下降。在病情严重、全身状况不佳时,往往伴有机体防御功能的严重损害或完全消失,有可能使抗生素治疗失败,因此抗生素用量宜略增加(排除肝肾功能不足等因素后),并适当延长疗程以防复发。

另外,老年人药物变态反应发生率并未因免疫功能下降而降低,特别是骨髓抑制、过敏性肝炎、间质性肾炎及红斑狼疮等反应的发生率与年轻人无明显差异。

五、其他方面的变化对药效学的影响

老年人肝细胞及肾单位大量自然衰亡,肝肾血流量明显减少,功能相应降低,因此对损害肝或肾药物的耐受性明显下降。肾功能减退使氨基糖苷类抗生素等经肾消除且具有肾毒性的药物毒性增加。

老年人因体内水分少、肾功能差,使用与年轻人相同剂量的抗菌药物易出现高血药浓度与毒性反应,故用量不宜过大。对肾和中枢神经系统有毒性的抗菌药物,如链霉素、庆大霉素等尽量不用,更不可联合应用。

一般认为,随着年龄的增长,基因表达、转录和翻译过程都普遍下降,导致与年龄有关的蛋白质转换率降低,使酶对刺激的诱导反应随增龄而下降。这可能是老年机体对各种外界环境因素包括对药物的反应性降低的分子基础。老年人对肝素和口服抗凝血药非常敏感,易致出血反应。这可能与凝血因子的合成不足有关,也可能与受体对药物的敏感性增高有关。一般剂量下即有可能引起持久性血凝障碍。

第四节 老年人的用药原则

老年人由于机体生理特点与年轻人有差异,使药物的体内过程及药理效应均发生改变,同时还存在着影响药物作用的其他因素,使老年人用药与年轻人相比有许多不同之处。老年人有很多不适可通过生活调理来消除,不必急于使用药物。除急症或器质性病变外,一般应尽量少用药物。对于功效不确切的保健性食品或营养性药品,应在医生或药师指导下使用,切记自行使用。

一、老年人的用药特点

1. 个体差异大 老年人健康状况各不相同,其实际年龄并不一定和生理年龄相一致,即老龄和老化间存在差异。因此,老年人用药也就必须从老年人的生理、心理、病理、药理等各个方面的具体特点进行个别化的综合考虑。

2. 用药种类多且疗程长 老年性疾病的一个明显特点是多病并发,即同一老年人常同时患有多种疾病,且患病的频率随增龄而增加。如许多老年人同时患有高血压、慢性支气管炎、肺气肿等。老年人的主要死亡原因已不再是过去常见的传染病,而是心血管系统、呼吸系统疾病及癌症等疾病,这些疾病多系慢性重症,且常并发其他疾病。因此老年人患病率及住院率均较年轻人为高,用药机会和种类明显增多,疗程延长。因合并用药的机会多,老年人出现药物相互作用的可能性增多。

3.依从性差　依从性(compliance)是指患者对医嘱执行的程度,老年人生活阅历丰富,有一定的用药经验,也常从医生、病友、科普读物、报纸广告中获得某些用药知识。因此老年患者本身对用药有主观选择愿望,盲目地去追求新药、贵药、进口药、补药等他心目中的好药,这些要求无疑给医生正确用药带来了困难。

就用药而言,即患者能否按医生处方规定用药。许多调查资料表明,老年人用药的依从性降低,如调查60位新近出院的老年患者,出院6周后有48%的人服药量比医嘱规定少了一半,而26%的人多服了规定量的一倍;对357位老年糖尿病或心脏病患者的调查,只有42%的患者按医嘱规定使用了镇静催眠药等。患者不能严格按医嘱用药,不仅影响药物疗效,也影响医生对新药或不同用药方法的正确评价。

监测患者依从性的方法有:①直接法,即测定患者血药浓度或尿药排泄量;②间接法,即疗效观察、与患者交谈了解、检查剩药数量等。

4.不良反应发生率高　老年人药物不良反应比年轻人多见,且随增龄而增多。老年人药物不良反应发生率高的原因有多个方面:①剂量过大,多数老年人需量比年轻人少,若不进行剂量调整,即发生过量反应;②相互作用多,同时应用多种药物,导致体内药物产生相互作用;③自身稳定机制降低,老年人许多重要器官的储备能力和对内环境的调节功能减弱,致使药物不良反应的发生率随年龄增长而增多。

老年人用药研究是针对老年人生理生化与病理生理特点研究药物在老年人体内的药动学、药效学和不良反应,其目的在于提高药物对老年人的治疗效果,减少药物不良反应,做到合理用药。同时,通过药物对老年人机体功能影响的研究,有助于了解和掌握老年人机体活动与衰老的规律,为预防早衰、延年益寿提供科学依据。

二、药物的选择

老年人并非所有疾病或症状都需药物治疗,如对失眠、多梦的老年人,有时只需调节生活习惯,晚间节制烟酒、咖啡等其他精神兴奋因素,而不必应用镇静催眠药;又如对老年抑郁症患者,可合理安排其生活,丰富生活内容,使其不再感到孤独,无须抗抑郁药的治疗。对目前尚无有效药物治疗的疾病,如老年性痴呆和脑血管疾病造成的弥散性脑综合征等,用药治疗反而会使情况变得更为复杂,以不用药为好。原则是能不用药的应尽量避免用药。

药物治疗时,应慎重估计疾病的严重性和药物的危险性,恰当地选择疗效可靠、作用温和的药物,排除禁忌证。老年人有很多不适可通过生活调理来消除,不必急于使用药物。除急症或器质性病变外,一般应尽量少用药。应劝告患者不要自选药物,尤其不要偏信广告,也不要滥用新药,避免发生不良反应。

三、给药途径、剂型及时间的选择

老年人多患慢性疾病常需长期服药,故主要以口服给药为主。有些老年人吞药有困难,尤其是量大时,不宜用片剂、胶囊,可选用液体剂型,必要时可注射给药。老年人胃肠功能不稳定,选用缓释剂型时应注意。有些药物对老年人可致严重或罕见的不良反应,应尽量避免应用。对主要由原形经肾脏排泄的药物、安全性差的药物以及多种药物同时使用时,及时调整剂量更为重要。尽量减少肌内或皮下注射,因为老年人的肌肉对药物的吸收能力较差,注射后疼痛较明显且易形成硬结。

选择合适的给药时间对老年人进行治疗,可以提高疗效和减少毒副作用。如降血压药宜在早晨血压上升前半小时服用;长期使用皮质激素类药物的患者,在控制病情后,采取隔日给药法,即根据皮质激素昼夜分泌的节律性,把两天的总量于隔日上午 6~8 时一次给药,对肾上腺皮质功能抑制作用较小,疗效较好。

四、给药方案应个体化

应根据老年人药动学及药效学特点确定给药方案。许多药源性疾病往往是由于用药时间过长或剂量过大所致。因此,当病情好转或经治疗达到疗程时,应及时停药或减量,治疗无效时应及时更换其他药物,即使需要长期应用的药物也应定期停用 1~2 d,以便发现或减少药物的不良反应。当患者出现新的病诉时要分辨是原有疾病加剧还是药源性疾病所致。

许多药物在老年人半衰期延长,若用成年人的常规剂量和间隔往往招致中毒,原则上老年人用药剂量宜小,间隔宜长。一般推荐用成人剂量的半量或 1/3 量作为起始量,经肾排泄的药物可按肌酐清除率的高低计算用药剂量。老年人用药剂量的个体差异很大,同龄老人的剂量可相差数倍之多。因此,老年人给药方案应个体化,有条件时应进行治疗药物监测(TDM),其指征为:①治疗指数小、毒性大的药物,如地高辛等;②具有非线性动力学特征的药物,如苯妥英钠、阿司匹林等;③心、肝、肾疾病患者;④多种药物联合应用时。

五、恰当联合用药

临床经验证明,药物不良反应发生率随用药种类增加而增加,用药种类越少,不良反应发生率就越低。故用一种药物有效,就无须用两种药,以免发生不必要的相互作用。如抗生素的联合应用,一般不应超过 2~3 种。老年人往往患有多种疾病,联合用药应保持警惕,在高血压等心血管疾病及肝肾功能不全时尤应注意。

六、减少和控制应用补养药

抗衰老药物目前颇具吸引力,但应注意到真正有效的抗衰老药尚缺乏充分证据。应积极开展健康长寿的卫生常识教育,目前尚无一种药物能逆转衰老进程,更无所谓长寿药或妙方。企图依靠应用滋补药物补养身体、延年益寿、返老还童、永葆青春还是有待研究的课题。

◎ 小　结

老年人是一类特殊的人群,其机体各系统、器官的组织形态与生理生化功能随着年龄的增长而发生特征性的变化,这种改变可影响到药物的体内过程,从而影响着药物对老年人的药理效应。药物吸收方面的特点为老年人胃酸分泌减少,胃液的 pH 值升高,胃排空减慢,肠蠕动也相对减慢,小肠吸收面积减少,肠道及肝血流量减少等。老年人器官的血流量、机体成分、体液 pH 值、血浆蛋白结合率和组织与药物的结合力等发生了改变。随着年龄增加,肝发生多方面的变化,肝细胞数减少,肝重量亦减轻,肝血流量减少,对某些经肝代谢的药物发生影响。主要经肾排泄的药物排出逐渐减少、肾清除率降低、半衰期延长,老年人应用肾排泄药物时,必须相应减少用量或延长给药间隔。老年人对药物的反应较年轻人强,易发生不良反应甚至中毒。一方面是由于药动学作用,即血药浓度随增龄而增高;另一方面是由于药效学作用,即靶细胞或器官的敏感性增加,造成相同血药浓度下的效应增强。老年人用药具有用药种类多且疗程长、主观选择药物的要求高、个体差异大、依从性差、不良反应发生率高等特点,故老年人用药应严格掌握适应证。

◎ 思考题

1.老年人的药动学特点有哪些?
2.老年人的药效学特点有哪些?
3.老年人药物的血浆蛋白结合率有哪些变化?
4.老年肾功能衰退者如何调整药物剂量?
5.简述老年人使用抗生素的原则。

(郑州大学药学院　贾　欣)

第九章　妊娠及哺乳期妇女的临床用药

第一节　药动学特点

在妊娠过程中,母体、胎盘、胎儿组成一个生物学和药动学整体。当妊娠期及产后疾病需用药物防治时,除考虑该孕妇及哺乳妇女本身用药的问题外,还应考虑到妊娠妇女用药后,药物对胎儿产生的影响。因此,应了解这段时间用药的药动学,考虑药物经胎盘对胎儿的药理作用,还要考虑哺乳妇女用药经乳腺分泌对母婴的药理作用等,故妊娠及哺乳妇女的临床用药应予重视。

一、妊娠期药动学特点

妊娠期的妇女由于胎儿生长发育的需要,体内各系统也会相应发生一系列生理改变。此外,由于胎儿、胎盘的存在及激素的影响,使得药物在孕妇体内的吸收、分布、代谢和排泄过程均有不同程度的改变,尤其以分布和消除过程改变较为明显。这是由于妊娠期血浆容量增多,血浆蛋白量减少。在使用治疗剂量时,血药浓度较正常人为低。同时,由于妊娠期血流加速,肾血流量、肾小球滤过率和肌酐清除率均增加,使一些主要通过肾清除的药物如氨基糖苷类、大多数青霉素类和头孢菌素类消除加快,血药浓度降低。

（一）母体的药动学

妊娠时机体形成了一个复杂的多房室单位,除母体本身外,还加上胎盘和胎儿,生理上产生了较大的变化。这些变化随着妊娠的时间而变异,并能影响药物的作用和药物体内过程。

1. 吸收　妊娠早期及中期,因孕激素的影响,胃酸分泌减少,胃排空时间延长,胃肠道平滑肌张力减退,肠蠕动减慢,使口服药物吸收速度延缓,吸收峰值后推且峰值常偏低。另外,妊娠早期有些呕吐频繁的孕妇其口服药物的效果更受影响。

妊娠妇女由于肺潮气量和每分通气量明显增加,心排出量和肺血流量也增加,可使呼吸道吸入给药经肺泡摄取的药量增加。在妊娠妇女吸入麻醉时,麻醉药如氟烷、异氟烷和甲氧氟烷等药量通常应减少。

2. 分布　妊娠期妇女血浆白蛋白生成速度加快,但血浆容积增大造成血浆白蛋白的浓度相对较低,此外妊娠期很多蛋白结合部位被内分泌激素所占据,可造成血浆蛋白结合率相对降低,游离型药物比例增多,使药效增强。妊娠期游离型增加的常用药物有:地西泮、苯妥英钠、苯巴比妥、利多卡因、哌替啶、地塞米松、普萘洛尔、水杨酸、磺胺异噁唑等。同时妊娠期妇女血容量增加,血浆增加多于红细胞增加,血液稀释,心排出量增加,体液总量平均增加约 8 000 mL,故妊娠期药物分布容积明显增加。如果没有其他药代动力学补偿的话,一般来讲孕妇的药物需要量应高于非孕期妇女。此外,妊娠期体重增加,体内脂肪平均增加 25%,将使主要分布在脂肪组织的药物分布容积增大。

3. 代谢 妊娠期雌激素和孕激素分泌增加,通过不同途径影响药物的肝脏代谢。妊娠期肝血流量改变可能不大,但肝微粒体酶活性却有较大的变化,药物排出减慢,从肝清除速度减慢。妊娠期苯妥英钠等药物羟化过程加快,可能与妊娠期间胎盘分泌的孕酮的影响有关。妊娠期苯妥英钠等药物羟化过程加快,可能与妊娠期间胎盘分泌的孕酮影响有关。

4. 排泄 妊娠期妇女随心搏出量和肾血流量的增加,导致肾小球滤过率增加,肌酐清除率相应增加,从肾排出的过程加快,尤其那些主要经肾排出的药物,如注射用硫酸镁、地高辛和碳酸锂等。但妊娠晚期仰卧位时肾血流量减少,又使由肾排出的药物排出延缓。若孕妇采取侧卧位,可促进药物经肾排泄。

(二)胎盘的药物代谢动力学

胎盘是连接胎儿与母体组织、实现母体和胎儿间物质交换的器官,是将母体血与胎儿血隔开的屏障,由羊膜、叶状绒毛膜和底蜕膜构成。中间层绒毛膜是胎盘的主要转运功能部分,它起着物质交换、生物转化和分泌某些内分泌激素的作用,是胎盘循环的部位。

1. 胎盘的药物转运方式 胎盘屏障具有一般生物膜的特征,药物经胎盘转运方式既与一般生物膜相似,又有其自身特点。

(1)被动转运 被动转运是胎盘最主要的转运方式。药物分子按其理化性质,被动地从高浓度向低浓度移动。

(2)主动转运 药物分子通过载体系统通过胎盘转运,此过程须消耗能量,如一些氨基酸、水溶性维生素、电解质 K^+ 及 Na^+ 和免疫球蛋白等以此方式通过胎盘。

(3)膜孔滤过 这是一种少见的转运方式,胎盘小孔直径约 1 nm 大小,只限于分子量小于 100 的分子才能通过。

(4)胞饮作用 药物可通过合体细胞吞饮作用进入胎体。

2. 药物通过胎盘的影响因素

(1)药物的脂溶性 脂溶性高的化合物容易经过胎盘扩散到胎儿体内,如安替比林及硫喷妥钠等能够很快通过胎盘;相反,脂溶性差的药物通过胎盘较慢。

(2)药物分子的大小 小分子药物比大分子药物扩散速度快,分子量大的药物很少能穿过胎盘。

(3)药物的离解程度 离子化程度低的经胎盘渗透较快。

(4)胎盘血流量 胎盘血流量改变明显地影响药物经胎盘的转运,另外,子宫收缩、孕妇的不当体位、脐带受压、麻醉等因素都可以改变胎盘血流量,使胎盘药物转运速度减慢。

(5)药物与蛋白的结合力 药物与血浆蛋白结合率的高低与通过胎盘的量成反比,药物与血浆蛋白结合后分子质量变大,不容易通过胎盘。

3. 胎盘对药物的生物转化 胎盘有众多酶系统,具有生物合成和降解药物的功能。有些药物通过胎盘生物转化活性降低,有些药物则活性增加。试验证明:天然或人工合成的肾上腺皮质激素,如泼尼松经胎盘转化为失活的酮衍生物,而地塞米松可不经生物转化进入胎儿体内。因此,治疗孕妇疾病,可用泼尼松;治疗胎儿疾病,宜用地塞米松。

(三)胎儿的药动学

胎儿各器官处于发育阶段,其功能尚未健全,药物分布、生物转化和排泄与成人有很大差别。

1. 吸收　胎盘由羊膜、绒毛膜和底蜕膜构成,将母血和胎儿血分开,称为"胎盘屏障"。绒毛膜是胎盘的主要功能部分,起着物质交换和分泌某些内分泌激素的作用,是胎盘循环的部位。

药物经胎盘屏障进入胎儿体内,并经羊膜进入羊水中。而羊水中蛋白含量很低,故药物主要以游离态存在,妊娠 12 周后,药物可被胎儿吞咽入胃肠道并被吸收入胎儿血液循环,从而引起一系列的反应。经胎盘转运进入脐静脉的药物,有的在进入胎儿全身循环前须经肝脏代谢,所以胎儿体内也存在首关消除。

2. 分布　胎儿肝、脑等器官体积相对较大,血流量多,故肝脏内药物分布量较其他器官为多;胎儿的血脑屏障较差,药物较易进入中枢神经系统;胎儿血浆蛋白含量较低,进入组织的游离型药物增多;孕期在 32 周前胎儿的脂肪组织较少,会影响一些亲脂性药物的分布,如硫喷妥钠等。

3. 代谢　肝脏是胎儿药物生物转化的主要器官,其功能较成人为低,胎儿的肝脏活性一般为成人的30% ~60% 。胎儿对药物的代谢能力有限,如当母体应用乙醚、镁盐、巴比妥、B 族维生素和维生素 C 后,胎儿体内的药物浓度可数倍于母体。妊娠早期胎儿肝脏中缺乏催化药物结合反应的酶,特别是葡萄糖醛酸转移酶,故对一些药物如水杨酸盐解毒能力差,易达到中毒浓度。有些药物代谢后其降解产物具有毒性,如苯妥英钠在胎儿肝脏经微粒体酶代谢,生成对羟基苯基衍生物,而后者可干扰叶酸代谢,竞争核酸合成酶,具有致畸作用,尤其在与苯巴比妥合用时,肝药酶被诱导,苯妥英钠转化量增加,其致畸作用加强。芳香族化合物羟化时形成环氧化物,可同细胞内大分子物质结合,而影响正常器官发育。胎儿的肾小球滤过率低,肾排泄药物功能差,胎儿进行药物消除的主要方式是将药物或其代谢产物返运回母体,由母体消除,药物经代谢脂溶性降低后,则返回母体血中速度减慢,易发生药物在胎儿体内蓄积。

4. 排泄　胎儿的药物排泄方式与出生后明显不同。药物一旦进入胎儿肠道,即以胎粪的形式保留至出生。妊娠前期胎儿肾虽有排泄功能,但胎儿的肾小球滤过率低,肾排泄药物功能差。但药物及降解物排泄缓慢,且水溶性代谢物不易通过胎盘屏障,易在胎儿体内蓄积造成危害。反应停致畸的原因就是由于形成的水溶性代谢物在胎儿体内蓄积所致。脂溶性低的代谢物不易通过胎盘屏障,使药物代谢物如地西泮的代谢产物易蓄积于肝脏,反应停的代谢产物蓄积于胎儿体内而引起中毒。

二、哺乳期药动学特点

哺乳是一个重要的生理过程。母乳喂养不仅有利于婴儿的生长发育,还能增加其抵御病原生物侵袭的能力,增进母婴感情。由于相当多的药物可通过乳汁转运为婴儿吸收,因此哺乳期用药日益受到重视。

乳母用药后药物一般都能进入乳汁,但其中的含量很少超过母亲摄入量的 1%~2%,故一般不至于给婴儿带来危害。然而某些药物在乳汁中的排泄量较大,如红霉素、卡马西平、氯霉素、磺胺甲基异噁唑、巴比妥类、地西泮等。因此,哺乳期妇女用药必须了解药物经乳汁排出情况。影响药物向乳汁转运的因素主要包括如下 3 个方面:

1. 药物方面 如药物的分子量大小、脂溶性、解离度、血浆蛋白率等。在母体血浆中与蛋白结合的药物不能向母乳中转运,只有游离型药物才能转运。游离型药物的血浆浓度取决于给药剂量及在体内的生物转运过程。由于乳汁脂肪含量比血浆高,pH 值比血浆低,故脂溶性高、蛋白结合率低、分子量小、解离度低的弱碱性药物更易进入乳汁。总之,药物分子量低、蛋白结合率低、脂溶性高、非离子化程度高,易进入乳汁。

2. 母体方面 药物吸收进入母体血液循环之后再分泌入乳汁中。因此,母体所用药物剂量、用药次数、给药途径,药物在母体内的吸收、分布、生物转化、排泄等能决定乳汁中的药物浓度。另外,乳汁生成速度、乳汁的 pH 值、脂肪含量等,也影响药物向乳汁中的转运。下面重点讨论一下妇女经常使用的药物对乳儿的影响作用。

阿片类镇痛药能在母乳中检出,但含量很低,不足以对婴儿产生影响;阿司匹林和对乙酰氨基酚可用于产后期,保泰松毒性较大,应谨慎使用。地西泮、氯硝西泮、咪达唑仑及硝西泮类的镇静催眠药可进入乳汁,但浓度很低,婴儿不会摄入高剂量的药物。抗精神病药锂盐可进入母乳,由于它可经胃肠道完全吸收,会引起婴儿的毒性反应,可出现低体温、青紫,故哺乳期应禁忌。三环类抗抑郁药丙米嗪、去甲丙米嗪和阿米替林进入乳汁量很小,对婴儿无明显影响,但连续应用对婴儿有害,应慎用。大多数抗生素具有较高的分布容积及较低的血浆浓度,故向乳汁转运很少,因而毒性很低。氯霉素在乳汁中浓度很高,乳汁与血浆比率约为 0.5,氯霉素可引起新生儿骨髓抑制,故乳妇应禁用。

3. 乳儿方面 乳儿的胃肠黏膜成熟状态及胃、十二指肠的 pH 值、肝肾功能情况及每日哺乳量和哺乳时间等因素都会对乳儿摄入的药量产生影响。

第二节　药效学特点

一、妊娠期药效学特点

(一) 药物对孕妇的影响

由于妊娠期间产生药动学的明显改变,而且这些改变随着妊娠时间增长而呈动态的变化,而产后又迅速地恢复正常。因此,对防治孕妇本身疾病的药物,如抗癫痫药、地高辛及锂盐等,需要长期应用而安全性较小的药物,不仅在用药前要注意剂量个体化,同时,在妊娠期间亦需要进行治疗监测,以保证药物的有效性和安全性。例如:有癫痫病史的妇女,妊娠期间可病情恶化,发展成癫痫持续状态,这对母亲和胎儿都有危险,因此,妊娠期常须保持抗癫痫药的维持治疗(预防癫痫发作)。同时在孕妇营养不足的情况下,应适当补充铁、钙、叶酸盐、维生素 B_1 和维生素 B_6,世界卫生组织提出在钩虫病和血吸虫病高发区和对贫血孕妇应常规补充铁。此外,一些药物可影响妊娠过程,如峻泻药和奎宁等药物可引起子宫收缩而导致流产。

（二）药物对不同孕期胚胎的影响

1. 受精后 1~2 周　药物对胚胎的影响是"全或无"，即要么没有影响，要么有影响导致流产，一般不会导致胎儿畸形，因此在当你在不知道是否怀孕的孕前或早孕时期服用药物，一般不会对胎儿有太大影响，不必过分担心。有些药物在体内潴留时间较长，故想要怀孕的妇女也应注意，要求在受精前 15~30 d 停药，以保证安全。

2. 器官发生期　受精后 3 周至 3 个月（高敏感期为妊娠 21~35 d），胎儿心脏、神经系统、呼吸系统、四肢、性腺及外阴相继发育，为药物致畸的敏感期。此时期不必用药时果断不用，包括一般保健品、滋补药。在此期内服用一些药物可能造成畸胎，但只有明显的畸形在出生时才可观察到。有一些微小的畸形往往不被发觉，但会影响机体的功能。有些致畸作用是迟发的，如母亲在怀孕期间服用己烯雌酚，所生下的女孩到青春发育期时可出现阴道上皮癌。怀孕 8 周时胎儿开始听力系统的发育，此时使用链霉素会造成胎儿听力减退。胎儿此时大脑已开始发育，如果孕妇使用了华法林（多用于心血管疾病的治疗），会造成胎儿大脑发育不良、先天性失明。胎儿的肾脏、消化系统、泌尿系统也在此时开始发育，若孕妇不慎使用了含有苯丁酸氮芥的抗癌类药品，会造成胎儿肾及输尿管缺损、腭裂的发生。

3. 胎儿形成期　此期指妊娠 3 个月至足月，此时胎儿绝大部分器官已形成，药物致畸敏感性明显减退，不会造成大范围畸形。在此期间，受到某些药物作用后，由于肝药酶结合功能差及血脑通透性高，易使胎儿受损，但主要是毒性反应，不是致畸。如抗甲状腺药可致新生儿甲状腺功能低下症；四环素影响骨和牙的发育；氨基糖苷类可致听神经损害；一些可致依赖性的药物引起新生儿药物依赖性（戒断综合征）；强烈的前列腺素合成抑制药（如吲哚美辛等）在妊娠后期可致胎儿动脉导管早闭等。但是由于神经系统和生殖系统仍在发育，药物对这些未分化完全的器官仍存在影响。凡是含有己烯雌酚、雄激素的性激素类药品都不可使用，否则可能导致女胎在青春期患阴道腺病及女胎男性化、男胎女性化及睾丸发育不良。

二、哺乳期药效学特点

1. 对乳汁分泌有影响的药物

（1）促进乳汁分泌或促进乳房发育的药物　①氯丙嗪、舒必利：减少催乳激素抑制因子的分泌而增加乳汁分泌；②西咪替丁：有抗雄激素的作用（可能是促进雄激素代谢），可促进乳房发育和泌乳。

（2）抑制乳汁分泌的药物　①溴隐亭：抑制催乳激素分泌，减少泌乳；②雌激素：促使乳腺导管增生，大剂量抑制垂体前叶催乳激素的释放而减少泌乳；③呋塞米（速尿）：减少泌乳（可能与大量利尿有关）。

2. 药物进入乳汁及对乳儿的影响　因新生儿血浆白蛋白含量少，与药物结合的能力又差，致使具有药理活性的、游离性药物增多，新生儿肝功能尚未健全，葡萄糖醛酸转移酶活性低，影响了新生儿对多种药物的代谢，新生儿消除药物代谢物的能力也低下，易致药物中毒。药物分子量小，解离度高，脂溶性高且呈弱碱性者，在乳汁中含量高。如服用甲硝唑、异烟肼、红霉素和磺胺类药物，乳汁中药物浓度为乳母血清中该药浓度的 50% 左右,应慎用。

进入乳汁中的孕激素和雌激素总量不足母体用量的 1%,哺乳妇女应用低剂量口服避孕药物后,未发现明显毒性;胰岛素、甲状腺素、安定、地高辛等药物乳汁中浓度较低,对婴儿影响不大;利尿剂、萘啶酸、碳酸锂、巴比妥类药物、苯妥英钠、抗组胺类药物、利血平、水合氯醛、咖啡因、水杨酸盐、丙米嗪等在乳汁中浓度不高,但对婴儿有害,应慎用;抗甲状腺制剂、阿托品、四环药、碘制剂、溴制剂、麦角制剂、通便药、异烟肼、汞剂等药物易导致乳汁中浓度较高,应预先停止哺乳。

第三节　妊娠期临床用药

一、妊娠期临床用药评价

1. 分类标准　在妊娠期,母体和胎儿是处于同一环境中紧密联系的两个独立个体。妊娠妇女用药后,药物不仅存在于母体,也可通过胎盘进入体内,进而对胎儿产生影响。药物对胎儿危害的分类标准,美国药品和食品管理局于 1979 年,根据动物实验和临床实践经验及对胎儿的不良影响,将药物分为 A、B、C、D、X 五类。

(1)A 类　药物有足够的临床试验证据表明孕妇使用后对胎儿没有致畸作用,其危险性相对低,在妊娠期使用较为安全。但仍须坚持没有充分适应证绝不用药的原则。如适量的维生素 A、维生素 B、维生素 C、维生素 D、维生素 E 等。

(2)B 类　动物实验显示对胎儿有危害,但临床研究未能证实,或动物实验未发现有致畸作用,但无临床验证资料的药物。多种临床常用药属此类,例如红霉素、磺胺类、地高辛、氯苯那敏等。

(3)C 类　仅在动物实验证实有致畸或致胚胎死亡的作用,但尚无人类使用致畸作用资料。如异丙嗪、异烟肼、盐酸异丙嗪等。

(4)D 类　临床有一定资料表明对胎儿有危害,但治疗孕妇疾病的疗效肯定,又无替代的药物,其效益明显超过其危害时,再考虑应用,如抗惊厥药苯妥英钠,以及链霉素等。

(5)X 类　对人类和动物均有明显的致畸作用,其危害性远远大于使用价值为妊娠期禁用的药物。如甲氨嘌呤、己烯雌酚等。

2. 用药与致畸的关系　畸形主要发生在器官形成期。妊娠 4 个月以后,胎儿绝大多数器官已形成,药物致畸的敏感性降低,虽然不致造成严重畸形,但对尚未分化完全的器官(如生殖系统)仍有可能受损;神经系统在整个妊娠期间持续分化、发育,故药物的影响一直存在。此外,有些药物对胎儿的致畸不良影响,不表现在新生儿期,而是在若干年后才显示出来。如孕妇服用己烯雌酚致生殖道畸形或阴道腺癌,至青春期才明显表现出来。

3. 临床实践证明有致畸作用的药物　①乙醇:早孕期用量超过 2 g/d,先天畸形发生率增加 2~3 倍。②抗肿瘤药物:如白消安、苯丁酸氮芥、氮芥、环磷酰胺、甲氨蝶呤、氟尿嘧啶、硫嘌呤、溶癌灵、马利兰、去乙酰甲基水仙碱、癌宁、长春碱等。③抗生素:四环素、氯霉素、卡那霉素等。④性甾体激素:如己烯雌酚、氯米芬等。⑤其他:如一氧化碳、碳酸锂、汞制剂(如硫化汞、甲基汞)、丙戊酸、三甲双酮戊酸钠、三甲双酮、苯妥英钠、沙利度胺(反应停)及香豆素类(如华法林)。

这些药物应列为早孕期禁忌应用之列。但上述列举的资料是不全面的。因未列入的并非无致畸性,而已列入的也未必是致畸性最强的。另外,具有致畸性能药物应用后是否出现畸形与孕妇暴露于该药时间长短、剂量大小、胎龄、母体的个体差异、胚胎遗传物质对药物的敏感性等因素均有关系。

4. 其他不良反应　临产期使用某些药物如抗疟药、磺胺类、硝基呋喃类、解热镇痛药如氨基比林、大剂量脂溶性维生素 K 等,对红细胞缺乏 G-6-PD 者可引起溶血;妊娠后期孕妇使用双香豆素类抗凝药,大剂量苯巴比妥或长期服用阿司匹林治疗,可导致胎儿严重出血,甚至死胎;某些药物可置换与白蛋白结合的胆红素,使其游离型增加,加上新生儿葡萄糖醛酸转化系统活性较低,使胆红素与葡萄糖醛酸结合较少,血脑屏障不完全,血中游离型胆红素易进入脑组织,可致黄疸和核黄疸。为防止这种情况发生,妊娠末期妇女禁用或慎用置换胆红素能力强的药物;孕妇长期应用某些药物使胎儿成瘾,胎儿娩出后由于药物供应中断而出现戒断症状。症状出现时间与母亲最后一次用药距胎儿娩出的时间有关,乙醇作用快,其停药症状在出生后 3 ~ 12 h 出现。

二、妊娠期用药原则

妊娠期用药须有明确指征。应采用疗效肯定、不良反应小且已清楚的老药,避免使用尚难确定有无不良影响的新药,严格控制剂量和用药持续时间,注意及时停药。小剂量有效的应避免用大剂量,单药治疗有效的应避免联合用药。在用药时须清楚了解妊娠周数,在妊娠前 3 个月是胚胎器官形成期,应尽量避免使用药物。若病情急需,要应用肯定对胎儿有危害的药物,则应先终止妊娠,再用药。需要长期应用而安全性较小的药物,不仅在用药前要注意剂量个体化,同时,在妊娠期间亦需要进行治疗监测。

给药途径一般应以口服给药为宜,因为口服给药有肝脏的首过效应,大部分药物经肝脏解毒为无害的物质,使药物的有害影响降低,而静脉或肌内注射则无此过程。

三、妊娠期常用的药物

1. 作用于神经系统的药物

(1)解热镇痛药　以阿司匹林为代表的非甾体抗炎药多属 C 类,妊娠后期为 D 类。阿司匹林常用于妊娠期的疼痛、炎症,低剂量阿司匹林可预防妊娠期高血压、子痫和子痫先兆。尽管阿司匹林不引起妊娠最初 3 个月的致畸作用,但在后 3 个月特别是分娩前应特别谨慎使用,阿司匹林干扰母体血小板血栓素 A_2 的合成。若高剂量使用阿司匹林时,易引起分娩时出血和中枢神经系统出血。

(2)阿片类镇痛药　以吗啡为代表的阿片类镇痛药都能通过胎盘,多属 C 类。孕妇长期应用吗啡成瘾者其新生儿亦可出现戒断症状,临床尚未发现对胎儿有致畸作用。目前,哌替啶用于分娩镇痛较为广泛,但应用不当可致新生儿呼吸抑制,哌替啶对新生儿的影响与产妇用药量及用药至胎儿娩出的时间间隔有关,产妇肌内注射或静脉注射哌替啶后 1 h 内分娩者,对新生儿呼吸无明显抑制,若用药后 2 ~ 3 h 内分娩者,对新生儿很容易出现呼吸抑制。

（3）抗癫痫药　妊娠期间癫痫发作对母亲和后代都是危险的，癫痫发作可致死产、小头畸形、智力迟钝等。一般认为妊娠期间癫痫发作须适当治疗，然而几乎所有抗癫痫药，包括卡马西平、苯巴比妥、苯妥英、扑米酮和丙戊酸(valproic acid)都可致先天性畸形。孕妇妊娠早期服用苯妥英钠，其子代畸胎发生率达 6%，包括颅与面部畸形、远侧的骨和指甲发育不全、生长不足、智力迟钝和心脏缺陷。苯妥英钠与苯巴比妥合用可增加畸胎的发生率，胎儿的唇裂和腭裂、先天性心脏损害或小头畸形的危险性可增加 2～3 倍。

2. 抗感染药物　妊娠期可安全使用的抗感染药物包括：①青霉素类，是最安全的抗菌药，研究未发现对胎儿或胚胎有危害。②头孢菌素类，第三、四代头孢菌素已经广泛应用于妊娠期，此类药物较易通过胎盘屏障。③红霉素，为妊娠期治疗支原体感染的重要药物，但不易通过胎盘，对胎儿无治疗作用。④克林霉素，该药可通过胎盘屏障并在胎儿组织内达到有效治疗浓度，常用于治疗羊水内和分娩后耐药的厌氧菌感染。

妊娠期慎用的或禁用的抗菌药物：①四环素类，影响胎儿的骨和牙齿的发育，易引起骨和牙齿黄染、骨骼发育不全。②氨基糖苷类，除庆大霉素属于 C 类外，其余多属 D 类，可通过胎盘，使胎儿耳毒性发生率增加。③磺胺类、喹诺酮类及甲氧苄啶类，在妊娠期均应禁用。

3. 作用于心血管系统的药物

（1）强心苷类和抗心律失常药　大多数对胎儿是安全的，常用的洋地黄制剂，能迅速经胎盘进入胎儿体内，近年开始用地高辛及抗心律失常药物如奎尼丁、利多卡因等治疗胎儿宫内心动过速、心律失常，并取得疗效。但地高辛过量可致胎儿过度缺氧和死胎；应在服药时进行监测。

（2）抗高血压药　β 受体阻断药如普萘洛尔常用于治疗妊娠期心动过速，迄今无致畸的报道，中枢性抗高血压药如甲基多巴、可乐定等列为 C 类药，孕期慎用；钙拮抗药如硝苯地平及血管舒张剂如肼屈嗪也属 C 类药物，新型的不含巯基的血管紧张素 I 转化酶抑制药如螺普利既是第一线降压药，也是治疗心力衰竭的一线药物，孕期可慎用。

（3）降血糖药　胰岛素为 B 类药，安全性大，不能通过胎盘，动物试验无致畸作用，是目前最常用的降血糖药。胰岛素应用使妊娠合并糖尿病的围产婴儿死亡率由 60% 左右下降至 3% 左右。药物治疗时，甲苯磺丁脲有致畸作用的报道，苯乙双胍（降糖灵）可使新生儿黄疸加重，这些药物均属 D 类药，第二代磺酰脲类口服降血糖药对胎儿的不良影响缺乏临床资料，也为孕妇禁用之药物。丙硫氧嘧啶为 D 类药，通过胎盘少，可阻止甲状腺碘化，但胎儿前 4 个月甲状腺尚无功能，可于此期使用。

4. 性激素类药　妊娠期间雄性激素和雌激素均应不用，因可引起男婴女性化，女婴男性化，孕早期用己烯雌酚可致女孩青春期后的阴道腺癌、透明细胞癌的发生。

5. 止吐药　早孕的妊娠呕吐剧烈者需要治疗，偶尔短期应用危害不大，但要选择用药，D 类药禁用，C 类药应慎用，可选用 B 类药美克洛嗪和塞克利嗪。

6. 肾上腺皮质激素　孕妇可选用 B 类药泼尼松、泼尼松龙，而地塞米松被列为 C 类。

第四节 哺乳期临床用药

哺乳妇女用药对乳婴的影响,除与药物进入乳汁的量有关外,还与药物的性质、乳婴反应敏感性等因素有关。

（一）不良反应

抗肿瘤药、锂制剂、抗甲状腺药及喹诺酮类,在哺乳期应为忌用药;应用抗滴虫和抗厌氧菌感染的药物硝基咪唑类及应用放射性药物时,均应暂停哺乳。如用放射性钠至少停止哺乳 4 d,直至放射性消退后,再开始哺乳。哺乳期允许应用的药物,也应掌握适应证,适时适量应用。抗甲状腺素药物、抗凝剂、放射性药物、麦角制剂、锂、抗癌药、汞剂等一般认为在乳汁中浓度较高,哺乳期应禁用。一些成瘾性镇痛药如吗啡、可待因等在乳汁中分布浓度较高,哺乳期妇女应绝对禁用。乳母患有维生素 B_1 缺乏症时,导致某种辅酶减少,碳水化合物代谢障碍,其氧化不全的中间产物如乳酸、乙酰醋酸、丙酮酸等在组织和体液包括乳汁中大量聚积,婴儿吸入这种乳汁可发生中毒。药物进入新生儿体内后,因新生儿血浆白蛋白含量少,与药物结合的能力又差,致使具有药理活性的、游离性药物增多,新生儿肝功能尚未健全,葡萄糖醛酸转移酶活性低,影响了新生儿对多种药物的代谢,新生儿消除药物代谢物的能力也低下,易致药物中毒。

（二）哺乳期合理用药原则

1.哺乳期妇女用药 首先应权衡用药的必要性和对乳儿可能造成的危害性以决定取舍。应明确用药特征,尽量避免因哺乳用药而对乳儿造成危害。选用乳汁排出少、相对比较安全的药物。最安全的办法是在服药期间暂时不哺乳或少哺乳。

2.应注意用药和哺乳的时间间隔 可根据药物的半衰期长短调整用药和哺乳的最佳间隔时间。一般应避免在药物浓度高峰时授乳,或采取哺乳后用药,最少间隔 4 h 以上。

（三）哺乳期禁用药物

下列药物如需应用,须停止哺乳。

1.抗生素 氯霉素（可能抑制骨髓,灰婴综合征）,四环素类（影响骨骼、牙齿发育）,喹诺酮类（影响骨骼发育）,磺胺类（增加核黄疸的危险）,异烟肼（引起维生素 B_6 缺乏和神经损害）,甲硝唑（危害中枢和造血系统）,氨基糖苷类（乳汁中浓度较高,损害婴儿听力）。

2.抗病毒药 多数抗病毒药（包括金刚烷胺、利巴韦林及其他）。

3.抗肿瘤药及抗代谢药 抑制骨髓及多种器官正常发育。

4.激素类药物 其中包括糖皮质激素及雌、孕激素。

5.降血糖药 甲苯磺丁脲等（引起黄疸）。

6.阿片类 吗啡、美散痛、可待因等。

7.解热镇痛抗炎药 吲哚美辛（致婴儿惊厥）。

8.其他 西咪替丁（导致胃酸分泌减少,中枢兴奋）,溴化物（引起潮红、衰弱）,麦角胺（引起呕吐、腹泻、惊厥）,烟酸（大量可致不安、休克）,水杨酸类（大量长期服用可致代谢性酸血症、潮红)。

◎ 小　结

本章主要讲述了妊娠期和哺乳期母体和胎儿的药动学和药效学特点,以及药物对胎儿、新生儿的不良反应。妊娠期因胎儿生长发育的需要,孕妇体内各系统发生一系列适应性的生理变化。血浆容量增多,血浆蛋白量减少。在使用治疗剂量时,血药浓度较正常人为低。同时血流加速,肾血流量、肾小球滤过率和肌酐清除率均增加,肾清除药物速度加快。而且药物通过胎盘受许多因素影响,如药物脂溶性的高低,分子量的大小,药物离子化的程度,药物与蛋白结合力和结合率,胎盘的结构、功能状态和血流量等。哺乳期乳母用药后药物一般都能进入乳汁,分子量低、蛋白结合率低、脂溶性高、非离子化程度高的药物易进入乳汁。妊娠早期(即妊娠的前3个月)是胚胎各器官和脏器的分化时期,最易受外来药物的影响引起胎儿畸形。哺乳期合理用药原则:避免选择哺乳期不适宜使用的药物,选择恰当的用药方式,哺乳时间应避开血药浓度高峰期,严格掌握适应证。

◎ 思考题

1. 妊娠期和哺乳期药代动力学特点有哪些?
2. 简述药物通过胎盘的影响因素。
3. 简述妊娠期和哺乳期合理用药特点及用药原则。

(郑州大学药学院　贾　欣)

第十章　遗传药理学与临床用药

在临床工作或实验研究中经常可以观察到同一种药物在个体间的药理效应、药代动力学和不良反应存在明显的差异。这种差异在量反应上表现为超敏性和耐受性,在质反应上表现为特异质反应。造成药物反应个体差异的因素很多,如年龄、性别、体重、饮食、吸烟、饮酒、生活环境、药物相互作用、重要器官如肝和肾脏功能状态、疾病的早或晚期及并发症等,但归纳起来就是通过影响机体对药物处置和药物对机体的药理效应这两方面实现的。而影响药物体内处置和药效的因素大体又可分为两大类:遗传因素和非遗传因素,其中最重要的决定性因素是与药物作用相关的遗传因素。

遗传变异是药物反应个体差异的根本原因,其影响大致可归纳为两大方面:①药代动力学改变,多指遗传因素对药物在体内吸收、分布、代谢和排泄过程的影响,并最终反映在药效学上的变异;②药效动力学改变,多指因效应器官、组织细胞或受体的遗传性缺陷,使机体对药物的反应产生量或质的变异。充分认识遗传因素对药物的药效学和药动学的影响,并应用于临床用药,可使用药个体化及最佳化,提高疗效、减少不良反应。

第一节　遗传药理学

一、遗传药理学的基本概念

遗传药理学(pharmacogenetics)是研究遗传因素(基因变异)与药物反应关系的一门学科,是药理学和遗传学的交叉学科。"遗传药理学"源于英文"pharmacogenetics",由"pharmaco"(药物)"genetics"遗传学组合而成。其广义定义是研究任何有生命的物种因先天性遗传变异而发生的对外源性物质(exogenous material)反应异常的学科。因此,遗传药理学的原则适用于所有的生物体,包括细菌、昆虫、哺乳动物、植物等,也涵盖了所有的外源性物质。在现代,"pharmaco"常表示狭义的药物,因此,遗传药理学实际上被限定为研究机体的遗传变异引起的药物反应异常的学科。

二、遗传药理学的起源和发展

遗传药理学起源于19世纪后半叶。德国和瑞士的科学家首先发现大多数药物在人体内被转化成不同的化合物后排出体外,英国学者Garrod进一步提出是体内的酶参与了此转化过程,而且认定缺乏这类酶的个体不能在体内转化药物。在孟德尔发现遗传规律后,Garrod和法国学者Cuenot就相继提出了遗传物质在药物的体内转化中起决定作用的理论,并几乎同时提出体内药物转化酶的功能与遗传物质有关。到20世纪30年代,已开始认识到个体对药物反应的不同是遗传结构差异所致。

20世纪50年代是遗传药理学较重要的发展时期。1953年,DNA双螺旋结构理论的问世奠定了遗传学的分子基础;1956年,人类染色体被显影及其数目的确定促进了生物医学遗传学的研究,染色体畸变(费城染色体)引起慢性髓细胞性白血病被迅速阐明。随后,电泳技术和色谱方法的应用使各种蛋白的分离和分析得以实现,蛋白多态性现象被很快确认,其生物学意义也得到广泛研究。此时,人体内、外源性物质的代谢速率和药物反应遗传控制的新关系开始被注意和研究。其中具有里程碑意义的研究有:①1956年,Carson等发现对伯氨喹敏感的红细胞内还原型谷胱甘肽浓度降低,是由于G-6-PD的缺乏所致;②1957年,Kalow和Genest证实对肌松药琥珀胆碱的异常反应是血清胆碱酯酶的亲和力变异所致,而非胆碱酯酶的含量不足引起;③1960年,Evans等报告的关于异烟肼代谢率的遗传变异和快、慢乙酰化代谢者的区分,是遗传药理学的一项经典研究。1959年,Vogel首先创用"遗传药理学"这一名词。1963年,Williams提出两相酶参与药物体内代谢的理论后,相继发现了更多的能引起药物效应和毒性差异的药物代谢酶。

近些年来,遗传药理学的发展迅速,对各种药物代谢酶、转运体和药物靶点等基因多态性的研究更加广泛和深入,阐明了引起变异的特异性核苷酸突变和由这些突变产生的异常蛋白质的遗传基础。随着人类基因组计划(human genome project,HGP)的实施和完成,为研究与药物相关基因及其在药物代谢和反应的影响提供了更多、更完整的信息,人类基因组序列的完全揭示将最终提供所有与药物作用相关的药物代谢酶、受体、转运蛋白及其他蛋白的基因及其变异,遗传药理学的研究范围也空前扩大。

三、遗传药理学的任务和研究内容

(一)遗传药理学的任务

药物反应个体差异是临床用药中的常见现象,认识和阐明药物反应个体和群体间差异的产生机制是提高药物治疗效果、改善人们生活质量的重要课题。遗传药理学的任务是阐明遗传在机体对药物和外源性物质反应个体变异中的作用,特别是着重运用基因组序列及其变异的信息阐明药物反应个体差异发生机制。也就是说,遗传药理学的任务是从生物化学、药理学、遗传学和基因组学多学科研究与药物反应有关的蛋白质和相关基因,阐明决定药物反应个体差异的根本机制。

(二)遗传药理学的研究内容

遗传因素是引起药物反应个体差异的决定性因素,遗传变异导致药物代谢和反应差异主要来自编码药物代谢酶、受体和转运蛋白等基因的遗传多态性。因此遗传药理学的研究内容主要包括:

(1)阐明遗传因素在药物代谢和反应差异中的作用及其机制。

(2)阐明引起药物不良反应的遗传变异。主要包括药物代谢酶、受体、转运蛋白及细胞内信号系统等引起药物不良反应的遗传变异,以及它们的调控机制与相互作用。

(3)查找与药物反应变异有关的新基因,包括编码药物代谢酶、受体、转运蛋白及传导系统等蛋白的新基因。

（4）阐明基因组中与药物相关的基因及其产物的功能。

（5）阐明人类基因组计划发现的单核苷酸多态性（single-nucleotide polymorphism，SNP）中与药物有关的 SNP 及其对药物作用的影响。

（6）阐明药物反应相关蛋白和相关基因在疾病发生中的作用。

（7）阐明药物对基因的影响，包括致癌、致畸作用的遗传学基础、遗传缺陷性疾病的药物和基因治疗。

四、遗传药理学的研究方法

（一）群体研究

临床观察可发现药物代谢和药物效应存在个体间差异，在此基础上进行人群调查研究，获得某一异常的药物反应在人群中的发生频率与分布规律，可初步确定个体间差异是否存在遗传因素的影响。

（二）双生子法研究

双生子法（twin method）是利用同卵双生子完全相同的遗传型和异卵双生子部分相同的遗传型来研究疾病或药物反应性状中遗传因素和环境因素影响程度的一种研究方法。

同卵双生子（monozygotic twins）具有相同的基因组，同一对同卵双生子之间的任何差异，均由环境因素引起，因此同卵双生子之间的差异程度可作为环境因素对表型变异影响的量度。异卵双生子（dizygotic twins）的遗传特征不尽相同，但有相同的出生时间、生母体质等，故在环境方面比非双生子有更多的相似性，因而异卵双生子之间较同卵双生子之间有更大的表型差异则是由遗传因素引起的。运用双生子法可以确定表型变异是由不同环境对基因作用（在不同环境下生活的同卵双生子）所致，还是由同一环境下不同基因型（同卵双生子和异卵双生子比较）所致。

迄今已运用双生子法对异戊巴比妥、安替比林、双香豆素、氟烷、去甲替林、水杨酸钠、甲苯磺丁脲等药物的代谢动力学个体差异进行了比较，同卵双生子之间几乎没有药代动力学的差异，而在异卵双生子之间差异却很显著，表明遗传因素是药物代谢个体差异的主要决定因素。

（三）系谱研究

经双生子法研究发现，遗传因素可能在表型变异中起重要作用后，可进行系谱研究（pedigree study），即对父母、子女或兄弟姐妹直系亲属进行研究查明遗传方式。早期运用系谱研究，确定了双香豆素、去甲替林、保泰松等代谢的个体差异按孟德尔方式遗传。值得注意的是，系谱研究也要注意对代谢产物进行比较。如果只测定母药的消除速率，而不测定主要代谢产物的代谢速率，某些代谢途径的缺损就可能不被发现。另外，在选择家系及其成员时，一定要确定所有受试者均处于正常状态，包括不使用任何药物，不嗜烟酒等。

（四）组织与细胞水平研究

选取人体理想部位的某种组织（如肝脏、皮肤及胎盘等组织）和细胞（血液淋巴细胞、单核细胞及毛囊细胞等），按照研究目的要求进行适当处理，建立研究模型。组织与细胞水平研究能排除非处理因素的影响，阐明处理因素对药物药动学或药效学某个环节的单独作用。

（五）分子水平研究

目前,许多分子生物学技术已用于遗传药理学的研究,在分子水平上研究药物代谢酶、受体、转运蛋白及细胞内信号系统的遗传变异对药物代谢及效应的影响,阐明遗传变异对药物代谢和效应影响的分子机制。

第二节　药物代谢动力学改变

药动学的吸收、分布、代谢和排泄的过程,可以最终分解成药物转运和代谢两个基本过程。许多研究也证实,遗传因素主要通过相关蛋白或酶类的基因型来影响药物在体内的转运和代谢过程。人体内如果某一种与药物转运或代谢相关的蛋白或酶缺乏,必然会引起机体对多种药物的药动学和药效学改变,最终影响其临床药效和安全性。遗传变异引起药物转运和代谢的蛋白或酶主要包括:药物转运体(如有机阴离子转运肽、P糖蛋白)和药物代谢酶。

一、遗传因素对药物转运的影响

药物在体内通过细胞膜的主要转运方式是被动扩散,但药物转运蛋白在药物口服经肠道吸收、体内药物排泄入胆汁和尿内、药物向靶组织和细胞的分布等过程中起到非常重要的作用。药物转运蛋白可控制药物的吸收、分布和消除。

（一）P糖蛋白

P糖蛋白(P-glycoprotein, P-gp)是由位于7号染色体(7 q 21.1)上多药耐药1(multidrug resistance 1, MDR1)基因编码的转运糖蛋白,是一种能量依赖性外排泵,可使底物从细胞内溢出。P-gp的表达是影响许多药物吸收的重要因素,也与肿瘤细胞的耐药有关。在人类,MDR1基因具有多态性,迄今发现的SNP有48个,其分布存在明显的种族差异。野生型MDR1等位基因(MDR1 * 1)和突变型(MDR1 * 2)引起抗组胺药非索非那定血药浓度的差异。MDR1 * 2在欧裔美国人中发生率为62%,而在非洲裔美国人中仅为13%。

（二）有机阴离子转运体

有机阴离子转运体(organic anion-transporting polypeptide, OATP)是人体内重要的膜转运蛋白,其底物广泛,包括多种内、外源性物质。其基因家族成员OATP1B1特异性表达于肝脏,参与了一系列化合物的跨膜转运,例如胆汁酸、硫化和葡萄糖醛酸化结合物、甲状腺激素、甲氨蝶呤和他汀类药物等。体内研究证实OATP1B1的基因突变可影响多种药物的体内处置和排泄:例如突变型等位基因OATP1B1 * 15和OATP1B1 * 5可减少普伐他汀的非肾排出,进一步研究发现OATP1B1基因型和普伐他汀的疗效也相关,不同基因型患者服用普伐他汀后,总胆固醇下降幅度有显著差异。

二、遗传因素对药物代谢的影响

许多药物代谢酶具有遗传性变异,其中大多数表现为遗传药理学多态性。遗传药理学多态性是一种单基因形状,由同一正常人群中的同一基因位点上具有多个等位基因引起,并由此导致药物和机体的相互反应出现多种表型。

大多数药物代谢酶均具有产生临床意义的遗传多态性,包括细胞色素 P450 超家族、N-乙酰基转移酶、甲基转移酶、乙醛脱氢酶、乙醇脱氢酶、环氧化酶、酯酶等。药物代谢酶多态性的临床结果是:①引起作为其底物的药物的作用强度和作用时间的变化;②引起药物不良反应或使不良反应增强;③不能使药物代谢产生药理效应(或不能使前药转化为活性药);④使药物经由其他途径代谢率提高而加重药物相互作用。

(一)细胞色素 P450 单加氧酶多态性

细胞色素 P450 单加氧酶(cytochrome P450 ,CYP)是一类亚铁血红素-硫醇盐蛋白的超家族,在人类中已发现 CYP 共 18 个家族、42 个亚家族、64 个酶,主要存在微粒体和线粒体中。大多数 CYP 同工酶都存在基因多态性,目前对 CYP2D6 和 CYP2C19 的研究最为深入,认为此两种酶的遗传变异与多种重要的氧化代谢异常有关。

1.CYP2D6　CYP2D 亚家族是第一个被发现存在药物氧化代谢遗传多态性的 P450 酶。异喹胍氧化代谢酶 CYP2D6 是 P450 酶中的一种常见药物氧化代谢酶。在 *CYP2D6* 基因中至少有 48 个核苷酸变异,形成 53 个 *CYP2D6* 的等位基因。这些变异有的导致多拷贝的 *CYP2D6*,体现在表型上为"超快代谢型(EM)",变异导致 CYP2D6 酶缺陷的则为"慢代谢型(PM)"。在临床用药方面,如果应用常规剂量,对 EM 患者将无效,而对 PM 患者则会使毒性反应增强。异喹胍为抗高血压药,每日剂量范围为 20 ~ 400 mg,这种高达 20 倍的个体差异就是因为其氧化代谢酶 CYP2D6 的基因多态性导致异喹胍在不同个体内的不同代谢率所引起。并且证明,在 EM 中东方人的异喹胍代谢能力均比欧洲白种人要弱。很显然白种人 PM 发生率显著高于华人。因此,由遗传决定的某些药物代谢多态性的不同分布,可能成为不同种族患者对这些药物所需剂量不同的重要原因。

许多药物在体内代谢由 CYP2D6 控制(表 10-1)。因此,弱代谢者代谢这些药物的能力受到损害而可能毒副作用增多。

表 10-1　经 CYP2D6 代谢的药物

类别	药物
β 受体阻断药	阿普洛尔、丁呋洛尔、美托洛尔、普萘洛尔、噻吗洛尔、布尼洛尔
β、α 受体阻断药	卡维洛尔
抗心律失常药	奎尼丁、恩卡尼、司巴丁、氟卡尼、普罗帕酮、安博律定、美西律
降压药	异喹胍、硫酸胍生、吲哚拉明
抗心绞痛药	哌克昔林、特罗地林
镇痛药	曲马朵
5-HT 拮抗药	托比色创
抗精神病药	奋乃静、氟哌啶醇、硫利达嗪、珠氯噻醇
止咳平喘药	可待因、甲氧苯丙胺、右美沙芬
降血糖药	苯乙双胍
三环类抗抑郁症药	阿米替林、丙米嗪、氯丙咪嗪、去甲丙米嗪、去甲替林
其他抗抑郁症药	阿米夫胺、溴法罗明、马普替林、帕罗西汀、托莫西汀

2. CYP2C19　美芬妥英为抗癫痫药,因其长期应用不良反应较多,现主要作为工具药用于遗传药理学的研究。S-美芬妥英绝大部分在肝内由特异性氧化酶 CYP2C19 羟化生成 4-羟美芬妥英。CYP2C19 基因具有多态性,目前发现其基因变异有 7 种,即 CYP2C19*2、CYP2C19*3、CYP2C19*4、CYP2C19*5、CYP2C19*6、CYP2C19*7、CYP2C19*8。其中以 CYP2C19*2 和*3 最为常见。

根据对探针药 S-美芬妥英的代谢能力不同,CYP2C19 表型分为 PM 和 EM,且 PM 的发生率存在明显的种族差异。在白种人 PM 发生率为 3% ~5%,但在亚洲人高达 15% ~20%,而黑种人则为 4% ~6%。

经 CYP2C19 氧化代谢的药物除 S-美芬妥英外,还有奥美拉唑、兰索拉唑、泮托拉唑、地西泮、去甲地西泮、氯胍、环己巴比妥、苯甲比妥、阿米替林、丙米嗪、氯丙咪嗪、西酞普兰(citalopram)和吗氯贝胺(moclobemide)等药物。其中 S-美芬妥英、奥美拉唑和氯胍主要经 CYP2C19 氧化代谢,均可作为 CYP2C19 的体内、体外探针药。质子泵抑制剂奥美拉唑、兰索拉唑和泮托拉唑在 PM 中使用可使血浆半衰期明显延长,清除率降低,在亚洲人群中约 50% 的使用者需要降低维持量而疗效不变。因此,在 PM 中使用经 CYP2C19 氧化代谢的药物时要特别警惕不良反应的发生。

(二)N-乙酰基转移酶

N-乙酰化是大多数肼和芳香胺类药物体内清除的主要代谢途径。人群调查研究表明,药物的乙酰化代谢呈多态性,可分为快乙酰化代谢者和慢乙酰化代谢者。快乙酰化者和慢乙酰化者的发生率有明显的种族和地域差异。慢乙酰化者在东方人群中为 10% ~30%,而在西方人群中高达 40% ~70%,爱斯基摩人无慢乙酰化者。系谱研究指出,慢乙酰化者的基因型为常染色体隐性纯合子,快乙酰化者的基因型为显性纯合子,而中间型为杂合子。

由于体内乙酰化代谢呈多态性分布,药物及其代谢产物血浆浓度在慢乙酰化者和快乙酰化者之间有显著差异,并因此产生不同的临床效应。异烟肼、肼屈嗪、普鲁卡因胺、氨力农、苯乙肼、氨奈非特、氨鲁米特、氨苯砜、安乃近、磺胺嘧啶、磺胺二甲嘧啶、磺胺吡啶、磺胺甲嘧啶、柳氮磺吡啶、氯硝西泮、咖啡因等在人体内均经乙酰化代谢,它们在慢乙酰化者有较高的血浆药物浓度,从而药理作用增强,或是产生毒性反应(表 10-2)。如果某药物的不良反应与血药浓度密切相关,则慢乙酰化者易发生不良反应。而对同样剂量的药物,慢乙酰化者敏感,快乙酰化者则可能无效。所以建议临床上应用异烟肼治疗结核、柳氮磺吡啶治疗溃疡性结肠炎,以及肼屈嗪治疗高血压时,应对患者进行乙酰化分型。

(三)乙醇脱氢酶和乙醛脱氢酶

乙醇的体内代谢过程首先经醇脱氢酶(alcohol dehydrogenase, ADH)水解成乙醛,继而再由醛脱氢酶(aldehyde dehydrogenase, ALDH)水解成乙酸。乙醇在体内的消除速率主要与这两种酶的活性有关。乙醇的代谢存在个体差异和种族差异,白种人对乙醇的耐受性较高,主要与 ADH 和 ALDH 的多态性有关。

ADH_2 是 ADH 的变异体,称为非典型 ADH,较典型 ADH 具有更高的活性。一般情况下,由 ADH 基因产生的 ADH 含有 β_1、γ_1、γ_2 三种亚单位,组成 $\beta_1\beta_1$、$\beta_1\gamma_1$、$\beta_1\gamma_2$。ADH_2 含

一变异的 β_2 亚单位(快型),而不是正常时的 β_1 亚单位(慢型)。非典型 β_2 的产生是因为 *ADH*$_2$ 基因发生了 CGC→CAC 转换,导致 Arg47His 的置换突变,而和典型的 β_1 有别。这种突变是 ADH$_2$ 活性增高的原因。ADH$_2$ 的分布存在种族差异,中国人和日本人具有非典型性 *ADH* 等位基因者达 90%,而白种人中不到 5%。急性饮酒使血内乙醛稳态浓度显著增高可引起乙醇不耐受现象,活性增高的非典型 ADH 的作用是一些个体发生这种现象的原因。

表 10-2　乙酰化代谢多态性与药物反应

药物	遗传表型	药物反应
异烟肼	慢乙酰化	发生外周神经炎(维生素 B$_6$ 纠正);同苯妥英钠合用易致苯妥英钠不良反应
	快乙酰化	发生肝脏毒性,尤其与利福平合用时;治疗结核时 1~2 次/周用药,较小降低
普鲁卡因胺	慢乙酰化	易产生抗核抗体和红斑狼疮综合征
	快乙酰化	用标准剂量治疗心脏患者时,易发生室性早搏
肼屈嗪	慢乙酰化	易产生抗核抗体和红斑狼疮综合征
	快乙酰化	治疗高血压时,须大剂量才能显效
柳氮磺吡啶	慢乙酰化	增加血液系统和胃肠道的不良反应
	快乙酰化	高铁血红蛋白浓度升高

ALDH 有两种主要同工酶,即 ALDH1 和 ALDH2,它们的基因分别位于 9 号和 12 号染色体。ALDH2 位于线粒体内,与底物亲和力高;而 ALDH1 位于胞液内,与底物亲和力低。ALDH2 表现遗传多态性,ALDH2 缺乏者有一或两个突变等位基因,形成纯合子或杂合子,为常染色体显性遗传。突变的非典型 ALDH2 基因在 12 位外显子处有单个核苷酸 G 被 A 替换,导致羧基端发生 Glu487Lys 置换突变,从而形成功能缺失的酶,不能有效代谢乙醛。大约 50% 的日本人肝内 ALDH2 功能缺乏。我国 45% 的汉族人,30% 的蒙古族人和 25% 的壮族人 ALDH2 缺损。在白种人和黑种人中,未发现有这种酶功能缺失者。由于 ALDH 是氧化乙醛的酶,因此它的缺损,使得血液乙醛浓度升高,儿茶酚胺释放增多,从而引起面部潮红等不良反应或酒精中毒。包括中国人、日本人、朝鲜人在内的东方人对酒精敏感,易出现面红、心动过速的现象。

(四)甲基转移酶

甲基转移酶是催化许多药物、神经递质和激素进行甲基结合反应的代谢酶。目前已被确认的甲基转移酶有 100 余种,其中催化药物甲基结合反应的主要代谢酶类有儿茶酚-O-甲基转移酶(catechol O-methyltransferase,COMT)、硫嘌呤甲基转移酶(thiopurine methyltransferase,TPMT)和巯甲基转移酶(thiol methyltransferase,TMT)等。

COMT 是第一个在遗传药理学方面得到广泛研究的甲基转移酶。COMT 的遗传多态性在儿茶酚胺类药物甲基化代谢的个体差异中具有重要意义。红细胞 COMT 活性在白种人群中呈三态分布,酶活性较高及较低的个体各占 25%,其余 50% 的个体表现为中等酶活性。亚洲人 COMT 平均活性水平要高于白种人。

TPMT 主要催化芳香及杂环类化合物甲基化反应。TPMT 表现为常染色体共显性遗传特征,其遗传多态性导致其表型呈多态分布。在白种人中 TPMT 活性呈三态分布:0.3% 呈无活性,11% 中等活性,其余为高酶活性。酶活性的降低或缺乏与其等位基因的突变密切相关。

(五)水解代谢酶

琥珀胆碱是一种肌肉松弛剂,在体内可迅速被血浆中的假性胆碱酯酶水解而失活,故其肌肉松弛作用仅能维持几分钟。但若假性胆碱酯酶缺陷者使用琥珀胆碱,其肌肉松弛作用可持续几小时,如不行人工呼吸,易引起呼吸麻痹导致死亡。假性胆碱酯酶缺陷(或称琥珀胆碱敏感性)是属常染色体隐性遗传,编码假性胆碱酯酶的基因为 E1 和 E2。已发现的变异型有 5 种:E1a、Ef1、E1s、E+2 及 E2cynthiana。其中仅纯合子 E1sE1s 酶活性最低(酶活性 0～5%),较常见的 E1aE1a 型酶活性也低于 35%。受水解代谢酶缺陷影响的药物还有可卡因、普鲁卡因和阿司匹林等。

(六)二氢嘧啶脱氢酶

二氢嘧啶脱氢酶(dihydropyrimidine dehydrogenase,DPD)在体内参与尿嘧啶、胸腺嘧啶和 5-氟尿嘧啶的代谢,编码 DPD 的基因具有多态性,当携带 DPD 基因突变体的患者应用 5-氟尿嘧啶时,会因 DPD 酶活性低下而引起 5-氟尿嘧啶的毒性反应。

第三节　药物效应动力学改变

大多数药物与其特异性靶蛋白相互作用而产生药理效应,如受体、酶及参与信号传递、细胞周期调控和其他细胞生物学过程的各种蛋白。由于编码这些药物作用靶蛋白的基因具有多态性,致使靶蛋白的结构和功能发生变异,从而改变靶蛋白对其特异性药物的敏感性,甚至出现异常反应。

一、药物受体

受体基因的多态性通过改变受体蛋白的表达水平或结构等而影响个体的生理及个体对药物的反应。

(一)β 肾上腺素受体

现已发现 β_1 受体基因至少存在 18 个 SNP,7 个产生编码氨基酸的改变,其中,研究最多的是 A145G,A145G 多态性导致受体蛋白第 49 位氨基酸出现 Ser/Gly 多态性,该基因突变在不同人种之间未见明显差异,但在原发性扩张型心肌病患者的发生频率较正常人高,并且与 β_1 肾上腺素受体阻断药的疗效有关,在使用 β_1 受体阻断药的充血性心力衰竭患者中,49 Gly 纯合子的生存时间明显长于 49 Ser 纯合子。

在 β_2 受体基因也发现 9 个 SNP,其中在第 46A→G 突变导致受体蛋白第 16 位氨基酸发生 Arg→Gly 的改变,研究表明 16Gly 受体不但与重症支气管哮喘的发生有关,而且还与药物效应的个体差异有关,16Gly 纯合子哮喘患者对沙丁胺醇的敏感性是 16Arg 纯合子的 5.3 倍。

(二) AT$_1$ 受体

血管紧张素 Ⅱ 是肾素-血管紧张素系统的主要活性肽,其效应主要通过特异性受体 AT$_1$ 受体介导。AT$_1$ 受体基因存在微卫星 DNA 多态性和单核苷酸多态性,现已发现有 5 个 SNP,分别是 T573C、A1062G、A1166C、G1517T 和 A1878G。在法国白人中,A1166C 等位基因突变体在高血压人群中的基因频率显著高于正常人群对照组,表明 AT$_1$ 基因 A1166C 等位突变与高血压的发病显著相关。CC 基因型患者对血管紧张素 Ⅱ 的反应显著高于 AA、AC 基因型患者。在非高血压患者中,C 等位基因与较高的收缩压关联,呈现 AA、AC、CC 基因型个体收缩压逐渐升高的趋势,CC 基因型的个体与 AA 基因型的个体相比,基础肾小球滤过率及血浆醛固酮水平较低,心房利钠肽水平较高,白种人基因型为 CC 的个体与基因型为 AA 的个体相比,患原发性高血压的相对危险度为 7.3,提示 A1166C 等位基因是高血压发病的危险因素。研究还发现,在高血压患者中,AA 基因型患者的 Ⅰ 型胶原蛋白的基础水平显著高于 AC/CC 基因型的患者。给予氯沙坦治疗后,Ⅰ 型胶原蛋白的降低与 AA 基因型显著相关,表明 A1166C 多态性与高血压患者心脏疾病中胶原蛋白的形成和心肌硬化相关。

除此之外,尚有很多药物受体基因表现出多态性从而影响药物的作用。例如 P2Y12 受体主要位于血小板膜表面,是抗血小板药物氯吡格雷作用的靶点,P2Y12 基因多态性被认为是氯吡格雷抵抗的机制之一;磺酰脲类受体基因多态性影响非胰岛素依赖型糖尿病患者对磺酰脲类降糖药的反应性,5-HT 受体基因多态性改变神经安定药氯氮平的治疗作用等。

二、离子通道蛋白

(一) 长 Q-T 综合征

长 Q-T 综合征(long Q-T syndrome, LQTS)分为遗传性和获得性两类。遗传性 LQTS 是由基因缺陷引起的心肌复极异常的疾病。表现为心电图 QT 间期延长并发生恶性心律失常性昏厥或猝死。现已鉴定出 LQTS 的 10 个突变基因,绝大部分为编码心肌细胞膜离子通道蛋白的基因,其中,*KCNH2*(编码 hERG 蛋白,对应 I$_{kr}$ 电流)基因突变所致的 LQT2 和 *SCN5A*(编码 Nav.5 蛋白,对应 I$_{Na}$ 电流)基因突变所致的 LQT3,虽然这两种突变引起同一症状,但其遗传学病因显著不同,因而治疗也就需要不同的药物。这一遗传药理学发现使得临床能针对性地根据患者的基因型选择补充钾或应用钾通道药治疗 LQT2,而用钠通道阻滞药治疗 LQT3。Ⅲ类抗心律失常药也可引起 LQTS。

(二) 恶性高热反应

有些个体在应用吸入全麻药如氟烷时可能发生恶性高热。研究表明该恶性高热可能是兰尼丁受体(ryanodine receptor,RYR1)基因突变所引起。*RYR*1 基因编码 Ca^{2+} 释放通道蛋白,其功能是释放 Ca^{2+}。携带突变基因的个体对氟烷高度敏感,应用氟烷时引起钙释放增多和肌肉收缩增强,从而发生严重甚至致命的高热,该遗传变异属常染色体显性遗传,发生率约为 1/20 000。

三、酶

葡萄糖-6-磷酸脱氢酶(glucose-6-phosphate dehydrogenase,G-6-PD)缺陷为一红细胞疾患,红细胞内葡萄糖经磷酸戊糖通路代谢过程需 G-6-PD 参与,在 G-6-PD 作用下,6-磷酸葡萄糖转化为6-磷酸葡萄糖酸,与此同时,三磷酸吡啶核苷酸(triphosphopyridine nucleotide,TPN)被还原为辅酶 Ⅱ(NADPH)。NADPH 可使氧化型谷胱甘肽(GSSG)还原为谷胱甘肽(glutathione,GSH),GSH 可维持蛋白质分子中的巯基(SH)处于还原状态,从而维持红细胞膜的完整性和红细胞的正常代谢。当红细胞缺乏 G-6-PD 时,NADPH 生成减少,GSH 随之减少,具有氧化作用的药物如阿司匹林、伯氨喹及磺胺等可使红细胞膜上的巯基氧化,红细胞膜被破坏,出现溶血现象。

G-6-PD 缺陷是人类的一种最常见的遗传性酶异常,属于 X 连锁不完全显性遗传,通常只有男性纯合子表现出显著的药物相关性溶血,对于女性的影响则要小得多。已知能引起 G-6-PD 缺乏者溶血的药物有不少是常用药物(表 10-2)。故 G-6-PD 缺乏症患者因治疗必须使用表 10-3 中药物时,应在医生严密监护下使用。

表 10-3   可能引起 G-6-PD 缺陷者发生溶血的药物

类别	药物
氨基喹啉类	伯氨喹、氯喹、戊氨喹
磺胺类	氨苯磺胺、磺胺醋酰钠、柳氮磺胺吡啶、磺胺异噁唑、磺胺对甲氧嘧啶
砜类	氨苯砜、亚磺氨苯砜、噻唑砜
镇痛药	阿司匹林、非那西汀、乙酰苯胺
硝基呋喃类	呋喃妥因、呋喃唑酮、呋喃西林
其他	丙磺舒、二巯基丙醇、维生素 K、氯霉素、奎尼丁

除此之外,尚有很多与药物作用有关的酶因具有多态性而影响药物的作用。例如谷胱甘肽还原酶缺陷(常染色体显性遗传)也能引起 GSH 减少,使用具有氧化作用的药物也能引起溶血;高铁血红蛋白还原酶缺陷(常染色体隐性遗传)患者使用硝酸酯类药物时出现发绀;羟甲基戊二酰辅酶 A 还原酶(HMG-CoA)的基因变异与高胆固醇血症高度相关,与他汀类药物将脂作用相关,也与雌激素替代治疗期间女性高密度脂蛋白的升高程度有关。

四、药物耐受性

(一)华法林耐受性

华法林是香豆素类抗凝血药,其作用与维生素 K 有关。氢醌型维生素 K 作为辅酶参与凝血因子Ⅱ、Ⅶ、Ⅸ、Ⅹ的活化,与此同时氢醌型维生素K转变成环氧型维生素K。在体内环氧型维生素K在环氧还原酶的作用下,生成氢醌型维生素K,维生素K才能再被利用。华法林的作用是竞争性抑制维生素K环氧还原酶,从而减少氢醌型维生素K而发挥抗凝血作用。有遗传性缺陷的人对华法林有耐受现象,其分子机制是维生素K环氧还原酶受体发生变异,对华法林的亲和力降低,因而对华法林耐受。这种缺陷是常染色体显性遗传。耐受者需较正常人大20倍的剂量才能产生抗凝血作用。

（二）胰岛素耐受性

胰岛素耐受是糖尿病治疗中经常碰到的问题,人群中一些个体容易出现胰岛素耐受性。现已知在胰岛素受体基因上至少发现25种以上的突变。根据对胰岛素功能的影响,突变可分为五类:①受体合成障碍,某些突变导致受体mRNA水平降低,包括无义突变、内含子和外显子接点的突变、核苷酸缺失引起的移码突变;②受体转运障碍,某些突变干扰转录后修饰作用,这些突变主要发生在α亚单位的N末端的Lys15、Arg209、Val382;③胰岛素结合亲和力降低,Arg735→Ser、Lys15置换突变;④酪氨酸激酶活性降低,许多在β亚单位的酪氨酸激酶区段的变异而抑制酪氨酸激酶活性,Gly1008→Val、Val985→Met;⑤加速受体降解,某些突变如Glu460、Ser462等使胰岛素-受体复合物对酸性条件脱敏而不释放胰岛素,受体经旁路降解,突变型受体数量减少,而且再循环到细胞表面。

胰岛素耐受性可以是突变纯合子的隐性遗传,也可以是突变的受体等位基因呈显性遗传。胰岛素耐受性是非胰岛素依赖型糖尿病的一个重要的发病机制。对胰岛素有耐受性的患者,每天常需数千单位的胰岛素。

（三）其他药物耐受性

遗传性尿崩症患者对加压素耐受性,即使使用大剂量的加压素及其同类物,仍然不能使尿液浓缩;抗维生素D佝偻病对维生素D耐受及原发性雄激素耐受性综合征主要对雄激素耐受。

五、其他影响

氨基糖苷类抗生素可在某些个体引起耳聋,迄今报道的氨基糖苷类抗生素致聋的家系中的成员使用该类抗生素而致聋的用药时间较散在病例短,可能是由于遗传性基因突变的缘故。研究资料证实,它完全经母系通过线粒体基因组（mtDNA）遗传。mtDNA的rRNA基因,特别是12SrRNA,是mtDNA发生突变的主要位点。因此,临床医师应警惕氨基糖苷类抗生素致聋的家族性与交叉易感性,应用任何一种氨基糖苷类抗生素时,要详细询问病史,特别是母系家族中有多个中毒性耳聋者,则必须禁用此类全部抗生素,以防第二代、第三代耳毒性的发生。

◎ 小 结

药物反应个体差异是临床用药中的常见现象,成为临床药物治疗中影响受治患者疗效和发生毒副反应的重要因素,导致药物反应个体差异的原因很多,其中遗传因素是重要的决定因素。已知的遗传因素对药物的药动学和药效学两方面都可能产生影响,表现为药代动力学改变和药效动力学改变。药代动力学缺陷,多指遗传因素对药物在体内吸收、分布、代谢和排泄过程的影响,并最终反映在药效学上的变异,如异喹胍羟化代谢多态性、乙酰化代谢多态性等。药效动力学缺陷,多指因效应器官、组织细胞或受体的遗传性缺陷,使机体对药物的反应产生量或质的变异,如遗传性长 Q-T 综合征、胰岛素耐受性等。遗传药理学是研究和阐述由遗传变异引起的药物反应差异的学科,这门学科较重要的发展时期是 20 世纪 50 年代,并成为一门药理学和临床药理学的分支。随着遗传药理学的发展,不但可以希望逐步做到用简单的方法预测和发现有遗传变异的特异体质的患者,根据个体的遗传特征实行个体化的药物治疗,提高疗效并预防发生意外反应。而且可以期望,在对遗传缺陷的本质和机制充分研究的基础上,纠正其遗传缺陷。

◎思考题

1. 遗传药理学的概念是什么,并简述其研究内容。

2. 简述遗传药理学主要的研究方法。

3. 举例说明药物代谢酶遗传变异及其对药物代谢的影响。

4. 简述 G-6-PD 缺陷引起的药物性溶血的机制及其预防。

5. 结合现有的临床药理学和遗传药理学知识,简述华法林耐受性产生的原因。

6. 试比较快乙酰化和慢乙酰化两种代谢型的临床用药特点。

7. 请列举出 3 个药代动力学缺陷的例子。

8. 试述发生乙醇不耐受现象的原因。

9. 糖尿病患者在使用胰岛素的过程中,会出现胰岛素耐受现象,请分析其发生的原因。

10. 列举由于 G-6-PD 缺陷发生溶血的药物。

（郑州大学基础医学院　范天黎　张莉蓉）

第十一章 时辰药理学与合理用药

时辰药理学(时间药理学,chronopharmacology)是应用时间生物学的知识和方法研究药物对机体在不同时间药代动力学及药效学的影响、作用机制的一门药理学分支学科,其中以药物对机体生理病理性昼夜节律影响的研究最多且较为深入。研究这些现象的形成特征及变化规律可为临床合理用药提供重要依据。

第一节 时辰药理学对药动学的影响

许多药物的生物利用度、血药浓度、代谢与排泄等过程,都表现其本身的昼夜节律性变化。根据已知的药物体内过程的昼夜节律特点,设计合理的用药和给药方案,可提高疗效、减少不良反应。

一、对药物吸收的影响

一些药物的吸收、生物利用度随着给药时间的不同而发生相应的变化。药物经口服给药后,检测 C_{max}、谷值、t_{max}、AUC、$t_{1/2}$ 等参数,均可表现出一天内不同给药时间的影响。早晨服用的 C_{max} 要比晚上服用高,t_{max} 与晚上相比有缩短的倾向。

如茶碱广泛用于治疗支气管哮喘,治疗窗窄,有必要进行血药浓度监测。日间活动、夜间休息生活规律的健康成人男子,9 时或 21 时口服氨茶碱 125 mg,9 时用药与 21 时用药比较,血中茶碱浓度的 t_{max} 显著缩短,C_{max} 显著升高;而不同服药的 $t_{1/2}$ 和 AUC 完全没有差别,静脉注射时上述差异消失。可以认为此现象是消化道吸收速度的差异。

小肠的活动度及内容物传送速率,夜晚仅为白天的 1/2 或更少。小肠血流量白天达最大,夜晚最小,提示胃排空、肠道血流量及肠运动等因素均使白天的药物吸收高于夜晚,血药浓度在白天给药者亦相应地增加。

对比研究三环类抗抑郁药阿米替林 50 mg 一次口服,9 时和 21 时给药药动学参数,结果显示吸收相血药浓度与上例相似,但是消除相 $t_{1/2}$ 及 AUC,两种给药时间完全没有差异;其引起的镇静作用和唾液分泌量减少等末梢抗胆碱作用,9 时给药时较强,与其血药浓度的差异相对应。三环抗抑郁药的 $t_{1/2}$ 比较长,可推荐一日一次睡前服药方法。

二、对药物分布的影响

由于血浆中蛋白含量及其生物活性具有昼夜节律性,因而对于血浆蛋白结合率高的药物分布、药效也可能产生昼夜节律性。

抗肿瘤药物顺铂的药效强,但毒性亦较强,尤其是其肾毒性,与血浆中游离型药物浓度密切相关。在一项以 21 名晚期肿瘤患者为对象的研究中,发现在规律的睡眠进食时间条件下,顺铂与血浆蛋白结合率在下午 4 时为最高,第二天早晨 4 时为最低,与中值点相比,峰-谷波动幅度为 55%。顺铂游离型药物的生物利用度在早晨 3 时给药为最高,而下午 3 时给药则达到谷值。由于顺铂给药剂量的安全范围较小,药物作用受其毒性所限制,故在下午以静脉滴注的给药方式对肾的毒性作用最小。

三、对药物代谢的影响

肝微粒体药物代谢有明显的昼夜节律性,在 22～24 时最高,而 10～14 时最低,相差约 40%。但是,在参与微粒体代谢反应的 CYP 酶系超家族中,各个 CYP 同工酶的代谢活性并不完全一致,具有不同的昼夜间的速率特点。如经 CYP2C19 代谢的环己巴比妥引起的睡眠持续时间,在肝脏代谢酶活性最低的时间段(明期)最长,酶活性最高时间段(暗期)最短,与人睡眠持续时间和药物动态结果相一致;又如早上 6 时内服 1.5 g 阿司匹林后,测定血中药物浓度发现药物半衰期长,消除慢,药效较高;晚上 6～10 时服药则效果较差。

四、对药物排泄的影响

肾小球滤过率(glomerular filtration rate,GFR)在白天活动期最高,睡眠期最低,峰-谷的差值为 24 h 内 GFR 均值的 20%。全身血压波动及血液循环中血管活性物质(肾素-血管紧张素系统)的调节参与其昼夜节律的形成。肾小管的重吸收也可受到尿液 pH 值的影响。夜晚生成的尿液 pH 值低,志愿者早晨 7 时服水杨酸比晚间 7 时服药组的排出速率快 27%。氨苄西林在白天活动期内的清除速率约为夜晚的静止期的 2 倍,故氨苄西林在白天服药后在体内的平均滞留时间明显缩短。

第二节　时辰药理学对药效学的影响

人体对药物的反应即药效学可呈现出周期节律性的变化,而时间药效学就是研究时间效应性与时间药动学和时间感受性之间的相关性和规律特点的学科。现已证明,几乎各类药物的作用都有不同程度的昼夜节律性差异(表 11-1)。

表 11-1　药效具有昼夜节律差异的药物

中枢神经系统药物	麻醉剂镇痛药物	传出神经系统药物	化疗药物	激素类药物	其他药物
戊巴比妥	拉多卡因	阿托品	5-氟尿嘧啶	ACTH	乙醇
苯巴比妥	吗啡	普萘洛尔	环磷酰胺	地塞米松	组胺
环己巴比妥	阿扑吗啡	东莨菪碱	阿糖胞苷	胰岛素	消炎痛
氯丙嗪	盐酸卡波卡因			甲泼尼龙	
苯丙胺					
氟哌啶醇					
戊四氯					

某一生物系统对药物在 24 h 某一时间点具有高度敏感性,而在其他某个时间则可能反应较差或安全不反应。如洋地黄夜间用药,机体敏感性较日间给药要高约 40 倍。对 5 例过敏性体质患者不同时间进行青霉素皮试,结果表明皮试反应峰值时在 23∶32,因此进行皮试时也应考虑反应的节律性。

降血脂药 HMG-CoA 还原酶抑制剂在抑制肝脏合成胆固醇限速酶活性,使血清降低的同时,肝脏低密度脂蛋白受体活性亢进,促进 LDL-胆固醇代谢,使血清 LDL 大量被摄入肝脏而使血清胆固醇降低。胆固醇的合成受机体节律性影响,夜间合成增加,因此进行一天一次给药,即早晚双盲法比较试验证明,晚间给药降低血清胆固醇作用强,因此晚饭后服药是合理的。

今年已证明许多常用药物的毒性都有昼夜节律性:相同剂量的尼可刹米小鼠皮下注射,LD_{50} 因用药时间不同而变化:14 时给药组死亡率为 67%,2 时给药组死亡率仅为 33%,相差两倍之多;以氨茶碱 LD_{50} 剂量 125 mg/kg 对小鼠注射,12 时用药组死亡率 63%,16 时用药组死亡率 75%,而 24 时及 4 时用药死亡率仅为 10%,相差 7 倍。不仅药物急性有昼夜节律性差异,且药物亚急性及慢性毒性也存在昼夜节律差异。

第三节　时辰药理学的合理应用

在实际药物治疗中应用时间药理学的知识来提高疗效,减少不良反应的治疗方法称为时间治疗,这个研究领域称为时间治疗学(chronotherapeutics)。时间治疗是根据机体生理、生化和病理功能表现出的节律性周期变化,以及药物在体内的药代动力学特征等,制订出合理的给药方案,以获得最佳的疗效和最小不良反应。

一、心血管药物

某些缺血性心脑血管疾病的发病率具有明显得昼夜节律性,这可能与体内儿茶酚胺等缩血管物质分泌的昼夜节律波动有关。如心肌梗死、心绞痛和缺血性脑卒中在上午的发病率明显增高,夜间较低,尤其在 6 时到 12 时之间为高峰,在午夜后 4 时左右为低谷,峰-谷差值明显。血黏度在午夜后逐渐上升,到早晨最高,血浆中儿茶酚胺类的增多,又可增加血小板的聚集性,糖皮质激素则可增加血管对儿茶酚胺反应的敏感性。如果药物能够影响这种节律性,就可以减少心血管意外的发生率。

很多研究证实,抗高血压药物 β 受体阻断药对白昼血压和心率的作用较夜间明显得多,但对凌晨血压的升高、心率加快症状作用不佳,故此类药物对防止中风、栓塞的作用并不理想。Ca^{2+} 阻滞药硝苯地平对降压和心率的作用也基本如此。

心绞痛的发作也具有昼夜节律性。如硝酸甘油在凌晨 6 时给药可有效地预防患者的运动性心绞痛发作及心电图异常;但 15 时给药效果却很差,表现运动性冠脉供血不足与运动时间有关。而且硝酸甘油扩张冠脉的作用在早上强而下午弱,地尔硫䓬也有类似的作用。但普萘洛尔作用却相反,它可加重早上的病情。

二、平喘药物

支气管哮喘的发作具有昼夜节律性,即患者在 23 ~ 5 时的发作最严重。其原因多方面:①交感神经在夜间的活性下降;②睡眠状态下迷走神经活性增高;③气管对组胺、乙酰胆碱的敏感性增加;④夜间过敏患者气管对抗原敏感性增高;⑤夜间血中去甲肾上腺素水平下降。

采用药物有效控制夜间的哮喘发作,在平喘治疗中具有重要意义,而平喘药物在药动学和药效学方面也有昼夜节律的差异。如早晨 8 时口服特布他林(间羟舒喘灵)5 mg,晚20 时服 10 mg,可使该药的血浓度昼夜保持相对稳定,有效控制哮喘的发作。口服甲泼尼松龙控制哮喘发作,在 15 时给药达最佳药效,而 3 时给药则药效最差,故给药时间应超前于昼夜节律发作时间。

氨茶碱类药物白天吸收快,晚间吸收慢,故可采取日低、夜高的给药剂量。此外,考虑到茶碱的个体差异较大,应根据病情及药动学昼夜节律特点制订切实可行的给药剂量、时间间隔的个体化给药方案,并结合血药浓度监测和不良反应,随时对剂量做相应调整。

健康儿童以异丙肾上腺素 2 mg 吸入,证实药物作用大小仍有时间依赖性。16 时给药,对肺阻力的降低作用极差,但 7 时给药,疗效最好($P<0.05$)。药物对肺顺应性增加,除 22:30 用药组疗效有显著差异外($P<0.05$),其他时间用药疗效均不显著。

三、糖皮质激素和胰岛素

内源性肾上腺皮质激素在体内的分泌受到下丘脑-垂体-肾上腺皮质轴功能的调控,其昼夜节律明显且稳定,体内糖皮质激素的分泌在 6~8 时达高峰,此后逐渐减少,在午夜分泌量进入低谷。Angel 等对两组接受泼尼松龙治疗的患者进行为期 6 个月的治疗比较。第一组按常规剂量于午前每日一次给药;第二组于每日 8 时与 15 时服用。于停药当天测定血浆皮质类固醇结合球蛋白(CBG)的昼夜规律。结果是后者给药效果更好,副作用更小。

有关胰岛素的时间治疗学,也进行了较多研究。机体在凌晨 4 时对胰岛素最敏感,低剂量给药即可产生效果。上午 10 时降血糖作用较下午强。尽管如此,糖尿病患者早晨需要的胰岛素量更多一些,因为糖尿病患者的致糖尿病因子的昼夜节律在早晨也有一个峰值,而且作用增强的程度较胰岛素更大。甲苯磺丁脲以上午 8 时给药的 $t_{1/2}$ 较长,服药后0.5 h 的降糖幅度明显大于 16 时给药者。

四、精神、神经药物

镇静催眠药、局麻药、中枢兴奋药、抗抑郁药和抗精神病药物的药效可随昼夜时间变化而呈现昼夜节律。脑内生物胺如褪黑激素、5-HT、组胺、色氨酸、去甲肾上腺素的含量亦呈现出昼夜节律性。戊巴比妥钠引起的睡眠和降温作用在中午 12 时最强,夜晚 24 时最弱。左旋多巴可使催眠效应大为增加,催眠的昼夜节律消失,使脑内去甲肾上腺素及多巴胺的含量增多,而 5-HT 的含量下降。若 1 h 前先给 5-HT 或色氨酸,均使催眠效应增加,脑内 5-HT 大幅降低,昼夜节律消失。结果表明,药物通过明显的改变脑内去甲肾上腺素、5-HT 等生物胺的含量,可以改变昼夜节律性的催眠作用。

五、抗肿瘤药物

近年来的研究显示,肿瘤的增长及细胞周期动力学均具有昼夜节律性。不同类型的肿瘤对化疗药物的反应亦有特定的时间敏感性,正常人体组织对药物毒性的耐受性也存在时间差异。研究发现具有时间药理学特点的抗肿瘤药有5-氟尿嘧啶、甲氨蝶呤、阿糖胞苷、长春新建、长春瑞滨、依托泊苷、多西紫杉醇、高三尖杉酯碱、顺铂、卡铂、草酸铂、环磷酰胺、柔红霉素、多柔比星等。对上述药物的耐受性在傍晚或夜间睡眠最佳。甲氨蝶呤在6时给药毒性最大,24时给药毒性最小,但24时给药效应也最小,这可能与甲氨蝶呤的最大血药浓度(C_{max})、半衰期($t_{1/2}$)和AUC的昼夜节律有关,因此选择12时至20时之间给药为宜。此外,给予大鼠静脉注射阿糖胞苷的研究发现,相同剂量的阿糖胞苷,在睡眠时相给药毒性最小,而在活动中期给药毒性最大。

目前对于抗肿瘤药物的时间药理学仍知之甚少,如何正确地选择最佳给药时间,以期达到抗肿瘤作用的最大药效及最小毒性,仍有待于从更多的临床试验中探索和研究。

◎小　结

应用时间生物学的知识和方法研究药物对机体在不同时间的药代动力学和药效学的影响及作用机制称为时辰药理学。时间药理学中以考察药物的吸收、分布、代谢和排泄等药代动力学昼夜节律性及机制的研究较多,可为临床合理用药提供重要依据。

◎思考题

1.举例说明时间节律性对药代动力学和药效学的影响及机制。

2.举例说明时辰药理学在指导临床用药的意义。

3.根据时辰药理学的特点,糖皮质激素在治疗某些慢性病时,宜选用哪种给药方法?

(郑州大学药学院　申滢娜)

第十二章　肝肾疾病与临床用药

疾病会使机体生理状况发生改变,各种脏器功能在一些疾病过程的影响下也会发生不同程度的变化,从而影响到药物的药动学及药效学过程。肝脏和肾脏作为药物主要的代谢和排泄器官,血流丰富,大量药物随血流到达肝脏和肾脏,进行代谢和排泄反应。当肝肾功能出现障碍时,会对药物在体内的清除产生明显影响,进而影响到血药浓度的高低、药物疗效出现的快慢、作用强弱及不良反应的发生。

第一节　肝脏疾病与临床用药

一、常见的肝脏疾病及药物治疗原则

(一)常见的肝脏疾病

1.肝炎　如病毒性肝炎、药物性肝炎、酒精性肝炎、中毒性肝炎等。

2.肝纤维化和肝硬化　肝纤维化是指由各种致病因子所致肝内结缔组织异常增生,导致肝内弥漫性细胞外基质过度沉积的病理过程。长期或反复作用形成的弥漫性肝损害,肝小叶结构破坏和假小叶形成,肝脏逐渐变形,变硬而发展为肝硬化。

3.胆汁郁积性肝病　胆汁郁积是指胆汁流的形成和排泄障碍,可由肝细胞或胆管上皮的胆汁分泌障碍或胆汁流的阻断所致。

4.肝血管疾病　如肝血管瘤等。

5.肝局灶性疾病　如肝脓肿、肉芽肿等。

6.遗传性肝病和代谢性肝病　如肝豆状核变性、糖原贮积症等。

7.自身免疫性肝脏疾病　以肝脏病理损害和肝功能异常为主要表现的自身免疫性疾病,包括自身免疫性肝炎、原发性胆汁性肝硬化和原发性硬化性胆管炎等。

8.肝肿瘤　如良性肿瘤和恶性肿瘤,肝细胞腺瘤、肝管细胞腺瘤、肝细胞癌、胆管细胞癌等。

(二)药物治疗原则

1.去除病因　如用干扰素、拉米夫定、利巴韦林清除乙型肝炎病毒,吡喹酮治疗肝血吸虫病,应用二巯基丁二酸钠排铜治疗肝豆状核变性等。

2.改善肝脏病理变化　如用糖皮质激素治疗重症肝炎,联苯双酯、齐墩果酸保护肝细胞。

3.纠正代谢紊乱　如用支链氨基酸治疗肝性脑病,纠正水、电解质紊乱。

4.保护肝的储备功能,防止肝病变的进一步恶化　如补充适当的营养;禁用有肝损害药物,防止药物对肝的毒性和副反应;禁酒及预防感染等;避免加重肝的负担,防止肝进一步损害。

5.对症治疗　止血药治疗出血等。

二、肝脏疾病对药物代谢动力学的影响

肝脏疾病会影响肝脏的超微结构,引起肝功能损害,导致肝脏合成蛋白质的能力下降、肝药酶功能减弱及胆汁排泄障碍等,这些因素均可明显影响药物在肝中的代谢,使药效发生改变,甚至加剧其毒性反应,尤其是以肝代谢为主要代谢途径的药物。除了肝脏的药酶系统和蛋白结合作用的改变可影响药物代谢外,其他可影响药物代谢和血药浓度的因素包括肝脏的有效血流量,肝细胞对药物的摄取和排出,有效肝细胞的数量,胆道畅通情况,血浆蛋白浓度和药物的吸收,肝清除率下降,首关效应低下和生物利用度增加等。

（一）肝药酶含量和活性下降

肝脏是许多药物的代谢场所,当肝脏发生疾病时,多种药酶的活性会明显降低。急性肝病时肝药酶的含量几乎不发生改变或仅有轻度改变,慢性肝病、肝硬化时肝药酶的含量会显著下降。在脂肪肝、酒精性肝炎及肝硬化时肝药酶含量仅为正常肝的63%、36%和47%。肝摄取率高的药物因肝代谢能力下降其清除减慢,药物的血浆半衰期延长,如严重肝损害时氯霉素在肝的代谢减慢,故抑制骨髓的毒性增加。

除药酶本身的功能外,其他因素也可影响到药酶对药物的代谢,肾脏疾病、遗传、环境因素、胆汁排泄、肝肠循环及联合用药等,甚至性别、年龄及饮食等。鉴于此,临床上确切评价药酶对药物代谢速率的影响因素是很复杂的过程。

（二）肝脏清除率下降

肝脏疾病患者肝清除率明显降低,一方面肝硬化时肝细胞遭到广泛破坏,导致肝药酶的含量和功能明显降低,另一方面肝脏血流量大幅下降,从而肝脏内在清除率下降。肝硬化时药物半衰期的延长,加大了中毒的危险性。

（三）药物与血浆蛋白的结合率降低

多数药物在血液循环中能不同程度地与血浆蛋白结合。严重肝脏疾病时一方面肝脏合成蛋白的能力降低,能够与药物结合的蛋白减少,故常使药物血浆蛋白结合率降低;另一方面肝脏疾病患者体内内源性抑制物如游离脂肪酸、胆红素、尿素等增多,这些物质能与药物竞争血浆蛋白的结合部位,从而导致血浆中游离型药物增多,容易导致药物过量和中毒,如肝脏疾病时甲苯磺丁脲的游离型药物可增加115%、苯妥英钠可增加40%、奎尼丁增加300%等。蛋白结合率的降低,游离型药物增加,对药物的体内过程影响是多方面的,既能影响药物分布,也能影响肝脏的清除能力,还可影响药物从肾脏的排泄。

（四）肝血流量减少

许多药物主要是由肝脏消除的,其消除速率依赖于肝脏内在的代谢药物的能力和随血液到达肝脏的药物的量。肝脏血流的75%由门静脉供给,25%来自肝动脉。肝硬化患者由于肝外侧支循环的形成,门静脉血流的50%~75%不经肝而进入大循环,导致肝血

流量明显减少,随血液能够到达肝脏的药物的量减少,消除速度减慢。药物的消除可用药物进出肝脏的速率差表示:药物进入肝和流出肝的速度与肝血流量具有直接关系。进入肝脏的药量为血流量(Q)与进入肝脏时的血药浓度(C_A)之乘积。被肝脏摄入的药量为$Q(C_A-C_V)$,C_V表示流出肝脏时的血药浓度。肝摄取率(extraction ratio,ER)是指药物通过肝脏时从门静脉血消除的分数。

$$ER = \frac{Q \cdot (C_A-C_V)}{Q \cdot C_A} = \frac{C_A-C_V}{C_A}$$

肝脏的药物清除率(hepatic clearances,Cl_H)是指单位时间内有多少毫升血浆中所含的药物被肝脏清除。药物的Cl_H是肝血流量与肝摄取率的乘积。

$$Cl_H = Q \cdot ER = \frac{Q \cdot (C_A-C_V)}{C_A}$$

各种药物在肝摄取率不同,其值在 0.1～1 之间,ER 越高则其肝清除率越大。若 ER→1,则肝清除率几乎等于血流量,即血浆中的药物通过肝时可在瞬间被清除。这类药物受肝血流量的影响较大,在肝脏的消除由肝血流量限定,故称流速限定性药物。肝提取率高的药物,受血浆蛋白结合率的影响较小,口服后首过消除非常明显。这类药物除肝本身疾病影响其代谢外,在心功能不全、休克状态下,由于肝血流量减少,此时肝清除率明显下降,如吗啡、哌替啶、镇痛新、普萘洛尔等。肝提取率低的(ER→0)药物,肝脏的消除能力是主要的影响因素,包括生物转化酶的活力及经胆汁排泄率,即肝代谢这类药物的能力较低,由于只有游离型药物能通过细胞膜被药酶代谢,故这类药物受血浆蛋白结合率的影响较大,受肝血流影响较小,称为能力限定性药物,首过消除不明显,如异烟肼、洋地黄毒苷、苯妥英钠等。肝脏疾病时部分高、低提取率药物的药动学参数变化见表 12-1 和表12-2。

(五)肝脏疾病对胆汁排泄的影响

除了药物的生物转化外,肝脏对药物代谢的第二个重要功能是将药物从胆汁进行排泄。一般来说分子量大于 400～500 的化合物主要从胆汁排泄,分子量小于 300 的物质主要进入血液从肾脏进行排泄。从胆汁排泄的药物,多数是已经经过第一相和第二相生物转化后已形成的结合代谢物,也有少数是未经转变或仍呈活性状态的药物。肝脏对后者的排泄能力直接影响到该药物在血液内的浓度,如利福平主要经胆汁排泄,在肝脏可代谢为具有抗菌活性的去乙酰利福平,后者可水解后形成无活性的代谢产物直接由尿排出。经胆汁排入肠道的结合代谢产物,为高度水溶性,不易从肠道吸收,随同粪便一起排出体外。但有些代谢物,在肠壁或细菌的某些水解酶(如葡萄糖醛酸苷酶)的作用下,去掉结合物,又成为脂溶性,可以从肠黏膜吸收,进入门静脉系统,形成所谓的肝肠循环,使药物的作用时间延长。另外,在肾功能减退时,肝脏对药物的排泄可能是一种重要的代偿手段。

当肝疾病而致肝功能减退时,由于进入肝细胞的药物减少,或由于肝细胞储存、代谢药物的能力降低,或由于从肝细胞到胆汁的主动转运过程发生障碍,都可部分或完全阻断某些药物从胆汁排出,如地高辛,健康者 7 d 内从胆汁排出的量为给药量的 30%,而肝病患者减少至 8%,螺内酯、四环素、红霉素、利福平及甾体激素等也可因上述种种原因而减少从胆汁的排出量。

表 12-1 肝疾患时高提取率药物药动学参数变化

药物	ER	疾病(a)	生物利用度(%)	容积(b)	$t_{1/2}$	清除率
氯甲噻唑	0.9	C	+1,000		8.7±4.0 h (6.6±2.4)〔c〕	12.8±4.8 mL/min/kg〔d〕 (18.1±2.9)
拉贝洛尔	0.7	C	+91	526±31〔d〕 (805±91)(Varea)	170±24 min (187±26)	
利多卡因	0.7	C		22±0.94 L/kg (1.70±0.21)	343±234 min〔d〕 (108±70)	5.2±2.1 mL/min/kg〔d〕 (9.2±0.8)
哌特定	0.5	C	+81	263±28 L (232±53)(V_{ss})	359±77〔d〕 (213±25)	523±158 mL/min〔d〕 (90±316)
		AVH		5.56±4.8L/kg (5.94±265)	6.99±2.74 h〔d〕 (3.37±0.82)	649±228 mL/min〔d〕 (1261±527)
甲氧乙心安	0.5	C	+65	4.0±0.3L/kg (2.3±0.2)(V)	7.2±1.2 h (4.2±1.1)	0.61±0.131 mL/min (0.81±0.11)
吗啡	0.6~0.8	C		2.3±1.3 L/kg (2.9±2.4)	2.2±1.3 h (2.5±1.5)	1153±345 mL/min (1233±427)
镇痛新	0.8	C	+278	356±94 L (415±107)(Varea)	396±115 min〔d〕 (230±28)	657±296 mL/min〔d〕 (1246±236)
普萘洛尔	0.6	C	+42	380±41 L〔d〕 (290±17)(Varea)	11.2±32 h〔d〕 (4±0.3)	580±140 mL/min〔d〕 (860±90)
维拉帕米	0.87	C		481±141〔d〕 (296±67)(V_{ss})	815±516 min〔d〕 (170±172)	545±0.181 L/min〔d〕 (1.57±0.405)

a:C-肝硬化,AVH-急性病毒性肝炎;b:V_{ss}-稳态分布容积,V-分布容积(一室),Varea=清除率×0.693/$t_{1/2}$;c:括号内为健康者数值;d:患者数值与健康者数值差异有显著性

表 12-2　肝疾患时低提取率药物药动学参数变化

药物	疾病[a]	容积[b]	$t_{1/2}$	清除率
氨苄青霉素	C	59.1±43.1 L[d] (19.5±4.6)	0.90±0.56 h[d] (1.31±0.15)	280±136 mL/min (342±80)
氯霉素	C	49.9±4 L[d] (65.9±4) (V_{ss})	10.45±1.14 h[d] (4.6±0.3)	59.2±8.4 mL/min [d](168.6±9)
利眠宁	C	428±108 mL/kg (321±77)(V)	40.1±5.1 h[d] (16.5±3.6)	7.6±1.08 mL/kg/h [d](13.8±1.2)
	C	0.48±0.14 L/kg (0.33±0.06) (V_{ss})	62.7±27.3 h[d] ( )23.8±11.6	7.7±2.1 mL/min [d](15.4±4.4)
西咪替丁	不明	0.4±0.6 L/kg (1.1±0.4)(V_{ss})	0.9±1.1 h (2.3±0.7)	463±145 mL/min (511±93)
安定	C	0.74±0.21 L/kg [d](1.13±0.28)	105.6±15.2 h [d](46.6±14.2)	138±2.4 mL/min [d](26.6±4.1)
呋塞米	C	12±3.5 L (9.3±3.7) (V_{ss})	129±75 min (74±18)	120±36 mL/min (142±42)
氯羟安定	C	0.01±0.82 L/kg (1.28±0.34) (Varca)	31.9±9.6 h[d] (22.3±5.4)	0.81±0.48 mL/min/kg (0.75±0.23)
	AVH	0.52±0.61 L/kg (1.28±0.34)	25.0±6.4 h (22.1±5.4)	0.74±0.34 mL/min/kg (0.75±0.23)
去甲羟安定	C	60.9±9.5 L (61.2±12.2)	5.8±1.1 h (5.6±0.8)	155.5±70.4 mL/min (136.0±46.3)
	AVH	51.7±17.2L (47.7±16.7)	5.3±0.7 h (5.1±1.3)	137.4±5.14 mL/min (113.5±30.7)
泼尼松龙	CAH[f]	69±13.0 L (70±8)(V)	3.0±1.0 h (3.3±1.0)	278±79 mL/min (256±56)
呋喃硝胺 (ranitidine)	C	115±32 L (106±35)	166±41 min (124±16)	476±139 mL/min (543±126)
茶碱	C	0.563±0.08 L/kg (0.482±0.08)	28.8±14.3 h [d](6.0±2.1)	18.8±11.3 mL/h/kg [d](63.0±28.5)
甲苯磺丁脲	C	0.15±0.03 L/kg (0.15±0.03)(V)	0.0±0.9 h[d] (5.9±1.4)	26±5.4 mL/h/kg[d] (18±2.8)
华法林	AVH	0.19±0.04 L/kg (0.21±0.02)(V)	23±5 h(25±3)	6.1±0.9L/h (6.1±0.7)

a～d-同表 12-1;e:CAH-慢性活动性肝炎

（六）首关效应低下和生物利用度增加

首关效应是指口服药物在胃肠道吸收后,首先进入肝门脉系统,某些药物在通过肠黏膜及肝脏时,部分可被代谢灭活而使进入人体循环的药量减少,药效降低。肝硬化时由于门静脉回流受阻,肝血流量减少,肝内在清除率降低及肝摄取药物能力下降等原因,肝脏对口服药物的首关效应下降。首关效应明显的药物,当肝脏功能障碍时,由于首关效应较肝脏正常时明显降低,故 AUC 和生物利用度会明显增加。肝摄取率较高的药物如拉贝洛尔、利多卡因、普萘洛尔和喷他佐辛等首关效应明显,AUC 和生物利用度的增加显著。反之,对甲苯磺丁脲、茶碱等几乎无首关效应的药物,其 AUC 和生物利用度的变化不明显。

由此可见,肝脏疾病时药物清除的改变很复杂,与药物本身的理化特性也有密切关系。一般来说,药物的代谢和清除的影响与肝病的严重程度成正比。急性肝炎时改变较轻而短暂,失代偿期肝硬化时则较为显著。例如在肝硬化时,保泰松、氨基比林、安定、氯霉素和西咪替丁等的半衰期延长,肝脏的清除率降低。在慢性或严重肝病时,由于肝脏有效血流量降低,口服给药后使一些高 ER 药物的首过效应下降,生物利用度增加,药物清除减慢,血药浓度增高,如水杨酸类、普萘洛尔、氯丙嗪、吗啡、哌替啶等。在严重肝病时,由于大脑的 GABA、安定和吗啡受体增多或其敏感性阈值降低,即使给予正常剂量的 $1/3 \sim 1/2$ 的量亦可诱发肝性脑病。

三、肝脏疾病的临床用药

肝功能减退会使许多药动学参数发生改变:药物的肝清除率下降、蛋白结合率降低,C_{max} 和 AUC 增大及药物的血浆半衰期延长等,这些改变均可导致药物在体内的清除率减慢,血药浓度增加,容易产生蓄积。不过肝功能降低所致药物血浆浓度的变化,就一般药物而言,常不超出 $2 \sim 3$ 倍。一般情况下,血浆浓度的这种变化对某些药物的临床意义并不很重要,因为正常人之间也可能有这种个体差异。然而对镇静剂或镇痛剂而言,这种血浓度的改变可能使肝病患者产生肝昏迷。肝病患者体内 NH_3、甲硫醇及短链脂肪酸等代谢异常,使脑组织在未发生肝昏迷前就有一定程度的功能障碍,对中枢神经药物的反应特别敏感,因而有些药物,即使对正常人是微不足道的剂量,对这种患者就可能诱发肝昏迷。呼吸抑制药,由于抑制过度呼吸,也可使中度肝病患者产生昏迷,因为过度换气可能对脑组织有保护作用。含氮药物及其他一些伪神经递质胺或可以降低异化代谢的药物(如单胺氧化酶抑制剂),也都可能诱发肝昏迷。肝功能障碍时应用此类药时皆应慎重。有人认为肝病患者用去甲羟安定作为镇静剂较合适,因为它从血浆清除比利眠宁快,而且在急、慢性肝病时,它的肝清除率并不改变。

总之,为了用药安全,对于肝脏疾病患者用药时须注意:

(1)禁用或慎用主要经肝脏代谢且不良反应多的药物,如氯霉素、洋地黄毒苷等。

(2)避免或慎用肝毒性药物,如对乙酰氨基酚、四环素等。

(3)慎用抗凝药物。

(4)禁用或慎用诱发肝性脑病的药物,如镇痛药、镇静药等。

(5)对于肝昏迷或前期的患者,禁用能增高血氨的方法(输血、血浆及蛋白)和药物

(蛋氨酸、尿素等)。

(6)肝硬化及肝昏迷患者,慎用皮质激素类药物。

(7)肝硬化腹水患者应用利尿剂时,应考虑低血钾诱发肝性脑病的可能,应根据腹水情况酌情使用,不宜用在肝脏活化生效的药物,如强的松、保泰松、环磷酰胺等。

(8)胆汁排泄障碍也是肝病患者易对药物发生毒性反应的因素之一。甲基睾丸酮或雌激素可能影响胆汁分泌,尤其是对已有胆汁淤积(如原发性胆汁性肝硬化)者。故口服避孕药应忌用于有妊娠胆汁淤积史者、原发性胆汁性肝硬化或良性家族性复发性胆汁淤积症者。治疗孕妇的肾盂肾炎应用大剂量四环素静脉注射可能促进发生肝黄色萎缩。四环素也可能使未孕妇女产生脂肪肝,其胆汁分泌功能障碍可能加剧抗生素对妊娠期的毒性。

第二节　肾脏疾病与临床用药

一、肾脏疾病时药动学变化

肾脏是维持机体内环境稳态的最重要的器官,同时也是药物代谢和排泄的主要器官。肾脏排泄是药物及其代谢物从体内清除的一种主要途径,包括肾小球滤过、肾小管和集合管的分泌和重吸收。分泌和重吸收过程均有肾小管上分布广泛的多种药物转运蛋白的参与。肾脏疾病患者,不仅肾小球滤过率降低,药物代谢酶及转运蛋白的活性亦会受到影响,从而引发人体内环境进一步紊乱,影响到药物在体内的过程。临床上对于肾脏疾病患者一般须根据肾功能减退的程度来调整给药剂量,以求达到最大疗效,最小不良反应。

(一)肾疾病对药物吸收的影响

肾功能不全虽然对药物的吸收直接影响不大,但肾功能不全患者常伴有恶心、呕吐、腹泻和胃肠壁水肿等胃肠功能紊乱,可影响到药物的吸收。尿毒症患者胃内 NH_3 的含量增多,或者患者服用抗酸药,均可使胃肠道 pH 值升高,从而降低弱酸性药物的吸收。机体 pH 值的改变对药物代谢过程的影响较大,pH 值改变会影响药物离子化与非离子化的比例,非离子型药物容易通过生物膜进行转运,而离子型药物不容易通过生物膜进行转运,因此机体 pH 值改变时,凡是通过生物膜进行转运的过程如吸收、分布、排泄过程理论上都会受到影响。如酸血症使弱酸药物(如水杨酸或磺胺等)的非离子化部分增加,可使药物在细胞内蓄积并促进药物透过血脑脊液屏障。酸血症也可使碱性药物(如美加明)离子化而难以从细胞外液进入细胞内或使之易于离开细胞,以致药物容易在细胞外蓄积。这种再分布的药理效应在某种程度上取决于药物作用部位是在细胞内或在细胞外。其他因素如电解质的紊乱,如低血钾等也可明显影响胃肠蠕动及药物吸收的程度与速度。上述因素均可影响到药物的生物利用度。

(二)肾疾病对药物分布的影响

肾功能不全时常可出现低蛋白血症,血浆中蛋白含量的降低必然使药物的结合量减少,血中游离型药物的浓度随之提高,通常酸性药物的白蛋白结合率明显下降,如巴比妥类、磺胺类、苯妥英钠、呋喃苯胺类、华法林等。对碱性药物与白蛋白的结合影响不一致,有的减少,如吗啡、安定等;有的不变,如去甲丙米嗪、氨苯砜等。引起血浆蛋白亲和力下降的因素除了上述因低蛋白血症,使蛋白数量减少,药物的蛋白结合位点下降外,还包括肾功能不全时蛋白质从尿中丢失及小肠对氨基酸吸收障碍;肾功能不全时患者血中酸性代谢物增多,竞争性抑制或置换酸性药物与白蛋白结合,从而导致弱酸性药物与白蛋白的结合显著降低:如地西泮、水杨酸、苯巴比妥、苯妥英钠等;尿毒症时白蛋白的分子发生结构或构型的改变,与药物的亲和力降低。药物与血浆蛋白的结合减少后,游离型药物增加,从而增大分布容积。如苯妥英钠、多西霉素、头孢菌素类。肾功能低下时酸性药物的蛋白结合率见表 12-3。

表 12-3　肾功能低下时酸性药物的蛋白结合率(%)

药物	肾功能正常时	肾功能低下时
苄星青霉素	66	44
头孢唑林	85	69
氯贝特	97	91
氯唑西林	95	80
双氯西林	97	91
氟氯西林	94	92
呋塞米	96	94
吲哚美辛	90	90
美托拉宗	95	90
萘普生	99.8	99.2
戊巴比妥	66	59
苯妥英	88	74
吡咯他尼	94	88
水杨酸	87	74
磺胺甲噁唑	66	42
华法林	99	98

药物与血浆白蛋白的结合减少,既影响到药物的分布也影响到药物的代谢与排泄,故对药效学的影响常常是这些变化的综合结果,如苯妥英钠,肾功能不全患者虽然白蛋白结合率下降,游离血药浓度升高,但其肝代谢能力增加,则使其药物浓度下降,半衰期缩短,总体来说,苯妥英钠的游离血药浓度无大变化。另外肾功能不全时机体 pH 值改变,氮质废弃物蓄积及机体脂肪大量丢失等均可影响到药物的分布。

（三）肾疾病对药物代谢的影响

肾脏是一个仅次于肝脏的代谢器官,如水杨酸类、儿茶酚胺类、糖皮质激素类、吗啡、胰岛素、异烟肼等药物多在肾脏代谢。肾功能不全时药物在体内的转化速度和途径均可发生变化。主要经肾脏代谢的药物的代谢量减少,半衰期延长,作用增强。肾功能不全尿毒症时还原与水解反应减慢,氧化反应大部分正常。某些尿毒症患者,胰岛素的需要量减少,可能由于肾小球滤过率降低,也可能由于肾脏对其降解减少所致;普萘洛尔的氧化代谢加速,而甲状旁腺及其他激素则因降解减少而使血中药物水平提高;肾功能不全患者血浆中伪胆碱酯酶及胆碱酯酶的活性可能降低,故琥珀胆碱的降解减慢;肾皮质线粒体内 1α-羟化酶活性发生障碍,使维生素 D 不能转化成活化型的 $1,25$-羟胆固化醇,从而影响钙离子的吸收。

另有研究表明,肾脏疾病不仅改变了药物的肾脏清除率,同时也影响了非肾脏处置过程,特别是影响了药物在肝脏中的代谢;肾功能的丧失也会导致药物的肝脏清除率降低。肾功能不全时,肝代谢可代偿性增加或抑制,如肾功能不全患者可因抑制肝对乙氯戊烯炔醇的代谢而延长其半衰期,磺胺类、对氨水杨酸、乙烟肼、普鲁卡因胺及肼苯哒嗪等乙酰化的代谢可减慢,而延长在体内存留时间,上述药物的代谢特点,均有可能引起蓄积中毒。

(四) 肾疾病对药物排泄的影响

主要经肾脏排泄的药物在肾功能不全时药物消除变慢,消除半衰期延长,肾功能不全时原形药或其活性代谢物蓄积在体内;C_{max} 和 AUC 增大,药理作用增强;易产生毒性反应。肾脏疾病时经肾脏排泄比例低的药物,其排泄的程度受影响较小;经肾脏排泄比例比较高的药物,在肾功能不全时对药物排泄的影响较大。肾功能不全时部分药物消除半衰期发生变化见表 12-4。

表 12-4   肾功能不全时消除半衰期发生变化的部分药物

药物	消除半衰期(h)	
	肾功能正常者	肾功能不全者
阿莫西林	1.0	12.5
头孢呋辛	1.6	14.0
庆大霉素	2.7	42.0
红霉素	1.8	3.2
四环素	6.0	65.0
环丙沙星	4.6	8.0
氧氟沙星	5.5	32.5
氟康唑	25.0	125.0
地高辛	30.0	85.0
依那普利	24.0	40.0
阿替洛尔	6.0	15.0

影响药物肾排泄的机制有几个方面:

1. 肾小球滤过率改变   地高辛、普鲁卡因胺、某些抗高血压药及许多抗生素等都主要经肾小球滤过。凡是影响肾小球滤过的因素皆可影响到这些药物的血药浓度与药效。如肾病综合征时,肾小球滤过膜的完整性受到破坏,离子型和非离子型药物都能从尿中排出;急性肾小球肾炎时,有滤过功能的肾单位减少,药物滤过量减少;肾脏严重缺血时,肾小球滤过率明显减少。另外,影响药物与血浆蛋白结合的因素,因游离型药物浓度发生改变,也可影响肾小球滤过率,这对于那些蛋白结合率高而分布容积小的药物较有意义,因为只有游离型药物可以通过正常肾小球膜而被滤过;但另一方面,肾病综合征时,大量蛋白从尿中丢失,故结合型与游离型药物从尿中排出量都增加。例如苯妥英钠虽然主要经肝代谢后再由肾排出,但因为与白蛋白结合率高,在肾病综合征时,其经肾排出的速度也加快。

2. 肾小管重吸收功能改变　肾小管重吸收方式主要是简单扩散,受尿液 pH 值及尿流速度的影响较大。与 pH 值的关系也遵循上述原则,即非离子型药物比其离子型更容易通过生物膜;尿液的 pH 值及药物的解离度决定离子型与非离子型药物间的相对比例;当尿液 pH 值上升时,弱酸性药物离子型增加,重吸收少,排泄增加;弱碱性药物则相反,尿 pH 值上升时离子型药物减少,重吸收增加,排出减慢。

3. 肾小管分泌功能改变　肾小管分泌是个主动转运过程,由载体将药物转运入肾小管,排泄增加。在该处有 2 个主动分泌通道:一个是弱酸类通道,另一个是弱碱类通道,因此有机酸类药物如磺酸类、青霉素类及有机碱如组胺、普鲁卡因等都在肾小管内分泌。尿毒症时,体内蓄积的内源性有机酸可与有机酸类药物竞争肾小管的弱酸性通道;轻度肾功能不全或肾功能衰竭时这种竞争所导致的有机酸排出减少可能比因肾功能减退所致的后果更重要;故尿毒症时应用有机酸类利尿剂时,须调整剂量。

某些药物经肾排泄时可能受上述各种综合因素的影响,情况较复杂。例如磺胺嘧啶,是弱酸,部分与血浆白蛋白结合,部分经肾小球滤过,部分经肾小管分泌,也有部分以非离子型从肾小管再吸收。在正常人,其排泄可因尿流速度及尿 pH 值变化而影响其非离子型的转运,尿毒症时,它的乙酰化及与白蛋白结合的程度与其分布均可发生改变。测定血或尿中药物的数值则是这些改变所造成影响的最后综合结果。有人分别测定正常人与肾衰竭患者用磺胺嘧啶(0.5 g,6 h/次)后血浆中游离型(活性)与结合型(非活性)磺胺嘧啶的数值,发现两者均有蓄积,而从尿的排泄则减慢,尿内游离型药物浓度明显降低。

二、肾脏疾病时的临床用药

药物以原形或其代谢产物从肾脏排泄,代谢物中有的已灭活,有的仍具活性。肾功能不全时,具有活性的药物原形及代谢产物蓄积可使药物治疗效应加强,也可能导致毒性反应发生。有些药物会直接损害肾脏,另有某些药物,即使其血浆浓度并未提高,其毒性反应却可因尿毒症而加剧。还有一些药物虽然也以原形经肾排泄,但毒性很小,肾功能损害时药物的血浓度虽高却很少引起不良反应。肾功能减退时应根据具体药物及其代谢产物的毒性大小与性质、肾功能损害的程度与用药目的等仔细斟酌,既应慎重地选择用药,也应适当地调整剂量。

(一) 肾疾病时的选择用药

(1)肾脏疾病时应选用那些在较低浓度即可生效或毒性较低的药物。强效利尿药中呋塞米的毒性比依他尼酸低。在肾功能衰竭患者,前者的剂量可增至 10~20 倍以加强治疗效果,却很少因血药浓度过高而发生不良反应。在抗生素中则应尽可能选用青霉素、红霉素或头孢菌素等毒性较小的药物,尤其是对肾毒性较小的药物。

(2)可选用那些治疗效果容易衡量或者选用其非毒性的副作用较易辨认的药物。如抗高血压药,其剂量决定于血压降低的程度,容易衡量,其副作用一般也易于辨认,而且这些副作用常常是能预测的。

（3）要尽量避免应用有肾毒性的药物,如氨基糖苷类、多黏菌素、两性霉素 B 等。

（4）肾功能不全时,具有活性的药物原形及代谢产物蓄积可使药物治疗效应加强,导致毒性反应,应用时须慎重。如重复使用哌替啶,其代谢产物去甲哌替啶蓄积,可使患者发生震颤和惊厥;洋地黄毒苷的代谢产物地高辛也易蓄积中毒。

（5）慎用皮质类固醇、四环素等,该类药物具有抗同化作用或增强异化作用而致负氮平衡,加重肾功能不全患者的氮质血症。

（二）肾脏疾病时药物剂量及用药间隔时间的调整

肾功能衰竭患者药物的消除能力下降,半衰期延长,故给药方案调整可根据患者的肾功能和药物半衰期的变化,参考下列方法调整给药剂量与给药时间间隔。

1. 估测患者肾功能

（1）直接法测算 $Clcr$　　$Clcr = (Ucr \times V)/(Scr \times t)$

其中 Ucr 表示尿肌酐浓度;V 表示所采集的尿液体积;t 表示采集尿液的时间间隔。直接法测 $Clcr$ 比由 Scr 推算而得的 $Clcr$ 精确,但是精准的收集患者尿液既费时又困难,所以通常采用间接法测算 $Clcr$。

（2）间接法测算 $Clcr$　　$Clcr = [(140 - 年龄) \times 患者体重(kg)]/[72 \times Scr(mg/dL)]$,该公式适用于男性,女性患者在该公式基础上乘以 0.85。

2. 肾功能低下时,剂量调节系数的计算　　剂量调整系数 $= 1 - F(1 - Clcr/100)$,其中 $Clcr$ 为患者的肌酐清除率,F 为肾功能正常时由肾排出给药剂量的百分数。

肾功能障碍患者给药剂量 $D = 正常给药剂量 \times 剂量调整系数$

肾功能障碍患者给药时间间隔 $T = 正常给药时间间隔/剂量调整系数$

3. 调整给药方案

（1）维持剂量的调整

1）方法一:减少给药剂量而给药时间间隔不变

剂量$_{肾脏疾病}$ = 正常人剂量 × 剂量调整系数 = 正常人剂量 × $[1 - F(1 - Clcr/100)]$

例如:地高辛 $F = 70\%$,患者 $Clcr$ 为 60 mL/min,按肾功能正常者日服用剂量为 0.25 mg 计算,则剂量调整系数 $Kr = 1 - 75\%(1 - 60/100) = 70\%$,那么剂量应相应调整为 0.25 mg × 70% = 0.175 mg。

减少给药剂量而给药时间间隔不变的方法尤其适用于抗心律失常药、地高辛及巴比妥类等治疗指数低的药物,以避免毒性反应的发生。

2）方法二:延长给药间隔时间而剂量不变

给药间隔时间$_{肾脏疾病}$ = 正常给药间隔时间/剂量调整系数 = 正常给药时间间隔/$[1 - F(1 - Clcr/100)]$

例如:庆大霉素,$F = 90\%$,患者 $Clcr$ 为 60 mL/min,按肾功能正常者每 8 h 给药 80 mg 计算,此患者的剂量调整系数 $Kr = 1 - 90\%(1 - 60/100) = 64\%$,那么给药间隔时间应调整为 8 h/64% = 12.5 h,调整后的给药方案为每 12.5 h 给予 80 mg 药物。

对于杀菌性抗菌药物,延长给药时间间隔,是肾功能不良时常用的给药方案调整方法。肾功能不全时根据肌酐清除率调整的抗生素剂量见表 12-5。

表 12-5　肾功能不全时根据肌酐清除率调整的抗生素剂量

抗生素	成年剂量	儿童剂量	肌酐清除率	
			50 mL/min	10 mL/min
青霉素 G（静脉滴注）	1~4 mU *，q 4~6 h	25 000~40 000 U/(kg·d)，分 4~6 次	50%~75% *	25%
青霉素 V（口服）	0.25~0.5 g, q 6 h	25~50 mg/(kg·d)，分 4 次	—	—
氯唑西林（口服）	0.25~0.5 g, q 6 h	25~50 mg/(kg·d)，分 4 次	—	—
双氯西林（口服）	0.25~0.5 g, q 6 h	25~50 mg/(kg·d)，分 4 次	—	—
萘夫西林（静脉滴注）	1~2 g, q 4~6 h	50~100 mg/(kg·d)，分 4~6 次	—	—
苯唑西林（静脉滴注）	1~2 g, q 4~6 h	50~100 mg/(kg·d)，分 4~6 次	—	—
阿莫西林（口服）	0.25~0.5 g, q 8 h	20~40 mg/(kg·d)，分 3 次	66%	33%
哌拉西林（静脉滴注）	3~4 g, q 4~6 h	300 mg/(kg·d)，分 4~6 次	50%~75%	25%~33%
替卡西林（静脉滴注）	3 g, q 4~6 h	200~300 mg/(kg·d)，分 4~6 次	50%~75%	25%~33%
头孢羟氨苄（口服）	0.5~1 g, q 12~24 h	30 mg/(kg·d)，分 2 次	50%	25%
头孢唑啉（静脉滴注）	0.5~2 g, q 8 h	25~100 mg/(kg·d)，分 3~4 次	50%	25%
头孢西丁（静脉滴注）	1~2 g, q 6~8 h	75~150 mg/(kg·d)，分 3~4 次	50%~75%	25%
头孢替坦（静脉滴注）	1~2 g, q 12 h		50%	25%
头孢呋辛（静脉滴注）	0.75~1.5 g, q 8 h	50~100 mg/(kg·d)，分 3~4 次	66%	25%~33%
头孢呋辛酯（口服）	0.25~0.5 g, q 12 h	0.125~0.25 g，分 2 次	—	25%
头孢噻肟（静脉滴注）	1~2 g, q 6~12 h	50~200 mg/(kg·d)，分 4~6 次	50%	25%
头孢他啶（静脉滴注）	1~2 g, q 8~12 h	75~150 mg/(kg·d)，分 3 次	50%	25%
头孢曲松（静脉滴注）	1~4 g, q 24 h	50~100 mg/(kg·d)，分 1~2 次	—	—
头孢吡肟（静脉滴注）	0.5~2 g, q 12 h	75~120 mg/(kg·d)，分 2~3 次	50%	25%
万古霉素（静脉滴注）	30 mg/(kg·d)，q 8~12 h	40 mg/(kg·d)，分 2~3 次	40%	10%

*：儿童总剂量不能超过成年人的剂量；mU 为百万单位，% 为肾功能不全时的剂量为正常剂量的百分率

（2）负荷剂量的调整　为了在短时间内达到有效的血药浓度，首剂量可以使用负荷剂量。负荷剂量可以从以下公式计算得出：

$$负荷剂量 = V_d \times C_{ss}$$

上述剂量调整方法，对于肾功能低于正常值50%以下的患者，或者患者所用药物高于50%以原形（或代谢产物）经肾排泄，或对于一些低治疗指数的药物显得尤为重要。在临床实践中，剂量调整方案可因实际情况做精确的修改。

（3）透析患者给药剂量的调整　透析疗法是目前治疗肾功能衰竭最有效的措施之一。透析疗法包括血液透析、腹膜透析及近年来发展起来的超滤透析、血液滤过及血液灌流等新的透析技术。采用透析疗法时，除了对机体有害的物质被排出体外，药物也可能会从患者的血液中经透析被清除。影响药物在血液透析中被排出的因素包括以下几种。

1）分子量的大小：分子量<500的药物容易在透析中被排除，而万古霉素（分子量3 300）、肝素（分子量6 000～20 000）几乎不被透析所清除。

2）蛋白结合率：药物被透析排除的程度随蛋白结合率的增加而减弱，如普萘洛尔分子量259，但是蛋白结合率高达90%，因此不容易被透析所排除。肾功能不全时血浆蛋白量低下，游离型药物的比例增加，因此通过透析膜的比例也增加。

3）水溶性：水溶性大的药物容易通过透析被排除。

4）分布容积：分布容积大的药物一般容易分布在组织中，血液中浓度一般较低，不容易在透析时被排除。估算透析清除率（Cl_{HD}）的公式如下：

$$Cl_{HD} = Q(C_{in} - C_{out})/C_{in}$$

Q表示出透析器的血流量；C_{in}表示入透析器时某药的血浓度；C_{out}表示出透析器时某药的血浓度。

透析期间药物的总清除率等于Cl_{HD}加上内源性的药物清除率，而透析期间被透析药物的总量可以通过透析液中药物浓度乘以透析液体积而计算得出。

被透析清除的药物必须在透析后追加剂量，使之能达到有效的治疗浓度。是否要追加剂量，关键在于患者所用透析器的特性。要追加多少剂量，最合理的是透析丧失多少补多少，但实际临床工作很难做到这一点，一般每个透析日里补上一个维持量，但必须严密观察病情，有条件应随时做血浆药物浓度监测。

4.药物的肾脏毒性　很多药物在正常机体状况下并无明显肾毒性，但当心衰、血容量不足、肝肾功能损伤等情况下则易出现肾损害。部分药物可直接损害肾脏各部位而影响肾功能，也可导致泌尿道阻塞、免疫反应而间接损害肾脏。故对于已有肾脏疾病患者，要尽量避免使用这些药物，减少不良反应的发生。药物引起的肾脏损害有以下3种方式。

（1）直接损害肾脏　药物直接损害肾脏导致肾功能降低的主要原因与药物干扰细胞代谢酶，尤其含巯基酶有关。损害程度往往与药物浓度、用药时间有关，多见于长期大剂量用药患者。直接损害肾脏的药物及其损害部位、机制包括：①噻嗪类利尿药等导致肾小球率过滤下降。②氨基糖苷类抗生素、第一二代头孢菌素类、水杨酸盐、各种重金属、各种造影剂等引起近曲小管坏死、可导致急性肾功能衰竭。③两性霉素B等可导致远曲小管损害。④强力霉素、碳酸锂等可损害集合管，导致肾浓缩功能下降。⑤非那西汀等解热镇痛抗炎药可损害间质，导致慢性间质性肾炎。

(2)阻塞泌尿道而间接损害肾脏 ①由于药物在肾小管中浓度增高及尿液 pH 值变化,可使药物及其代谢物溶解度降低,可在泌尿道形成结晶对泌尿道产生刺激作用,甚至可导致泌尿道阻塞。常见药物如磺胺类、甲氨蝶呤、丙磺舒等。②乙酰唑胺、维生素 D、维生素 A、碳酸钙引起泌尿路结石而阻塞尿路。③止血药引起血块而阻塞尿路。④前列腺肥大者应用抗胆碱药物可导致排尿不畅、尿潴留等。

(3)免疫性损害 很多药物可导致变态反应,免疫复合物在肾小球基底膜等部位沉积,引起局部炎症反应造成肾损害。引起的肾脏疾病常见为急性肾小球肾炎、肾病综合征、狼疮性肾炎、急性间质性肾炎等。引起肾脏免疫性损害常见的药物有青霉素类、青霉胺、磺胺类、头孢菌素类、普鲁卡因、生物制品、造影剂、汞剂、肼苯哒嗪、吲哚美辛等。

◎ 小 结

各种脏器功能在一些疾病的影响下都有可能发生一定程度的改变,从而影响到药物的药动学及药效学过程。肝脏、肾脏作为药物主要的代谢和排泄器官,其功能对药动学的影响较大。当急性或慢性疾病影响肝的超微结构时,均可明显影响某些药物在肝中的代谢,可使药效发生改变,甚至加剧其毒性反应,尤其是以肝代谢为主要代谢途径的药物。当肾功能不全时,对药物的药动学及药效学均有重要的影响,一般药物均须根据肾功能减退的程度来调整给药剂量,肾功能减退时应用药物必须慎重。应根据具体药物及其代谢产物的毒性大小与性质、肾功能损害的程度与用药目的等仔细斟酌,既应慎重地选择用药,也应适当地调整剂量,以求达到最大疗效,减少不良反应。

◎ 思考题

1. 肝功能不良时对药物代谢动力学过程有何影响?
2. 肝功能不良时临床用药原则有哪些?
3. 简述肝疾病时药物治疗的基本原则。
4. 肾损伤对药物的吸收、分布、代谢和排泄有何影响?
5. 肾功能减退时如何调整主要经肾排泄的药物时间和剂量?
6. 简述肾疾病时的临床用药原则。

(郑州大学药学院 陈秀英)

第十三章　药物相互作用

药物相互作用(drug interaction)是指同时或间隔使用2种或2种以上药物时,药物在患者体内共同存在而产生的一种不良反应。可以是药效降低或失效,也可以是毒性增加。这种不良反应是单独使用一种药物时所没有的。这里所指的药物有可能是治疗诊断药物、烟、酒或其他被人们滥用的毒品,也可能是食物中所含有的某种成分(如酪胺)或一些残存的添加物质(如杀虫剂)。随着药物种类的逐年增加,新的耐药性不断出现,使联合用药的机会日益增加,加大了药物相互作用特别是不利相互作用发生的频率。

第一节　药动学方面的相互作用

药动学方面的相互作用主要是指当一种药物影响另一种药物的吸收、分布、代谢或排泄时,改变了该药物的血药浓度,并进一步影响其作用靶点的药物浓度,从而改变药物的疗效。通常根据各种药物作用的知识或通过对患者的临床体征或血清药物浓度的监测对药动学的相互作用加以预测。

一、影响药物在胃肠道吸收的相互作用

许多药物通过口服给药,在胃肠道吸收。这一过程受多种因素的影响,包括药物的剂型、酸度系数(pKa)和脂溶性大小、消化道 pH 值、菌群和血流量等。药物对吸收的影响可以表现为吸收速率的改变,也可以是吸收程度的变化。如果仅仅是吸收速率的改变将只引起浓度-时间曲线形状的变化,而不影响平均稳态浓度的大小。如对一个消除速率很快的药物如镇痛药,吸收的延迟很可能导致体内药量不能累积至阈浓度以上而使治疗失败。

(一)胃肠道 pH 值的影响

胃肠道的 pH 值可通过影响药物的溶解度和解离度进而影响它们的吸收。如酮康唑口服后需要在胃内的酸性环境下充分溶解,进而在小肠中吸收,因而不宜与抗酸药、抗胆碱药、H_2 受体阻断药或质子泵抑制药(奥美拉唑)等合用。如果需要并用,这些药物至少在酮康唑应用2 h 后给予。

大多数溶解在体液中的药物都是以解离型和非解离型混合存在的。非解离型药物脂溶性较高,容易通过细胞膜,而解离型药物脂溶性较低,难以通过细胞膜。因此改变胃肠道 pH 值的药物,能影响目标药的解离度进而影响其吸收。如抗酸药使弱酸类药物(如水杨酸类、呋喃妥因、磺胺类、巴比妥等)的解离度增大,可抑制其吸收。由于抗酸药升高胃肠道 pH 值的作用多数比较短暂,因此可间隔2～3 h 服用抗酸药与其他药物,将这种影响

减小至最低程度。

(二)胃肠运动的影响

药物在胃肠道吸收的速度和量很大程度上取决于药物在胃肠道滞留的时间。大多数药物主要在小肠以被动扩散方式吸收。胃排空速度的变化通常仅影响药物吸收的速率,而不影响吸收程度。常见的促胃肠动力药如甲氧氯普胺、多潘立酮、西沙比利和莫沙必利可促进胃排空,使胃中药物迅速进入小肠,药物吸收加快。而某些药物如抗胆碱药物阿托品、溴丙胺太林、抗组胺药物等可以延缓胃排空,使一些药物进入小肠的速度减慢,药物的达峰时间延迟,从而抑制了药物的吸收速度。

对乙酰氨基酚常被用来进行药物吸收研究。因为它是一个弱酸药,在胃液和肠液中均大部分以非解离型存在,其在人体的吸收速率直接与胃排空速率成正比。丙胺太林、阿片类均抑制胃排空,可减慢对乙酰氨基酚的吸收速率,但不影响其吸收程度。胃肠道促动力药甲氧氯普胺,可加快对乙酰氨基酚的吸收速率,这一有利作用已在临床上用于偏头痛的治疗。

(三)络合和吸附的影响

消胆胺能与洋地黄、性激素、甲状腺素、四环素、保泰松、苯巴比妥、口服抗凝血药、氢氯噻嗪类利尿药等结合。四环素类药物在胃肠道内能与金属离子(如 Ca^{2+}、Fe^{2+}、Mg^{2+}、Al^{3+}、Fe^{3+})形成难吸收络合物。因此某些食物(如牛奶)或药物(如抗酸药,含镁、铝和钙盐的制品,铁制剂)能显著减少四环素的吸收,多西环素和米诺环素较少受牛奶和其他食物影响,但是含铝的抗酸药同样会减少这类四环素的吸收。抗酸药能提高胃肠道内容物的 pH 值,也会引起四环素吸收降低。

阴离子交换树脂如考来烯胺(cholestyramine)、考来替泊(colestipol)除了能与胆酸结合,阻止胆酸再吸收作用外,还能与胃肠道中其他药物特别是酸性药物(如普萘洛尔、地高辛、华法林、三环类抗抑郁药、环孢素和甲状腺素)结合,引起吸收减少。因此,服用考来烯胺或考来替泊和另一其他药物之间的时间应尽可能延长(最好是≥4 h)。

活性炭、蒙脱石、白陶土、氢氧化铝、铝碳酸镁等均可吸附多种药物,使合并用药的吸收减少、生物利用度降低。如蒙脱石对碱性药物(如雷尼替丁)和两性药物(如氧氟沙星、诺氟沙星等)具有较强的吸附性,影响这些药物的吸收。

(四)食物的影响

食物不仅能改变胃排空速率而影响,而且由于其他多种因素对药物的吸收产生不同程度、不同性质的影响。除了延缓或减少药物的吸收外,也可能促进药物的吸收或者不影响吸收。见表 13-1。

(五)肠道菌群的改变

消化道的菌群主要位于大肠内,胃和小肠内数量极少,因此主要在小肠内吸收的药物较少受到肠道菌群的影响。口服地高辛后,部分药物可在肠道细菌的作用下转化为无强心作用的双氢地高辛和双氢地高辛苷元。能抑制这些肠道菌群的药物,如红霉素、四环素类和其他广谱抗生素可抑制肠道内地高辛的转化,引起血浆浓度升高而中毒。

表 13-1　食物对药物吸收的影响

影响结果	相关药物
无影响	保泰松、磺胺异二甲嘧啶、丙硫氧嘧啶、甲基多巴
降低吸收速率	吲哚美辛、非诺洛芬
增加吸收量	维生素 C、维生素 B_2、异维 A 酸、普萘洛尔、更昔洛韦、三唑仑、头孢呋辛等
降低吸收速率和吸收量	卡托普利、齐多夫定、利福平、异烟肼、乙醇、林可霉素、红霉素、头孢菌素类
降低吸收速率、增加吸收量	呋喃妥因、酮康唑
增加吸收量，不影响吸收速率	芬维 A 胺
降低吸收速率，不影响吸收量	阿司匹林、西咪替丁、头孢拉定、地高辛、奎尼丁、氧氟沙星、环丙沙星、伊诺沙星等

　　抗菌药物也能抑制细菌水解那些随胆汁分泌进入肠道的药物结合物，从而减少活性原药的重吸收，即抑制了这些药物的肠肝循环。例如，抗生素可抑制口服避孕药中炔雌醇的肠肝循环，导致循环血中雌激素水平下降，但尚不能确定这是否与少数妇女避孕失败有关。

　　口服广谱抗生素抑制肠道菌群后，还使维生素 K 合成减少，可加强香豆素类抗凝药的作用，应适当减少抗凝药的剂量。

二、影响药物分布的相互作用

　　药物进入血液循环，游离型药物通过被动转运和转运体介导的主动转运进一步分布到各组织、器官和靶点部位。因此，影响药物的血浆蛋白结合率、转运体的功能及与靶点的结合都有可能使其作用发生改变。

　　1. 竞争蛋白结合部位　药物经吸收进入血液循环后，大部分药物或其代谢产物均不同程度地与血浆蛋白发生可逆性结合。一般而言，酸性药物主要与血浆白蛋白结合。碱性药物如三环类抗抑郁药、利多卡因、丙吡胺和普萘洛尔等除与白蛋白结合外，还与 α_1 酸性糖蛋白结合。当同时应用两种或多种药物时，有可能在蛋白结合部位发生竞争，结合力强的药物将结合力弱的药物置换为游离型，使其药理活性相应增强，以致在剂量不变的情况下，使药物的作用或毒性增强。

　　保泰松与华法林的相互作用研究是对蛋白结合置换现象的临床意义进行重新认识的典型例子。保泰松可以将华法林从其血浆蛋白结合部位置换出来，据此认为任何非甾体类抗炎药（non-steroid anti-inflammatory drug，NSAID）均以这种方式增强华法林的抗凝作用。现在的研究认识到，这种相互作用是由于保泰松立体选择性地抑制了华法林的代谢的结果。因此保泰松与华法林合用时，有必要监测华法林对映体的浓度以确定用药方案。现已清楚，大多数 NSAID 并不与华法林或其他抗凝药发生相互作用，即使它们均有很高的血浆蛋白结合率。

　　药物在蛋白结合部位的置换反应能否产生明显的临床后果,取决于目标药的药理学特性,那些分布容积小、半衰期长和治疗窗窄的药物被置换下来后,往往发生药物作用的显著增强而容易导致不良的临床后果。表13-2列举了一些有关蛋白结合置换的药物相互作用,这些相互作用可能导致药物中毒反应。

表 13-2　因血浆蛋白置换而引起的药物相互作用

相互作用药	目标药(被置换药物)	临床后果
水杨酸类、呋塞米、甲苯磺丁脲等	磺酰脲类口服降糖药	低血糖
水合氯醛	华法林	出血倾向
水杨酸类、呋塞米	磺胺类、甲氨蝶呤	白细胞减少症
乙胺嘧啶	奎宁	金鸡纳反应、粒细胞减少
呋塞米	水合氯醛	出汗、脸潮红、血压升高
维拉帕米	卡马西平、苯妥英钠	两药毒性增强

　　2.改变组织分布量

　　(1)组织结合位点上的竞争置换　　与药物在血浆蛋白上的置换一样,类似的反应也可发生于组织结合位点上,置换下来的游离药物可返回到血液中,使血药浓度升高。由于组织结合位点的容量一般都很大,这种游离浓度的升高通常是短暂的,但有时也能产生有临床意义的药效变化。例如,奎尼丁能将地高辛从其骨骼肌的结合位点上置换下来,增高地高辛的血中浓度(奎尼丁也能影响地高辛的肾脏排泄),引起毒性反应。

　　(2)改变组织血流量　　某些作用于心血管系统的药物可通过改变组织血流量而影响与其合用药物的组织分布。例如,去甲肾上腺素减少肝血流量,使利多卡因在主要代谢部位肝脏的分布量减少,可明显减慢该药的代谢,使血药浓度增高。而异丙肾上腺素增加肝脏血流量,可降低利多卡因血浓度。

三、影响药物代谢的相互作用

　　影响药物代谢的相互作用的发生率约占药动学相互作用的40%,是临床意义最为重要的一类相互作用。这类相互作用主要涉及细胞色素 P450 酶(CYP450 酶)的诱导与抑制。细胞色素 P450 酶是传递电子和催化许多药物氧化作用的微粒体异构酶的大家族。电子由 NADPH-细胞色素 P450 还原酶供给,一种黄素蛋白把电子从 NADPH(还原型辅酶Ⅱ)传递给细胞色素 P450。主要 CYP 酶的常见底物、诱导剂和抑制剂见表13-3。

　　1.酶的诱导　　除 CYP2D6 以外,所有的 CYP 酶均可被诱导。CYP 酶的诱导表现为DNA 转录和酶蛋白合成的增加,这一过程一般需要数天或数周,其速度取决于诱导剂的剂量、消除半衰期和相应酶的动力学特性。诱导剂的剂量越大,消除半衰期越短,达到稳态浓度快,被诱导的酶的合成与降解周期越短,则诱导作用出现越快。

表 13-3　主要 CYP 酶的常见底物、诱导剂和抑制剂

CYP 酶	底物	诱导剂	抑制剂
1A2	对乙酰氨基酚	烟熏食物	环丙沙星
	咖啡因	香烟	依诺沙星
	茶碱	苯巴比妥	诺氟沙星
	维拉帕米	利福平	呋拉茶碱
2C9	华法林	利福平	磺胺苯吡唑
	甲苯磺丁脲	磺吡酮	
	苯妥英	氯霉素	
2C19	兰索拉唑	利福平	甲苯磺丁脲
2E1	氟烷	乙醇(长期)	双硫仑
	对乙酰氨基酚	异烟肼	
3A4	环孢素	卡马西平	西咪替丁
	阿司咪唑	糖皮质激素类	红霉素
	非洛地平	利福平	酮康唑
	胺碘酮	苯妥英	醋竹桃霉素
	特非那定	西柚汁	

在多数情况下,酶的诱导没有明显的临床意义,但对于一些治疗窗窄的药物可严重影响治疗效果,甚至导致不良反应的发生。例如,苯巴比妥可诱导 CYP2C9,使该酶的底物 S-华法林的代谢速率加快,导致华法林抗凝作用的减弱,须增加华法林的剂量以补偿这种效应。此时如果患者停用苯巴比妥,CYP2C9 的活性迅速恢复到诱导前的"低"水平,结果可使血浆中华法林浓度显著上升,华法林剂量必须相应地降低,否则可引起致命性大出血。应用苯二氮䓬类镇静药就可避免上述相互作用的发生。

2. 酶的抑制　肝药酶抑制剂对药物代谢产生的效果可通过减慢自身或相互作用药物的代谢速率来完成,其结果可导致血药浓度升高、半衰期延长、药理活性增强。

西咪替丁可通过抑制多种 CYP 酶的活性而影响许多药物在体内的代谢,导致它们血药浓度上升,如卡马西平、苯妥英钠、茶碱、华法林及地西泮。雷尼替丁对肝脏氧化性酶的亲和力比西咪替丁小得多,因此,雷尼替丁不大可能发生上述临床上的相互作用。临床上当药物与西咪替丁合用时,应注意调整剂量,必要时可用雷尼替丁代替西咪替丁。

西柚汁(grapefruit juice)是近年来研究较多的食物-药物相互作用的例子。它仅对肠道 CYP3A4 有抑制作用,而对肝脏 CYP3A4 无影响。在肠壁被大量代谢的药物与西柚汁同服,其生物利用度可明显增加。如沙奎那韦与西柚汁合用时,AUC 可增大 50% ~ 200%。类似的药物还包括 β 受体阻断剂、钙通道阻滞剂、苯二氮䓬类和 HMG CoA 还原酶抑制剂等。西柚汁对 P 糖蛋白(P-gp)介导的肠细胞转运过程也有抑制作用。例如,环

孢素与西柚汁合用时,其生物利用度大大增加被认为主要由 P-gp 的抑制引起。

四、影响药物排泄的相互作用

大多数影响药物排泄的相互作用发生在肾脏。当一个药物改变了肾小管液的 pH 值、干扰了肾小管的主动转运过程时,就能影响其他一些药物的排泄,因此要提高警惕。

1. 改变尿液 pH 值　尿 pH 值影响弱酸类和弱碱类药物的解离度,从而影响其在肾小管的吸收和排泄。尿液呈酸性可使弱碱性药物(如可待因、奎宁、抗组胺药、哌替啶等)解离型增多,重吸收减少,排泄增加。同样,尿液呈碱性时可使弱酸性药(如水杨酸类、保泰松、磺胺类、苯巴比妥等)排泄增加。如尿液 pH 值维持在 5 左右,在 16 h 内右苯丙胺排出用药量的 54.5%,而 pH 值维持在 8 左右时则仅排出用药量的 2.9%。

2. 干扰肾小管分泌　丙磺舒提高青霉素类的血清浓度并延长其活性,其作用主要是阻断这些药物的肾小管分泌。地高辛与奎尼丁合用时,地高辛的血清浓度比单用时增高 2~3 倍,分布容积减少 33%~57%。相互作用的机制较为复杂,原因之一可能与奎尼丁降低了地高辛的肾清除率。

第二节　药效学方面的相互作用

药效学相互作用主要指作用在同一受体或生理系统上的药物间产生的相加、协同或拮抗作用。这类相互作用对药物的血浆浓度和药代动力学无明显影响。

1. 相加作用　指两种药物合用时作用于同一部位或同一受体,使药效增强,其特点为合用药物对受体作用的内在活性相等,因而发生相加作用。临床用药时,各药如不减半剂量,由于相加作用,可发生中毒现象。例如,抗胆碱药与具有抗胆碱作用的药物合用,如阿托品与氯丙嗪合用,可导致胆碱能神经功能低下。又如氨基糖苷类抗生素的链霉素、卡那霉素、庆大霉素、新霉素等与肌松药筒箭毒碱、加拉碘铵等非去极化型药物合用,肌肉松弛作用加强,重者可发生呼吸麻痹。肾上腺嗜铬细胞瘤患者合用 α 受体与 β 受体两种阻断剂的效果,明显优于单用 α 受体阻断药,因为所释放的肾上腺素既兴奋 α 受体又兴奋 β 受体。

2. 协同作用　指两药合用时分别作用于不同的部位或受体,而产生协同的效应,该协同效应大于单用时效应的总和。例如,镇静催眠药与抗精神病药合用,中枢抑制作用可相互加强;MAO 与氯丙嗪合用,不仅增强安定作用,也增强降压作用;氨基糖苷类与肌松药合用,可延长麻醉持续时间。

3. 拮抗作用　指两种或两种以上的药物合用引起药效降低的现象,该效应小于单独应用一种药物的效应。产生拮抗的机制,除上述药动学的机制外,还有药效学的机制,主要通过药物与受体的作用而使药效降低,主要有如下两种形式。

(1)竞争性拮抗　同一受体的拮抗剂与激动剂合用将产生竞争性拮抗作用。如组胺与抗组胺药竞争 H_1 受体;阿托品拮抗乙酰胆碱作用于 M 受体;β 受体阻断药阻断 β 受体激动的作用。又如甲苯磺丁脲降血糖作用,主为促进 β 细胞释放胰岛素,此种作用可被结构相似的噻嗪类利尿药所拮抗,因后者可抑制 β 细胞释放胰岛素。

（2）非竞争性拮抗　两种药物与受体的不同部位相结合，因此，任一种药物的存在，不排除另一药物的结合。但当拮抗药物存在时，作用药就失去作用。此种拮抗作用不被作用药物的剂量加大所逆转，如琥珀胆碱和乙酰胆碱的阻断作用。

第三节　与中药相关的药物相互作用

随着中药在临床上的广泛应用，由于其中含有较多成分，与化学药合用发生相互作用的可能性大大增加。目前已有很多文献报道中药与化学药品合用的不良反应，相互作用的机制涉及药代动力学环节和药效学环节。文献报道的中药-化学药物相互作用见表13-4。

表 13-4　近年文献报道的中药-化学药品相互作用

中药	化学药品	作用后果	可能原因
槟榔	氟哌噻吨、卡马特灵、氟奋乃静	可导致僵直、运动缓慢、运动不能等症状	槟榔含有槟榔碱具有胆碱作用
丹参	华法林	凝血时间延长	减少华法林的消除
苦瓜	氯磺丙脲	降低血糖	苦瓜有降糖作用
甘草	强的松龙	降低清除，增加生物利用度	抑制 11-β 脱氢酶
	口服避孕药	高血压、水肿、低血钾	口服避孕药增加甘草酸的敏感性
育亨宾	三环抗抑郁药	高血压	育亨宾具有升高血压的作用

第四节　药物相互作用的处理原则

药物相互作用远比体外的反应隐蔽，易与疾病本身症状混淆，不易检测，变异性大，难以预料，因此，应该给予极大的重视。

为了使药物相互作用的发生率及不良后果降到最低限度，以下处理原则是重要的：①对每一位门诊和入院患者均详细记录用药史，包括中药、非处方、诊断用药；②掌握重要的药物相互作用的发生机制，有助于设计安全有效的多药治疗方案；③在保证疗效情况下，尽量减少合用药物数量，尽量选择药物相互作用可能性小的药物，如阿奇霉素不被CYP 代谢，也不具有其他大环内酯类抗生素的酶抑制作用；④对使用治疗窗窄的药物应提高警惕，如口服抗凝药（华法林）、抗癌药（5-氟尿嘧啶）、免疫抑制药（环孢素）、抗心律失常药（奎尼丁）、强心苷（地高辛）、抗癫痫药（苯妥英钠）、口服降糖药（格列本脲）、氨基糖苷类（庆大霉素）、万古霉素、抗反转录病毒药（齐多夫定）、抗真菌药（两性霉素 B）、碳酸锂、氨茶碱等；⑤密切观察发生药物相互作用的高风险人群，如患各种慢性疾病的老年人、需长期应用药物维持治疗的患者、多脏器功能障碍者、接受多个医疗单位或多名医师治疗的患者;⑥多数药物相互作用通常只需对给药时间、剂量稍做调整即可解决。有时可进行血药浓度的监测,根据药代动力学原理调整给药方案。

◎小 结

临床上多药联用的情况非常普遍,但药物相互作用常常只在对患者造成有害影响时才引起充分注意。药物相互作用是指同时或相继使用2种或2种以上药物时,其中一种药物作用的大小、持续时间甚至性质受到另一种药物的影响而发生明显改变的现象。按药物相互作用的机制,有药动学相互作用:影响药物在吸收、分布、代谢和排泄过程的任一环节,使其在作用部位的浓度增加或减少而引起药效相应改变。药效学相互作用:药物作用于同一受体或不同受体上,产生增强或拮抗效应。药剂学的相互作用:药物发生直接的物理或化学反应,导致药物成分改变,如出现沉淀、被氧化、分解等。

◎思考题

1.什么是药物相互作用?

2.药物相互作用主要表现为哪几种方式?

3.药物相互作用引起的严重不良反应有哪些?应如何预防不良药物相互作用?

4.从药动学方面举例说明药物相互作用的发生机制。

5.请你说明影响药物代谢的相互作用的临床意义。

6.与中药相关的药物相互作用有哪些?相互作用的机制涉及哪些环节?请举例说明。

7.请回答药物相互作用的处理原则。

(许昌学院医学院 王晋蕊)

第十四章　药物滥用与药物依赖性

第一节　药物滥用

一、药物滥用的概念

　　药物滥用是指出于非医疗、预防和保健目的而反复、大量使用某些具有依赖性潜力药物的行为。药物滥用者往往对阿片类物质、中枢兴奋剂、致幻剂等精神活性物质有持久的、强烈的和难以克制的需求欲望，以满足既往体验过的欣快感；或希望减轻由于停用精神活性物质而造成的戒断症状，负性情绪等，从而形成药物渴求。这种用药具有无节制性和反复性的特点，其结果是滥用者对该毒品产生依赖状态，迫使其无止境地追求用药，常常导致对用药者精神和身体的危害，并进而带来的严重的社会、经济甚至政治问题。

二、药物滥用的危害

　　从毒品问题产生的后果看，毒品滥用不但严重损害滥用者个体身心健康，且越来越多地影响到毒品生产和消费地区的社会风气、社会稳定和社会经济的可持续发展。药物滥用问题的严重性及其发生的规模给今天的人类提出了独特的挑战。这种挑战因艾滋病的加入及其不可预测的复杂性而变得更加严峻。药物滥用及由此造成的药物依赖性对个人和社会危害严重，已成为世界各国民众共同关注的严重社会问题。

　　（一）对个人的危害

　　1. 药物滥用者身心健康遭受摧残　　当药品使人产生依赖后，突然停药引起强烈的戒断症状，对身体健康有严重损害。阿片类药物成瘾后的戒断症状表现为自主神经系统功能亢进及躯体症状，使成瘾者极端痛苦；安眠药成瘾后，戒断症状中最危险的是使人发生惊厥，严重时可致命。过量吸食毒品还可引起中枢神经系统的过度抑制，表现为反应迟钝、呼吸抑制，严重者呼吸停止而死亡。此外，毒品可影响人的精神活动，有的使人产生各种幻觉（如致幻剂、大麻、可卡因），有的引起狂暴行为甚至中毒性精神病，苯丙胺类药品可使人产生类偏执狂精神分裂症就是一个典型例子。

　　2. 滥用药物过量常致中毒死亡　　药物滥用者急性中毒死亡率甚高。造成急性中毒的原因有三：一是吸毒者从非法途径所获的毒品质量差异甚大，实际用量无法掌握，易致过量吸食，造成急性中毒；二是滥用者经过一段时间停药，因该类药物多数具有耐受性，若想达到原有效果必须不断加大剂量，因而产生急性中毒；三是药物滥用者常因精神过度抑郁，蓄意自杀。

3. 降低身体免疫力并发各种感染 多药物滥用者免疫功能降低,抵抗力下降,极易并发各种病毒或细菌感染性疾病,如病毒性肝炎、肺部感染(细菌性肺炎、肺结核等)、性传播疾病、致残、皮肤针眼及色素沉着、注射部位脓肿、肢体坏疽、其他疾病及感染,包括破伤风、血栓性静脉炎、胃部不适及菌血症等,尤其易并发结核病和艾滋病。由于药物滥用者采用注射途径滥用毒品,使该人群成为社会上传播、感染各种传染性疾病,特别是艾滋病的高危和高发人群,给公共健康带来极大威胁。

4. 损害女性生育和新生儿的发育 女性吸毒者常有闭经、不排卵或不能生育现象。怀孕或哺乳期妇女吸毒时,毒品可通过胎盘或乳汁进入胎儿或婴儿体内,除了毒品本身的毒性(如吗啡类抑制呼吸)直接损害婴儿以外,也可造成婴儿成瘾的严重后果。吸毒的孕妇胎儿发育迟缓,娩出的新生儿体重甚低。临床上,这些受母体毒害的新生儿,一出生就表现出类似成人"冷火鸡皮"般的戒断症状,表现为震颤、不安、多动、肌张力增高、哭闹、呼吸增快、吸吮不佳、抽搐。此外,还有的新生儿发热、打哈欠、吐、泻、流鼻涕。新陈代谢也发生障碍,出现呼吸性碱中毒,过度钠丢失,血浆 5-HT 含量改变等。

(二)对社会的危害

药物滥用不仅危害滥用者个人,而且危害家庭,严重危及社会的稳定与发展。

1. 药物滥用破坏家庭生活 药物依赖性患者丧失对家庭的责任感,对家人漠不关心,甚至造成夫妻情感破裂。为购买毒品大肆挥霍钱财,严重破坏家庭的正常生活,家庭暴力时有发生,甚至酿成家破人亡、妻离子散的人间悲剧。

2. 药物滥用促发犯罪行为 药物滥用者,惯用诈骗、抢劫甚至卖淫等犯罪手段获取钱财或毒品。不法分子为进行贩运和走私毒品,往往结成犯罪团伙,进行非法活动,严重危害社会治安。此外,药物依赖性患者包括一些急性或慢性酒精中毒患者,常因意识恍惚、丧失警觉、失去机械操作敏捷性,导致各类交通事故,造成过失性犯罪。可见,药物滥用与犯罪行为是紧密相连的社会丑行。

3. 药物滥用耗竭社会经济,危害社会 药物滥用一旦成为群体现象,将直接消耗巨额毒资,并严重破坏社会生产力。同时社会为打击制造、贩卖毒品的犯罪行为,开展禁毒戒毒工作,必然耗费大量人力、物力和财力。更有甚者,吸毒造成社会风尚败坏、伦理道德沦丧,势必严重阻碍人类社会的进步与发展。

三、药物滥用的管制

鉴于麻醉药品和精神药品的滥用已成为危及人类社会的一大公害,与药物滥用做斗争,已成为一项关系人民健康、社会稳定和人类进步的大事。药物滥用问题的复杂性表现在这类药物本身所具有的双重特性,它们既具有不可抹杀的医疗价值,又有使人产生瘾癖的严重缺陷。为了发挥其医疗作用,尽量减少该类药物的滥用,必须对它们加以特殊管制。这种管制包含两方面内容,即"管制要严格,使用要充分"。国际公约条文中明确体现了上述原则,规定在防止非法生产、制造、贩运和滥用毒品的同时,还必须有效确保这类药品只能用于医疗或科研目的,并保证它们为此目的充分供应,以满足人们在医疗上的合理需求。实际上,在合理的医疗用药中,如用于晚期癌症患者时,因医疗用药而导致的药物滥用概率是非常低的。由于非法生产、制造、贩运和滥用毒品问题非常严重,大家很自然把注意力和工作重点放到加强管制方面。

（一）国际药物滥用管制

国际社会对毒品问题予以高度重视,通常采用的是两大战略,一是减少毒品的供应（切断毒源）,二是降低毒品的需求。首先对毒品犯罪给予坚决打击,并在全球范围内开展禁毒斗争。

为了禁止毒品的非法生产、贩运和滥用,确保受管制的药物仅用于医疗和科研目的,国际社会自 1909 年在上海第一次召开国际鸦片会议后,制定了一系列国际公约。目前各国执行的主要公约有 3 个,即《1961 年麻醉品单一公约》《1971 年精神药物公约》和《1988年联合国禁止非法贩运麻醉药品和精神药物公约》。此外,各国对毒品犯罪都制定有严格的法律。国际公约的实施和各国法律的公布与实施对于猖狂的毒品犯罪活动和日趋严重的吸毒现象,发挥了威慑作用。

（二）我国药物滥用管制

我国政府十分重视对麻醉药品和精神药品的管制和药物滥用的防治工作,并积极参加国际药物滥用管制的协调行动,为遏制全球药物滥用的蔓延做出重要贡献。我国政府于 20 世纪 80 年代先后制定了《麻醉药品管理办法》和《精神药品管理办法》。制定相应的制度,成立禁毒组织,加强群众性宣传教育。对这些办法的实施,使我国对麻醉药品和精神药品的管理及加强对药物滥用的管制,走向法制化,据此有效保证麻醉药品和精神药品的合法医疗需求,防止这些药物流入非法供销渠道。

第二节　药物依赖性

一、药物依赖性的概念

世界卫生组织专家委员会对药物依赖所下的定义为:药物依赖是药物与机体相互作用所造成的一种精神状态,有时也包括躯体状态,它表现为强迫性地、连续或定期使用某药物的行为或其他反应,为的是要体验药物的心理效应或是为了避免由于断药所引起的不适感。

药物依赖性使人产生一种内在的强迫感,它驱使用药者不断使用毒品,一方面为了享受毒品所带来的舒适感,即欣快感（euphoria）;另一方面也是为了避免一旦停药所带来的痛苦,即戒断症状（abstinence symptom）,这两方面因素使人身不由己,陷入不能自拔的药物滥用深渊。

药物依赖性包括反复用药引起下述一种或数种现象:①躯体依赖性;②精神依赖性;③交叉依赖;④耐受性。

（一）躯体依赖性

躯体依赖性（physical dependence）又称生理依赖性（physical dependence）是指药物滥用造成机体对所滥用药物的一种适应状态,一旦突然停药,用药者会相继出现一系列以中枢神经系统反应为主的严重症状和体征,即戒断综合征。在出现戒断症状的同时,都伴有渴求再次用药的心理体验和觅药行为。长期应用阿片类镇痛剂、酒精和以巴比妥为代表的镇静催眠药均可导致躯体依赖性。

（二）精神依赖性

精神依赖性（psychic dependence）又称心理依赖性（psychological dependence），是一种心满意足的愉悦感，因而需要定期地或连续地使用药物以保持这种种舒适感。药物通过如下方式引起心理渴求：①用药后产生的欣快感和松弛宁静感，这种感觉能满足依赖者的心理需要，称之为正性强化；②停药后会产生难以忍受的痛苦和折磨，这是依赖者要尽量避免的，只得继续使用药物，称之为负性强化。精神依赖性者不服药感到难受，精神痛苦，即出现负性强化，但一般不出现躯体戒断症状。如服用镇静催眠药、某些中枢抑制剂或兴奋剂后可出现精神依赖性。

（三）交叉依赖性

人体对一种药物产生生理依赖性时，停用该药所引发的戒断症状可能为另一性质相似的药物所抑制，并维持已形成的依赖性状态，这种状态称作上述两药间的交叉依赖性（cross-dependence）。药物的交叉依赖性，可表现为两药间所有药理作用均可相互替代，亦可能仅表现于两药的部分药理作用间的交叉依赖。

（四）药物耐受性

药物耐受性（drug tolerance）指人体在重复用药条件下形成的一种对药物的反应性逐渐减弱的状态。在此状态下，该药原用剂量的效应明显减弱，必须增加剂量方可获得原用剂量的相同效应，药物滥用形成药物依赖性，常伴有对该药物的耐受性。

产生耐受性的药动学原因是药物诱导肝药酶，加速了药物自身的代谢，药效学原因可能是，反复用药后，受体下调，从而对药效产生耐受现象。

二、致依赖性药物的分类

具有依赖性作用的药物，有的原属于医用药物，有的属于社会消遣物质，有的则是实验室合成的活性化合物。为加强对致依赖性药物的国际管制，联合国于1961年制定并通过《1961年麻醉品单一公约》规定致依赖性很强的阿片类、可卡因类和大麻类药品按麻醉品公约管制。此公约所指麻醉药品与药理学上具有全身麻醉作用的乙醚、氟烷、硫喷妥钠和具局部麻醉作用的普鲁卡因、利多卡因不同，特指上述在人群中易造成滥用的药品即"毒品"。根据《中华人民共和国刑法》第357条规定，毒品是指鸦片、海洛因、甲基苯丙胺（冰毒）、吗啡、大麻、可卡因及国家规定管制的其他能够使人形成瘾癖的麻醉药品和精神药品。1971年，联合国进一步制定并颁布《1971年精神药物公约》，规定苯丙胺类中枢兴奋药、镇静催眠药及致幻药纳入精神药品管制范畴。上述两个国际公约明确将致依赖性药物分为麻醉药品和精神药品两大类，统称为"精神活性药物"（psychoactive drugs），另外还有一些具有依赖性潜力的化学物质没有被列入管制，世界卫生组织将这些精神活性物质如酒、烟草及挥发性溶剂纳入致依赖性药物范畴。

（一）麻醉药品

麻醉药品指连续使用后易产生躯体依赖性，能成瘾癖的药品，可以分为三类。

1.阿片类　包括天然来源的阿片粗制品及其主要活性成分吗啡(morphine)、可待因(codeine)、吗啡衍生物海洛因(heroin)和人工合成麻醉性镇痛药哌替啶(pethidine)、美沙酮(methadone)、芬太尼(fentanyl)及二氢埃托啡(dihydroetorphine)等。

2.可卡因类　包括古柯(coca)树叶中的生物碱可卡因(cocaine)及其粗制品古柯叶和古柯糊。可兴奋中枢,滥用后易致幻觉、妄想甚至失去自控能力,精神依赖性严重,伴生理依赖性,但戒断症状较轻。

3.大麻　大麻属于大麻科、大麻属一年生草本植物,大麻含有400多种化合物,其中具有精神活性的物质统称为大麻类物质,包括印度大麻、其粗制品大麻浸膏和主要成分四氢大麻酚。最主要的成分为四氢大麻酚。主要以吸入烟雾方式抽吸。用后易致情绪反常,思维紊乱、致幻等,伴有心血管反应:心率加快,血压升高等。红眼睛是大麻吸食者的典型特征。

(二)精神药品

精神药品指作用于中枢神经系统能使之兴奋或抑制、反复使用能产生精神依赖性的药品,按药理作用可分成以下几类。

1.镇静催眠药　如巴比妥类和苯二氮䓬类。

2.中枢兴奋药　滥用较多的是苯丙胺类,如苯丙胺(amphetamine)、右苯丙胺(dextro-amphetamine)、甲基苯丙胺(methamphetamine)、亚甲二氧基甲基苯丙胺(methylendioxy-methamphetamine),俗称摇头丸或迷魂药(ecstasy)。用后中枢兴奋、伴欣快感,滥用可致中毒性精神病:幻觉、妄想、焦虑等。精神依赖性严重,并伴有生理依赖性。

3.致幻药　如麦角二乙胺(lysergic acid diethylamide,LSD)、苯环利定(phencyclidine,PCP)和氯胺酮(ketamine,K粉)等。

(三)其他

其他包括烟草、酒精及挥发性有机溶剂等精神活性物质。

第三节　常见的致依赖性药物

不同类别的致依赖性药物所产生的依赖性各具特征。绝大部分依赖性药物同时兼具精神依赖和生理依赖性,一般规律是先产生精神依赖再产生生理依赖,一旦产生生理依赖后将会使精神依赖性加重。可卡因、苯丙胺类中枢兴奋药主要引起精神依赖,但大剂量使用也会产生生理依赖。少数药物只产生精神依赖而不产生生理依赖,如致幻剂。对目前滥用最广的致依赖性药物的依赖性特征作如下归纳,以利于临床诊断和治疗。

(一)阿片类

阿片为罂粟花果实浆汁的干燥物,吗啡是阿片中的主要生物碱。此类药物多数是阿片受体的激动剂及拮抗剂。纯阿片受体激动剂中,镇痛强度越大,依赖程度越严重;起效快,维持时间短的药物,重复应用的频率高,易造成药物依赖。

1.作用和戒断症状　阿片类药物的药理作用主要有镇痛、镇静、镇咳、抑制呼吸、缩瞳、兴奋胃肠平滑肌等。首次应用阿片类药物后,即会出现恶心、呕吐等不适感,反复用药约1周后可出现欣快感。阿片类药物依赖性患者一旦停药,即产生明显戒断综合征。一般在停药8~16 h后即出现不安、哈欠、流涕、流泪、出汗、恶心、食欲不振、难以入眠,呈现自主神经系统功能亢奋等症状。停药24 h左右症状加重,瞳孔扩大,自感发冷发热,并出现呕吐腹泻,四肢、躯体与腹部疼痛,甚至肌肉抽搐、蜷缩成团,呈极度痛苦状态。停药后36 h左右症状达高峰,患者激动不安加重,明显食欲不振,猛烈打呵欠,流涕流泪加重,恶心、呕吐、腹泻、明显发冷,交替发热与大汗淋漓,一阵阵汗毛竖起,皮肤近似拔毛的火鸡皮,通常称这种景象为"冷火鸡"(cold turkey)。由于不进食不饮水,加上呕吐、出汗和腹泻,使体重显著减轻,有的人在24 h内体重减轻可达4.5 kg之多。患者呼吸加快,血压上升,体温升高。在出现戒断症状期间如给予阿片类药物可迅速消除各种症状,若不加处理,多数症状在第7~10天可消失。但失眠、软弱无力、激动不安和肌肉疼痛等症状可以持续数周至半年以上,是复吸的重要原因。

2. 对机体的损害 阿片类药物对机体的损害多与其药理作用有关,比较严重,包括以下内容:①一般的不良反应包括呼吸抑制、便秘、恶心、呕吐等;②此类药物对免疫系统具有抑制作用,可导致吸毒者体质下降、消瘦,对外伤、手术和感染等应激状态的抵抗力降低,阿片类药物对内分泌的影响可导致患者性欲、性交能力和生育能力的降低;③因兴奋平滑肌可引起胰腺管和胆道痉挛,造成胰腺炎和胆道梗阻;④海洛因由于异常免疫反应可引起肺部积液(非心源性肺水肿)和海洛因肾病(heroin nephropathy);⑤吸毒过程中使用不洁注射器易致感染,包括病毒性肝炎、局部脓肿、败血症和急慢性心内膜炎等,共用不洁注射器和针头,导致艾滋病(获得性免疫缺陷综合征,acquired immunodeficiency syndrome,AIDS)、病毒性肝炎等传播;⑥急性中毒表现为中枢神经系统抑制、瞳孔缩小成针尖大小、呼吸抑制三联症。

(二) 中枢神经抑制药类

中枢神经抑制药包括巴比妥类、苯二氮䓬类及其他药物等。

1. 作用和戒断症状 治疗量的巴比妥类药物可以缩短睡眠诱导时间或抑制快动眼睡眠时相,减少梦境和做梦时的生动性,用于失眠的治疗。但该药减少用量或停药时会反跳性延长快动眼睡眠时相,并伴有多梦,导致睡眠障碍,容易产生药物依赖。同时因为本类药物能诱导肝药酶,可加速药物本身的转化和降解,造成药物耐受性。巴比妥类依赖性的特点是躯体依赖性、精神依赖性均较严重,临床已较少用于失眠的治疗。苯二氮䓬类药物依赖性的特点是躯体依赖性、精神依赖性均较巴比妥类弱,药物耐受性形成较缓慢。两类药物突然停药均可出现类似的戒断症状,表现为震颤、兴奋、焦虑、头昏、厌食、恶心、呕吐、失眠、幻觉、低血压等。轻者以震颤和兴奋开始,重者可立即出现惊厥发作。多有脑电图异常。短效的巴比妥类和苯二氮䓬类药物,在停药后2~3 d内即可出现戒断症状,而长效的巴比妥类和苯二氮䓬类药物的戒断症状出现较迟缓。

2. 对机体的损害 巴比妥类对机体的损害主要表现为营养状况差、性格异常、智能障碍较明显。此外,这类药物有肝毒性,故常伴有药物中毒性肝炎。智能障碍主要表现为大脑皮层抑制,包括思考困难、反应迟钝,不能进行简单计算等。小脑功能障碍主要表现眼球震颤、运动失调、步态蹒跚、肢端颤抖等。苯二氮䓬类药物对机体的损害较巴比妥类药物轻。急性中毒也是滥用镇静催眠药的主要危害之一。

（三）大麻类

目前滥用大麻是一个全球性的问题，在美洲地区，它是最广泛被滥用的毒品，波及该地区几乎所有的国家。被广为滥用的大麻品种是印度大麻（cannabis sativa），其粗制品为大麻浸膏。印度大麻的活性成分为大麻酚（cannabinol），其主要成分是四氢大麻酚（tetrahydrocannabinol，THC）。印度大麻叶、花瓣或将其加入烟叶制成的烟卷也是在人群中造成滥用的重要毒品。吸毒者常合并滥用酒精、苯二氮䓬类或其他精神药物。

应用一般剂量的大麻类药物可产生欣快感，短程记忆受损，视、听、触或味觉变得更加敏锐，对时间的感受发生异常（觉得时间过得很慢，时间几分钟却觉得好几个小时），嗜睡和松弛感（单独一人时），无端发笑。

剂量加大能引起幻觉与妄想，思维混乱，焦虑不安，并可诱发精神分裂症的复发。长期应用大剂量大麻使人表现出淡漠、呆滞，判断力与记忆力损害，精神不集中，不注意个人卫生和外表，对饮食失去兴趣，丧失上进心。其对心血管系统、呼吸系统、免疫系统、生殖系统也产生影响。如心率加快、体位性低血压、肺功能减退、抑制胎儿发育、致畸、致癌、致突变、影响核酸和蛋白质合成、抑制免疫功能。大麻类戒断症状轻微且持续时间短。一般在停药 10 h 左右出现，维持 4～5 d。

（四）苯丙胺类兴奋药

苯丙胺属于拟交感类中枢兴奋剂，可引起内源性儿茶酚胺的释放，并阻断对这些神经递质的再摄取。欣快感的产生很可能是由于增强了去甲肾上腺素对神经细胞的作用。

常被滥用的苯丙胺类有苯丙胺（amphetamine，安非他命）、3,4-亚甲基二氧基甲基苯丙胺（俗称摇头丸）、麻黄碱（ephedrine）、脱氧麻黄碱（desoxyephedrine，甲基苯丙胺，俗称冰毒）等。3,4-亚甲基二氧基甲基苯丙胺、甲基苯丙胺的中枢神经兴奋作用是所有被滥用药物中最强的，药物依赖性最严重。

苯丙胺类有很强的精神依赖潜力，产生明显欣快感。使用者会感到非常自信和充满活力。用药后体力与脑力均明显加强，提高情绪，清醒无瞌睡，疲劳解除，性欲亢进，食欲减退。随着剂量增加，便会出现健谈、不安、焦虑和易怒，同时感到自己强大和优越感。大剂量引起暴力行为和中毒性精神病，出现鲜明的视、听和幻觉，停药 2～3 d 后幻觉消失，妄想可持续较长时间。急性中毒可导致惊厥、昏迷和心律失常而死亡。由于厌食和慢性消耗，可导致严重的营养不良。产生妄想、类偏执狂妄想象和刻板行为，往往很难将这些症状和精神分裂症区别开。

（五）可卡因

可卡因是古柯树叶中的有效成分，曾作为第一个局部麻醉药应用于临床，因其毒性太大，目前已被淘汰。可卡因是最强的天然中枢兴奋剂，其作用与苯丙胺基本相同：欣快感、体力超人，进而出现幻觉、妄想，甚至失去自我控制能力。妊娠期间滥用可卡因可造成胎盘损伤和胎盘早剥，引起胎儿死亡和新生儿发育异常、新生儿死亡，可卡因可分泌至乳汁，新生儿因吸吮母乳而出现可卡因中毒症状，主要表现为血压增高、出汗等。

可卡因亦可增加心率、血压和呼吸频率，引起厌食、扩瞳和外周血管收缩。大剂量或慢性使用，可引起失眠、激惹、颤抖、高度兴奋和高热。中毒剂量造成心脏停搏、呼吸抑制、惊厥或昏迷,少见有死亡。毒力往往与用药剂量和个体耐受程度有关。

可卡因有很强的精神依赖性潜力。长期大剂量滥用可产生生理依赖性,断药后出现戒断症状,表现为疲乏、抑制、睡眠延长、饥饿感增加等。

(六)致幻剂

致幻剂(hallucinogens)是能改变人的知觉、思维和情感活动,并能引起与某些精神病相似的精神异常的一类化合物。常见的药物有麦角衍生物如麦角酸二乙酰胺;吲哚烷胺类如西洛西宾(psilocybin);苯烷胺类如麦司卡林(mescaline);其他类如苯环利定(phencyclidine),其中以麦角酸二乙酰胺和苯环利定最具代表性。滥用方式有口服、闻吸、抽吸、静脉注射或肌内注射。

致幻剂的药效反应主要表现在感知觉障碍和情绪的改变,与苯丙胺类药物相似。戒断症状表现为焦虑、抑郁情绪,记忆损害、非真实感和人格解体等类似精神分裂症样表现,症状持续时间较长。

与兴奋剂类似,易导致中毒性精神病。过量中毒可导致高血压、抽搐和心律失常。死亡的原因主要是心律失常、抽搐和脑血管意外。酸化尿液可加速苯环利定的排泄。

(七)氯胺酮

氯胺酮(俗称 K 粉):常在青年人聚会时滥用,吸食后会出现幻觉、梦境、眩晕、运动功能障碍、恶心、呕吐、濒死感等,具有一定的精神依赖性潜能。滥用的基础是幻觉,有些梦境或幻觉是"愉悦性"的,滥用者会感受到温和而幻彩的世界,令人产生幸福感。有些则是不愉快的痛苦梦境。氯胺酮能兴奋心血管系统,慢性中毒可造成记忆缺失、认知功能损害和精神病,吸食过量可致死。

第四节　戒毒治疗

戒毒治疗一般包括脱毒(消除负性强化作用)、防复发(消除正性强化作用)和回归社会 3 个有机联系的过程。脱毒期的任务是缓解药物滥用者因停药所致的戒断症状,摆脱对毒品的躯体依赖。脱毒过程一般在医院或戒毒机构内完成,戒毒者需要借助药物减轻急性戒断症状的剧烈痛苦。脱毒的治疗方法很多,包括替代治疗、非替代治疗和对症治疗等。康复期的任务是消除急性脱毒期后的稽延性戒断症状,摆脱精神依赖,恢复机体功能。现有的治疗措施包括:阿片受体阻断药、脱毒期过后为防止患者复发并重新回归社会针对性地采取的药物治疗、认知行为治疗、复吸预防、家庭、群体及社会治疗。需 1～2 年完成。回归社会需要全社会的共同关心,主要依赖于社会群体监督治疗,因此属于广泛意义上的治疗过程。

一、脱毒期治疗药

大量临床研究表明,阿片类药物躯体依赖性有明显的自限性。在不用任何药物治疗的情况下,停用阿片类药物 7～10 d,躯体依赖性就会自然消失。但在这 7～10 d 内机体将经历无法忍受的痛苦。脱毒是指经过一定的治疗手段缓解由于停用阿片类药物所带来的戒断综合征和稽延症状,从而减弱此类药物的负性强化作用,防止突然停药所带来的不良生理和心理反应,使患者在安全舒适的状态下顺利摆脱对毒品的躯体依赖性。

(一)替代治疗

阿片类药物依赖患者在全球范围内占有很大数量,对这类成瘾者的戒毒主要采取"替代递减—撤药或维持"的治疗原则,即使用依赖程度较低的阿片类药物来替代成瘾性强的毒品,使成瘾者平稳度过戒断症状发作期,然后递减所用替代药物剂量,直至完全撤药;如果无法完全撤药,就用该替代药物长期维持。临床最常用的替代药是美沙酮、丁丙诺啡减量替代法。

美沙酮是强效阿片类药物。与其他阿片类药物具有交叉依赖性和耐受性,可替代任何一种阿片类药物。由于半衰期长,本身戒断程度较轻,这使美沙酮成为对阿片类物质成瘾进行替代、脱毒治疗的根据。美沙酮与阿片受体的亲和力较高,作用维持时间较长,成瘾潜力小。给成瘾患者应用美沙酮后,可消除患者的生理依赖症状,确定中毒程度,决定美沙酮用量。一般来说,1 mg 美沙酮可代替 4 mg 吗啡,2 mg 海洛因,20 mg 哌替啶。经过3 周 ~ 1 个月的治疗,可消除再次吸毒的心态和强迫性觅药行为。

美沙酮控制戒断症状疗效确切,作用时间长,临床效应 24 ~ 36 h,服用方便,无严重副作用,重复使用可产生长期临床效应。但是长期使用美沙酮可形成躯体依赖、心理依赖及耐受性,对美沙酮的成瘾性及滥用倾向不可忽视,必须建立美沙酮严格管理制度,避免流失而转变为毒品。但是美沙酮等阿片类药物用于脱瘾治疗的缺点是不能消除毒品的精神依赖性,脱瘾者仍有强烈的用药渴求,因而复吸率很高。为了防止复吸,人们求助于阿片受体拮抗剂,较常用的是纳曲酮,长期应用可有效防止复吸。

(二)对症治疗

对症治疗主要是用一些非阿片类药物来对抗戒断综合征的治疗方法。研究过程中发现许多非阿片类药物如 α_2 肾上腺素受体激动药、一氧化氮合酶(nitric oxide synthase, NOS)抑制剂、N-甲基-D-天冬氨酸(NMDA)阻断药,这类药物可以抑制戒断症状,但其本身不具依赖性。目前应用最广泛的是 α_2 肾上腺素受体激动药可乐定,该药能通过抑制蓝斑和中枢神经交感神经元活动,从而达到控制阿片戒断期自主神经功能紊乱和情绪反应。其他治疗措施还包括应用镇静催眠药、中药等,以减轻戒断症状,促进机体康复。

二、防复发治疗药

脱毒只是消除其躯体依赖性,由于精神依赖性并未得到纠正,患者在心理上极度渴求再次用药,加之稽延性戒断症状的存在和周围吸毒环境的干扰,复发率极高,彻底脱毒治疗后半年内复发率可达 95%。只有消除了精神依赖性才能有效防止复吸。当前国内外的防复发模式有 3 种:其一是阿片受体阻断药纳曲酮;其二是美沙酮终身替代;其三是以康复治疗为目的的社区治疗模式。成瘾患者回归正常社会生活,脱离吸毒人群,需要全社会共同关注和采取综合措施。

◎小　结

　　药物滥用是指出于非医疗、预防和保健目的而反复、大量使用某些具有依赖性潜力药物的行为。常见的致依赖性药物包括阿片类、大麻类等麻醉药品、镇静催眠药、中枢兴奋药等精神药品和烟草、乙醇等。不同类别的致依赖性药物所产生的药物依赖性各具不同特征。药物滥用导致精神依赖性和生理依赖性，已成为当今世界一大公共卫生问题和严重社会问题。国际社会为了遏制全球药物滥用，设置了专门机构，制定了一系列公约和管理办法，对药物滥用进行管制。我国政府十分重视对药物滥用的防治工作，并积极参加国际药物滥用管制的协调行动，为遏制全球药物滥用的蔓延做出重要贡献。治疗药物的依赖性必须从消除心理渴求和避免或减轻戒断综合征两方面考虑，戒毒治疗主要集中在脱毒和防复发两个阶段。脱毒的主要目的是缓解药物滥用者因停药所致的戒断症状，主要针对身体依赖。防复发的主要目的是防止药物滥用者在停用毒品后由于对此类毒物的记忆欣快效应而主动再次使用该类药物，主要针对精神依赖。

◎思考题

1. 什么是药物的依赖性，常见的致依赖性药物有哪些？
2. 试述什么是生理依赖性和精神依赖性？简述其特征。
3. 列举出几种常见致依赖性药物的依赖性特征。
4. 简述药物滥用有哪些危害？
5. 试述阿片类药物产生药物依赖性时对机体的损害。
6. 以阿片类药物为例，试述其戒毒治疗方法。

（郑州大学药学院　陈秀英）

第十五章　精神及神经系统疾病的临床用药

第一节　抗精神失常药

抗精神失常药在治疗精神疾病中占有重要地位。精神疾病是以精神活动异常为主要表现的疾病,多数患者病因未明,其发病可能与遗传、脑内神经递质、心理社会等因素有关,精神疾病包括精神分裂症、抑郁症、躁狂症和焦虑症等。

1. 精神分裂症　是一组严重的精神疾病,发病率不高,但症状持续,起病于青壮年导致较高的患病率和严重的功能损害。患者可表现为妄想、幻觉、思维紊乱等阳性症状和痴呆、情感迟钝等阴性症状。目前认为可能的发病机制与脑内不同部位多巴胺(DA)受体和5-HT受体的失衡有关。

2. 抑郁症　抑郁症患者表现为情感活动病态低落。与下丘脑5-HT功能减弱的同时去甲肾上腺素(NA)功能也减弱有关。

3. 躁狂症　躁狂症患者主要表现为情感活动病态的高涨。发病机制与下丘脑5-HT不足和NA过多有关。躁狂症和抑郁症可以单独发作,亦可以二者交替发作。

4. 焦虑症　是一种神经官能症,患者出现恐惧、紧张、忧虑等症状,同时伴有心悸、出汗和震颤。

精神疾病应采取综合治疗措施。目前,药物已成为治疗精神疾病的主要手段。治疗精神疾病的药物有:抗精神病药、抗抑郁药、抗躁狂药和抗焦虑药,本节主要介绍前三类药物。

一、抗精神病药

临床抗精神病药(antipsychotics)是指临床上主要用于治疗精神分裂症的药物,故又称为抗精神分裂症药(antischizophrinic),也称为神经安定药。精神分裂症主要表现为感觉、认知、情感、意志、思维和行为等方面障碍,精神活动不协调。根据临床症状,精神分裂症可分为Ⅰ型和Ⅱ型,Ⅰ型以阳性症状为主,主要表现为幻觉和妄想,Ⅱ型以阴性症状为主,主要表现为情感淡漠和主动性缺乏等。目前对精神分裂症的发生环节中较为一致的看法是DA和5-HT功能的亢进,所以治疗该病的各类抗精神病药主要是通过阻滞这两大类神经递质的作用而发挥药理作用的。患者用药后可减轻或消除幻觉、妄想等症状,控制其行为紊乱,从而使患者精神恢复正常。根据化学结构不同可以分为吩噻嗪类(phenothiazines)、硫杂蒽类(thioxanthenes)、丁酰苯类(butyrophenones)和其他非经典的抗精神分裂症药。

（一）分类

1.经典抗精神分裂症药　按照化学结构可分为3类：

（1）吩噻嗪类　氯丙嗪（chlorpromazine）是这类药物的典型代表，也是临床上应用最广泛的抗精神病药。此外，这类药还包括奋乃静（perphenazine）、氟奋乃静（fluphenazine）、三氟拉嗪（trifluoperazine）、硫利达嗪（thioridazine）等。

（2）硫杂蒽类　氯普噻吨（chlorprothixene）。

（3）丁酰苯类　氟哌啶醇（haloperidol）、氟哌利多（droperidol）、五氟利多（penfluridol）等。

2.非经典抗精神分裂症药　包括氯氮平（clozapine）、利培酮（risperidone）、奥氮平（olanzapine）、奎硫平（quetiapine）、阿立哌唑（aripiprazole）、齐拉西酮（ziprasidone）等。

（二）药物作用及机制

1.抗精神分裂症作用　吩噻嗪类药物能阻断中脑-边缘通路、中脑-皮质通路的 D_2 受体，降低DA功能，从而产生抗精神病的作用。大剂量连续用药能消除患者的幻觉、妄想，减轻思维和情感障碍等阳性症状，使患者恢复理智，生活自理。但对阴性症状疗效较差。此外，吩噻嗪类药物还具有以下一些作用。

2.镇吐作用　小剂量阻断延髓催吐化学感受区（chemoreceptor trigger zone，CTZ）的 D_2 受体，大剂量直接抑制呕吐中枢，从而起到较强的镇吐作用，不能对抗前庭刺激引起的呕吐。

3.调节体温作用　抑制下丘脑体温调节中枢，使体温可以随着外界环境温度变化而变化，配合物理降温降低患者体温。

4.对内分泌系统的作用　阻断结节-漏斗系统中的 D_2 受体，引起催乳素分泌增加、促卵泡素和黄体生成素释放减少、糖皮质激素和生长激素分泌减少。多数情况这些作用表现为不良反应。

5.对自主神经系统作用　阻断外周血管上的 α 受体，可翻转肾上腺素的升压效应。阻断 M 受体，可引起口干、便秘。

（三）药动学特点

氯丙嗪脂溶性高，口服易吸收但不规则，吸收易受药物剂型、胃内容物影响，抗胆碱药及某些制酸药能延缓或减少其吸收。口服吸收 2～4 h 血浆药物浓度达峰值，不同个体血药浓度可相差 10 倍以上，故给药剂量应该个体化。肌内注射吸收迅速，但因刺激性强，反复注射后可在注射部位引起硬块，从而影响药物的吸收，所以应深部注射，其生物利用度可较口服提高 3～4 倍，这与口服具有首过效应有关。吸收后，约 90% 与血浆蛋白结合。氯丙嗪具有高亲脂性，易透过血脑屏障，脑内浓度可达血浆浓度的 10 倍，且在脑组织中分布较广，以下丘脑、基底神经节、丘脑和海马等部位浓度最高。氯丙嗪主要经肝微粒体酶进行氧化代谢，代谢产物主要经肾排泄。氯丙嗪在体内的消除和代谢随年龄递减，故老年患者须减量。长期用药，药物可蓄积于脂肪组织，停药数周甚至半年后，尿中仍可检出其代谢产物。

（四）临床应用及疗效评价

1. 适应证

（1）精神分裂症 氯丙嗪主要用于治疗精神运动性兴奋和幻觉、妄想为主的精神分裂症,特别是急性发作和具有明显阳性症状的 I 型精神分裂患者,无根治作用,必须长期服用以维持疗效,减少复发;对慢性 I 型精神分裂症患者疗效较差;对 II 型精神分裂症患者无效甚至加重病情。同时因为此药有较强的神经安定作用,对兴奋、激越、焦虑、攻击、躁狂等症状均有良好疗效;对其他神经官能症伴有的焦虑、紧张、失眠等症状也有效。奋乃静对妄想型、紧张型疗效较好,适用于老年及伴肝肾功能不全及心血管系统患者,门诊可用作首选药。氟奋乃静适用于急、慢性精神分裂症,对妄想、紧张型效果显著;对慢性精神分裂症或单纯型精神分裂症疗效优于氯丙嗪。

（2）呕吐和顽固性呃逆 氯丙嗪对某些药物及尿毒症和恶性肿瘤引起的呕吐具有明显的镇吐作用,对顽固性呃逆疗效显著。对晕动症所致呕吐无效。对刺激前庭引起的呕吐无效。

（3）低温麻醉与人工冬眠 临床上常以氯丙嗪、异丙嗪和哌替啶组成"人工冬眠合剂",配合物理降温,用于低温麻醉,可使患者处于深睡状态,体温、代谢及组织耗氧量均降低的状态,称为人工冬眠疗法;此法可以减轻机体对各种伤害性刺激的反应,可用于抢救某些危重患者,如严重感染、中毒性高热及甲状腺危象等病症的辅助治疗。

2. 治疗方案

（1）氯丙嗪 治疗精神病,口服充分治疗剂量为 $200 \sim 800$ mg/d,开始口服 300 mg/d,分 $2 \sim 3$ 次服,逐渐增到 $450 \sim 500$ mg/d,直至 $600 \sim 800$ mg/d,好转后逐渐减至维持量 $50 \sim 100$ mg/d;对兴奋、躁动不合作的患者可深部肌内注射 $25 \sim 100$ mg/次,或用 25% 葡萄糖注射液 20 mL 稀释后缓慢静脉注射。

（2）奋乃静 治疗精神分裂症,口服从小剂量开始,一次 $2 \sim 4$ mg,$2 \sim 3$ 次/d。以后每隔 $1 \sim 2$ 日增加 6 mg,逐渐增至常用治疗剂量 $20 \sim 60$ mg/d。维持剂量 $10 \sim 20$ mg/d。肌内注射一次 $5 \sim 10$ mg,2 次/d。或静脉注射 一次 5 mg,用氯化钠注射液稀释成 0.5 mg/mL,注射速度每分钟不超过 1 mg。待患者合作后改为口服。

（3）氟奋乃静 口服从小剂量开始,每次 2 mg,$2 \sim 3$ 次/d。逐渐增至 $10 \sim 20$ mg/d,高量为一日不超过 30 mg。肌内注射,每次 $2 \sim 5$ mg,$1 \sim 2$ 次/d。

（4）三氟拉嗪 口服用于治疗精神病。从小剂量开始,一次 5 mg,$2 \sim 3$ 次/d。每隔 $3 \sim 4$ d 逐渐增至一次 $5 \sim 10$ mg,$2 \sim 3$ 次/d。日剂量为 $15 \sim 30$ mg,最高量为 45 mg/d。

（5）硫利达嗪 口服 $200 \sim 600$ mg/d,分 $2 \sim 3$ 次。

（6）氯普噻吨 治疗精神病,口服,开始剂量为 $25 \sim 50$ mg/d,$2 \sim 3$ 次/d,可逐渐增加剂量达 $400 \sim 600$ mg/d,维持量为 $150 \sim 300$ mg/d;肌内注射,$30 \sim 60$ mg/次,葡萄糖注射液 20 mL 稀释后缓慢静脉注射,$1 \sim 2$ 次/d。

（7）舒必利 口服,首次量 200 mg/d,分 $2 \sim 3$ 次服,治疗量 $600 \sim 800$ mg/d,分 $2 \sim 3$ 次服,最高量 1 600 mg/d;肌内注射,首次量 200 mg/d,分 $2 \sim 3$ 次注射,以后可增至 600 mg/d;静脉注射 300 mg/d,以后可增至 600 mg/d。

（8）氯氮平 口服,开始剂量 $50 \sim 100$ mg/d,分 $2 \sim 3$ 次服,以后逐渐增加,最高量为

600~800 mg/d,维持量50~100 mg/d;肌内注射,每次50~100 mg,2次/d。

3.治疗药物监测　氯丙嗪血药浓度的监测有一定的临床意义。但由于氯丙嗪能产生较多的活性代谢物,因此测定原形药和全部代谢产物的血药浓度尚在分析技术上有困难,加上氯丙嗪在体内代谢因人而异,因此有关这方面的资料报道不一。对长期应用本药的患者进行研究,发现每个患者之间,血药浓度的最高值、日间变动及半衰期长短等有着显著的差异。一般认为有效血药浓度为30~350 ng/mL,50~300 ng/mL时治疗较好,尤以100~200 ng/mL时为最佳有效浓度,折算此时的口服剂量应为400~800 mg/d,相当于平时的常规治疗量。

4.疗效评价　氯丙嗪在临床应用50余年,治疗精神病作用安全、有效,至今国内外许多精神科医生将其列为治疗精神分裂症的首选,主要在临床急诊或急性期治疗时应用较多。

奋乃静、氟奋乃静及三氟拉嗪是吩噻嗪类药物中的哌嗪衍生物,其共同特点是抗精神病作用强,锥体外系副作用也很显著,而镇静作用弱。其中以氟奋乃静和三氟拉嗪疗效较好,最为常用,而奋乃静疗效较差。硫利达嗪(甲硫达嗪)是吩噻嗪类的哌啶衍生物,疗效不及氯丙嗪,但锥体外系反应少见,而镇静作用强。

硫杂蒽类基本化学结构与吩噻嗪类相似,所以此类药物的基本药理作用与吩噻嗪类极为相似。其代表药物为氯普噻吨,又名泰尔登,其抗精神分裂症和抗幻觉、妄想作用比氯丙嗪弱,但镇静作用强。因化学结构又与三环类抗抑郁药相似,故有较弱的抗抑郁作用。适用于伴有焦虑或焦虑性抑郁的精神分裂症、焦虑性神经官能症及更年期抑郁症等。对改善焦虑、紧张和睡眠障碍等有明显效果。不良反应较氯丙嗪少,不引起药源性抑郁是其优点。

丁酰苯类药物的化学结构与吩噻嗪类有很大区别,但二者药理作用和临床应用相似,为强效抗精神病药。氟哌啶醇是这类药物的典型代表,能选择性阻断D_2受体,属高效价抗精神病药。其抗精神病作用及锥体外系反应均很强,镇静、降压作用弱。因抗躁狂、抗幻觉和妄想作用显著,适用于控制以兴奋躁动、幻觉、妄想为主的精神分裂症,还能改善慢性患者的精神衰退症状。锥体外系反应高达80%,常见急性肌张力障碍和静坐不能,减量或应用中枢性抗胆碱药可使其减轻或消失。长期应用可出现迟发性运动障碍。此外,可见口干、视力模糊、烦躁不安和忧郁。因此长期用药应密切注意患者的情绪变化,一旦发现情绪低落时,要加强监护,防止自杀情况发生。有长期应用致畸的报道,孕妇禁用。同类药物氟哌利多,与氟哌啶醇作用基本相似,但由于其代谢快,所以作用维持时间短。临床上主要用于增强镇痛药的效果,常与芬太尼合用作安定麻醉术,可以使患者处于痛觉消失、精神恍惚、对环境淡漠的特殊麻醉状态,这种麻醉术称为神经阻滞镇痛术。

舒必利的药理作用与氯丙嗪相似,具有较强的抗精神病作用和镇吐作用。尤其是对紧张型精神分裂症疗效好,起效快,有"药物电休克之称",能有效消除幻觉、妄想、淡漠、退缩、木僵、抑郁、焦虑、紧张等症状,对长期用其他药物无效的难治病例也有一定疗效。本药还有抗抑郁作用,也可用于治疗抑郁症。无明显镇静作用,对自主神经系统几乎无影响,不良反应少。本品可以选择性阻断中脑-边缘系统的D_2受体,而对黑质-纹状体通路的DA受体的阻断作用不明显,因此锥体外系反应轻微。

氯氮平属于苯二氮䓬类,为新型的非典型性抗精神病药。抗精神病作用较强,对其他药物无效的精神分裂症阴性和阳性症状都有治疗作用。临床上适用于急、慢性精神分裂症,亦可用于治疗躁狂症患者。几乎无锥体外系反应,这可能与氯氮平有较强的抗胆碱作用有关,对长期应用经典抗精神病药而引起的迟发性运动障碍也有明显的改善作用。不良反应是可引起粒细胞减少,严重者可致粒细胞缺乏,可能由免疫反应引起,应常规做血常规检查,予与警惕。

(五)不良反应及注意事项

1. 不良反应　①一般不良反应:常见嗜睡、无力、视力模糊、鼻塞、心动过速、口干、便秘等中枢神经及自主神经系统的不良反应;长期应用可致乳房肿大、闭经及生长减慢等;氯丙嗪局部刺激性较强,不做皮下注射给药,静脉注射可引起血栓性静脉炎,应以0.9%氯化钠注射液或葡萄糖溶液稀释后缓慢注射;静脉注射或肌内注射后,可出现体位性低血压,应嘱咐患者卧床1~2 h后方可缓慢起立;发生体位性低血压时可用去甲肾上腺素升压,禁用肾上腺素。②锥体外系反应:是长期大量应用氯丙嗪治疗精神分裂症时出现的不良反应,其发生率与药物剂量、疗程和个体因素有关;主要表现为震颤麻痹、急性肌张力障碍、静坐不能和迟发性运动障碍;前三种反应均是由于氯丙嗪阻断了黑质-纹状体通路的DA受体,使纹状体中的DA功能减弱,胆碱能神经功能相对亢进所致,可用抗胆碱药苯海索等治疗;迟发性运动障碍应用胆碱受体阻断药反而加重病症,此症目前尚无有效治疗方法,若早期发现及时停药可以恢复,但也有停药后仍难恢复的。③变态反应:常见皮疹、光敏性皮炎,少数患者出现肝细胞内微胆管阻塞性黄疸。也有少数患者出现急性粒细胞缺乏,应立即停药,并用抗生素预防感染。

2. 禁忌证　氯丙嗪能降低惊厥阈,诱发癫痫,有癫痫史者禁用。昏迷患者(特别是应用中枢抑制药后)禁用。能升高眼压,青光眼患者禁用;乳腺增生症和乳腺癌患者禁用;冠心病患者易致猝死,应慎用。

3. 药物相互作用　①氯丙嗪能增强乙醇、镇静催眠药、抗组胺药、镇痛药等中枢抑制作用,联合使用时应减少这些药物的用量。②某些肝药酶诱导剂如苯妥英钠可加速氯丙嗪的代谢,减弱其作用,合用时应注意适当调整剂量。同时苯妥英钠亦可加重其引起的运动障碍。③抗酸药可减少氯丙嗪的吸收,故不宜同时应用。

二、抗抑郁药

抑郁症(depression)是情感性精神障碍主要类型,是一种以显著而持久的心境低落为主要特征的综合征。表现为情感活动病态性低落,如情绪低落、思维迟缓、动作减少、睡眠障碍,甚至企图自杀等。其发病可能与脑内突触间隙神经递质5-HT和NA浓度下降有关。抗抑郁药能明显提高情绪,用于治疗抑郁症或抑郁状态。

(一)药物分类

根据化学结构和作用机制的不同,目前临床使用的抗抑郁药可分为三环类抗抑郁药、单胺氧化酶抑制剂、NA再摄取抑制药和5-HT再摄取抑制药等及其他新型的抗抑郁药。

1. 三环类抗抑郁药(tricyclic antidepressants,TCA)　是抗抑郁药中的代表性药物。常用的有米帕明（imipramine）、阿米替林（amitriptyline）、多塞平（doxepin）、曲米帕明（trimipramine，三甲丙米嗪）等。

2. 单胺氧化酶抑制剂（monoamine oxidase inhibitor，MAOIs）　早期报告这类药物的不良反应较多，疗效弱于三环类抗抑郁药，至20世纪80年代，随着研究的深入，又逐渐被启用，但国内应用较少。MAOI包括苯乙肼、超苯环丙和吗氯贝胺。

3. 去甲肾上腺素再摄取抑制药　地昔帕明（desipramine）、马普替林（maprotiline）、去甲替林（nortriptyline）、普罗替林（protriptyline）等。

4. 5-HT再摄取抑制药　氟西汀（fluoxetine）、帕罗西汀（paroxetine）、舍曲林（sertraline）等。

5. NA及5-HT再摄取抑制剂（SNRIs）　文拉法辛（venlafaxine）。

6. NA及特异性5-HT再摄取抑制剂（NaSSA）　米氮平（mirtazapine）。

（二）药物作用及机制

1. 米帕明

（1）中枢神经系统　抑郁症患者服药后，可以使情绪提高，精神振奋，出现明显的抗抑郁作用。其机制为米帕明可抑制突触前膜对NA和5-HT的再摄取，使突触间隙的NA浓度升高，促进突触传递功能而发挥抗抑郁的作用。虽然米帕明可迅速地抑制脑内单胺类递质的再摄取，但抗抑郁作用的出现却需用药2~3周后才见效，所以不做应急药物应用。正常人用药后不产生兴奋或振奋情绪的作用，反而会出现困倦、疲乏、注意力不集中、思维能力降低、思睡和镇静等抑制作用。

（2）自主神经系统　治疗量米帕明能阻断M胆碱受体，引起口干、便秘、尿潴留、视物模糊等阿托品样作用。

（3）心血管系统　米帕明能降低血压，易致心律失常，这与它抑制心肌中NA再摄取有关。近来证明，米帕明对心肌有奎尼丁样直接抑制效应。因此心血管疾病患者慎用。

2. 吗氯贝胺　可逆性选择性抑制单胺氧化酶，增高NA、DA和5-HT在突触间隙中的浓度。不作为一线用药。

3. 马普替林　选择性抑制NA的再摄取，用药2~3周发挥作用，是去甲肾上腺素再摄取抑制药。

4. 文法拉辛　既抑制5-HT再摄取，又抑制NA的再摄取，具有双重作用。抗抑郁作用起效快，在服药2周后见效。

（三）药动学特点

1. 米帕明　口服易吸收，血药浓度2~8 h达峰值，血浆$t_{1/2}$为10~20 h。体内以脑、肝、肾及心肌分布较多。经肝代谢去甲基后转变为活性代谢产物去甲基丙米嗪，后者有显著抗抑郁作用。最终均被氧化成2-羟基代谢物与葡萄糖醛酸结合，自肾脏随尿液排出。亦能从乳汁排出。

2. 单胺氧化酶抑制剂　口服易吸收，可透过细胞膜和血脑屏障。肼类MAOI对单胺氧化酶的抑制作用是不可逆的，故作用持续时间较药物在血中停留时间长。部分在肝内经乙酰化代谢，对慢型乙酰化患者易产生不良反应。

（四）临床应用及疗效评价

1. 适应证

（1）米帕明　适用于各种原因引起的抑郁症。对内源性抑郁症、更年期抑郁症疗效较好；对非内源性抑郁症效果次之；对精神分裂症的抑郁状态疗效较差。可用于伴有焦虑的抑郁症、恐惧症和强迫症的治疗。也可用于儿童遗尿、强迫症及儿童多动症的治疗。

（2）单胺氧化酶抑制剂　主要用于对 TCA 无效的抑郁症患者和非典型抑郁症。对老年抑郁症及某些恐惧障碍也有一定疗效。

（3）马普替林　适用于各种不同类型抑郁症和抑郁状态，以及焦虑、烦躁等其他情绪障碍，也可用于伴有抑郁或激越行为的儿童和夜尿者。

（4）文法拉辛　适用于各型抑郁症，包括伴有焦虑的抑郁症，还可用于广泛性焦虑症。

2. 治疗方案

（1）米帕明　口服开始剂量每次 25 mg，3 次/d；逐渐增加至每次 50 mg，3～4 次/d。维持剂量为 75～150 mg/d。青少年和老年患者的推荐量为每次 10 mg，3 次/d。

（2）马普替林　口服开始 75～150 mg/d，分 2～3 次服用，以后可渐增至 225～300 mg/d，分 2～3 次服。维持量 75～150 mg/d。静脉滴注：25～50 mg，1 次/d，2～3 h 内滴完。

3. 治疗药物监测　米帕明的血药浓度与疗效间呈线性关系。血药浓度与剂量、给药方法及采血时间有关，存在着个体差异。一般在给药后 1～2 周达稳态血药浓度，有效治疗浓度为 150～300 ng/mL。

4. 疗效评价　三环类抗抑郁药对抑郁症患者产生比较肯定的抗抑郁作用。总有效率约为 70%，但起效时间较慢，一般 1～2 周开始起效，2～3 周达最佳疗效，若治疗 4～6 周无效，则可判定此药对该患者无效，须考虑换用其他抗抑郁药治疗。MAOI 疗效弱于三环类抗抑郁药，但起效较快，服药后 5 d 即见效。

（五）不良反应及注意事项

1. 不良反应

（1）米帕明　①抗胆碱作用：可出现口干、便秘、视力模糊、排尿困难等症状，在用药的过程中可逐渐消退。严重者可诱发青光眼、肠麻痹和尿潴留。②中枢神经系统：表现为眩晕、失眠、乏力、肌肉震颤等。大剂量可导致癫痫样发作，诱发躁狂。③其他：体位性低血压、心动过速、心律失常等；极少数患者出现皮疹、粒细胞缺乏症及黄疸等过敏反应。

（2）单胺氧化酶抑制剂　主要不良反应为中枢神经兴奋症状、抗胆碱能反应、高血压危象及肝损害。与 TCA 合用或相继应用，可致严重不良反应（震颤、惊厥、谵妄甚至死亡）。相继应用时至少要间隔 10～14 d。

（3）马普替林　可见口干、便秘、眩晕、头痛、心悸等。偶见一过性低血压、房室传导阻滞。大剂量可引起癫痫发作。

2. 注意事项　①米帕明因易致尿潴留及升高眼内压，故前列腺肥大及青光眼患者禁用，心血管疾病患者慎用或禁用米帕明，米帕明可以诱发癫痫，癫痫患者禁用，服药期间禁用升压药。②严重心、肝、肾功能不全者、青光眼及前列腺肥大者慎用马普替林,有癫痫病史者及哺乳妇女禁用马普替林。③服药期间忌食乳酪及富含酪蛋白的食物。④用量较大或较长期用药者宜做白细胞计数及肝功能检查。

3. 药物相互作用

(1)米帕明　①苯妥英钠、保泰松、阿司匹林、东莨菪碱和吩噻嗪类可竞争性抑制米帕明与血浆蛋白的结合,从而使游离型药物浓度增加,合用时注意监测血药浓度和调整剂量。②肝药酶诱导剂如巴比妥类可促进其代谢,降低抗抑郁作用,二者合用需要调整剂量。③与 MAOI 合用,导致 NA 浓度增高可引起血压升高、高热、意识障碍,甚至死亡等严重反应,故二者不可并用应用。④可增强中枢抑制药的作用,与抗精神病药、抗震颤麻痹药合用时其抗胆碱药相互作用。⑤能对抗可乐定和胍乙啶的降压作用。

(2)单胺氧化酶抑制剂　能通过酶抑作用增强巴比妥类、麻醉药、吩噻嗪类、中枢抗胆碱药、抗组胺药及口服降糖药的作用,合用时注意调整剂量;与肾上腺素能药物合用可促使高血压危象的发生,与富含酪胺的食物同用,会因酪胺在体内大量蓄积而引发高血压、高热和惊厥等严重毒性反应,因此要让患者熟知富含酪胺的食物清单,以避免多吃这类食物。

三、抗躁狂药

抗躁狂药(antimaniacs)又称情绪稳定剂,是指对躁狂状态具有治疗和预防作用的药物,主要用于双向情感性障碍躁狂状态、躁狂发作的治疗的一类药物。

任何具有镇静作用的药物,都有某种程度的抗躁狂作用。包括锂盐、抗精神病药(氯丙嗪等)、某些抗癫痫药(卡马西平等)、钙通道阻滞药、α 肾上腺素受体激动药(可乐定)等。但真正的抗躁狂药,应从锂盐开始,目前临床最常用的药物是碳酸锂。

(一) 药物作用与及机制

锂盐(碳酸锂,lithium carbonate)的药理作用与锂离子有关。治疗量的碳酸锂对正常人的精神行为无明显影响,但对躁狂症患者和精神分裂症患者的躁狂与兴奋症状有抑制作用。作用机制是以锂离子形式发挥作用,抑制神经末梢钙离子依赖性的 NA 和 DA 释放,促进神经细胞对突触间隙中 NA 的再摄取,增加其转化和灭活,从而使 NA 浓度降低,还可促使 5-HT 合成和释放,有助于情绪稳定。近来发现,锂盐还能抑制脑组织中肌醇的生成,减少二磷酸磷脂酰肌醇(PIP2)的含量,从而影响脑内 PIP2 系统第二信使的代谢,干扰信息传递从而发挥其抗躁狂作用的。

(二) 药动学特点

碳酸锂口服吸收快而完全,血药浓度达峰时间为 2~4 h。锂离子先分布于细胞外液,然后逐渐不同程度的分布于各组织,体内分布较广,锂离子不与血浆蛋白结合,$t_{1/2}$ 为 18~36 h。锂虽吸收快,但通过血脑屏障进入脑组织和神经细胞需要一定时间。因此,锂盐显效较慢。主要自肾排泄,由肾小球滤过的锂约 80% 在近曲小管与钠竞争重吸收,故增加钠摄入可促进其排泄,而缺钠或肾小球滤出减少时,可导致体内锂潴留,引起中毒。

(三) 临床应用及疗效评价

1. 适应证　①临床主要用于治疗躁狂症,为首选;②对精神分裂症的兴奋躁动也有效,与抗精神病药合用疗效较好,可减少抗精神病药的剂量,以减轻其不良反应;同时抗精神病药还可缓解锂盐所致恶心、呕吐等不良反应。

2. 治疗方案 治疗躁狂症,口服,0.2 g/d,分3~4次服用,根据病情及服药后反应逐日增加至0.9~1.8 g/d,症状控制后可降至维持量维持治疗,一般为0.5~1.0 g/d。锂盐的有效剂量幅度很大,所以临床给药要结合血锂浓度、疗效、不良反应和患者的自身状况。

3. 治疗药物监测 碳酸锂盐的治疗量个体差异性大,治疗量和中毒量接近,应监测血锂浓度,调节治疗量和维持量。治疗期应每1~2周测定血锂浓度一次,维持治疗期可每月测定一次。急性治疗期的血锂浓度为0.6~1.2 mmol/L,维持治疗期的血锂浓度为0.4~0.8 mmol/L,1.4 mmol/L有效浓度的上限,超过上限易出现锂中毒。由于血锂浓度与唾液锂浓度有一定关系,二者的时间变化是平行的,在血浆及唾液中的半衰期也相同,因此可通过唾液锂浓度测定来代替血锂浓度测定。

4. 疗效评价 锂盐对躁狂症的疗效较抗精神病药好,且无嗜睡、动作迟钝和锥体外系反应。但其显效较慢,服药7~10 d后才开始缓解症状。

（四）不良反应及注意事项

1. 不良反应 ①治疗剂量时可有头晕、恶心、呕吐、腹泻、尿频、烦渴、乏力、手细微震颤等症状,随着继续用药,多数症状会减轻。长期用药可引起肾脏毒性、体重增加、甲状腺功能低下等,减量或停药后可恢复,无须特殊处理。②血锂浓度在1.5~2.0 mmol/L时,可出现双手震颤、持续性胃肠道反应、乏力、嗜睡、抽搐和谵妄等症状。应立即减量并进行对症处理,同时给予氯化钠加速锂盐的排泄。③当血锂浓度超过2.0 mmol/L时,锂盐中毒主要表现为中枢神经症状,如意识障碍、昏迷、肌张力增高、深反射亢进、共济失调、震颤及癫痫发作。故用药时须随时严密观察。因为锂盐无特殊的拮抗剂,出现中毒症状时主要采取对症处理和支持疗法,必要时可采用血液透析法清除。

2. 禁忌证 ①肾功能不全、明显肾损伤的患者禁用。②妊娠头前个月的孕妇禁用。③明显心脏病、器质性脑病及老年患者慎用。12岁以下儿童不推荐应用。④糖尿病、甲状腺功能低下、电解质紊乱患者禁用。

3. 相互作用 ①与地高辛、奎尼丁同服可增加毒性作用;②与氯丙嗪同服降低氯丙嗪的血药浓度,与非甾体抗炎药、利尿药、泻药同服可使血锂浓度升高。

第二节 抗癫痫药

癫痫是由多种原因引起的大脑局部神经元异常高频放电,并向周围正常脑组织扩散,导致运动、感觉、意识等脑功能失常的慢性神经症状性疾病。其发作具有突然性、短暂性和反复性的特点。由于异常放电神经元所在部位(病灶)和扩散范围不同,临床就表现为不同的运动、感觉、意识和自主神经功能紊乱的症状。由此可将癫痫分为以下几型(表15-1)。

表 15-1　癫痫发作的分类

发作类型	临床特征	常用药物
部分性发作		
单纯部分性发作	临床表现由异常放电神经元所波及的区域而定,一般不影响意识。表现为局部肢体运动或感觉异常。发作可持续 20～60 s	苯妥英钠、卡马西平、扑米酮、丙戊酸钠、加巴喷丁、拉莫三嗪、托吡酯
复杂部分性发作（颞叶癫痫）	发作时意识丧失,伴有无意识运动,如唇抽动、摇头等,发作可持续 30 s 至 2 min	苯妥英钠、卡马西平、丙戊酸钠
部分性发作继发全身性发作	单纯或复杂性部分性发作,可发展为伴有意识丧失的强直阵挛性发作	苯妥英钠、卡马西平、丙戊酸钠、扑米酮、
全身性发作		
失神性发作（小发作）	突然短暂的意识丧失,多见于儿童,持续时间不超过 30 s	乙琥胺、丙戊酸钠
肌阵挛性发作	表现为短暂的电刺激样肌肉节律性阵挛性收缩,有意识丧失和明显的自主神经症状	丙戊酸钠、硝西泮
强直-阵挛性发作（大发作）	全身性惊厥,意识丧失,而后进入匀称的阵挛性抽动,发作持续时间为 1～5 min	卡马西平、苯巴比妥、苯妥英钠、丙戊酸钠、扑米酮
癫痫持续状态	大发作的持续状态,反复抽搐,持续昏迷	地西泮、硝西泮、苯妥英钠、卡马西平、

一、乙内酰脲类和巴比妥类

（一）药物分类

1. 乙内酰脲类　苯妥英钠（phenytoin sodium,大仑丁,dilantin）。

2. 巴比妥类　苯巴比妥（phenobarbital,鲁米那,luminal）、扑米酮（primidone,扑痫酮,mysoline）。

（二）药物作用及机制

1. 乙内酰脲类　苯妥英钠可阻止异常放电向周围正常脑组织的扩散,但不能抑制癫痫病灶的异常放电。作用机制较复杂,膜稳定作用是治疗癫痫、神经痛和心律失常的药理学基础。苯妥英钠对各种组织的可兴奋膜,包括神经元和心肌细胞膜,均有稳定作用,可降低其兴奋性。这与其在治疗浓度（10 μmol/L 以下）时即可以阻滞 Na^+ 通道,减少 Na^+ 内流有关。苯妥英钠的这一作用具有明显的使用-依赖性（use-dependence）。因此,对高频异常放电的神经元的 Na^+ 通道阻滞作用明显,而对正常的低频放电并无明显影响。苯妥英钠还抑制神经元的快灭活型(T型)Ca^{2+}通道,抑制Ca^{2+}内流,此作用也呈使用-依赖性。较高浓度时,苯妥英钠能抑制K^+外流,延长动作电位时程和不应期;还能抑制神经末梢对γ-氨基丁酸的摄取,诱导GABA受体增生,由此间接增强GABA的作用,使Cl^-内流增加而出现超极化,从而抑制异常高频放电的发生和扩散。

2. 巴比妥类　苯巴比妥对中枢神经系统表现为普遍性抑制作用。随着剂量增加,相继出现镇静、催眠、抗惊厥及抗癫痫、麻醉等作用。苯巴比妥用于除小发作以外的各型癫痫,包括癫痫持续状态。苯巴比妥抗癫痫作用在分子水平与抑制神经递质GABA及GABA受体有密切关系。既能抑制病灶神经元的异常放电,又能抑制异常放电的扩散。其抗癫痫机制与苯妥英钠相似,治疗浓度时能阻滞Na^+通道。扑米酮也是巴比妥类的抗癫痫药物,可以在体内代谢为苯巴比妥和苯乙基丙二酰胺,两者均有抗癫痫作用;药理作用近似苯巴比妥,是广谱抗癫痫药;其抗癫痫作用机制与苯妥英钠相似。

(三)药动学特点

苯妥英钠口服吸收慢而不规则,个体差异大。由于本品呈强碱性(pH=10.4),刺激性大,故不宜肌内注射。血浆蛋白结合率为85%～90%。绝大部分在肝内经肝药酶代谢为无活性的对羟基苯妥英,5%以原形经尿排出。消除速率与血浆浓度有密切关系。血药浓度低于10 μg/mL时,按一级动力学消除,血浆$t_{1/2}$为6～24 h;超过此浓度时,则按零级动力学消除,血浆$t_{1/2}$可延长至20～60 h,容易出现毒性反应。由于常用量时血浆浓度有较大个体差异,又受诸多因素影响,给药最好在血药浓度监控下进行。

苯巴比妥口服吸收慢但较完全,一次口服1～6 h后血药浓度可达高峰,血浆蛋白结合率较低,全身体液均有分布,在肝脏代谢,$t_{1/2}$为24～140 h。因$t_{1/2}$长,故每次连续用药都时都有或多或少的蓄积,这是巴比妥类易于产生不良反应的原因之一。代谢后大部分经肾脏排泄,肾功能不佳时影响其排泄。碱化尿液可加速排泄。

(四)临床应用及疗效评价

1. 适应证

(1)苯妥英钠　①癫痫:治疗大发作疗效好,对小发作(失神发作)无效,有时甚至使病情恶化;②外周神经痛:具有稳定神经细胞膜的作用,对三叉神经痛效果好,对舌咽神经痛和坐骨神经痛也有效;③抗心律失常:主要用于室性心律失常,对强心苷中毒引起者效果好。

(2)苯巴比妥　用于治疗癫痫大发作和癫痫持续状态效果佳,对单纯部分性发作和复杂部分性发作也有效,对小发作和婴儿痉挛效果差。

2. 治疗方案　口服苯妥英钠的剂量必须个体化,要从小剂量开始。成人初始量200～300 mg/d,维持量300～400 mg/d。最大剂量为600 mg/d。可将全日量一次睡前服,或分2次服用。癫痫持续状态时要用负荷量。

一般成人用苯巴比妥量每次30 mg,3次/d。最大剂量250 mg/次,500 mg/d。儿童每日3～5 mg/kg,分次服用或睡前顿服。口服需3～4周才见最大疗效。

3. 治疗药物监测　苯妥英钠的有效血药浓度范围是40～80 μmol/L,即10～20 mg/L。超过20 mg/L即为中毒血药浓度。90%的人在此范围内可以满意的控制发作。服药剂量与血药浓度一般是成比例的,成人300~400 mg/d时,多数可达治疗浓度范围。但个体差异很大,仅根据剂量预测血药浓度和疗效还不完全准确,故应在达稳态时测定血药浓度,以指导用药治疗。

苯巴比妥的治疗血药浓度为10~40 μg/mL,大于40 μg/mL则可出现毒性作用,但常因发作类型而有差别。对顽固性发作病例,其浓度需要达到10~15 μg/mL;治疗高热惊厥时的血浆药物浓度为15 μg/mL;在成人,控制全身性强直阵挛发作的血药浓度为(18±10) μg/mL;而治疗部分性发作所需浓度为(38±6) μg/mL。

4.疗效评价　一般认为苯妥英钠用于成人较安全,新生儿及婴儿对本药的代谢慢且不稳定,不良反应多且不易观察,服用时要特别慎重。苯巴比妥用于治疗癫痫的时间较长,其起效快、疗效好、毒性相对较低,价格便宜,至今仍为临床广泛应用的主要药物之一。

（五）不良反应及注意事项

1.不良反应

（1）苯妥英钠　①胃肠道反应:口服可引起食欲减退、恶心、呕吐、上腹痛等症状,饭后服用可减轻。②神经系统反应:用药剂量过大或药物相互作用影响苯妥英钠代谢,导致血药浓度过高引起小脑-前庭系统功能失调。轻症反应包括眩晕、共济失调、头痛和眼球震颤等。血药浓度大于40 μg/mL可致精神错乱,也可导致癫痫发作加频;血药浓度在50 μg/mL以上时出现严重昏睡以至昏迷。③牙龈增生:发生率约20%,多见于青少年,为胶原代谢改变引起结缔组织增生的结果。同服维生素C,应注意口腔卫生,经常按摩牙龈,可防止或减轻其发生,一般停药3~6个月后可恢复。④对血液系统的影响:久服可致叶酸吸收及代谢障碍,抑制二氢叶酸还原酶,长期用药易造成叶酸缺乏,引起巨幼细胞贫血,补充甲酰四氢叶酸可预防。⑤过敏反应:可见皮疹、粒细胞缺乏、血小板减少、再生障碍性贫血。偶见肝脏损害。用药期间应定期做血常规和肝功能检查。⑥其他:妊娠早期用药,偶致畸胎,如腭裂等。长期用药加速维生素D代谢,导致低血钙、骨质软化,补充维生素D可预防。

（2）苯巴比妥　常见的不良反应为镇静、嗜睡、眩晕和共济失调等。偶见皮疹、白细胞减少、血小板减少和巨幼细胞贫血等。应定期查血常规。

2.注意事项　①苯妥英钠因可以致畸,孕妇禁用;新生儿及婴儿使用本药时应特别慎重。苯巴比妥可通过胎盘屏障和乳汁分泌,孕妇和哺乳期妇女慎用。肝功能损害及卟啉病患者慎用或禁用扑米酮。②使用苯妥英钠时用药量必须个体化,并对血药浓度进行监测。③苯妥英钠易受药动学方面因素的影响,如与肝药酶抑制剂合用可受其影响,所以使用时应该特别注意药物相互作用。④苯巴比妥久用有一定依赖性,停用本品或以它药代替本品时应逐渐减量,以免诱发癫痫发作或发生癫痫持续状态。

3.药物相互作用　①氯霉素、双香豆素、异烟肼、西咪替丁等肝药酶抑制剂能抑制苯妥英钠的代谢,使其血药浓度升高,毒性增加。②苯妥英钠和苯巴比妥为肝药酶诱导剂,能加速多种药物,如卡马西平、皮质类固醇和避孕药等药的代谢而降低药效。③丙戊酸钠、保泰松可与苯妥英钠竞争血浆蛋白结合部位,使后者游离,血药浓度增加。

二、苯二氮䓬类

苯二氮䓬类(benzodiazepine,BZ)药物中用于治疗癫痫的有很多种,主要是生成活性代谢产物的长效类,如地西泮(diazepam)、硝西泮(nitrazepam)、氯硝西泮(clonazepam)、氯巴占(clobazam)等。

(一)药物作用及机制

BZ 类具有抗焦虑、镇静催眠、抗惊厥、抗癫痫和中枢性肌松等作用。其抗惊厥作用显著,广泛用于各型癫痫的治疗。目前认为 BZ 类的中枢作用可能与药物作用于脑内不同部位的 $GABA_A$ 受体,使细胞膜对 Cl^- 通透性增强,Cl^- 大量进入细胞膜内引起膜超极化,使神经兴奋性降低有关。BZ 类抗癫痫作用还与其抑制极化依赖性 Ca^{2+} 的摄取和模拟中枢抑制性神经递质甘氨酸的作用有关。

(二)药动学特点

此类药物口服吸收完全,肌内注射因易沉淀,吸收慢而不规则,紧急时应静脉注射。血浆蛋白结合率较高,在肝药酶作用下进行生物转化,一些活性代谢产物的半衰期要比母体药物长,故有些 BZ 类的半衰期与其作用持续时间不平行。又因存在肝肠循环,连续使用易蓄积。BZ 类及其代谢产物最终经肾排出体外。见表 15-2。

表 15-2　常用苯二氮䓬类药物的药代动力学参数

药名	口服达峰时间 (h)	生物利用度 (%)	血浆蛋白结合率 (%)	消除半衰期 (h)
地西泮	0.5~1.5	75	>95	32~36
硝西泮	2	78	87	26
氯硝西泮	1.0~4.0	81~98	86±0.5	27~49

(三)临床应用及疗效评价

1.适应证　地西泮是治疗癫痫持续状态的首选药,静脉注射给药是最有效的方法,具有作用快的特点。在癫痫持续状态的急性期与劳拉西泮合用效果更好。

(1)硝西泮　主要用于失神性发作,对肌阵挛性发作及婴儿痉挛效果尤为显著。

(2)氯硝西泮　较上述两种药物作用强,对各型癫痫都有疗效,尤其对失神性发作、不典型小发作、婴儿痉挛和肌阵挛发作疗效好。

2.治疗方案　地西泮用于控制癫痫持续状态常做静脉注射,成人 10~20 mg/次,注射宜慢,不超过 2 mg/min,80% 患者于注射后 3~10 min 内可控制发作,必要时 15~30 min 后重复一次。小儿按 0.3~0.5 mg/kg 给药,5 岁以下最大剂量不超过 5 mg/次。5 岁以上不超过 10 mg/次。但此药作用时间短,所以需同时使用苯妥英钠等以维持疗效。

(1)硝西泮　成人 10~30 mg/d,儿童可按每日 0.4~1.0 mg/kg 计算给药。

(2)氯硝西泮　成人口服 4~8 mg/d,最大可达 12 mg/d,儿童每日 0.01~0.03 mg/kg

开始,逐渐增加到 0.1~0.2 mg/kg。静脉注射成人 1.0~4.0 mg/次,儿童为 0.01~0.09 mg/kg,个体差异大,应根据临床反应调整剂量。

3.治疗药物监测　地西泮控制发作的治疗血药浓度为 0.3~0.7 μg/mL;硝西泮一般认为超过 0.22 μg/mL 则出现毒性反应;氯硝西泮治疗血药浓度范围成人约12.0 ng/mL,小儿 8.6~19.4 ng/mL。但个体之间治疗血浓度范围差异均较大。

4.疗效评价　地西泮静脉注射控制癫痫持续状态具有快速、有效、安全的特点,但剂量过大或静脉注射过快时可引起呼吸抑制。氯硝西泮相对的抗癫痫谱更广,作用更强,静脉注射控制癫痫持续状态作用迅速持久,但因对心血管及呼吸抑制作用较地西泮强,且用量小,剂量调整较难,故医生仍把地西泮作为首选。

(四)不良反应及注意事项

1.不良反应　本类药物的严重不良反应较少,可见嗜睡、共济失调,也可见心理、行为异常。有时出现药物依赖现象。婴儿服用常见呼吸道分泌物增多。静脉注射过快可致心脏、呼吸抑制,所以应缓慢注射。长期用药可产生耐受性,久用可成瘾。骤然停药时出现反跳和戒断症状。

2.注意事项　BZ 类药物可通过胎盘屏障,有致畸作用,妊娠 3 个月前的妇女禁用。6 个月以下的婴儿及重症肌无力患者禁用。老年患者,肝、肾、呼吸功能不全和驾驶员、高空作业、机器操作者、临产和哺乳期妇女禁用。

3.药物相互作用　①抗酸药可延缓 BZ 自胃肠道的吸收。②增强中枢抑制作用。③与利福平、苯巴比妥、苯妥英钠、扑米酮等肝药酶诱导剂合用,可显著缩短消除半衰期,清除率增加,使其血药浓度降低,临床疗效下降。④与西咪替丁等肝药酶抑制剂合用,可抑制地西泮的代谢,导致清除率降低,半衰期延长。

三、其他类抗癫痫药

(一)卡马西平

卡马西平(carbamazepine,CBZ)又称酰胺咪嗪,是亚芪胺类的抗癫痫药。

1.药物作用与及机制　卡马西平是一种有效的广谱抗癫痫药,抗癫痫作用机制可能与降低细胞膜对钠离子和钙离子的通透性,稳定过度兴奋的神经细胞,以及提高脑内GABA 浓度,增强突触后抑制,从而抑制癫痫病灶内异常放电和向外周神经元的扩散有关。卡马西平对各种类型癫痫均有不同疗效,此外,卡马西平还有抗外周神经痛、抗躁狂抑郁、抗利尿的作用。

2.药动学特点　口服吸收慢且不规则,2~6 h 血药浓度达峰值,有效血药浓度为4~10 μg/ml,血浆蛋白结合率为 75%~80%,在脑、肝、肾分布最多。经肝代谢为有活性的环氧化物,仍有抗癫痫作用。单次给药血浆半衰期约 35 h。本品为药酶诱导剂,连续用药 3~4 周服药后,清除率明显增加,半衰期可缩短 50%。

3.临床应用及疗效评价

(1)适应证　对精神运动性发作有良好效果,对大发作和单纯局限性发作也有效,对失神性发作和肌阵挛性发作效果差。对三叉神经痛疗效优于苯妥英钠,用于锂盐、抗精神病药、抗抑郁药无效或不能耐受的躁狂抑郁症,还可用于中枢性尿崩症。

(2)治疗方案　用于成人抗癫痫治疗,开始口服每次 200 ~ 400 mg/d,2 次/d。以后可根据需要,每隔 1 ~ 2 周增加 200 mg/d,3 ~ 4 次/d。维持量为 600 ~ 1 200 mg/d。

(3)治疗药物监测　本药的治疗血浆浓度范围为 4 ~ 12 μg/mL。最低有效浓度在多药合用时为 4 μg/mL,单用卡马西平时为 8 μg/mL。可能出现毒性作用的浓度在多药合用时为 8 μg/mL,单用时为 12 μg/mL 以上。本品的治疗有效浓度与中毒浓度接近甚至重叠,需在用药 4 ~ 6 d 后测稳态血药浓度,并在用药过程中随时监测,据以调整剂量。

(4)疗效评价　卡马西平是一种安全、强效、广谱的抗癫痫药。自 1962 年试用于临床开始,现已被公认为疗效很高的抗癫痫药。而且因其没有认知功能方面的不良反应,且还能减轻行为、心理等症状的优势,在临床上得到广泛应用。尤其是对癫痫大发作和部分性发作,可作为首选药。对复杂部分性发作效果亦好。对于失神发作、肌阵挛发作的效果较差。

4. 不良反应及注意事项

(1)不良反应　较少,是较安全的抗癫痫药。服药初期可出现头晕、嗜睡、乏力、恶心、呕吐、运动失调等症状,多数在服药 1 周后自然消失。若以小剂量开始服用,可以减少这些反应。神经系统的其他反应如一过性复视、头痛、共济失调等,与剂量有关。大剂量可致甲状腺功能低下、房室传导阻滞,应适当控制剂量。偶见骨髓抑制、肝损害和过敏反应,长期应用定期检查血常规及肝、肾功能,一旦出现应立即停药。

(2)注意事项　①青光眼、心血管疾患及老年患者慎用。心、肝功能不全及孕妇、哺乳期妇女禁用。②在应用过程中,注意把握中毒表现,监测血药浓度,及时调整剂量。

(3)药物相互作用　①本品血浆蛋白结合率较高,与其他高蛋白结合率的药物如水杨酸类,可使本品游离型增多,应警惕中毒。②本品为肝药酶诱导剂,可加速自身代谢。故用药数周后血药稳态浓度要比开始时降低。③巴比妥、苯妥英钠及丙戊酸钠等能促进卡马西平的代谢,卡马西平也有促进苯妥英钠代谢及扑米酮转化为苯巴比妥。④与单胺氧化酶抑制药合用可出现昏睡、高热、出汗、兴奋剂癫痫发作。

(二)丙戊酸钠

丙戊酸钠(sodium valproate)是支链脂肪酸类的抗癫痫药。

1. 药物作用及机制　丙戊酸钠不抑制癫痫病灶的放电,而是阻止病灶异常放电的扩散。抗癫痫作用与脑内抑制性神经递质 GABA 的代谢有关。其可以使 GABA 合成增加,同时抑制 GABA 氨基转移酶,抑制 GABA 再摄取,使突触间隙 GABA 含量升高。

2. 药动学特点　丙戊酸钠口服吸收迅速而完全,生物利用度在 80% 以上。1 ~ 4 h 血药浓度达峰值。口服后血药浓度达峰时间因剂型不同而有所差别,片剂、糖浆剂、胶囊剂均为 1 ~ 2 h,肠溶片 3 ~ 6 h,缓释片 10 ~ 12 h。血浆蛋白结合率为 90%。吸收后迅速分布于脑、肝、肾等组织,脑脊液中的浓度低于血浆浓度,能通过胎盘屏障。主要在肝内代谢,代谢物和少量原型药物经肾随尿排出体外。少量由乳汁排泄。

3. 临床应用及疗效评价

(1)适应证　丙戊酸钠为广谱抗癫痫药,对各型癫痫都有一定疗效。对小发作疗效较好,优于乙琥胺,但有肝毒性,一般不作首选。对其他药物未能控制的顽固性癫痫有时可能有效。动物实验证明丙戊酸钠有抗躁狂作用,已广泛用于治疗躁狂症。

（2）治疗方案　用于成人抗癫痫治疗口服600~1 200 mg/d,分2~4次于饭后或睡前服用。或按15~20 mg/（kg·d）计算,从小剂量开始,逐渐增量,最大剂量不超过1 800 mg。

（3）治疗药物监测　本品剂量和血药浓度的关系个体差异大,血药浓度又有昼夜波动,须做血药浓度监测。一般认为本药的治疗血药浓度范围是50~100 mg/mL,血药浓度与剂量有较高相关,但不稳定,应结合治疗效果和不良反应调整剂量。夜间发作的患者尤宜监测夜晚的血药浓度。

（4）疗效评价　对复杂部分性发作的疗效近似卡马西平。对失神小发作的疗效优于乙琥胺,但因丙戊酸钠有肝毒性,临床不作为首选。对典型小发作的疗效不及氯硝西泮。对大发作有效,但不及苯妥英钠和卡马西平。

4.不良反应及注意事项

（1）不良反应　①胃肠道反应:与用药剂量有关,多见恶心、呕吐、胃部不适等,小剂量开始服药和餐后服药可使症状减轻。②神经系统症状:如嗜睡、共济失调、易激惹等,减量后可以消失。③肝毒性:在特异性不良反应中最重要的是肝损害,其发生的危险因素是年龄小（2岁以下）、多种抗癫痫药合用和家族易感性;这种肝毒性是由于不饱和代谢物损伤肝线粒体所致;本药的肝毒性多在用药后3~6个月内发生,发生率为1/10 000,表现为呕吐、头痛、黄疸、水肿、发热及惊厥发作增多,严重者可致死亡;减少肝毒性发生的方法是不与其他药物合用,有肝病或有肝病家族史者不用,小剂量开始应用等。④致畸:妊娠初期应用本药,可使胎儿神经管畸形和其他颅脑畸形的发生率增高,称为"胎儿丙戊酸综合征"。⑤其他:本药可引起血细胞减少,有少数可引发胰腺炎的报道。

（2）注意事项　①有肝病者禁用,有肾病和血液病患者慎用,孕妇和哺乳期妇女慎用。②服用丙戊酸钠时,要注意合理用药,一般提倡要单一用药,避免多药合用,服药自小剂量开始。用药期间定期做肝功能和血常规检查。

（3）药物相互作用　①丙戊酸钠可抑制肝药酶,能显著提高苯妥英钠、苯巴比妥、扑米酮代谢减慢和排泄减少,血药浓度升高,中枢抑制作用加强;②苯妥英钠、苯巴比妥、扑米酮和卡马西平等可以诱导肝药酶,使丙戊酸钠半衰期减小,血药浓度下降。

第三节　抗帕金森病药

帕金森病（parkinson disease,PD）又称震颤麻痹,是锥体外系功能紊乱引起的慢性、进行性中枢神经系统退行性疾病。由英国人James Parkinson于1917年首次描述。本病起病缓慢,呈进行性加重。其典型症状为静止性震颤、肌肉僵直、运动迟缓和姿势反射受损,严重患者伴有记忆障碍和痴呆,如不及时有效的治疗,病情呈慢性进行性加重。此外,老年性血管硬化、病毒性脑炎、一氧化碳中毒、脑外伤及抗精神病药物等也可引起类似PD的症状,统称为帕金森综合征。

帕金森病的病因尚未阐明,目前较一致的看法认为该病可能是与机体老化、环境毒性、感染和免疫、个体易感性、氧化应激反应异常和自由基等多种因素,引起患者中脑黑质

DA 能神经元及其通路(黑质-纹状体通路)变性,导致纹状体内多巴胺能神经功能下降而胆碱能神经兴奋性相对亢进有关。因此,目前用于抗帕金森病的药物主要包括拟多巴胺类药物和中枢抗胆碱类药物两大类,另外还有一些神经保护性药物还处于研究阶段,如抗氧化剂、抗凋亡剂、胶质源性的神经生长因子等。

一、拟多巴胺类药

(一)分类

1.多巴胺前体药　因多巴胺不易透过血脑屏障,不能治疗 PD,其前体药左旋多巴(L-dopa)可以透过血脑屏障,从而达到治疗 DA 的目的。

2.左旋多巴增效药　左旋多巴在治疗帕金森病时不良反应较多,严重患者由于纹状体内缺乏多巴脱羧酶,使多巴不能充分转化为 DA,故疗效差。为了克服上述问题,近年来合成了一些左旋多巴增效剂。具体如下:①氨基酸脱羧酶(amino acid decarboxylase,AADC)抑制药,常用的有卡比多巴(carbidopa)和苄丝肼(benserazide)等;②单胺氧化酶(monoamine oxidase,MAO)-B 抑制药,司来吉兰(selegiline)等;③儿茶酚胺-O-甲基转移酶(catecholamine-O-methyl transferase,COMT)抑制药,托卡朋(tolcapone)和安托卡朋(entacapone)等。

3.多巴胺受体激动药　多巴胺受体激动药可以直接作用于多巴胺受体,不依赖黑质-纹状体 DA 神经末梢的功能,且无须通过酶转化为活性代谢产物,无潜在的毒性代谢产物,在 PD 患者的一线治疗中起着重要作用。这类药有溴隐亭(bromocriptine)、利修来得(lisuride)、培高丽特(pergolide)等,其中以溴隐亭应用最广。

4.促多巴胺释放药　金刚烷胺。

(二)药物作用及机制

1.补充多巴胺　PD 患者的黑质 DA 神经元退变,酪氨酸羟化酶也同步减少,使脑内酪氨酸转化为左旋多巴极度减少,而左旋多巴转化为 DA 的能力依然存在。左旋多巴是DA 的前体,可以通过血脑屏障,通过血脑屏障后主要在纹状体突触前的 DA 神经末梢脱羧转变为 DA,补充纹状体中 DA 的不足,使多巴胺能神经功能增强,从而产生抗帕金森病的作用。但只有 1% 用量的左旋多巴能进入中枢神经系统,极大部分在外周被脱羧和代谢。抑制外周脱羧酶,可增加脑内左旋多巴的浓度,并减少不良反应的发生。

2.外周多巴脱羧酶　AADC 抑制药在机体内环境的 pH 值中,可解离成极性很大的离子型而不易透过血脑屏障,临床上将小剂量此类药物与左旋多巴合用,其可选择性抑制外周多巴脱羧酶,使较多的左旋多巴进入脑内,因此两者合用可以减少左旋多巴 60% ~ 80% 的用量,使疗效增加的同时减少不良反应。但用量大时,也可有部分入脑而影响左旋多巴的中枢作用。常用的 AADC 抑制药有卡比多巴和苄丝肼。它们均不易透过血脑屏障,小剂量可选择性抑制外周的 AADC。

儿茶酚胺-O-甲基转移酶抑制药:左旋多巴代谢有两条途径,在 ADCC 作用下转化成多巴胺;由 COMT 降解为 3-O-甲基多巴(3-OMD),后者又可与左旋多巴竞争转运载体而影响左旋多巴的吸收速度和量。因此,抑制 COMT 既可降低左旋多巴的降解,又可减少

3-OMD对其转运入脑的竞争性抑制作用,从而提高左旋多巴的生物利用度和在纹状体中的浓度。

3. 多巴胺受体激动　模拟多巴胺作用。

4. 促多巴胺释放　增强递质传递功能。通过促进神经元储藏处 DA 的释放,延缓神经细胞对 DA 的再摄取,同时增强突触前 DA 的合成。与左旋多巴合用能增强其疗效。

(三) 药动学特点

口服后由芳香族氨基酸共同转运载体从小肠吸收入血,所以吸收速度受食物中芳香类氨基酸影响。空腹服药 1 ~ 2 h 后可达峰值。吸收程度取决于胃的排空和胃酸的 pH 值。胃液过酸可影响其生物利用度,低蛋白、空腹可促进吸收。左旋多巴大部分在肠黏膜等外周组织被脱羧成为 DA,一部分被 DA 能神经末梢摄取,另一部分被 MAO 或 COMT 代谢,然后由肾排泄,$t_{1/2}$ 较短,1 ~ 3 h。

卡比多巴是 α-甲基多巴肼的左旋体,是强效的 ADCC 抑制药,不能透过血脑屏障,与左旋多巴合用时,仅在外周抑制 ADCC,使进入中枢神经系统的左旋多巴增加,左旋多巴用量可减少75%,从而使不良反应明显减少。

(四) 临床应用及疗效评价

1. 左旋多巴　广泛用于治疗各种类型的 PD 患者,对轻度和中度患者的疗效好,病程10 年以上者疗效差。对吩噻嗪类抗精神病药引起的帕金森综合征无效。口服开始剂量为 0.25 ~ 0.5 g/d,以后每 3 ~ 4 d 增加 0.125 ~ 0.5 g/d,维持量为 3 ~ 6 g/d,分 4 ~ 6 次口服,饭后服用可减轻不良反应。与卡比多巴合用时为 0.6 g/d,最多 2 g/d,卡比多巴60 mg/d,分次口服。用左旋多巴治疗帕金森病患者75% 以上有良好的疗效,用药后主要症状都能减轻。对少动、强直的疗效较为突出,震颤稍差,随着基本症状的改善,其他运动功能如姿势、步态、联合动作、面部表情、言语、书写、吞咽、呼吸均可改善。左旋多巴对情绪也有影响,用药后使患者情绪好转,活力增加,对周围事物的反应增加,但对痴呆症状效果不明显。随着用药时间的延长,疗效逐渐下降,3 ~ 6 年后疗效不显著。流行病学调查,服用左旋多巴的 PD 患者比未服用左旋多巴的 PD 患者寿命明显延长、生活质量明显改善。但过早使用弊多利少。过大剂量的 DA 对正常 DA 受体是一种负担,加速黑质 DA 能神经元变性、退化,反而加重病情。因此,PD 患者一般情况下尽可能使用非多巴制剂,而将多巴制剂保留到症状无法控制时再使用。

2. 卡比多巴　本品与左旋多巴的复方制剂名为心宁美,混合比例为 1∶10,内含本品10 mg,左旋多巴 100 mg。治疗时须注意剂量个体化,宜从小剂量开始逐渐增加剂量,使患者症状改善而又不出现明显不良反应。一般每日剂量不超过 75 mg,左旋多巴 750 mg。单独应用卡比多巴无治疗作用。苄丝肼又称羟苄丝肼。与左旋多巴的复方制剂称美多巴(madopar),比例为 1∶4,作用特性与心宁美相同。两种复方制剂疗效相当,心宁美使血中 L- dopa 浓度增加作用强于美多巴,但其引起的恶心、呕吐等不良反应也多于美多巴。

3. 司来吉兰　又称丙炔苯丙胺,能迅速通过血脑屏障。小剂量(<10 mg/d)可选择性抑制中枢神经系统 MAO-B,降低脑内 DA 降解,使 DA 浓度增加,有效时间延长。尚有报道司来吉兰能优先抑制黑质-纹状体的超氧阴离子和羟自由基形成,延迟神经元变性和

PD 的发展。本品不会产生 MAO 非选择性抑制剂所引起的高血压危象。司来吉兰主要作用是增加 L-dopa 疗效,减少其用量和毒性,还能消除长期使用左旋多巴出现的"开-关反应",有利于缓解症状,延长患者生命。大剂量时(<10 mg/d)可抑制 MAO-A,应避免使用。

4.硝替卡朋　硝替卡朋不易透过血脑屏障,不影响脑内 COMT。与卡比多巴合用,只抑制外周的 COMT,提高左旋多巴的生物利用度,增加纹状体中左旋多巴和 DA 的含量。其作用强,毒性低,服用 150 mg 本品可抑制外周 50% 的 COMT,增加左旋多巴的生物利用度。

5.溴隐亭　又称溴麦角隐亭、溴麦亭,是 D_2 类受体强激动剂,对 D_1 类受体具有部分拮抗作用;对外周 DA 受体、α 受体有较弱的激动作用。单独应用溴隐亭治疗 PD 的疗效低于左旋多巴,但作用持久,对强直、少动患者效果好,常用于左旋多巴疗效欠佳或不能耐受者。与左旋多巴合用治疗 PD,初用 0.625 mg/d,以后每 2~4 周增加 2.5 mg。一般为 10~25 mg/d。

（五）不良反应及注意事项

1.不良反应

（1）左旋多巴　因仅有很少的部分能通过血脑屏障而发挥作用,故用药剂量很大,而且不能进入脑内的大量药物在外周多巴脱羧酶的催化下转化为 DA,从而影响胃肠道、心血管系统等功能,产生不良反应。

1）胃肠道反应:治疗早期 80% 的患者出现恶心、呕吐、厌食等症状,数周后能耐受;是因左旋多巴在外周脱羧成为 DA,直接刺激胃肠道和兴奋延髓呕吐中枢的 D_2 受体所致。使用 AADC 抑制药后明显减轻,也可用 D_2 受体阻断药如多潘立酮(domperidone,吗丁林)等改善症状。

2）心血管系统反应:体位性低血压是也在用药早期出现,发生率为 30%,患者可表现为眩晕,甚至发生晕厥;其机制可能由于左旋多巴在外周转化成的 DA 作用于交感神经末梢和血管壁的 DA 受体,前者反馈性抑制交感神经末梢 NA 的释放,后者舒张血管而造成的。也有些患者因外周新生的 DA 作用于心脏 β 受体可出现心律不齐,可合用外周多巴脱羧酶抑制剂来减轻心血管反应。

3）运动过多症:长期服用左旋多巴可出现运动过多症(hyperkinesia),也称为运动障碍;是由于服用大量左旋多巴后,DA 受体过度兴奋,出现手足、躯体和舌的不随意肌群的不自主运动,服用两年以上者发生率高达 90%。

4）开关现象:开-关现象是指患者在一天中,锥体外系功能突然波动多次,患者突然由多动不安(开)转为全身强直不动(关),二者交替出现;此种不良反应多发生在长期用药后,其发生与 PD 的发展导致多巴胺的贮存能力下降有关,加用 DA 能受体激动剂或 MAO 抑制药(如司来吉兰)、调整用药方法(如维持原有剂量但增加服用次数)可缓解此症状。

5）精神活动障碍:10%~15% 的病例出现精神错乱,表现为激动、焦虑、失眠、幻觉、妄想等症状,其机制可能是 DA 兴奋中脑-边缘系统 DA 通路所致,可用能选择性阻断中脑-边缘系统 DA 受体的氯氮平来治疗。

6)其他:长期应用可有性活动增强,可能是 DA 兴奋下丘脑-垂体 DA 通路的结果。还可引起扩瞳及眼压升高。

(2)溴隐亭　不良反应与左旋多巴相似,主要为恶心、呕吐、眩晕、精神症状、体位性低血压甚至晕厥。还出现与剂量相关的无痛性指血管痉挛,有时会引起外周性水肿。与食物或抗酸药同服、减少用药量、缓慢加量等均可减少上述反应。

2. 禁忌证

(1)左旋多巴　严重精神病患者、溃疡病患者、癫痫病患者、青光眼病患者应禁用或慎用,孕妇禁用。

(2)司来吉兰　禁与哌替啶、阿片类药物及三环类抗抑郁药合用。

(3)溴隐亭　孕妇、严重缺血性心脏病、周围血管病、精神病、活动性消化行溃疡患者及对本药过敏者禁用。肝功能不良者慎用。本品不宜与降压药、吩噻嗪类、H_2受体阻断药合用。

3. 药物相互作用　①维生素 B_6是左旋氨基酸脱羧酶的辅酶,能加快左旋多巴在外周组织脱羧成为 DA,降低疗效,同时加重外周不良反应。②吩噻嗪类和丁酰苯类抗精神病药能阻滞黑质-纹状体 DA 通路的功能,利血平能耗竭 DA,均能引起锥体外系运动失调,出现药源性 PD,对抗左旋多巴的疗效;抗抑郁药物可引起体位性低血压,加强左旋多巴的不良反应,这些药物均不能与左旋多巴合用。③AADC 抑制药、单胺氧化酶抑制药(MAO inhibitors,MAOI)均能增强左旋多巴的疗效。

二、中枢抗胆碱药

苯海索(benzhexol,安坦)为中枢性 M 胆碱受体阻断药,口服易吸收,通过阻断胆碱受体从而纠正多巴胺和乙酰胆碱能神经功能失衡而发挥作用,对震颤和肌肉强直的效果较好,对运动障碍的效果较差。主要用于治疗以震颤为主的 PD 早期患者。对晚期严重 PD 患者的疗效差,可与左旋多巴合用。由于疗效不明显,且不良反应较多,现已少用。口服治疗:开始时 1~2 mg/d,逐渐增加至 5~10 mg/d,分次服用,极量为 20 mg/d。副作用与阿托品相同,有口干、便秘、排尿困难、视物模糊等。前列腺肥大、青光眼患者禁用。由于可以抑制中枢的乙酰胆碱,使记忆和认知功能减退,对痴呆症状明显的 PD 患者应慎用。

第四节　抗阿尔茨海默病药

阿尔茨海默病(Alzheimer's disease,AD)是一种与年龄高度相关的、以进行性认知障碍和记忆力损害为主的中枢神经系统退行性疾病。是老年性痴呆的一种。表现为记忆力、判断力和抽象思维等一般智力的丧失,但视力和运动能力等不受影响。其病理和组织学改变为弥漫性大脑皮质萎缩、神经细胞颗粒空泡变性、脑内出现神经纤维缠结和老年斑等。随着人类寿命的延长,AD 患者的数量和比例将持续增高,AD 占老年痴呆症患者的70% 左右,发病率在 65 岁人群为 5%,在 95 岁人群高达 90% 以上。我国 65 岁以上人群的患病率为 4% 左右。因此,对 AD 的预防和治疗显得越来越重要,已成了世界各国亟待研究和解决的问题。因此目前比较有特异性、效果肯定的治疗是增强中枢胆碱能神经功能。此外,脑血液循环促进剂、脑细胞代谢激活剂、神经生长因子、钙通道阻滞剂、非甾体类抗炎药、抗氧化剂、雌激素、抗 β-淀粉样蛋白药等方面的研究也十分活跃,并取得了一定进展。临床上用于治疗阿尔茨海默病的药物主要归结为以下几类:①中枢胆碱能神经增强药物;②脑细胞代谢和脑血液循环促进剂;③钙通道阻滞剂;④神经生长因子;⑤非甾体抗炎药;⑥抗氧化剂;⑦激素替代疗法。

一、中枢胆碱能神经增强药物

(一)分类

1. 乙酰胆碱酯酶抑制剂　第一代:他克林(tacrine,THA)等、美曲磷酯(metrifonate,敌百虫);第二代:多奈哌齐(donepezil,安理申,aricept)、加兰他敏(galanthamine)、石杉碱甲(huperzine A,哈伯因,huperzine A)、利斯的明(利伐斯的明,rivastigmine,艾斯能,exelon)等。

2. 作用于胆碱受体的药物　占诺美林(xanomeline)、奈拉西坦(nebracetam)、BIBN-99 烟碱(nicotine)等。

3. 乙酰胆碱释放增强剂　乙酰左旋肉毒碱(acetyl-L-carnitine,ALC)。

(二)药物作用及机制

中枢胆碱能系统与学习记忆的关系非常密切,AD 患者中枢胆碱能神经元的退化被认为是造成痴呆的重要病理因素。胆碱能药物主要通过以下途径发挥治疗作用:①抑制 AChE 活性,从而减少 ACh 的分解;②激活突触后胆碱受体;③增加 ACh 的合成或释放。

他克林对 AD 的治疗作用是多方面共同作用的结果。可通过多种环节增加脑中 ACh、多巴胺的功能。其可抑制血浆和组织中的 AChE,使 ACh 的含量增加;促进单胺类递质的合成和释放,并抑制重摄取;激动 M 和 N 型胆碱受体;促进脑组织对葡萄糖的利用,改善由药物、老化、缺氧等引起的实验动物学习记忆能力的降低,是目前最有效的 AD 治疗药物。

多奈哌齐通过抑制 AChE 增加中枢 ACh 含量,对丁酰胆碱酯酶无作用,与他克林相比,多奈哌齐对中枢 AChE 有更高的选择性和专属性。

(三)药动学特点

他克林可口服或注射给药,但口服时食物可明显影响其吸收,个体差异较大。透过血脑屏障,在肝、脑、肾中浓度较高,主要在肝脏经微粒体酶代谢失活。$t_{1/2}$ 为 2～4 h。

多奈哌齐口服吸收良好,食物和服药时间对药物吸收无影响,生物利用度为 100%,达峰时间为 3～4 h,$t_{1/2}$ 约为 70 h。代谢产物主要由肾脏排泄,少量以原形经尿排出。

加兰他敏口服吸收好,较少受进食和同服药的影响。生物利用度高达 90%,$t_{1/2}$ 约为 6 h。

(四)临床应用与疗效评价

他克林多与卵磷脂合用治疗 AD 及其他类型痴呆症和记忆障碍,对轻、中度 AD 患者效果好,可明显延缓病程 6～12 个月,提高患者的认知能力和自理能力。对于某些继发精神症状也有改善作用。治疗 AD,起始剂量为 10 mg,3～4 次/d,患者如能耐受,6 周后剂量可增至 40 mg,最大剂量为 160 mg/d。

多奈哌齐用于改善患者的认知功能,延缓病情发展。用于轻度、中度 AD 患者,连续用药 6 个月可使 60% ~ 80% 的患者认知和全脑功能得到改善。具有剂量小、毒性低等优点。口服初始用量为 5 mg/d,每晚一次。维持 1 个月后可以将本药的剂量增加到 10 mg/d,推荐最大剂量为 10 mg。其剂量在 3 ~ 10 mg 范围内呈量效依赖关系。

加兰他敏属于第二代 AChE 抑制剂,对神经元中的 AChE 有高度选择性,抑制神经元中 AChE 的能力比抑制血浆中丁酰胆碱酯酶的能力强 50 倍。同时,加兰他敏是 AChE 的竞争性抑制药,它在神经突触中与 ACh 竞争同 AChE 的结合,阻断此酶对 ACh 的降解,使加兰他敏可在突触后等胆碱能缺乏的区域产生最大活性。加兰他敏目前在许多国家被推荐为治疗轻度、中度 AD 的首选药。治疗开始后 6 ~ 8 周临床效果明显,临床有效率为 50% ~ 60%。疗效与他克林相当,耐受性比他克林好。常用剂量为 30 ~ 60 mg/d,分 3 ~ 4 次口服,疗程至少 8 ~ 10 周。本品对肝无毒性,在治疗开始的 2 ~ 3 周可有恶心、呕吐、腹泻等胃肠道反应,以后逐渐消失。

占诺美林是高选择性 M₁ 受体激动药,对 M₂、M₃、M₄、M₅ 受体的作用很弱。它与海马、纹状体等部位的 M₁ 受体有很高的亲和力,高剂量可明显改善 AD 患者的认知功能和行为能力。本品口服易吸收,易透过血脑屏障,是目前发现的最有选择性的 M₁ 受体激动剂之一,作用持续时间适中。但由于该药在胃肠及心血管方面的严重副作用,致使许多患者不能耐受治疗。研究者正在寻求避免此类副作用的经皮给药方案。本品可能将成为第一个能有效治疗 AD 的 M 受体激动药。

烟碱可促进短时记忆中刺激信息的处理过程,显著降低中隔损伤大鼠的空间记忆损害,可促进记忆保持,长期服用能明显改善动作记忆行为。在人的实验发现,皮下注射烟碱可以明显提高注意力、增加对事物保持反应的时间和洞察力,但不增强记忆力。烟碱的选择性很低,极易引起消化系统和心血管系统的不良反应。其疗效还有待深入的研究。

乙酰左旋肉毒碱是一种参与线粒体的转运和脂肪酸利用的内源性物质,也是脑中乙酰胆碱合成的底物。它能积极参与线粒体内的能量代谢,具有神经保护作用和线粒体保护作用,本品能主动转运透过血脑屏障。动物试验表明它在神经退行性及衰老模型中可保护中枢及周围的神经突触,提高神经生长因子水平及改善老年大鼠的认知缺陷。本品已在欧洲用于阿尔茨海默病患者的治疗,可改善记忆,延缓识别能力下降。口服应用,每日 1.5 ~ 3.0 g,疗程为 6 ~ 12 个月。本品耐受性好,无明显副作用。

（五）不良反应及注意事项

他克林最常见的不良反应是肝毒性。主要发生在治疗后的 12 周之内,与药物剂量无关。约 50% 患者出现谷丙转氨酶(glutamic-pyruvic transaminase,GPT)升高,并持续 4 ~ 12 周,在停药 4 ~ 6 周后恢复正常。极个别出现黄疸和肝细胞坏死,但停药数天后肝功能可恢复正常,对于此类患者还可以继续治疗。从开始用药后,每两周需要做一次肝功能检查,至少检查 18 周;而后每 3 个月检查一次。若出现黄疸,应立即停药。因为本品有肝毒性的副作用,使临床应用受到限制。1/3 患者用药后出现胃肠道反应,如恶心、呕吐、腹泻、消化不良、厌食等。胆碱综合征以女性多见,常发生在大剂量应用时。

多奈哌齐常见的不良反应有流感样胸痛、牙痛、大小便失禁、胃肠道出血、腹部胀痛等,继续用药会消失。也有高血压、心房颤动、谵妄、震颤、眩晕、易怒、感觉异常、呼吸困难、视物模糊等症状发生。对本品过敏者禁用;有哮喘史、室上性心脏传导障碍、阻塞性肺部疾病、癫痫病史、妊娠或哺乳妇女慎用;本品可使患者患溃疡病的危险性增大,应注意。与洋地黄、华法林合用会影响后两者的蛋白结合率及临床疗效;与琥珀胆碱合用能增加肌松作用;能拮抗抗胆碱药的作用。

二、脑细胞代谢和脑血液循环促进剂

（一）药物分类

1. 麦角碱类　海得琴(hydergine)、尼麦角林(nicergoline,麦角溴烟酯)等。

2. 吡拉西坦类　吡拉西坦(piracetam)、茴拉西坦(aniracetam)、奥拉西坦(oxiracetam)、奈非西坦(nefiracetam)、普拉西坦(pramiracetam)等。

3. 其他药物　都可喜(duxil)、银杏叶提取物等。

（二）药物作用及机制

有研究发现,老年性痴呆症患者存在糖、蛋白、核酸、脂质等代谢障碍,同时其脑血流量及耗氧量明显低于同龄正常人。因此,脑代谢激活剂和脑循环改善剂尤其是具有脑血管扩张作用的脑代谢激活剂成为老年性痴呆症治疗的又一大类可供选用的药物。

麦角碱类以前属于脑血管扩张剂,现在认为此类药物为代谢增强剂。能提高脑细胞对葡萄糖的利用能力,增加信息传导、改善智能。

吡拉西坦为脑代谢改善药,为中枢递质 γ-氨基丁酯的环状衍生物。可直接作用于大脑皮层,具有激活、保护和修复脑神经细胞的作用,可提高大脑对葡萄糖的利用率和能量储备,改善大脑功能,增强记忆,提高学习能力。还可对抗由物理因素、化学因素所致的脑功能损伤。对缺氧所致的逆行性健忘亦有改进作用。

都可喜能有效提高脑动脉血氧含量和血氧饱和度,改善大脑微循环。具有抗缺氧、改善脑代谢和脑循环的作用,可改善皮质电活动及精神行为,增强脑细胞功能。

（三）临床应用与疗效评价

海得琴是 20 世纪 80 年代以来临床上广泛应用的脑功能衰退改善药物。能促进脑胶质细胞对氧及营养物质的摄取,继发地增加大脑血流量,从而改善脑血液循环和脑代谢。此外,本品还有增强神经末梢递质释放与刺激受体的作用,能改善突触神经传递功能。口服首关效应明显,生物利用度仅为 8%。主要由肝脏代谢。用于 AD 患者和脑血管性痴呆的治疗,对记忆与智能的恢复有效,同时可以增强患者的适应能力和生活能力。常用剂量为 3 mg/d,分 3 次舌下含服,肌内注射 0.15～0.6 mg/d。一般两个月可见效。不良反应主要有恶心、呕吐、鼻塞、眩晕、视力模糊、心动过缓等。

尼麦角林临床应用较为广泛,对 AD 患者及各种急、慢性血管性脑功能不全都可使用。此外,本品还可用于高血压和中风后脑病患者神经功能恢复的辅助治疗。口服应用,每次 5～10 mg,3 次/d。本品能增加降压药作用,因此与降压药合用时应慎重;肾功能不全的患者应减量;服药期间禁止饮酒。有出血倾向及对尼麦角林过敏者禁用。

吡拉西坦口服后迅速吸收,生物利用度在 90% 以上。分布于机体大部分组织和器官,可透过血脑屏障到达中枢神经系统,在大脑皮层和嗅球的浓度较脑干中浓度更高。易通过胎盘屏障。口服后 30～40 min 血药浓度达到峰值,血浆蛋白结合率 30%。主要以原形从尿和粪便中排泄。$t_{1/2}$ 为 4～6 h。临床上主要用于轻、中度痴呆患者的记忆和思维减退,也适用于急、慢性脑血管病、脑外伤、各种中毒性脑病等多种原因所引起的记忆减退及轻、中度脑功能障碍。儿童智能低下也可使用。口服应用,每次 0.8～1.6 g,3 次/d,产生效果后减半。儿童用量减半。本品对中枢作用选择性高,仅限于脑功能的改善,对精神兴奋作用弱,无精神药物的不良反应,久用无依赖性。本品毒性很低。消化道不良反应常见,症状的轻重与服药剂量相关。中枢神经系统不良反应包括兴奋、易激动、头晕、头痛和失眠等,但症状轻微,且与服用剂量大小无关。停药后以上症状消失。偶见轻度肝功能损害,表现为轻度氨基转移酶升高,与药物剂量无关。肝肾功能障碍者慎用并适当减少剂量。锥体外系疾病、亨廷顿(Huntington)舞蹈症者禁用本品,以免加重症状。本品易通过胎盘屏障,孕妇禁用。本品与华法林联合应用时,可延长凝血酶原时间,抑制血小板聚集。在接受抗凝治疗的患者中,同时应用吡拉西坦时应特别注意凝血时间,防止出血危险,须调整抗凝药物的剂量和用法。与抗癫痫药物合用,可减少抗癫痫药物的用量。

奥拉西坦是一种耐受性好、安全性高的药物。作用性质与吡拉西坦类似,但作用较吡拉西坦强 2～3 倍。本品口服吸收良好,吸收入血后迅速分布到全身,达峰时间约为 1 h,$t_{1/2}$ 为 5～8 h。适用于老年性痴呆、多梗死痴呆、神经官能症、脑外伤及脑炎等引起的大脑功能不全、记忆力障碍。口服应用,每次 400 mg,2 次/d。未见明显不良反应。肾功能不全者使用本品时应十分谨慎,须降低剂量。对本品过敏者与肾功能严重不全者禁用。

阿米三嗪-萝巴新(almitrine-raubasine)又名都可喜(duxil),是一种含二甲磺酸烯丙哌三嗪和阿吗碱的复方制剂,能有效提高脑动脉血氧含量和血氧饱和度,改善大脑微循环。具有抗缺氧、改善脑代谢和脑循环的作用,可改善皮质电活动及精神行为,增强脑细胞功能。

国内临床试验表明,本品对脑缺血性头晕、AD 有一定的疗效。能明显改善 AD 患者的智能和社会能力。常用量 2 片/d,分 2 次服用。也有学者报道,在应用改善脑血液循环、扩张脑血管及其他益智药物的基础上,加用都可喜,每日早晚各 1 次,每次 1 片,连服 30 d,以后每日 1 片维持治疗,其疗效更好。本品副作用小,偶见恶心、昏睡感、大剂量可引起心动过速、低血压、气促等。孕妇禁用。

三、钙通道阻滞剂

随着年龄的增长,人体逐渐出现钙代谢平衡的失调。细胞膜不能及时将细胞内的钙离子泵出细胞外,结果导致细胞内钙离子超载,使钙依赖性生理生化反应超常运转、耗竭 ATP、产生自由基,造成神经细胞的损伤和凋亡,引起神经可塑性及认知功能降低,出现痴呆。在含有神经纤维缠结的脑细胞和来源于 AD 患者的成纤维细胞内均见到钙的堆积。动物实验表明钙离子阻滞剂维拉帕米可以改善 AD 模型动物的行为障碍。此外,也有不少研究报道钙离子阻滞剂可以改善学习和记忆功能,延缓认知功能的下降过程。常用的钙离子阻滞剂有尼莫地平、氟桂利嗪等。此类药物易于通过血脑屏障,能选择性扩张脑血管,减少因钙内流造成的神经细胞损伤或死亡,从而改善记忆和认知功能。

尼莫地平(nimodipine)为二氢吡啶类钙通道阻滞剂第二代新药,对外周血管的作用较小,故降压作用小。它能选择性扩张脑血管,增加脑血流量,尤其对缺血性脑血管痉挛的作用更明显,从而对缺血性脑损伤起到保护作用。临床治疗经验表明尼莫地平可显著提高患者记忆力,主要用于 AD、血管性痴呆、多发性梗死性痴呆的治疗,对轻度至中度各种类型的痴呆患者治疗效果确切,能保护脑组织,显著改善患者的认知障碍、情感和行为异常。口服应用 90 mg/d,3 次/d。尼莫地平安全性大,不良反应轻微,耐受性好。患者偶尔有胃肠道不适、口干、一过性头晕和皮肤发红、发痒、中枢神经系统兴奋等症状,停药后症状即消失。注意避免与其他钙离子阻滞剂联合使用。脑水肿及颅内压升高患者应慎用。

氟桂利嗪(flunarizine)为哌嗪类钙阻滞剂,能选择性扩张脑血管,增加脑血流量,预防缺血、缺氧引起神经细胞内钙离子增多所致的细胞损害,也能消除由脑外伤和脑出血所引起的脑血管痉挛。本品除用于治疗痴呆外,还可用于偏头痛、眩晕、间歇性跛行等脑血管灌注不足性疾病及脑梗死、脑血栓等引起的精神症状的治疗,疗效比尼莫地平弱。口服应用,开始时早晚各服 10 mg,以后每晚服 10 mg。本品毒副反应较少,可能出现嗜睡和无力等症状,长期用药可能发生体重增加及氨基转移酶升高等现象,老年人易发生锥体外系症状。颅内出血未止者、脑梗死急性期、孕妇及哺乳期妇女禁用。本品与镇静催眠药物合用可加强后者的镇静催眠作用;与苯妥英钠、卡马西平联合应用时,可以降低氟桂利嗪的血药浓度;在应用抗癫痫药物治疗的基础上加用氟桂利嗪可以提高抗癫痫药物的治疗效果。

四、神经生长因子

神经生长因子(nerve growth factor,NGF)是机体内重要的神经营养因子之一,也是最典型、研究最深入的神经营养因子。它能促进中枢及外周神经系统神经元的增殖与分化,维持神经系统的正常功能,加快神经系统损伤后的修复。目前的研究表明,中枢胆碱能神经元和某些运动神经元在损伤(缺氧、神经毒、病毒感染、机械损伤等)时,NGF 可以提供保护作用,减轻伤害的程度,并且能促进相应神经纤维的再生和功能修复。近年来国外正在用 NGF 来治疗神经损伤和某些神经元退行性病变。最近有 NGF 的药理实验显示,持续地向脑内注射 NGF 能部分地恢复胆碱能细胞体萎缩及提高老年大鼠空间记忆的持久性。NGF 具有活性高、毒副作用小的优点,是一种安全、有效的治疗神经系统疾病的新型生物制剂,具有良好的前景。但是用 NGF 治疗 AD 尚存在两个问题:一是价格昂贵,二是给药的方法和途径。因为 NGF 来源极少,分子量大,口服或注射难以到达大脑,经常性脑内注射 NGF 存在技术上的难题和带来其他问题。这是目前亟待解决的难题。

五、非甾体抗炎药

AD 患者脑组织的主要病理变化是老年斑及神经元纤维缠结。目前的研究表明老年斑的形成有炎性反应参与,表现为 AD 患者脑组织中几种炎症相关蛋白的出现及小胶质细胞增生活跃,这种异常的炎症反应产物可能造成了 β-淀粉样蛋白的沉积。β-淀粉样蛋白的沉积及小胶质细胞活动的产物可能具有神经毒性,引起神经细胞退变,出现痴呆的临床症状。对死亡 AD 的脑分析,能发现在正常脑中缺乏或仅有极低含量的若干免疫保护蛋白。因此,近年来有学者提出 AD 是一种慢性炎症的学说。此外,回顾性研究发现长期服用消炎痛的人 AD 的发病率低,也支持这一观点。

六、抗氧化剂

在衰老过程中,脑组织物质和能量代谢异常导致大量自由基产生,而自由基则被认为参与 AD 脑细胞的死亡过程。AD 尸检发现,脑组织自由基生成增多,脂质严重过氧化,细胞核和线粒体受损,尤其线粒体的损伤更为严重,提示线粒体的损伤可能是导致 AD 的重要因素。体外试验还发现,β-淀粉样蛋白可诱导培养的神经细胞生成过氧化氢,造成细胞损伤;而抗氧化剂和自由基消除剂则可能有保护神经细胞免受 β-淀粉样蛋白毒性的作用。有报道利用具有自由基消除作用的银杏叶提取物 EGB-761 治疗老年性痴呆症患者,发现有明显的认知功能改善作用。我国王芳等人报道银杏叶提取物磷脂酰胆碱复合物能增强缺血再灌注大鼠脑海马组织中 SOD 活性,降低 MDA 的含量,减轻脂质过氧化损伤。维生素 E 是重要的抗氧化剂,在美国哥伦比亚大学进行的一项科研中发现维生素 E 具有保护神经细胞的作用,还可能通过抑制和清除脑内 β-淀粉样蛋白沉积,产生延缓衰老的作用。其他自由基清除剂还有:褪黑素、去铁敏、司来吉兰等。

七、激素替代疗法

AD 在老年妇女中的发病率比同龄男性高 2~3 倍,女性老年痴呆可能与患者体内的雌激素水平下降有关。美国研究人员发现,使用雌激素治疗老年痴呆症可以缓解其症状,并可能延缓或防止患者病情的发展。另外,有专家在对摘除卵巢的动物实验中发现,这些动物因为雌激素水平骤降,很快出现了反应迟钝的表现,在补充了雌激素后,动物的认知功能得到相应改善。研究还发现,雌激素替代疗法能够起到预防老年性痴呆的作用。研究认为,雌激素的这一作用与其抗氧化,减少淀粉样蛋白沉积对细胞的损伤,防止神经细胞死亡,提高神经元对神经生长因子的敏感性,从而促进神经元的修复等有关。但是,需要注意的是,激素替代疗法可能增加妇女患子宫内膜癌和乳腺癌的危险性。

◎ 小　结

随着我国经济和社会发展,工业化、城市化、人口老龄化进程加快,神经和精神疾病问题已成为我国重要的公共卫生问题及较为突出的社会问题。当前,神经精神疾病在我国疾病总负担中排名首位,约占疾病总负担的 20%。根据预测,进入 21 世纪后我国各类精神卫生问题将更加突出,2020 年神经精神疾病负担将上升至疾病总负担的 1/4。现在医学学术研究中,神经疾病领域内研究热点集中在卒中、老年痴呆、癫痫、帕金森、睡眠障碍等疾病;精神疾病领域中,除了精神分裂症外,随着药理研究与用药的发展,抗抑郁学术讨论是目前研究讨论的热点。针对这些研究热点,本章重点介绍了神经疾病用药的抗癫痫药、抗帕金森病药和抗阿尔茨海默药;精神疾病用药主要包括抗精神病药、抗抑郁药和抗躁狂药。由于这类疾病病因复杂,有些疾病机制尚未清楚,在临床药物治疗上很多还处在研究阶段。在国内临床应用中,两者均属神经科范畴。

◎思考题

1. 氯丙嗪存在哪些不良反应?
2. 简述抗抑郁药的分类。
3. 简述不同癫痫发作类型的临床用药选择。
4. 试比较各种抗癫痫药的优缺点。
5. 简述左旋多巴的不良反应。
6. 总结目前临床上用于治疗阿尔茨海默病的药物有哪些?

(许昌学院医学院　韩本高)

第十六章　心血管系统疾病的临床用药

第一节　抗高血压药

高血压(hypertension)是以体循环动脉血压增高为主要表现的临床综合征,是最常见的心血管疾病。世界卫生组织规定高血压的诊断标准是:成人静息时,收缩压≥140 mmHg和(或)舒张压≥90 mmHg。详细分级见表16-1。

表16-1　WHO/ISH血压水平的定义和分类

类别	收缩压(mmHg)	舒张压(mmHg)
理想血压	<120	<80
正常血压	<130	<85
正常高值	130 ~ 139	85 ~ 89
1 级高血压(轻度)	140 ~ 159	90 ~ 99
2 级高血压(中度)	160 ~ 179	100 ~ 109
3 级高血压(重度)	≥180	≥110

注:当收缩压和舒张压分属于不同的分级时以较高的级别作为标准

高血压患者中,5% ~ 10%患者血压升高是某些疾病的一种临床表现,本身有明确而独立的病因;90%患者病因不明,但已知体内许多系统与血压的调节有关,其中最主要的有交感神经-肾上腺素系统和肾素-血管紧张素系统。根据其主要作用和作用部位的不同,抗高血压药物可以分为以下几类。

1.利尿药　如氢氯噻嗪(hydrochlorothiazide)、吲达帕胺(indapamide)等。

2.交感神经抑制药

(1)中枢性降压药　如可乐定(clonidine)等。

(2)神经节阻断药　如美卡拉明(mecamylamine)等。

(3)影响肾上腺素能神经递质药　如利血平(reserpine)等。

(4)肾上腺素受体阻断药　①α$_1$受体阻断药:如哌唑嗪(prazosin)等;②β受体阻断药:如普萘洛尔(propranolol)等;③α和β受体阻断药:如拉贝洛尔(labetalol)等。

3.肾素-血管紧张素系统抑制药　①血管紧张素转化酶抑制药:如卡托普利(captopril)等;②血管紧张素Ⅱ受体阻断药:如氯沙坦(losartan)等。

4. 钙通道阻滞药 如硝苯地平(nifedipine)等。

5. 血管扩张药 ①直接扩血管药:如硝普钠(sodium nitroprusside)等;②钾通道开放药:吡那地尔(pinacidil)。

目前,国内外一线抗高血压药物是利尿药、β受体阻断药、钙拮抗药、血管紧张素转化酶抑制药等几大类药物。

一、利尿药

(一)氢氯噻嗪

1. 药物作用及机制 长期用药的作用机制在于排 Na^+ 使细胞内 Na^+ 减少,导致血管壁细胞内 Na^+ 的含量降低,经 Na^+-Ca^{2+} 交换机制,使细胞内 Ca^{2+} 量减少,因而使血管平滑肌舒张而产生降压作用。

2. 药动学特点 本药口服吸收迅速但不完全,生物利用度为 60%~80%。2 h 后产生利尿作用,达峰时间为 4 h,3~6 h 后产生降压作用,作用持续时间为 6~12 h。本药部分与血浆蛋白结合,蛋白结合率为 40%。本药半衰期为 15 h,充血性心力衰竭、肾功能受损者半衰期延长。给药量的 50%~70% 以原形由尿液排泄。

3. 临床应用及疗效评价

(1)适应证 ①用于原发性高血压,可单独用于轻度高血压,或作为基础降压药与其他降压药配合使用。②用于水肿性疾病(如充血性心力衰竭、肝腹水硬化、肾病综合征、急慢性肾炎水肿、慢性肾衰竭早期、肾上腺皮质激素和雌激素治疗所致的水钠潴留),可排泄体内过多的钠和水,减少细胞外液潴留,消除水肿。

(2)治疗方案 单用本药时 25~100 mg/d,分 1~2 次服用,并按降压效果调整剂量;与其他抗高血压药合用时,一次 10 mg,1~2 次/d。

4. 不良反应及注意事项

(1)不良反应 可出现水、电解质紊乱(如低血钾、低血钠、低血镁、低氯性碱血症等)、高尿酸血症、高血糖、高脂血症和过敏反应等。

(2)注意事项 ①本药与磺胺类药物、呋塞米、布美他尼、碳酸酐酶抑制药等存在交叉过敏。②肝昏迷者、严重的肾功能损害、顽固性低钾血症、高钙血症者禁用。

(3)药物相互作用 ①与胺碘酮和洋地黄类药物合用时,应慎防因低钾血症引起的不良反应。②肾上腺皮质激素、促肾上腺皮质激素能降低本类药物的利尿作用并增加发生电解质紊乱的机会,尤其是低钾血症的发生机会。

(二)吲达帕胺

1. 药物作用及机制 本药为降压作用强、利尿作用弱的药物,通过改变细胞膜对钙离子的通透性而降低血管平滑肌纤维的收缩。可选择性地集中在血管平滑肌,抑制细胞的内向钙离子流,直接扩张血管平滑肌,降低血管收缩及血管对升压物质的反应,使血管阻力下降而产生降压作用。

2. 药动学特点 口服吸收后主要分布于肝脏、肾脏和血浆中,通过抑制肾皮质稀释部位对钠的重吸收而起到利尿作用。

3. 临床应用及疗效评价　在临床上主要用于Ⅰ、Ⅱ期高血压及多种原因所致的轻、中度水肿。

4. 不良反应及注意事项　使用噻嗪类利尿剂及对本药过敏者禁用。

二、肾上腺素受体阻断药

（一）α₁ 受体阻断药

目前这类药物可分为两类：①喹唑啉类，哌唑嗪、特拉唑嗪（terazosin）和多沙唑嗪（doxazosin）等；②尿嘧啶类，乌拉地尔（urapidil）、酮色林（ketanserin）和吲哚拉明（indoramin）。以哌唑嗪为代表。

哌唑嗪

1. 药物作用及机制　本药为选择性突触后 α₁ 受体阻滞药，能拮抗 α₁ 受体激动药引起的血管收缩和血压升高等反应，对 α₂ 受体的阻滞作用很弱。本药既能扩张容量血管，降低心脏前负荷，又能扩张阻力血管，降低心脏后负荷，从而使左心室舒张末期压下降，心功能改善，故可用于治疗心力衰竭。

2. 药动学特点　口服吸收良好，口服后 0.5~2 h 起效，1~3 h 达血药浓度峰值，作用可持续 10 h，降压作用与血药浓度不平行。生物利用度为 50%~85%。吸收后迅速分布于组织并与血浆蛋白结合，蛋白结合率为 97%，半衰期为 2~3 h，心力衰竭时可长达 6~8 h，主要在肝内代谢，随胆汁和粪便排泄。

3. 临床应用及疗效评价

（1）适应证　适应于轻度至重度原发性高血压或肾性高血压。对于重度高血压常与其他降压药合用以增强降压效果。也可用于强心苷、利尿药治疗无效或疗效欠佳的充血性心力衰竭患者。

（2）治疗方案　一次 0.5~1 mg，2~3 次/d（首剂为 0.5 mg，睡前服），按疗效逐渐调整为 6~15 mg/d，分 2~3 次服用。

4. 不良反应及注意事项

（1）不良反应　哌唑嗪首次给药可致严重的体位性低血压，在直立体位，饥饿、低盐或合用利尿药、β 受体阻断药较易发生。

（2）禁忌证　严重主动脉瓣狭窄、体位性低血压禁用。

（3）药物相互作用　①与 β-肾上腺素受体阻断药（如普萘洛尔）或利尿剂合用，降压作用加强而水钠潴留可能减轻，合用时应调整剂量，以选用每种药物的最小有效剂量为宜。②与该拮抗药合用，降压作用加强，易致首过效应，因此剂量须适当调整，与其他降压药合用时也须注意。③与拟交感类药物合用，降压作用减弱。

（二）β 受体阻断药

β 受体阻断药根据其对 β₁ 和 β₂ 受体的选择性可分为非选择性和选择性 β₁ 受体阻断药，前者如噻吗洛尔（timolol）、吲哚洛尔（pindolol）等；后者包括阿替洛尔（atenolol）、美托洛尔（metoprolol）、倍他洛尔（betaxolol）等。

普萘洛尔（心得安）

1. 药物作用及机制　普萘洛尔为非选择性 β 受体阻断药,作用于 β_1、β_2 受体。本药的降压作用机制为:①减少心输出量,阻断心脏 β_1 受体,抑制心肌收缩性并减慢心率,使心输出量减少,血压降低。②抑制肾素分泌,肾交感神经通过 β_1 受体促使近球细胞分泌并释放肾素,普萘洛尔能抑制之,从而降低血压;③降低外周交感神经活性,能阻断某些支配血管的去甲肾上腺素能神经突触前膜的 β_2 受体,抑制其正反馈作用而减少去甲肾上腺素的释放。

2. 药动学特点　口服后吸收较完全,1~1.5 h 血药浓度达峰值,生物利用度为 30%,血浆蛋白结合率 93%。本药半衰期为 3.5~6 h,静脉注射为 2~3 h,经肾脏排泄。

3. 临床应用及疗效评价

(1)适应证　可单独使用作为降血压的首选药,也可与其他抗高血压药合用。对伴有心输出量及肾素活性偏高者、伴脑血管病变者疗效也较好。

(2)治疗方案　普萘洛尔用量个体差异大,常用剂量 10~30 mg/d,3 次/d。起始用量每次 5~10 mg,3 次/d,以后逐渐增加到每日 100 mg。最大剂量 300 mg/d。

4. 不良反应及注意事项

(1)不良反应　一般不良反应有恶心、呕吐、轻度腹泻等消化道症状,偶见皮疹和血小板减少等。

(2)禁忌证　禁用于严重左心室心功能不全、重度窦性心动过缓、重度房室传导阻滞和支气管哮喘患者。

(3)药物相互作用　西咪替丁、氯丙嗪抑制肝微粒体酶,降低 β 受体阻断药在肝内代谢速度,使血浆浓度升高,增加其降压效果。

(三)α 和 β 受体阻断药

本类代表药有拉贝洛尔(labetalol)和卡维地洛(carvedilol)。对 α、β 受体均有阻断作用,具有扩张血管特性。

拉贝洛尔

1. 药物作用及机制　本药可选择性拮抗 α_1 和非选择性拮抗 β 受体,均表现为降压效应。对 β 受体的作用比 α 受体强。本药通过抑制心肌及血管平滑肌的收缩反应发挥降压作用。在降压同时伴有心率减慢,冠脉流量增加,外周血管阻力下降。

2. 药动学特点　口服吸收完全,生物利用度约为 70%。服药后 1~2 h 血药浓度达峰值。吸收后广泛分布于各组织中,以心肌、肝、肺和肾脏中浓度较高。本药约有 95% 在肝脏代谢,蛋白结合率为 50%,半衰期为 6~8 h,55%~60% 的原形药物和代谢产物由尿中排出。

3. 临床应用及疗效评价

(1)适应证　拉贝洛尔降压作用温和,适用于治疗各种程度的高血压及高血压急症、妊娠期高血压、嗜铬细胞瘤、麻醉或手术时高血压。

（2）治疗方案　开始一次 100 mg,2 ~ 3 次/d。如疗效不佳,可增至一次 200 mg,3 ~ 4 次/d。通常对轻、中、重度高血压的日剂量相应为 300 ~ 800 mg、600 ~ 1 200 mg、1 200 ~ 2 400 mg,加用利尿剂量时可适当减量。极量为 2 400 mg/d。

4. 不良反应及注意事项

（1）不良反应　大剂量可致直立性低血压,少数患者用药后可引起疲劳、眩晕、上腹部不适等不良反应。

（2）禁忌证　心力衰竭、哮喘和心动过缓者禁用。

（3）药物相互作用　①西咪替丁可增加本药的生物利用度。②与三环类抗抑郁药合用时可产生震颤。③与 α 或 β 受体拮抗药、利尿药合用可增加疗效,但宜减量。

三、肾素-血管紧张素系统抑制药

（一）血管紧张素转化酶抑制药

肾素-血管紧张素-醛固酮系统（renin-angiotensin-aldosterone system,RAAS）在血压调节及高血压发病中都起着重要作用。近些年来合成了一系列血管紧张素转化酶抑制剂（angiotensin-converting enzyme inhibitor, ACEI）（表 16-2）,如卡托普利、依那普利（enalapril）、赖诺普利（lisinopril）、福辛普利（fosinopril）及培哚普利（perindopril）等（表 16-2）。

1. 药物作用及机制　ACEI 能使血管舒张,血压下降,其作用机制如下:①抑制循环及局部组织中 RAAS,ACEI 抑制了循环中的 ACE,使血浆中的 Ang Ⅱ 和醛固酮浓度降低,从而使血管扩张和血容量降低,这是用药初期外周阻力降低、血压下降的主要原因。②缓激肽的降解,当 ACE（即激肽酶 Ⅱ）受到药物抑制时,组织内缓激肽（bradykinin, BK）降解减少,局部血管 BK 浓度增高;BK 促进血管内皮超极化因子（endothelium-derived hyperpolarizing factor,EDHF）及 NO 的释放,发挥扩血管效应及抑制血小板功能。③抑制交感神经递质的释放,ACEI 能减弱 Ang Ⅱ 对交感神经末梢突触前膜 AT 受体的作用,从而减少去甲肾上腺能神经递质的释放。

2. 临床应用及疗效评价　ACEI 适用于各型高血压。对中、重度高血压合用利尿药可加强降压效果,降低不良反应。对伴有左心室肥厚、左心功能障碍、急性心肌梗死、糖尿病、肾病的高血压患者,ACEI 是首选药。ACEI 是最为理想的逆转高血压左心室肥厚的一线降压药物。ACEI 可降低冠心病患者急性事件的发生率和死亡率,对心力衰竭或心肌梗死后 EF 降低者可减少心血管病事件的发病率和死亡率。

3. 不良反应及注意事项

（1）不良反应　①首剂低血压,见于开始剂量过大及 RAS 高度激活的患者;②咳嗽,为刺激性干咳,可能与肺血管床内的缓激肽和（或）前列腺素、P 物质等聚积有关;③高血钾、低血糖、肌酐和尿素氮暂时性增高、蛋白尿、血管神经性水肿;④久用可致血锌降低而引起皮疹、味觉及嗅觉缺损、脱发等,补充 Zn^{2+} 可一定程度缓解。

（2）禁忌证　对本品过敏者、孕妇、哺乳期妇女及严重肾功能不全或双侧肾动脉狭窄者忌用。

表 16-2 常见血管紧张素转化酶抑制药的药物作用及应用

药名	药动学	用法用量	注意事项
卡托普利	口吸收迅速,T_{max} 为 1~1.5 h,$t_{1/2}$ 小于 3 h	(1)普通片:一次 12.5 mg,2~3 次/d; (2)缓释片:一次 37.5 mg,1 次/d;	进食时给药,可使本药吸收减少,生物利用度降低,故宜在餐前 1 h 服用
马来酸依那普利	口服后吸收约 60%,1 h 出现降压作用,4~6 h 达高峰,$t_{1/2}$ 约为 11 h	一次 5~10 mg,1~2 次/d	与其他降压药合用降压作用增强,其中与引起肾上腺素释放或影响交感活性的药物合用则大于两者相加的作用,与 β 受体阻滞药合用则小于两者相加的作用
赖诺普利	口服后 1 h 起效,T_{max} 为 7 h,$t_{1/2}$ 约为 12.6 h	(1)胶囊:起始剂量 2.5~5 mg,维持剂量为一日 10~20 mg; (2)片剂:初始剂量一次 10 mg,1 次/d,维持剂量为一次 10~40 mg,1 次/d,餐后服用	(1)同马来酸依那普利; (2)与利尿药合用,可增强本药降压作用,引起严重低血压。如与含钾药、保钾利尿药合用,可能引起血钾升高
培哚普利	口服后 1 h 起效,T_{max} 为 3~4 h,4~8 h 达最大效应,$t_{1/2}$ 约为 9 h	4 mg/d,晨服	进食时服药,可使培哚普利拉的生物利用度发生改变,故宜于餐前服用
福辛普利钠	单剂口服后 1 h 内起效,2~4 h 达最大效应,T_{max} 为 2~4 h,$t_{1/2}$ 约为 12 h	一次 10 mg,1 次/d;维持剂量为 20~40 mg/d,分为 1~2 次给药	(1)同马来酸依那普利; (2)与利尿药合用降压作用增强,可引起严重低血压。使用利尿药的患者在开始本药治疗前应停药或减量,且本药的开始剂量宜小,并注意监测血压

(二) 血管紧张素 II 受体阻断药

应用于临床的有氯沙坦(losartan)、缬沙坦(valsartan)、替米沙坦(telmisartan)、厄贝沙坦(irbesartan)等。

氯沙坦

1. 药物作用及机制　本药为强效的选择性 AT_1 受体阻断药,可可逆性、竞争性阻滞 AT_1 受体与血管紧张素 II 结合,抑制血管紧张素 II 的血管收缩作用及醛固酮分泌作用,使肾素-血管紧张素活性减弱而起到抗高血压作用。

2. 药动学特点　口服易吸收,吸收率为33%。本药在肝内经细胞色素P450酶转化,其中14%转化为有活性的E-3174。母药的半衰期为2 h,代谢产物半衰期为6~9 h,心力衰竭患者半衰期延长。口服后约1 h血药浓度达峰值,3~4 h代谢产物E-3174的血浓度达峰值。治疗3~6周时达最大降压效应。

3. 临床应用及疗效评价

(1)适应证　治疗原发性高血压,可单用或与其他抗高血压药合用。

(2)治疗方案　口服给药,一次50 mg,1次/d。治疗3~6周时达最大降压效应。在部分患者中,剂量增至一次100 mg,1次/d可产生进一步的降压作用。

4. 不良反应及注意事项

(1)不良反应　除不引起咳嗽及血管神经性水肿外,其余不良反应与ACEI相似。

(2)注意事项　禁用于孕妇、哺乳期妇女及肾动脉狭窄者,低血压及严重肾功能不全、肝病患者慎用。

(3)药物相互作用　应避免与补钾或留钾利尿药合用。

缬沙坦

1. 药物作用及机制　本药为强效和特异性的非肽类血管紧张素Ⅱ受体拮抗剂,选择性作用于血管紧张素Ⅱ相关的AT_1受体亚型,阻断血管紧张素Ⅱ引起的血管收缩、醛固酮释放、平滑肌细胞增生等作用,从而降低血压。本药对AT_1受体的亲和力比AT_2受体强约20 000倍。对其他激素或离子通道无作用,在降压的同时不影响心率。

2. 药动学特点　口服后吸收迅速,平均绝对生物利用度为23%。服药后2 h内出现降压作用,4~6 h内达到降压高峰,降压作用持续24 h以上。蛋白结合率为94%~97%,主要与血浆蛋白结合,体内消除表现为多级指数衰减动力学,β相半衰期约9 h。本药不经生物转化,83%从粪便排泄,主要以原形排泄。

3. 临床应用及疗效评价

(1)适应证　用于治疗各类轻至中度高血压,尤其适用于对ACEI不耐受的患者,可单独或与其他抗高血压药物(如利尿药)联合应用。

(2)治疗方案　口服给药,推荐剂量为一次80 mg,1次/d,可以在进餐时或空腹服用,建议每日在同一时间用药。降压作用通常在2周内出现,4周时达最大疗效。对血压控制不满意者,2~4周后可增至一次160 mg,1次/d,也可加用利尿药。维持量为一次80~160 mg,1次/d。

4. 不良反应及注意事项

(1)不良反应　不良反应发生率较低,主要有头痛、头晕、疲乏等,咳嗽发生率明显低于ACEI,且不引起首剂低血压反应。

(2)注意事项　用药期间应慎用留钾利尿药与补钾药,孕妇与哺乳期妇女禁用。

(3)药物相互作用　①与利尿药合用可增强降压作用。②与保钾利尿药(如螺内酯、氨苯蝶啶、阿米洛利)、补钾药或含钾盐代用品合用时,可使血钾升高。③本药可增加锂剂的毒性反应,可能是增加锂剂在肾脏近曲小管的重吸收所致。

四、钙通道阻滞药

钙通道阻滞药可选择性阻滞细胞膜上钙通道,干扰钙内流;也可作用于肌浆网上的钙通道,使钙储存减少,从而使心肌或血管平滑肌钙离子浓度降低,兴奋性减弱,导致心肌收缩力降低、血管扩张。主要作用与血管平滑肌的钙通道阻滞药为二氢吡啶类化合物,代表药为硝苯地平(nifedipine)。

硝苯地平

1. 药物作用及机制　本药为钙通道阻滞药,作用于细胞膜上的 L-型钙通道,抑制钙离子内流使细胞内钙离子浓度降低,从而改变心肌收缩性和血管张力,导致小动脉扩张,总外周血管阻力下降而降低血压。

2. 药动学特点　硝苯地平口服或舌下给药 90% 以上被吸收,血浆蛋白结合率 90% 以上。口服 20 min 起效,1~2 h 达最大效应,持续 8~12 h。舌下给药 3 min 起效,20 min 达峰值。血浆 $t_{1/2}$ 约 5 h。主要经肝代谢,肾排泄。

3. 临床应用及疗效评价

(1)适应证　适用于老年高血压,收缩期高血压,合并高脂血症、肥胖或是电解质紊乱的高血压,合并心、脑、肾血管并发症的高血压,与妊娠有关的高血压等。

(2)治疗方案　缓释剂一次 30~60 mg,1 次/d,一般不超过一日 90 mg。大多患者在 7~14 d 内完成剂量调整。

4. 不良反应及注意事项

(1)不良反应　常见不良反应有头痛、脸部潮红、眩晕、心悸、恶心、便秘、踝部水肿等。

(2)禁忌证　禁用于心力衰竭、窦房结功能低下、房室传导阻滞、急性心肌梗死、不稳定型心绞痛及严重动脉狭窄等。

第二节　抗心绞痛药

心绞痛(angina pectoris)是冠状动脉粥样硬化性心脏病(冠心病)的常见症状,是冠状动脉供血不足,心肌急剧的、暂时的缺血和缺氧所引起的临床综合征。发作时胸骨后部及心前区出现阵发性绞痛或闷痛,并可放射至左上肢。心肌氧的供需平衡失调,心肌需氧量大于供氧量是心绞痛发生的重要病理生理机制。

临床常用于治疗心绞痛药物主要有 3 类:①硝酸酯类及亚硝酸酯类,代表药硝酸甘油;②β 受体阻断药,代表药普萘洛尔;③钙通道阻滞剂,代表药硝苯地平。

一、硝酸酯类及亚硝酸酯类

硝酸酯类药物有:硝酸甘油(glyceryl trinitrate)、硝酸异山梨酯(isosorbide dinitrate,消心痛)等,其中硝酸甘油最常用。

硝酸甘油

1. 药物作用及机制　本药属于有机硝酸酯类抗心绞痛药,与其他有机硝酸盐类药有相似的药理作用,主要通过释放一氧化碳刺激鸟苷酸环化酶,使一磷酸鸟苷增加而使血管扩张。本药主要扩张周围静脉,使血液贮集于外周,减少回心血量,降低左心室舒张末压和舒张期冠脉血流阻力;扩张周围小动脉,使外周阻力和血压下降,减少心肌耗氧量;扩张某些区域冠状小动脉,使心肌缺血区血流重新分布,缓解心绞痛。

2. 药动学特点　本药易自口腔黏膜及胃肠道吸收,舌下给药吸收迅速完全,生物利用度为80%;舌下给药2~3 min起效,5 min达最大效应,作用持续10~30 min。静脉滴注即刻起效,贴片给药30 min起效,口腔喷雾2~4 min起效。本药主要在肝脏内迅速代谢,母药半衰期为1~4 min,代谢后经肾排出。

3. 临床应用及疗效评价

(1)适应证　对各型心绞痛均有效,用药后能中止发作,也可预防发作。

(2)治疗方案　舌下含化,用于缓解症状时推荐剂量为0.15~0.6 mg,每5 min重复一次,至心绞痛缓解或用药已达3次止。用于预防发作,应在进行可能诱发心绞痛的活动前5~10 min舌下含化1片。

4. 不良反应及注意事项

(1)不良反应　①心血管系统:常见直立性低血压引起的眩晕、晕厥、面颊和颈部潮红等;②血液:使血中硝酸盐增多,变性血红蛋白也可增加。大剂量可引起高铁血红蛋白血症,表现为发绀;③消化系统:可见恶心、呕吐等。

(2)注意事项　连续用药2~3周后可出现耐受性,停药1~2周后,耐受性可消失。颅内高压和青光眼患者禁用。

(3)药物行互作用　①与降压药或扩张血管药合用,可使本药的体位性降压作用增强;②枸橼酸西地那非可增强硝酸盐类药的降血压效应,严禁本药与枸橼酸西地那非合用;③乙酰半胱氨酸可使本药扩张动脉效应增强,导致严重的低血压。

二、β 受体阻断药

非选择性β受体阻断药如普萘洛尔、吲哚洛尔、噻吗洛尔及选择性β₁受体阻断药如阿替洛尔、美托洛尔、醋丁洛尔(acebutolol)等均可用于稳定及不稳定型心绞痛,能使多数患者心绞痛发作次数减少,硝酸甘油用量减少,并增加运动耐量,改善缺血性心电图的变化。对兼患高血压或心律失常者更为适用。

三、钙通道阻滞药

常用于抗心绞痛的有硝苯地平(心痛定),维拉帕米(verapamil,异搏定),地尔硫草(diltiazem,硫氮草酮),哌克昔林(perhexiline,双环己哌啶),普尼拉明(prenylamine,心可定)及苄普地尔(bepridil)等。

钙拮抗药通过阻断电压依赖性钙通道,降低Ca^{2+}内流,松弛血管平滑肌松弛而产生抗心绞痛作用。硝苯地平主要用于变异型心绞痛,对伴高血压的患者尤为适用。维拉帕米特别适用于有心律失常的心绞痛患者;因其抑制心肌收缩力及房室结的传导,故对伴心衰、窦房结或明显房室传导阻滞的心绞痛患者应禁用。地尔硫草可直接作用于心脏,作用强度介于硝苯地平和维拉帕米之间,主要用于冠脉痉挛引起的变异型心绞痛,治疗效果好,且不良反应少。普尼拉明除具有阻止 Ca^{2+} 内流作用外,还有儿茶酚胺递质耗竭作用,可用于各型心绞痛的治疗。哌克昔林除具钙拮抗作用外,还有一定的利尿和扩张支气管作用,因而适用于伴有心力衰竭或支气管哮喘的心绞痛患者。

第三节 抗心律失常药

心律失常是心动规律和频率的异常,此时心房、心室正常激活和运动顺序发生障碍,使心脏泵血功能发生障碍。心律失常一般按心动频率分缓慢型和快速型。前者常用异丙肾上腺素或阿托品治疗。后者的药物治疗比较复杂,本节讨论的是治疗快速型心律失常的药物。

Vaughan Willimas 分类法根据药物主要作用通道和电生理效应,将抗心律失常药分为四类:①Ⅰ类——钠通道阻滞药;②Ⅱ类——β 肾上腺素受体阻断药,因阻断 β 受体而产生作用,此类药有普萘洛尔(propranolol)等;③Ⅲ类——延长动作电位时程药,延长 APD(action potential duration)及 ERP(effective refractory period),此类药有胺碘酮(amiodarone)等;④Ⅳ类——钙通道阻滞药,药物阻滞钙通道而抑制 Ca^{2+} 内流,此类药有维拉帕米等。

一、Ⅰ类药——钠通道阻滞药

从药物对通道产生阻滞作用到阻滞作用解除的时间用复活时间常数(τrecovery)来表示。根据复活时间常数的长短,本类药物分为 A、B、C 三个亚类。Ⅰa 类:适度阻滞钠通道,τrecovery1 ~ 10 s,此类药有奎尼丁(quinindium)等;Ⅰb 类:轻度阻滞钠通道,τrecovery <1 s,此类药有利多卡因等;Ⅰc 类:明显阻滞钠通道,τrecover >10 s,此类药有氟卡尼(flecainide)等。

（一）Ⅰa 类药物

代表药有奎尼丁、普鲁卡因胺(procainamide)、丙吡胺(disopyramide)。用于治疗室上性及室性心律失常,属广谱抗心律失常药。该类药不良反应较多,可增高死亡率,目前在临床上已很少用。

（二）Ⅰb 类药物

代表药有利多卡因、苯妥英钠、美西律(mexiletine)。

利多卡因

1.药物作用及机制　本药可迅速阻滞激活型和失活型钠通道。治疗量血药浓度即可降低束细胞和心室肌 4 相自动除极速率,降低异位节律点自律性并提高阈电位。其度正常生理状况下希-浦系统传导速率无影响。在心肌缺血胞外 K^+ 浓度偏高,则有明显减慢传导的作用。缩短束细胞及心室肌 APD 和 ERP,前者缩短尤甚,故 ERP 显示相对延长。

2.药动学特点 首关效应明显,不宜口服,须静脉注射给药。临床静脉注射给药,作用迅速,但其分布半衰期仅约 8 min,故一次静脉给药作用仅维持 20 min 作用。血浆蛋白结合率约 70%,体内分布广泛,心肌药物浓度为血药浓度 3 倍。消除半衰期为 1～2 h,主要在肝内经脱乙基代谢。仅 10% 以原形经肾排泄。

3.临床应用及疗效评价

(1)适应证 主要用于室性心律失常,是急性心肌梗死患者的室性期前收缩、室性心动过速及心室颤动的首选药。用于转复急性心肌梗死或强心苷中毒所致室性心动过速或室颤。器质性心脏病引起的实行心律失常,如洋地黄中毒、外科手术,特别是危急病例者。

(2)治疗方案 用于紧急复律时,可一次缓慢静脉注射本品负荷量 50～100 mg,若 5～10 min 后无效,可再重复 3 次。有效后以 4 mg/min 静脉滴注维持 1 h,然后以 1～2 mg/min 静脉滴注,以维持临床有效血药浓度。

4.不良反应及注意事项

(1)不良反应 不良反应较轻,神经系统反应如头晕、嗜睡或激动不安,大剂量时致惊厥等;心血管反应,大剂量致心率减慢,房室传导阻滞和血压下降等。

(2)注意事项 ①急性心肌梗死患者,血浆 α_1 酸性糖蛋白浓度增高,与利多卡因结合增多,使其游离药物浓度降低,作用减弱,故宜提高本品静脉注射速率,以相应提高血浆利多卡因浓度。②充血性心力衰竭患者的利多卡因分布容积及清除率降低,故临床应适当降低本品的负荷量及维持量。③肝功能不良患者本品清除速率降低,分布容积增大,清除半衰期明显延长,故其维持量应适当降低。可降低肝脏血流量的药物如维拉帕米、西咪替丁,均可能降低利多卡因清除率,故联合应用时,应适当降低本品维持量的静脉除注射速度。

苯妥英钠

1.药物作用及机制 本药与利多卡因相似,具有膜稳定性,抑制快钠离子内流。其膜效应与细胞外钾离子浓度、心肌状态及血药浓度有关。当细胞外钾浓度低时,低浓度药可增加 0 相除极最大速率及动作电位的幅度,加速传导,有利于消除洋地黄中毒合并低血钾时的心律失常及单向阻滞所致的折返性心律失常;当细胞外钾浓度正常或升高,高浓度药则其抑制作用。本药可缩短动作电位间期及有效不应期,但前者缩短更明显,故相对延长有效不应期,有利于消除折返激动所致的心律失常。

2.药动学特点 本药可口服、静脉给药及肌内注射。口服吸收较慢,85%～90% 由小肠吸收,静脉注射吸收快。口服给药 4～12 h 后血药浓度达峰值。本药主要与白蛋白结合,蛋白结合率为 88%～92%。本药主要在肝内代谢,代谢物无药理活性;本药的半衰期为 7～42 h,长期服用者,半衰期 15～95 h。

3.临床应用及疗效评价

(1)适应证 可用于洋地黄毒苷所致的室性及室上性心律失常、三环类抗抑郁药过量时引起的心脏传导障碍、对利多卡因无效的心律失常,对室性期前收缩、室性心动过速的疗效较室上性心动过速、心房颤动及心房扑动疗效较好。

（2）治疗方案　①口服给药：100~300 mg/d，分1~3次服；第1日10~15 mg/kg，第2~4日7.5~10 mg/kg，维持量为一日2~6 mg/kg。②静脉注射：一次100 mg，缓慢注射2~3 min，以后根据需要每10~15 min重复1次，至心律失常终止或出现不良反应为止，总量不超过500 mg。

4. 不良反应及注意事项

（1）不良反应　①精神神经系统：可引起眼球震颤、共济失调、构音障碍、神志模糊、行为改变、癫痫发作次数增多、精神改变、眩晕、失眠、头痛等。②消化系统：长期服药后可引起恶心、呕吐、胃炎、大便色淡、齿龈增生等。③代谢/内分泌系统：可抑制血管升压素及胰岛素分泌，使血糖升高。

（2）注意事项　①存在交叉过敏现象，对其他乙丙酰脲类药物过敏者，对本药也可能过敏。②阿-斯综合征患者、Ⅱ~Ⅲ度房室传导阻滞、窦房结阻滞、窦性心动过缓等患者、低血压患者禁用。

（3）药物相互作用　①抗凝药、磺胺类、西咪替丁、甲硝唑、氯霉素、克拉霉素、异烟肼、吡嗪酰胺、氟康唑、维生素 B_6、保泰松、氯苯那敏、舍曲林、地昔帕明、奈法唑酮、氟伏沙明、氟西汀、奥卡西平、地尔硫䓬、硝苯地平等可降低本药的代谢，从而增强本药的效果和毒性。与香豆素类抗凝药合同时，开始可增加抗凝效应，但持续应用则效果相反。②布洛芬、阿扎丙宗、卡培他滨、阿奇霉素可提高本药的血药浓度，出现中毒症状。③本药静脉注射时与利多卡因或普萘洛尔合用，可加强心脏的抑制作用。

美西律

1. 药物作用及机制　本药属膜稳定剂，具有抑制 Na^+ 内流和促进 K^+ 外流的电生理效应，可降低束细胞自律性，提高阈电位。抑制 0 相的作用大于利多卡因，减慢传导。缩短束细胞和心室肌 APD 和 ERP，相对延长 ERP。

2. 药动学特点　本药口服吸收迅速而完全，口服后 3 h 血药浓度达峰值，作用持续8 h。生物利用度为90%。有效血药浓度为0.5~2 μg/mL。血浆蛋白结合率为60%。该药主要在肝内代谢灭活，约10%以原形由肾排泄，消除 $t_{1/2}$ 约12 h。

3. 临床应用及疗效评价

（1）适应证　主要用于治疗室性心律失常，如期前收缩、心动过速，尤其是强心苷中毒、心肌梗死或心脏手术引起者。

（2）治疗方案　①口服给药：首次200~300 mg，必要时2 h后再服100~200 mg。一般维持量400~800 mg/d，分3~4次服用。极量一日1 200 mg，分次服用。②静脉给药：开始剂量为100 mg，加入5%葡萄糖注射液20 mL中缓慢静脉注射3~5 min，如无效，可在5~10 min后再给予50~100 mg，然后以1.5~2 mg/min的速度静脉滴注3~4 h，再将滴速减至0.75~1 mg/min，并维持24~48 h。

4. 不良反应及注意事项

（1）不良反应　不良反应与剂量有关，胃肠道反应最为常见，可见恶心、呕吐等，长期口服有神经症状如震颤、共济失调、复视、精神失常等。

（2）禁忌证　重度心力衰竭、心室内传导阻滞、心源性休克和缓慢性心律失常禁用，有癫痫病史、低血压或肝病者慎用。

（3）药物相互作用　①与肝药酶诱导剂苯妥英钠、利福平和苯巴比妥类合用可降低本药的血药浓度。②与其他抗心律失常药（如胺碘酮、奎尼丁、丙吡胺）可能有协同作用，可用于单用药物无效的顽固性室性心律失常。但本药不宜与其他Ⅰb类抗心律失常药合用。

二、Ⅱ类药——β 肾上腺素受体阻断药

代表药有普萘洛尔、阿替洛尔，美托洛尔，这类药物主要阻断心脏 β 受体而发生作用，能有效抑制肾上腺素受体激活引起的心脏生理反应如心率加快、房室传导加快等。β受体阻滞剂已被证明可以降低心梗后存活者的猝死发生。尽管，β 受体阻滞剂抗心律失常作用并非很强，但其细胞膜稳定作用对抗心律失常起着重要作用。自Ⅰc类药几乎不再用于心梗患者的早搏治疗后，一般主张给予 β 受体阻滞剂治疗，即使有轻度的左心室射血分数降低也并非为使用禁忌证。因为心律失常的发生往往与心功能衰竭的严重情况相关，用 β 受体阻滞剂治疗心力衰竭也是近些年来 CHF 治疗观念的转变。

三、Ⅲ类药——延长 APD 的药物

代表药有胺碘酮、索他洛尔（sotalol）。

胺碘酮

1. 药物作用及机制　本药能较明显地抑制复极过程，延长 APD 和 ERP。降低窦房结和束细胞的自律性，可能与其阻滞钠和钙通道及拮抗 β 受体的作用有关；能减慢束细胞和房室结的传导速度，也与阻滞钠、钙通道有关；长期给药可使心房肌、心室肌和束细胞的APD、ERP 都显著延长，可能与阻滞钾通道及失活态钠通道有关。

2. 药动学特点　本药口服吸收迟缓且不规则，生物利用度约50%。口服后 3～7 h 血药浓度达峰值，约 1 个月可达稳态血药浓度。4～5 d 开始起效，5～7 d 达最大作用，停药后作用可持续 8～10 d。静脉注射后 5 min 起效，停药可持续 20 min 至 4 h。主要在肝内代为去乙基胺碘酮。单次口服 800 mg 时半衰期为 4.6 h，长期服药半衰期为 13～30 d，终末血浆清除半衰期可达 40～55 d。

3. 临床应用及疗效评价

（1）适应证　①口服适用于危及生命的阵发性室性心动过速及心室颤动的预防，也可用于其他药物治疗无效的阵发性室上性心动过速、阵发性心房扑动、心房颤动及持续心房颤动、心房扑动电转复律后的维持治疗。②静脉滴注适用于利多卡因治疗无效的室性心动过速和急诊控制心房颤动、心房扑动的心室率。

（2）治疗方案　①口服给药：400～600 mg/d，分 2～3 次服用，1～2 周后根据需要改为一日 200～400 mg 维持。②静脉滴注：一日 10～20 mg/kg 加入 5% 葡萄糖 250 mL 中，维持数日，从静脉滴注的第 1 日起同时给予口服治疗。

4. 不良反应及注意事项

（1）不良反应　常见不良反应有心动过缓、房室传导阻滞和 Q-T 间期延长等。本药

长期应用可见角膜褐色微粒沉着,不影响视力,停药后微粒可逐渐消失。

(2)注意事项　长期应用必须监测肺功能,进行肺部 X 射线检查和定期监测血清 T_3、T_4。

(3)药物相互作用　①胺碘酮可提高血中地高辛浓度,加强抗凝剂作用。②该药还可增加奎尼丁、普鲁卡因胺和苯妥英钠的血药浓度。③避免与 β 受体阻断药或钙通道阻滞剂合用,以防加重心动过缓或房室传导阻滞。④与排钾利尿药合用时,可增加低血钾所致的心律失常。

四、Ⅳ类药——钙通道阻滞药

代表药有维拉帕米和地尔硫革。

本类药通过阻滞钙通道,降低窦房结自律性,减慢房室结的传导速度而发挥抗心律失常效应。维拉帕米治疗房室结折返导致的阵发性室上性心动过速效果较佳。治疗心房颤动或扑动则能减少室性频率。对心肌梗死、心肌缺血及强心苷中毒引起的室性早搏有效。地尔硫革可用于阵发性室上性心动过速,治心房颤动或扑动可使心室频率减少。支气管哮喘患者慎用。该药不宜与 β 受体阻滞剂合用。

第四节　抗慢性心功能不全药

慢性心功能不全又称充血性心力衰竭(congestive heart failure,CHF),是各种病因引起的心脏疾病的终末阶段。CHF 时心脏收缩性减弱,心率加快,前后负荷增高,氧耗量增加。影响 CHF 发生和发展的因素有多种,包括心脏重构(cardiac remodeling)、神经激素的激活、氧化应激和自由基的产生、细胞因子的激活和细胞凋亡、心脏各种受体的下调或上调及细胞内传导通路的异常等,其中最重要的是心脏重构、神经激素的激活。以上所有因素都可以成为治疗药物的靶点。

根据药物的作用机制,治疗心力衰竭的药物可分为以下几类:

(1)强心苷类　地高辛(digoxin)等。

(2)非强心苷类正性肌力药　①磷酸二酯酶Ⅲ抑制剂:米力农(milrinone)等;②β 受体激动药:多巴酚丁胺(dobutamine)等;③钙增敏剂。

(3)减轻负荷药　①利尿药;②β 受体阻断药;③血管紧张素Ⅰ转化酶抑制药与血管紧张素Ⅱ受体拮抗药;④其他血管扩张药。

一、强心苷类

强心苷(cardiac glycoside)是一类有强心作用的苷类化合物,它能选择性地作用于心肌。常用的有地高辛、洋地黄毒苷(digitoxin)、毛花苷 C(lanatoside C)、毒毛花苷 K(strophanthin K)等。

洋地黄毒苷口服吸收稳定,生物利用度可达 90% ~100%。地高辛生物利用度为 60% ~80%,个体差异显著;不同片剂产品的吸收率差异更大。毒毛花苷 K、毛花苷 C 很少在体内代谢,几乎全部以原形经肾排泄。

（一）药物作用及机制

1. 正性肌力作用　增加兴奋时心肌细胞内 Ca^{2+} 量是强心苷正性肌力作用的基本机制。强心苷可以抑制细胞膜上 $Na^+ - K^+ - ATP$ 酶，促进 $Na^+ - Ca^{2+}$ 交换使细胞内 Ca^{2+} 量增加。细胞内 Ca^{2+} 少量增加时可以促使肌浆网内的 Ca^{2+} 释放，即"以钙释钙"的过程。这样，在强心苷作用下，心肌细胞内可利用的 Ca^{2+} 量增加，使收缩力加强。

2. 负性频率作用　CHF 时感受器细胞 $Na^+ - K^+ - ATP$ 酶活性增高，使交感神经活性提高。强心苷直接抑制感受器 $Na^+ - K^+ - ATP$ 酶，可反射性兴奋迷走神经而使心率下降。负性频率作用对 CHF 患者有利，心率减慢可使舒张期延长，使静脉回心血量更充分而能搏出更多血液，又可获得较多的冠状动脉血液供应。

3. 对心肌氧耗量的影响　强心苷对正常心脏因加强收缩性而增加氧耗量，对 CHF 患者强心苷的正性肌力作用可使氧耗明显减少，减少部分常超过收缩力增加所导致的氧耗增加部分，因此总的氧耗量有所降低。

4. 对电生理特性的影响　强心苷药物随剂量高低、对不同心脏组织及病变情况而有不同，产生的影响比较复杂。现将其主要电生理作用的总效应见表 16-3。

表 16-3　强心苷对心肌的电生理特性的影响

电生理特性	窦房结	心房	房室结	束细胞
自律性	降低			增高
传导性			减慢	
有效不应期		缩短		缩短

（二）临床应用及疗效评价

强心苷对于多种原因导致的 CHF 都有一定疗效。对瓣膜病、高血压、先天性心脏病等所致 CHF 疗效良好。对继发于严重贫血、甲亢及维生素 B_1 缺乏症等由于能量产生障碍的 CHF 则疗效较差，对肺源性心脏病、活动性心肌炎疗效差，对心肌外机械因素引起的 CHF，如严重二尖瓣狭窄及缩窄性心包炎，肥厚型心肌病；急性心肌梗死所致左心衰竭，强心苷疗效更差甚至无效。

（三）治疗方案

1. 全效量法　短期内给予能充分发挥疗效而不致中毒的最大耐受量（全效量），再逐日给维持量以补充每日消除的剂量；此法显效快，但易导致中毒，现已少用。

2. 维持量法　每日给予小剂量维持，经 4～5 个半衰期，血药浓度逐步达到稳态发挥治疗作用。例如：通常采用地高辛 0.25～0.375 mg/d，经 6～7 d 可达稳态血药浓度。

（四）不良反应及注意事项

1. 不良反应　①胃肠道反应：在强心苷中毒早期常见厌食、恶心、呕吐、腹泻等胃肠道反应。②神经系统反应：有眩晕、头痛、疲倦、失眠、谵妄等；还有黄视症、绿视症等药物中毒特征性视觉障碍。③心脏毒性反应：可出现各种不同程度的心律失常，是最严重的中毒反应;常见且发生较早的是室性早搏。

2.治疗药物监测　强心苷治疗安全范围小,有效血药浓度接近中毒血药浓度。用药过程中需要监测血药浓度。

3.解救强心苷中毒　①首先停用强心苷,补充钾盐,中毒引起的室性心动过速和心室纤颤可用苯妥英钠和利多卡因治疗;②缓慢型心律失常可用阿托品解救;③对于危及生命的严重强心苷中毒,可用地高辛抗体的 Fab 片段做静脉注射治疗。

二、非强心苷类的正性肌力作用药

(一)磷酸二酯酶Ⅲ抑制药

代表药物有氨力农(amrinone)、米力农、依诺昔酮(enoximone)。

磷酸二酯酶 PDE-Ⅲ是 cAMP 降解酶,抑制酶活性将增加细胞内 cAMP 的含量,产生正性肌力作用和舒张血管作用。这类药物在治疗急性心功能不全时有效,但现有资料证明它们对严重的 CHF 的治疗并无很好的疗效,反而对其生存有害。其减少生存率的机制不清,可能与其促进心律失常的发生有关。

(二)β 受体激动药

用于心力衰竭治疗的主要有多巴酚丁胺、扎莫特罗(xamoterol)、异波帕胺(ibopamine)。

多巴酚丁胺主要激动 $β_1$ 受体,对 $β_2$ 受体及 $α_1$ 受体作用弱。扎莫特罗有双向作用。在轻度 CHF 或休息时,交感神经活性较低,它发挥激动药作用;在交感神经活性较高的重症患者,它发挥阻断药作用;临床观察其能增加中、轻度 CHF 患者休息时的心输出量及血压,对重症患者也能缓解症状。异波帕胺属多巴胺类药物,能激动多巴胺受体,部分作用是激动 β 受体,能增加心输出量,降低外周阻力,促进利尿。治疗 CHF 能缓解症状,提高运动耐力。

三、减负荷药

(一)利尿药

利尿药适用于各种程度的心功能不全患者,尤其是左、右心室充盈量偏高,伴有水肿或明显充血和瘀血的患者。轻中度的 CHF 可单独选用噻嗪类利尿剂,常用氢氯噻嗪(hydrochlorothiazide),效果良好。对中度的 CHF 可口服袢利尿药或与噻嗪类、保钾利尿药合用。对严重 CHF、急性左心功能不全或全身水肿者选用静脉注射袢利尿药,常用药物有呋塞米(furosemide)、布美他尼(bumetanide)等。CHF 患者常伴有高醛固酮血症,选用有抗醛固酮作用的保钾利尿药是辅助治疗 CHF 的常用药物,如螺内酯(spironolactone)。

(二)β 受体阻断药

目前用于 CHF 的 β 受体阻断药有卡维地洛(carvedilol)、比索洛尔(bisoprolol)、美托洛尔、拉贝洛尔等。

β 受体阻滞剂治疗心力衰竭优势明显,如可同时阻滞交感神经系统和 RAAS 系统,可阻碍儿茶酚胺对心肌的直接毒性,降低猝死率等。临床研究表明,β 受体阻滞剂与 ACEI 二者联合应用的益处大于两类药物单独应用。许多资料提示,CHF 患者在使用 ACEI 之前先用 β 阻滞剂可能更为合理。应用时宜从小剂量开始,在严密观察下逐渐增加剂量,治疗中应合用其他的抗 CHF 药物,避免突然停药。

(三) 血管紧张素转化酶抑制药

常用的有卡托普利、依那普利、赖诺普利、福幸普利及培哚普利等。

ACEI 能缓解症状,提高运动耐力,改进生活质量,防止和逆转心肌肥厚,明显降低病死率。对无症状性 CHF 患者可发挥神经内分泌拮抗作用,延缓心力衰竭的进展。故现已广泛用于的治疗 CHF,常与利尿药、地高辛合用,作为治疗 CHF 的基础药物。ACEI 治疗 CHF 的最佳剂量还不清楚。大规模的临床实验结果显示,高剂量的 ACEI 比低剂量效果好,可以显著降低死亡率。ACEI 的治疗应低剂量开始逐渐增至临床最大耐受量。达到目标治疗后,应长期维持以继续缓解症状并降低心血管事件的危险性,不应轻易停药。

(四) 血管紧张素 Ⅱ 受体拮抗药

常用的有氯沙坦、缬沙坦、厄贝沙坦等。

该类药物对 CHF 的作用与 ACE 抑制药相似,而且由于不影响缓激肽的代谢,不易引起干咳、血管神经性水肿等不良反应。目前还不能确定该类药是一种良好的抗 CHF 药物,但可以作为患者不能耐受 ACEI 时的替代治疗措施。

四、其他血管扩张药

血管扩张药是治疗缓解 CHF 的辅助药物,主要用于重度 CHF 及合用强心苷类、利尿类无效的难治性心力衰竭。常用血管扩张药物如下:

1. 硝酸酯类　主要作用于静脉,降低前负荷,用药后减轻瘀血和呼吸困难。也略舒张小动脉,减轻后负荷。是严重心力衰竭的常用药物(第一线)。硝酸异山梨酯与其他血管扩张药肼屈嗪合用可提高疗效,与地高辛、利尿药、硝酸异山梨酯、肼屈嗪合用可降低死亡率。

2. 硝普钠　能舒张静脉和小动脉,降低前、后负荷。作用快,静脉注射给药后 2 ~ 5 min 即见效,停药后 2 ~ 15 min 即消退。用于急性心肌梗死、心脏手术后的急性心力衰竭、顽固性慢性心力衰竭。本类药最常见的不良反应是低血压,用药时严密监测血压、心率。

3. 肼屈嗪　主要舒张小动脉,降低后负荷,用药后心输出量增加,血压不变或略降,不引起反射性心率加快。

4. 哌唑嗪　能舒张静脉和动脉,用药后后负荷下降,心输出量增加,肺楔压也下降。对缺血性心脏病的 CHF 效果较好。

5. 钙通道阻滞药　虽然可扩张血管,但因其激活交感神经系统及负性肌力的作用,其临床应用仍有争议,一般不做 CHF 的常用药。

第五节 调血脂药

血脂是血浆所含脂类的总称，包括：三酰甘油（triacylglycerol，TAG）、磷脂（phospholipid，PL）、胆固醇（cholesterol，Ch）及非酯化脂肪酸（free fatty acid，FFA）等，Ch 又分为胆固醇酯（cholesterol ester，CE）和游离胆固醇（free cholesterol，FC），两者相加为总胆固醇（total cholesterol，TC）。它们和载脂蛋白形成血浆脂蛋白，易于转运和代谢。血浆脂蛋白可分为乳糜微粒（chylomicron，CM）、极低密度脂蛋白（very low density lipoprotein，VLDL）、低密度脂蛋白（low density lipoprotein，LDL）、中密度脂蛋白（intermediate density lipoprotein，IDL）和高密度脂蛋白（high density lipoprotein，HDL）及脂蛋白（lipoprotein，a）。

高脂血症（hyperlipidemia）主要指血浆中 CM、VLDL 和 LDL 高于正常值。1970 年 WHO 将高脂血症分为 6 型，见表 16-4。调脂药（lipid regulating drugs）通过调节血浆脂质或脂蛋白的紊乱，治疗高脂血症及产生抗动脉粥样硬化（atherosclerosis，AS）作用。调脂药按作用不同可分为：①主要降低 TC 和 LDL 的药物；②主要降低 TG 及 VLDL 的药物；③降低 Lp(a) 的药物；④多烯脂肪酸类；⑤抗氧化剂。

表 16-4　高脂血症的分型

类型	脂蛋白的变化	血脂的变化	
I	CM ↑	TC ↑	TG ↑↑↑
II	LDL ↑	TC ↑↑	
II	VLDL、LDL ↑	TC ↑↑	TG ↑↑
III	IDL ↑	TC ↑↑	TG ↑↑
IV	VLDL ↑		TG ↑↑
V	CM、VLDL ↑	TC ↑	TG ↑↑↑

一、主要降低 TC 和 LDL 的药物

（一）HMG-CoA 还原酶抑制剂（他汀类药物）

他汀类（statins）药物是目前治疗高固醇血症的新型药物。其中洛伐他汀（美降脂，lovastatin）是从真菌培养物中分离出来的。辛伐他汀（舒降脂，simvastatin）和普伐他汀（pravastatin，帕伐他丁，eptastatin）为人工半合成品。氟伐他汀（来适可，fluvastatin，lescol）、阿伐他汀（atorvastatin）、西立伐他汀（cerivastatin）为新近人工合成品。

HMG-CoA 还原酶是胆固醇合成的限速酶，抑制其活性可以抑制肝细胞合成胆固醇。他汀类药物结构与 HMG-CoA 相似，且与 HMG-CoA 还原酶的亲和力比 HMG-CoA 高数千倍，对该酶发生竞争性抑制，使 Ch 合成受阻。他汀类药物还通过负反馈调节导致肝细

胞表面 LDL 受体代偿性增加和活性增强,致使血浆 LDL 降低,导致 VLDL 代谢加快,并因肝脏合成及释放 VLDL 减少,导致血浆 VLDL 及 TG 下降。

现将常用几种他汀类药物的药动学特点及其应用列于表 16-5。

表 16-5　常用他汀类药物的药动学特点及其应用

药名	药动学特点	用法用量	注意事项
洛伐他汀	口服约 30% 被吸收,T_{max} 为 2 ~ 4 h,$t_{1/2}$ 为 3 h,主要经粪便排泄	起始剂量为 10 mg/d,晚餐时顿服。标准剂量为 20 mg/d,分 1 ~ 2 次服用。	(1)与胆汁酸螯合剂合用,可增强降胆固醇效应。(2)考来烯胺、考来替泊可使本药的生物利用度降低,应在服用考来烯胺或考来替泊 4 h 后服本药
辛伐他汀	生物利用度为 5%,T_{max} 为 1.3 ~ 2.4 h,$t_{1/2}$ 为 3 h,主要经粪便排泄	起始剂量为 10 mg/d,晚间顿服。	(1)常见腹痛、便秘、胃肠胀气等现象。(2)见洛伐他汀
普伐他汀	T_{max} 为 1 ~ 2 h,$t_{1/2}$ 为 1.5 h,通过肝肾双通道进行清除	起始剂量为一日 10 ~ 20 mg,1 次/d,睡前服用或 2 次/d	本药不经细胞色素 P450 酶代谢,因此不会与其他由细胞色素 P450 系统代谢的药物产生明显的相互作用,也不会与细胞色素 P450 酶抑制药产生明显的抑制作用
氟伐他汀	口服吸收迅速完全,T_{max} 为 0.5 ~ 0.7 h,$t_{1/2}$ 为 1.2 h,本药主要肝清除	一次 20 mg,1 次/d,晚餐时或临睡前服用	与其他降胆固醇药物一样,治疗前应做肝功能检查,用药后定期复查;应随访检查血胆固醇和肌酸磷酸激酶
阿托伐他汀钙	T_{max} 为 1 ~ 2 h,$t_{1/2}$ 为 20 ~ 30 h,主要经粪便排泄	起始剂量为一次 10 mg,1 次/d	见洛伐他汀

(二)胆汁酸结合树脂

胆汁酸结合树脂(bile acid binding resins)进入肠道后不被吸收,与胆汁酸牢固结合阻滞胆汁酸的肝肠循环,从而大量消耗 Ch,使血浆 TC 和 LDL-C 水平降低。代表药考来烯胺(消胆胺,cholestyramine)。用于 IIa、家族性杂合子高脂血症,4 ~ 7 d 生效,2 周内达最大效应。对 IIb 型高脂血症,应与降 TG 和 VLDL 的药物配合应用。常致恶心、腹胀、便秘等。长期应用,可引起脂溶性维生素缺乏,长期使用应补充脂溶性维生素。

二、主要降低 TG 及 VLDL 的药物

(一)贝特类

目前应用的新型贝特类调血脂作用增强而不良反应减少,主要有吉非贝齐(诺衡,

gemfibrozil)、苯扎贝特(必降脂, bezafibrate)、非诺贝特(fenofibrate)、环丙贝特(ciprofibrate)等。

降低血浆 TG 作用最强,也能降低 VLDL、TC、LDL-C 和升高 HDL。主要用于原发性高 TG 血症,对Ⅲ型高脂血症和三酰甘油升高为主的混合型高脂血症也有较好的疗效,也可用于 2 型糖尿病的高脂血症。非诺贝特除调血脂外,尚可降低血尿酸水平,可用于伴有高尿酸血症的患者。苯扎贝特能改善糖代谢,可用于糖尿病伴有 TG 血症患者。不良反应较轻,主要为消化道反应,如轻度腹痛、腹泻、恶心等。有肝胆疾病、肾功能不全者及孕妇、儿童禁用。

（二）烟酸类

烟酸(尼克酸, nicotinic acid)为维生素 B 族之一,口服后吸收迅速而完全,生物利用度95%,是一广谱调血脂药,降脂作用可能与抑制脂肪组织中脂肪分解,抑制肝脏合成 TG 和分泌 VLDL 有关。对多种高脂血症均有效,因其副作用较多,故主要适用于饮食控制无效又有危险的高脂蛋白血症患者。禁用于有痛风、溃疡病、活动性肝病、2 型糖尿病的患者和孕妇。

阿昔莫司(氧甲吡嗪, acipimox)化学结构和药理作用类似烟酸,除用于Ⅱb、Ⅲ和Ⅳ型高脂血症外,也适用于高 Lp(a)血症及Ⅱ型糖尿病伴有高脂血症患者。

三、降低 Lp(a) 的药物

脂蛋白(a)[lipoprotein (a), Lp(a)]是血浆中一种特殊的脂蛋白,其理化性质和组成与 LDL 有很大的共同性,而 Lp(a)中除含有 apoB 外尚含有 apo(a),并含有较多的糖类。血浆 Lp(a)升高是 AS 的独立危险因素,其原因一方面可能是 apo(a)与纤溶酶原有高度的相似性,竞争性地抑制纤溶酶原活化,促进血栓形成,另一方面是促进单核细胞向内皮的黏附,参与泡沫细胞的形成。降低血浆 Lp(a)水平,已经成为防治 AS 研究的热点。现将有一定疗效的药物列于表 16-6。

表 16-6　降低血浆 Lp(a) 的药物

药物	剂量/日	降 Lp(a)率/%
烟酸	4.0 g	33.3
烟酸戊四醇酯	1.5 g	22.6
烟酸生育酚酯	0.6 g	30.4
阿昔莫司	0.75 g	32.3
新霉素	2.0 g	24.0
多沙唑嗪	1.0 mg	8.3
雌激素+孕酮		50.0
司坦坐醇	6.0 mg	65.0
N-乙酰半胱氨酸	0.3 g	35.8

四、多烯脂肪酸类

多烯脂肪酸(polyenoic fatty acids)是指有 2 个或 2 个以上不饱和键结构的脂肪酸,也称多不饱和脂肪酸(polyunsaturated fatty acids,PUFAs)。根据第一个不饱和键位置不同,PUFAs 可分 $n-3$、$n-6$ 两大类,其中前者调血脂作用更可靠。

$n-3$ 型 PUFAs 主要有二十碳五烯酸(eicosapentaenoic acid,EPA)、二十二碳六烯酸(docosahexenoic acid,DHA)和 α-亚麻酸(α-linolenic acid,α-LNA)等长链多烯脂肪酸。含于海洋生物藻、鱼及贝壳类中。EPA 和 DHA 有明显的调血脂作用,降低 TG 及 VLDL-TG 的作用较强,机制可能与抑制肝脏 TG 和 apoB 合成、提高 LPL 活性或促进 VLDL 分解有关。

五、抗氧化剂

氧自由基(oxygen free radical,OFR)可对 LDL 进行氧化修饰,使血管内皮损伤,促进动脉粥样硬化的形成与发展。维生素 C(vitamine C,VC)、维生素 E(vitamine E,VE;生育酚,tocopherol)、辅酶 Q_{10}(coenzyme Q_{10},Co-Q_{10})都有抗氧化作用,表现出抗动脉粥样硬化形成的作用。近年发现普罗布考(丙丁酚,probucol)降脂作用较弱,而抗氧化作用较强,对动脉粥样硬化呈现良好防治效应。双嘧达莫(dipyridamole,潘生丁,persantin)已用于治疗冠心病多年,近来证明有较普罗布考更强的抗氧化作用。

第六节　抗休克药

休克(shock)是一种由于组织灌注不足产生的综合征,具体说是由各种严重致病因素(创伤、感染、低血容量、心源性和过敏等)引起的有效循环血量急剧减少,导致全身性微循环功能障碍,使脏器的血流灌注不足,引起缺血、缺氧、代谢障碍及重要脏器损害为特征的综合征。抗休克药(antishock drugs)主要包括:心血管活性药,糖皮质激素等抗炎药,阿片受体拮抗剂,氧自由基清除剂等药物。其中最常用的是心血管活性药。

一、心血管活性药

心血管活性药主要分为缩血管药(vaso-excitor material,VEM)、强心药(cardiotonic drugs)及扩血管药(vasodilators)等。

（一）缩血管药

代表药为去甲肾上腺素(noradrenaline,NA)、间羟胺(metaraminol,阿拉明)。

去甲肾上腺素主要激动 α 受体,使全身小动脉与小静脉都收缩(但冠状血管扩张),外周阻力增高,血压上升,静脉滴注用于各种休克(但出血性休克禁用)早期,以提高血压,保证对重要器官(如脑)的血液供应。目前 NA 在治疗休克已不占重要地位,主要用于早期神经源性休克和心源性休克。间羟胺用于各种休克早期,可与多巴胺合用治疗重症休克。

（二）拟交感胺类强心药

代表药有肾上腺素（adrenaline）、多巴胺、多巴酚丁胺和多培沙明（dopexamine）。

肾上腺素直接兴奋 α、β 受体。α 受体兴奋，使皮肤、黏膜及内脏血管收缩；兴奋心脏 $β_1$ 受体：使收缩力增强，心率增加，心输出量增加；是过敏性休克的首选药。常见心悸、血压升高、不安、头痛等，剂量过大诱发脑溢血和心律失常。

多巴胺可激动多巴胺受体、α 受体和 $β_1$ 受体，扩张血管。是纠正感染性休克低血压的首选升压药。对于伴有心脏收缩功能障碍的患者多巴胺更为有效，但可能引发心动过速。多巴胺一般用中小剂量，与正性肌力药合用，效果更好。

（三）扩血管药

本类药包括直接扩管药硝普钠，肾上腺素受体阻滞剂酚妥拉明（phentolamine）；莨菪碱类药（hyoscyamine），山莨菪碱（anisodamine）。

硝普钠能直接扩张阻力血管和容量血管，降低心室的前后负荷，降低左心室充盈压和射血阻抗，从而增加心输出量，同时不影响心率，因而降低心肌耗氧量。主要用于心源性休克。

酚妥拉明为短效 α-受体阻滞剂，可使全身小动脉和肺血管扩张，解除血管痉挛及循环瘀滞。仅用于外周阻力显著增高者。适用于心排出量低、外周阻力高、已补足血容量的感染中毒性、神经性、心源性休克患者。

山莨菪碱为 M-胆碱能受体阻断剂，具有明显外周抗胆碱作用。大剂量可松弛平滑肌、解除小血管痉挛，改善微循环明显，在感染性休克、创伤失血性休克等多种休克的救治中都取得了很好的作用。

二、休克时的抗炎治疗

（一）糖皮质激素

糖皮质激素主要用于感染性休克、过敏性休克，也可用于心源性休克，出血性休克的辅助治疗。激素的抗休克作用，特别是它在临床应用的疗效方面仍有争议，但它仍常用于严重休克，尤其是严重的感染性休克的治疗。短期使用，副作用少见。长期使用后，因抑制免疫功能，使感染扩散。故一般激素使用最长不超过 72 h，以防诱发或加重感染。

（二）花生四烯酸代谢途径抑制剂

休克时血液中花生四烯酸代谢产物含量大大升高并发挥多种损伤作用，为此研究了一系列影响脂质代谢的药物防治休克。主要包括：①环氧化酶及脂氧化酶抑制剂，如布洛芬和酮洛芬；②血栓素合酶抑制剂及受体拮抗剂，如 BAYu3405、S145NA 及 TXA2 合酶抑制剂 Y-20811 等；③白三烯受体拮抗剂，如 LY171883；④前列环素及其类似物，如前列环素钠。

三、其他抗休克药

(一)阿片受体拮抗剂

阿片受体拮抗剂纳洛酮(naloxone,丙烯吗啡酮)、纳曲酮(naltrexone)对 μ、δ 和 κ 受体均有竞争性拮抗作用,可以治疗各种休克时的低血压。

(二)抗氧自由基药物

休克时细胞内氧自由基生成增多,引起细胞脂质过氧化损伤。目前发现了许多抗氧自由基药物,主要有减少氧自由基生成的药物:如黄嘌呤氧化酶抑制剂（如别嘌呤醇）、环氧化酶抑制剂（布洛芬）;清除自由基的药物:如 SOD、还原性谷胱甘肽、维生素 E、维生素 C、β-胡萝卜素、甘露醇和葡萄糖等;减轻氧自由基、脂质过氧化损伤的药物:如辅酶 Q 等。

◎思考题

1. 一线抗高血压药可分为几类? 每类举一代表药物。

2. 阐述 ACEI 抗高血压的机制、临床应用、不良反应和药物相互作用。

3. 试述硝酸酯类与 β 受体阻断药联合应用治疗心绞痛的药理基础。

4. 简述抗心律失常药的分类及其药理作用、作用机制? 每类举一代表药物说明。

5. 简述强心苷的药理作用和作用机制、不良反应的诊断、预防和治疗。

6. 试述他汀类药物的药理作用机制和临床应用。

(开封大学医学院　张素培)

第十七章　消化系统疾病的临床用药

第一节　治疗消化性溃疡药

消化性溃疡(peptic ulcer)是消化系统的常见慢性疾病,主要发生在胃或十二指肠。其发病机制是由于胃黏膜的自身防御因子(黏液、HCO_3^-、前列腺素)和黏膜攻击因子(胃酸、胃蛋白酶、幽门螺杆菌、糖皮质激素与非甾体抗炎药)间的平衡被打破所致。现在的临床治疗,特别强调联合用药,溃疡愈合质量的问题越来越受到重视,溃疡愈合不仅要注意黏膜的修复,还要重视黏膜下组织结构的修复、重建,强调保护靶器官的治疗,以改善溃疡愈合质量,减少病症复发。

常用的抗消化性溃疡的药物有 H_2 受体阻断药、质子泵抑制药、胆碱受体阻断药、抗幽门螺杆菌药、抗酸药、黏膜保护药。

一、H_2 受体阻断药

（一）药物分类

临床上常用的 H_2 受体阻断药包括第一代西咪替丁(cimetidine),第二代雷尼替丁(ranitidine),第三代法莫替丁(famotidine)、尼扎替丁(nizatidine)、罗沙替丁(roxatidine)等。

（二）药理作用及机制

H_2受体阻断药能选择性的阻断胃黏膜壁细胞表面的组胺 II 型受体,选择性阻断内源性或外源性组胺与其受体相结合,能有效地抑制胃酸分泌。对基础胃酸分泌、食物和其他因素引起的夜间胃酸分泌均有较强的抑制作用。雷尼替丁抑制胃酸分泌强度是西咪替丁的 5～12 倍,法莫替丁相对抑酸活力最高。

（三）药动学特点

口服吸收迅速,但首过消除使多数药物的生物利用度降为 60%～70%,15～30 min 吸收至血液中,$t_{1/2}$较短,1～2 h 作用达高峰,血药浓度平均 1.44 ng/L。作用持续 2～6 h。药物吸收后广泛分布于全身各组织器官,剂量大时可透过血脑屏障,胃壁细胞含量较高。部分药物在肝脏代谢,约50%以原形经肾排泄,24 h 内从肾排出。小剂量随胆汁从消化道排出。可透过胎盘屏障,亦可经乳汁排出。

（四）临床应用及疗效评价

1.适应证　西咪替丁和雷尼替丁适用于胃和十二指肠溃疡、急性上消化道出血、急性胃黏膜出血和应激性溃疡、胃泌素瘤及反流性食管炎。另据报道,西咪替丁还可用于治疗带状疱疹和包括生殖器在内的其他疱疹性感染。

2. 治疗方案及疗效评价　西咪替丁口服每日 4 次,一次 200～400 mg,疗程 6～12 周,肾功能不全患者用量应减为 200 mg,每 12 h 1 次。儿童为一次 5～10 mg/kg,2～4 次/d 服用,4～8 周十二指肠溃疡的愈合率为 70%～80%,胃溃疡的愈合率为 66%～73%。1.6～2.4 g/d 对胃泌素瘤引起的顽固性溃疡也有效。对上消化道出血,特别是胃黏膜出血和应激性溃疡,有效率达 60% 以上。急性上消化道出血时,静脉滴注 200～300 mg/6 h,每次滴注 15～20 min,好转后改口服。雷尼替丁治疗十二指肠溃疡和良性胃溃疡时,口服 1 次 150 mg,2 次/d;治疗消化道溃疡出血用 50 mg 缓慢静脉滴注(1～2 h)或静脉注射(超过 10 min),一般 2 次/d 或 6～8 h 一次。法莫替丁口服每次 20 mg,2 次/d,疗程 4～6 周。胃泌素瘤开始剂量一次 20 mg,每 6 h 一次,以后根据病情相应调整剂量。静脉滴注或缓慢静脉注射,一次 20 mg,2 次/d,好转后改为口服。

(五) 不良反应及注意事项

1. 不良反应　H_2 受体阻断药可出现多种类型的不良反应,但发生率较低,停药后不良反应大多迅速消失,药物安全性较好,尤其是雷尼替丁、法莫替丁和尼扎替丁,长期服用耐受良好。西咪替丁是第一个用于临床的 H_2 受体阻断药,该药有轻度抗雄激素作用和抑制 CYPP450 的作用。长期用药可引起头昏、疲乏、口干、口苦、便秘、潮红、肌痛、轻度男性乳房发育、女性溢乳、一过性氨基转移酶增高、间质性肾炎等。老年人和危重患者可出现可逆性精神错乱和吸入性肺炎、中毒性肝炎等。

雷尼替丁不良反应较西咪替丁少,服药后可有头痛、不适、恶心和皮疹等。

2. 禁忌证　禁用于孕妇、哺乳期妇女、16 岁以下儿童。慎用于老人、危重患者、肝肾功能损害者。

3. 药物相互作用　①西咪替丁可抑制肝细胞内细胞色素 P450 氧化酶的活性并且减少肝血流量,降低许多药物在体内的分解代谢,如奎尼丁、地高辛、普萘洛尔、苯妥英钠、茶碱、卡马西平、华法林等,可使后者血药浓度增加,作用增加,因此这些药物均应减量使用。②可延缓胃排空的作用,增加胃内 pH 值,与酮康唑或阿司匹林同用时,可减少后二者 50% 吸收。③与氢氧化铝、胃复安、甲氧氯普胺等同用,可降低西咪替丁血浓度,应增量服用。

二、质子泵抑制剂

(一) 药物分类

第一代奥美拉唑(omeprazole),第二代兰索拉唑(lansoprazole),第三代泮托拉唑(pantoprazole)、雷贝拉唑(rabeprazole)、埃索美拉唑(esomeprazole)。

(二) 药理作用及机制

质子泵(proton pump)也称酸泵(acid pump),为胃黏膜壁细胞的 H^+-K^+-ATP 酶。本类药物呈弱碱性,在酸性环境中与转运 H^+ 的质子泵有较强的亲和力。质子泵是胃酸分泌过程中最终和最重要的环节,对基础胃酸分泌、夜间及五肽胃泌素等刺激所致的胃酸分泌具有极强的抑制作用。本类药物的特点为夜间的抑酸作用好、起效快,抑酸作用强且持续时间长久、服用方便。其本身无活性,在体内的酸性环境内迅速转化为次磺酰胺分子,可和壁细胞膜上的质子泵结合,使其失活,从而抑制 H^+ 的分泌。

（三）药动学特点

奥美拉唑口服后吸收迅速,生物利用度约为35%,血药浓度达峰时间为 $0.5 \sim 3.5$ h。血浆蛋白结合率为95% ~96%, $t_{1/2}$ 为 1 h。1 次口服 20 mg 后,可使 24 h 胃酸分泌减少 60% ~ 70%,作用持续 20 h 左右。奥美拉唑对胃液总量和胃蛋白酶的分泌也有一定的抑制作用。

（四）临床应用及疗效评价

1. 适应证　适应于消化性溃疡、慢性胃炎、反流性食管炎、胃泌素瘤、难治性胃黏膜出血、消化性溃疡合并出血和幽门螺杆菌感染。

2. 治疗方案　奥美拉唑一次 20 mg,一日 1 ~ 2 次（晨起顿服或早晚各一次）,2、4、6 周十二指肠溃疡和胃溃疡的愈合率分别为 60% ~ 70%、90% ~ 95%、95% ~ 100%,疗效优于西咪替丁和雷尼替丁。

（五）不良反应及注意事项

1. 不良反应　PPIs 是一类临床安全性高的强效抑酸药物,临床耐受性好,不良反应发生率低。个别患者服药后出现腹泻、疲乏、恶心、呕吐、腹痛等,少数患者可出现血清氨基转移酶和胆红素增高。

2. 禁忌证　孕妇、哺乳期妇女和婴儿禁用。肝肾功能不全患者剂量减半。长期应用应定期做胃镜检查,注意有无胃黏膜肿瘤样增生。静脉注射速度宜慢。

3. 注意事项　其他质子泵抑制药兰索拉唑、泮托拉唑对胃酸分泌的抑制作用及抗幽门螺杆菌作用均较第一代奥美拉唑强,不良反应发生率低,临床用药更安全。

4. 药物相互作用　对 CYP2C19 酶有抑制作用,可延长华法林、苯妥英钠、双香豆素、地西泮、硝苯地平、氨基比林等药物的消除,增加血药浓度。与地高辛、铋剂同服,增加后二者在肠道的吸收,又加重药物中毒的危险。与硫糖铝合用,可延缓奥美拉唑的吸收。

三、胆碱受体阻断药

临床上常用的有哌仑西平（pirenzepine）及替仑西平（telenzepine）。哌仑西平为代表药,替仑西平与哌仑西平相似,作用较强,作用维持时间亦长,治疗溃疡病时每次 3 mg,睡前服用,不良反应较少而轻。

（一）药物作用及机制

本品为选择性抗 M 胆碱药,在 M 受体部位有竞争性抑制乙酰胆碱的作用。从而阻断了迷走神经冲动的传导而抑制胃酸分泌,同时对胃蛋白酶分泌也有抑制作用。单次口服本药 50 mg 和 100 mg,分别使胃酸分泌减少 32% 和 41%。对消化性溃疡的作用和西咪替丁相当。

（二）药动学特点

口服吸收差,生物利用度约为 26%,与食物同服可减少药物吸收。口服后 2 ~ 3 h 血药浓度达峰值。肌内注射吸收良好,20 min 后达峰浓度 90 ng/mL,与静脉注射相同。本药在全身广泛分布,胃肠道组织浓度最高,不易通透过血脑屏障。血浆蛋白结合率10% ~

12%。体内很少代谢,主要以原形从肾脏和胆汁排泄。

（三）临床应用及疗效评价

1. 适应证　主要用于胃和十二指肠溃疡的治疗。此外,对应激性溃疡、急性胃黏膜出血和促胃液素瘤也有一定治疗作用。溃疡愈合率与 H_2 受体阻断药相近,但缓解症状不如 H_2 受体阻断药迅速。

2. 治疗方案及疗效评价　临床实验显示:对消化性溃疡有较好的疗效,且与剂量有关,100 mg/d 以下时,疗效较差。100～150 mg/d,十二指肠溃疡 4 周愈合率为 70%～90%,胃溃疡 8 周愈合率为 90%。单次口服 50 mg 和 100 mg,使基础胃酸分泌减少 51%,五肽胃泌素刺激的胃酸分泌减少 41%。对于预防和治疗应激性溃疡和急性上消化道出血有效。与西咪替丁合用治疗胃泌素瘤有效。

（四）不良反应及注意事项

1. 不良反应　本品不良反应较轻且可逆,且与剂量有关。可见轻度口干、眼干、视物模糊、恶心、便秘、腹泻、排尿困难、头痛及精神错乱等。

2. 禁忌证　孕妇及过敏患者禁用,哺乳期妇女、青光眼和前列腺增生患者慎用。

四、抗幽门螺杆菌药

常用的抗幽门螺杆菌药分为两类:一类为抗溃疡病药,如含铋制剂、H^+-K^+-ATP 酶抑制药、硫糖铝等,抗菌作用较弱,单用效果较差。第二类为抗菌药,如阿莫西林、庆大霉素、甲硝唑、替硝唑、克拉霉素、四环素等。

（一）药物作用机制

幽门螺杆菌(helicobacter pylori,Hp)为革兰氏阴性厌氧菌,寄生于胃黏膜上皮细胞表面的皱褶中,在生长过程中可产生尿素酶等多种酶和细胞毒素,损伤胃黏膜。Hp 感染与胃炎关系密切,也是胃和十二指肠溃疡发病的重要因素,根治 Hp 可显著增加消化性溃疡的愈合率,并可减少复发率。对 Hp 有抗菌作用的药物有:甲硝唑、替硝唑、阿莫西林、大环内酯类(克拉霉素、克林霉素、罗红霉素)、四环素和铋制剂。但 Hp 易对抗菌药物产生耐药性,目前临床上多主张采用联合用药方案,将铋制剂或抑制胃酸分泌的药物(质子泵抑制药或 H_2 受体阻断药)与抗菌药物联合用药,可提高对 Hp 的清除率并减少 Hp 对药物产生耐药性的发生率。

（二）临床应用及疗效评价

1. 适应证　适应于胃和十二指肠溃疡、应激性溃疡、急性胃黏膜出血、胃泌素瘤。

2. 治疗方案及疗效评价

（1）以质子泵抑制为基础的方案　①奥美拉唑 20 mg 或兰索拉唑 30 mg,2 次/d;②阿莫西林 1 g 或克拉霉素 0.25～0.5 g,2 次/d;③甲硝唑 0.4 g 或替硝唑 0.5 g,2 次/d。上述药物使用,疗程 14 d。

（2）以铋剂为基础的方案　①胶体次枸橼酸铋 120 mg,4 次/d;②阿莫西林 1 g 或克拉霉素 0.25～0.5 g 或四环素 1 g,2 次/d;③甲硝唑或替硝唑 0.5 g,2 次/d。上述药物合用,疗程 14 d。

五、抗酸药

抗酸药(antiacids)为无机弱碱类,能直接中和胃酸,减少酸性食糜对溃疡面的刺激,干扰胃蛋白酶的活性,因而降低对胃黏膜的溶解作用,尚能降低胃黏膜神经末梢的活力,从而减轻疼痛。常见几种抗酸药的药理作用及其应用见表 17-1。

表 17-1　常见抗酸药的药理作用及其应用

药名	药理作用	用法用量	注意事项
氢氧化铝	为典型且常用的抗酸药,具有抗酸、吸着、局部止血和保护溃疡面等作用	凝胶剂:一次 0.2 ~ 0.32 g,3 次/d,一般于餐前 1 h 服用。 片剂:一次 0.6 ~ 0.9 g,3 次/d,一般于餐前 1 h 服用	①由于本药可导致血清磷酸盐浓度降低及磷自骨移出,故骨折患者不宜服用; ②有胆汁、胰液等强碱性消化液分泌不足或排泄障碍者不宜使用; ③本药含多价铝离子,可与四环素类药物形成络合物影响吸收,故两者不宜合用
氧化镁	不溶于水,胃内滞留时间长,中和胃酸作用强而持久,且不产生二氧化碳	片剂:一次 0.2 ~ 1 g,3 次/d,一般不单独使用	①长期服用可导致血清钾浓度降低,发生呕吐及胃部不适; ②有 5% ~ 10% 的镁吸收入血,如果肾功能不全,可导致高镁血症或镁中毒,严重者可有低血压或呼吸停止
三硅酸镁	中和胃酸作用慢而持久,能与盐酸作用产生氧化镁和二氧化硅。后者为胶状物质,具有保护溃疡面的作用	片剂:每次 0.5 ~ 1 g,3 ~ 4 次/d	①本药含铝离子,与四环素类药物合用,可形成不溶性络合物,使其吸收减少,两者不宜合用; ②本药可干扰地高辛、华法林、双香豆素、奎宁、奎尼丁、氯丙嗪、普萘洛尔、吲哚美辛、异烟肼等药物的吸收和消除,应避免同时使用
铝碳酸镁	中和胃酸,保护胃黏膜,并且可以吸附和结合胃蛋白酶,抑制其活性,修复溃疡面	片剂:一次 0.5 ~ 1 g,3 次/d,于两餐之间及睡前服用,十二指肠球部溃疡 6 周为 1 个疗程,胃溃疡 8 周为 1 个疗程	①本药可影响或干扰抗凝药、H_2 受体阻断药、四环素类等的吸收量,故两者合用时应间隔 1 ~ 2 h; ②含镁的抗酸药可促进格列本脲的吸收,引发低血糖,故不宜合用; ③含镁和铝的抗酸药应避免与霉酚酸、氯法齐明、左甲状腺素等药合用,因可使这些药血药浓度降低
碳酸钙	在胃内与盐酸形成氯化钙和二氧化碳,抗酸起效快,作用强而持久	片剂:一次 0.5 ~ 1 g,3 ~ 4 次/d	①因释放二氧化碳,可引起嗳气、腹胀; ②同时服用大量牛乳,可引起乳碱血症

六、消化道黏膜保护药

（一）枸橼酸铋钾

1. 药物作用及机制　本药为一种水溶性胶体大分子化合物，在胃内迅速崩解，在胃酸作用下水溶性胶体铋与溃疡面或炎症部位的蛋白质形成不溶性含铋沉淀，形成一层保护膜，防止胃酸和胃蛋白酶的侵蚀，促进溃疡黏膜再生和溃疡愈合；可促进黏液和碳酸氢盐的分泌，增强胃黏膜屏障功能；促进 PGs 的释放，增加胃黏膜的血流量；具有杀灭幽门螺杆菌作用。

2. 药动学特点　本药在胃中形成不溶性的胶体沉淀，很难被消化道吸收，仅有少量铋可被吸收。吸收入体内的铋约 4 周后达稳态浓度。痕量的铋吸收后主要分布在肝、肾及其他组织中，以肾脏分布居多，且主要经肾脏排泄。本药未吸收部分经粪便排出体外，$t_{1/2}$ 为 5~11 d。

3. 临床应用及疗效评价

（1）适应证　铋制剂适用于多种消化性溃疡和慢性萎缩性胃炎，常和对幽门螺杆菌敏感的抗生素联合应用。

（2）治疗方案　单用片剂或胶囊：口服，1 次 1 片（含三氧化二铋 120 mg 或 110 mg），每日 4 次，餐前及睡前半小时用温开水服用。亦可 1 次 2 片，每日 2 次于早餐前和临睡前服用。

4. 不良反应及注意事项

（1）不良反应　不良反应轻，主要为粪便发黑；少数可见便秘、口腔不适、失眠、乏力。

（2）禁忌证　严重肾功能不全、孕妇及哺乳妇禁用。

（3）药物相互作用　和四环素同时服用会影响四环素的吸收；抗酸药可影响本药的作用，不宜同时进服。

（二）硫糖铝

1. 药物作用及机制　硫糖铝是硫酸蔗糖和氢氧化铝的复合物，氢氧化铝可中和胃酸而发挥抗酸作用，硫酸蔗糖为黏稠多聚体，能与胃黏膜蛋白络合而在黏膜面上形成一层保护膜，覆盖溃疡面，阻止胃酸、胃蛋白酶和胆汁酸的渗透、侵蚀，利于黏膜再生和溃疡愈合。口服硫糖铝后，胃镜检查可见在溃疡面形成一层白色的糊状物，使胃蛋白酶的活性降低约30%。同时具有细胞保护作用，促进胃黏膜对黏液、重碳酸盐、硫基化合物、PGE_2、上皮细胞生长因子的分泌，保护局部血管和黏液层的完整性，改善局部微循环，促进上皮细胞的再生，对抗白三烯和氧自由基。

2. 药动学特点　本药口服后释放出铝离子和八硫酸蔗糖复合离子，胃肠道吸收仅5%，作用持续时间约 5 h。主要经粪便排出，少量以双糖硫酸盐随尿排出。慢性肾功能不全者的血清铝和尿铝浓度明显高于肾功能正常者。

3. 临床应用及疗效评价

（1）适应证　适应于胃溃疡、急性胃黏膜损伤或出血、应激性溃疡、反流性食管炎、慢性糜烂性胃炎。

（2）治疗方案　口服每次 1 g，每日 4 次，每餐前 1 h 和睡前服下，1 个疗程为 3 个月。

（3）疗效评价　十二指肠溃疡的愈合率 4 周为 67% ~ 92%，8 周为 86% ~ 100%。胃溃疡愈合率 6 周为 63% ~ 71%。溃疡愈合后每日口服 2 ~ 3 g，可明显减少溃疡的复发。对急性胃黏膜出血、应激性溃疡和反流性食管炎也有较好疗效。硫糖铝对消化性溃疡的疗效与西咪替丁相同，与质子泵抑制剂和大部分 H_2 受体拮抗剂比较，抗溃疡作用起效慢，溃疡愈合率低，但效果确切，价格低廉，可作为维持治疗用。

4. 不良反应及注意事项

（1）不良反应　偶有便秘，腹泻，恶心。偶见低磷酸血症。

（2）禁忌证　习惯性便秘或肾功能不全者，不宜长期应用。

（3）相互作用　本药在酸性环境下发挥作用，碱性环境内降低对胃、十二指肠黏膜的保护作用；和四环素、西咪替丁、苯妥英钠、华法林、地高辛同时服用时，可干扰后者的吸收，故应间隔 2 h。

（三）米索前列醇

1. 药物作用及机制　米索前列醇是前列腺素 E1 的衍生物，对机体多系统具有作用，在消化系统中其抗酸和抗溃疡作用较强。可以抑制胃蛋白酶分泌，刺激胃黏液及碳酸氢盐的分泌，促进磷脂合成；还可促进胃黏膜受损的上皮细胞的重建和增值，增加胃黏膜的血流量，加强胃黏膜的屏障功能；抑制胃酸分泌：实验及临床证实，可抑制基础和夜间胃酸分泌，对抗组胺、五肽胃泌素和咖啡因刺激胃酸分泌的作用。

2. 药动学特点　口服吸收迅速，生物利用度 70% ~ 80%，吸收后很快去酯化转成米索前列酸，血浆中不易测到原形药物。口服 200 ~ 400 mg，0.5 ~ 1 h 米索前列酸达最高血药浓度。血浆蛋白结合率为 80% ~ 90%，胃、肠、肝、肾组织内分布浓度高于血药浓度。主要在肝代谢，人体中快速消除相 $t_{1/2}$ 约为 1.7 h，慢速消除相 $t_{1/2}$ 为 15.7 h。口服后约 75% 随尿排出，约 15% 从粪便排出，8 h 内尿中排出量为 56%。

3. 临床应用及疗效评价

（1）适应证　适应于治疗和预防非甾体类抗炎药引起的消化性溃疡和胃黏膜损伤与出血。可与非甾体类抗炎药合用，减少溃疡和黏膜出血的发生率。

（2）治疗方案　口服每次 0.2 mg，4 次/d，餐前睡前口服。

（3）疗效评价　临床实验结果显示：4 周和 8 周消化性溃疡的愈合率为 60% ~ 70% 和 80% 以上。对西咪替丁无效的患者，服用米索前列醇可取得较好的效果。对预防溃疡复发有较好的效果。

4. 不良反应及注意事项

（1）不良反应　常见胃肠道不良反应，患者服药后出现轻度或暂时性腹泻，偶有严重者须暂时停药治疗。少数患者可见轻度恶心、头痛、眩晕、腹部不适、消化不良、便秘、月经不正常、少量阴道出血、下腹部痉挛性痛、过敏反应等。

（2）禁忌证　前列腺素类药物过敏，妊娠妇女，有心、肝、肾疾病患者和肾上腺皮质功能不全者禁用。

（3）药物相互作用　①抗酸药（尤其是含镁抗酸药）与本药合用时会加重本药所致的腹泻、腹痛等不良反应。②有联用保泰松和本药后发生神经系统不良反应的报道，症状包括头痛、眩晕、潮热、兴奋、一过性复视和共济失调。③与环孢素及泼尼松联用可降低肾移植排斥反应的发生率。

第二节 治疗胃肠功能紊乱药

一、胃肠解痉药

（一）枸橼酸阿尔维林

1. 药物作用及机制　枸橼酸阿尔维林为人工合成的罂粟碱衍生物，使平滑肌松弛。其影响离子通道电位敏感度与磷酸-肌醇代谢途径等，对平滑肌作用的选择主要在胃肠、生殖泌尿器官，对平滑肌的解痉作用为阿托品的 5 倍，但其抗胆碱作用仅为阿托品的万分之一，因此可用于不宜使用抗胆碱药物的患者。在正常剂量下几乎不影响气管或血管平滑肌。

2. 临床应用及疗效评价

（1）适应证　用于缓解胃肠道疾病引起的平滑肌痉挛，如肠道易激综合征，憩室疾病；也用于痛经、子宫痉挛及尿道痉挛等。

（2）治疗方案　口服，成人及 12 岁以上儿童，每次 60～120 mg，1～3 次/d。

3. 不良反应及注意事项

（1）不良反应　恶心、头痛、眩晕、瘙痒，过量服用可能会出现中枢神经系统兴奋的症状和低血压。

（2）禁忌证　麻痹性肠梗阻患者禁用。妊娠前 3 个月慎用。

（3）药物相互作用　①三环类抗抑郁药、普鲁卡因及其衍生物、H_1 受体拮抗药等可加强本药的药理作用。②氟康唑、咪康唑、全身性拟胆碱能药可减弱本药的药理作用。

（二）丁溴东莨菪碱

1. 药物作用及机制　本药为 M 胆碱受体阻断药，除对平滑肌有解痉作用外，尚有阻断神经节及神经肌肉接头作用，但对中枢的作用较弱。本药能选择性地减缓胃肠道、胆道及泌尿道平滑肌痉挛，抑制胃肠蠕动，对心脏、瞳孔以及唾液腺的影响较少，故较少出现类似阿托品引起的中枢神经兴奋、扩瞳、抑制唾液分泌等不良反应。

2. 临床应用及疗效评价

（1）适应证　①用于治疗各种病因引起的胃肠道痉挛、胃肠道蠕动亢进、胆绞痛或肾绞痛等。也可用于子宫痉挛。②用于胃、十二指肠、结肠的纤维内镜检查，内镜逆行胰胆管造影，胃、十二指肠、结肠的气钡低张造影或腹部 CT 扫描的术前准备，以减少或抑制肠道蠕动。

（2）治疗方案　口服给药，一次 10～20 mg，3 次/d；肌内注射，一次 10～20 mg。

3. 不良反应及注意事项

（1）不良反应　①可出现烦渴、视力调节障碍、嗜睡、心悸、面部潮红、恶心、呕吐、眩晕、头痛等反应。②本药还可降低食管下括约肌压力，故可加重胃食管反流。③大剂量时,易出现排尿困难,也有出现精神失常的报道。

(2)注意事项　严重心脏病患者、器质性幽门狭窄患者、麻痹性肠梗阻患者、青光眼患者、前列腺肥大患者禁用。儿童慎用。

(3)药物相互作用　①与吩噻嗪类药物合用时增加毒性。②注射给药时,与金刚烷胺类合用,可增强本药的抗胆碱作用。③与地高辛、呋喃妥因、维生素 B_2 等合用时,可增加后者的吸收。④本药与促胃肠动力药(如多潘立酮、甲氧氯普胺、西沙比利)有相互拮抗作用。

(三)山莨菪碱

1.药物作用及机制　本药为 M 胆碱受体阻断药,有明显的外周抗胆碱作用,能使痉挛的平滑肌松弛,改善微循环。同时有镇痛作用,但扩瞳和抑制腺体分泌的作用较弱,且极少引起中枢兴奋症状。

2.临床应用及疗效评价

(1)适应证　用于缓解胃肠道、胰管、胆管等引起的绞痛;用于血管痉挛和栓塞引起的循环障碍;也用于感染中毒性休克,抢救有机磷中毒。

(2)治疗方案　口服,每次 5～10 mg,3 次/d。

3.不良反应及注意事项

(1)不良反应　可有口干、面红、轻度扩瞳、视近物模糊等;用量过大时,心率加快,排尿困难等,多在 3 h 内消失。

(2)禁忌证　对本药过敏者、颅内压增高者,出血性疾病患者、青光眼患者、前列腺增生者等禁用。严重心力衰竭者、心律失常患者、肺功能不全者慎用。

(3)药物相互作用　①盐酸哌替啶与本药合用可增强抗胆碱作用。②维生素 K 与本药合用治疗黄疸型肝炎,在降低氨基转移酶、消退黄疸方面优于常规治疗。③因为本药阻断 M 受体,减少唾液分泌,可使舌下含化的硝酸甘油、戊四硝酯、硝酸异山梨酯的崩解减慢,从而影响吸收,作用减弱。④与甲氧氯普胺(胃复安)、多潘立酮(吗丁啉)等合用,各自的效用降低。

二、助消化药

乳酶生(lactasin)

(一)药物作用及机制

本药为活乳酸杆菌的干制剂,为助消化药。在肠内能分解糖类为乳酸,使肠内酸度升高,从而抑制肠内腐败菌的繁殖,并能减少肠内产气,有助于消化和止泻的作用。也可以提高阴道酸度。

(二)临床应用及疗效评价

1.适应证　消化不良,肠道菌群失调引起的腹胀腹泻,小儿饮食不当引起的腹泻、绿便等。胶囊外用于因菌群失调引起的细菌性阴道感染。

2.治疗方案　口服:每次 0.3～0.9 g,3 次/d。阴道用药:每次 0.5 g,每晚 1 次。

（三）不良反应及注意事项

1.不良反应　未见明显不良反应。

2.药物相互作用　①氨基酸、干酵母与本药合用，可增强药效。②抗菌药物（如红霉素、氯霉素、土霉素等）或吸附剂（如活性炭）可使本药失活，降低本药的疗效，故两者不宜合用，如必须合用则应间隔 2~3 h。③鞣酸蛋白、铋剂、酊剂、喹碘方及氯化亚汞可抑制、吸附或杀灭乳酸杆菌，降低本药疗效。

三、胃肠动力药及止吐药

（一）莫沙必利

1.药物作用及机制　莫沙必利为选择性 5-HT$_4$ 受体激动剂，能激动消化道黏膜下神经丛的 5-HT$_4$ 受体，促进乙酰胆碱的释放，刺激胃肠道发挥促动力作用，不影响胃酸分泌，属全胃肠动力药物。本药与大脑神经细胞突触膜上的多巴胺 D$_2$ 受体、肾上腺素 α$_1$ 受体、5-HT$_1$ 及 5-HT$_2$ 受体无亲和力，故不会引起锥体外系综合征及心血管不良反应。

2.药动学特点　口服后迅速吸收，在胃肠道及肝、肾局部组织中浓度较高。健康受试者服用本药 5 mg，血药浓度达峰时间 T_{max} 为 0.8 h，血药浓度峰值 C_{max} 为 30.7 ng/mL，$t_{1/2S}$ 为 2 h，血浆蛋白结合率为 99%，主要以代谢产物形式经尿液和粪便排出。

3.临床应用及疗效评价

（1）适应证　本品主要用于功能性消化不良伴有胃灼热、嗳气、恶心、呕吐、早饱、上腹胀等消化症状，也可用于胃食管反流性疾病、糖尿病性胃轻瘫及胃部分切除患者的胃功能障碍。

（2）治疗方案　口服：每次 5 mg，3 次/d，饭前服用。

4.不良反应及注意事项

（1）不良反应　不良反应可有腹泻、腹痛、口干、皮疹、倦怠、头晕，嗜酸性粒细胞增多，三酰甘油升高，ALT、AST、ALP 和 γ-谷胺酰转肽酶升高。抗胆碱能药有降低本品作用的可能，合用时应有间隔时间。服用一段时间（通常 2 周），消化道症状没有改善时，应停用。

（2）注意事项　对本品过敏者禁用。孕妇、乳母及儿童使用本品的安全性尚未确定。老年患者用药须注意观察，慎重服用，必要时减量服用（如每日 7.5 mg）。

（3）药物相互作用　与抗胆碱药（如硫酸阿托品、溴化丁基东莨菪碱等）合用，可能会减弱本药的作用。

（二）多潘立酮

1.药物作用及机制　本药系苯并咪唑衍生物，为外周性多巴胺受体拮抗药，可直接阻断胃肠道的多巴胺 D$_2$ 受体而起到促胃肠运动的作用。本药能促进胃窦和十二指肠运动，协调幽门的收缩，抑制恶心、呕吐，并有效地防止胆汁反流，同时也能增强食道蠕动和食管下端括约肌的张力，防止胃食管反流，但对结肠的作用很小。由于本药对血管脑脊液屏障的渗透力差，对脑内多巴胺受体几乎无拮抗作用，因此不会导致精神和中枢神经系统的不良反应。本药不影响胃液分泌。

2. 药动学特点 本药可口服、肌内注射和正常给药。口服后吸收迅速,15～30 min 血药浓度达峰值;直肠给药后 1 h 血药浓度达峰值。本药血浆蛋白结合率为 92%～93%,几乎全部在肝内代谢。主要以无活性的代谢物形式由粪便和尿排泄,小部分由乳汁排泄。半衰期为 7～8 h。

3. 临床应用及疗效评价

(1)适应证 由胃排空延缓、胃食管反流、慢性胃炎、食管炎引起的消化不良症状(如上腹部闷胀感、腹胀、上腹疼痛、嗳气、胃肠胀气、恶心、呕吐、口中带有或不带有反流胃内容物的胃烧灼感);各种原因引起的呕吐;消化性溃疡;促进产后泌乳。

(2)治疗方案 口服给药一次 10 mg,一日 2～3 次,餐前 15～30 min 服用;肌内注射一次 10 mg,必要时可重复给药;直肠给药一次 60 mg,一日 2～4 次。

4. 不良反应及注意事项

(1)不良反应 ①中枢神经系统:偶见头痛、头晕、嗜睡、倦怠、神经过敏等。②代谢、内分泌系统:临床上如使用较大剂量可引起非哺乳期泌乳,并在一些更年期后的妇女及男性患者中出现乳房胀痛的现象。

(2)禁忌证 对本药过敏者,嗜铬细胞瘤、乳腺癌、机械性肠梗阻、胃肠道出血患者及孕妇禁用。

(3)药物相互作用 ①本药主要经细胞色素 P450(CYP3A4)酶代谢。体内试验的资料表明,与显著抑制 CYP3A4 酶的药物合用,会导致本药的血药浓度升高。②与 H_2 受体拮抗药合用,可能由于 H_2 受体拮抗药改变了胃内 pH 值,从而减少本药在胃肠道的吸收,两者不宜合用。③维生素 B_6 可抑制催乳素分泌,减轻本药泌乳反应。

(三)甲氧氯普胺

1. 药物作用及机制 甲氧氯普胺为多巴胺受体拮抗药,通过抑制中枢催吐 CTZ 的 D_2 受体,有强大中枢止吐作用。还可抑制胃平滑肌松弛,使胃肠平滑肌对胆碱能的反应增加,加速胃排空和肠内容物从十二指肠向盲部推进,发挥胃肠促动药作用。

2. 药动学特点 本药口服后吸收和起效迅速,从胃肠道吸收,主要吸收部位在小肠。口服有首过效应,生物利用度为 70%,经肝脏代谢,半衰期一般为 4～6 h,经肾脏排泄。

3. 临床应用及疗效评价

(1)适应证 用于各种原因(如胃肠疾病、放化疗、手术、颅脑损伤、海空作业及药物等)所致恶心、呕吐、消化不良、胃部胀满等的治疗;还用于功能性胃肠道张力低下;对前庭功能紊乱所致的呕吐无效。

(2)治疗方案 口服给药:一般性治疗每次 5～10 mg,3 次/d,餐前半小时服用;糖尿病性胃排空功能障碍者于症状出现前半小时服 10 mg,或一次 5～10 mg,4 次/d,于三餐前及睡前服用。肌内注射:用于不能口服或急性呕吐者每次 10～20 mg。

4. 不良反应及注意事项

(1)不良反应 常见头晕、腹泻、困倦,长期用药可致锥体外系反应、溢乳及月经紊乱。

(2)禁忌证 对普鲁卡因或普鲁卡因胺过敏者,癫痫患者,孕妇。

（3）药物相互作用　①与硫酸镁合用,两者有协同利胆作用。②与抗胆碱药和麻醉止痛药有拮抗作用,能减弱本药对胃肠的作用,两者合用时应注意。③与西咪替丁、慢溶型剂型地高辛合用,后两者的胃肠道吸收减少,如间隔 2 h 服用可以减少这种影响;本药还可增加地高辛的胆汁排出,从而改变其血药浓度。

四、泻药

（一）复方聚乙二醇电解质

1. 药物作用及机制　复方聚乙二醇电解质具有非渗透性、非吸收性、非爆炸性三大特点。本品是一种口服的外用药,该药经口服给药后不进入血液循环,用于肠道清洁准备。其清肠作用机制实际是物理性作用,因为聚乙二醇结构式中有多个—OH 基,可与周围水分子形成缔合分子,增加肠道内液体的保有量,增加粪便体积而软化粪便,刺激排便反射而利于粪便排出,聚乙二醇的大分子润滑性也是利于排便的原因之一。特点在于:①由于本品含有电解质,因此给药前后患者的血液电解质(K^+、Na^+、Cl^-、CO_2),血液化验值如BUN,Cr,Hgb,WBC 及体重 10 项指标均无明显改变;②用本品清洁肠道后,电镜下观察肠黏膜组织形态无病理性改变,而用甘露醇排便者则可见黏膜水肿,肠腔扩大,分泌增加,细胞脱落等明显病理改变;③速度快,肠道清洁全过程只需 2 ~ 4 h 内即可完成;④恒康正清不被肠内需氧菌糖酵解而产生爆炸性气体;⑤恒康正清基本不限制患者饮食,避免其他肠道清洁准备方法因限制饮食(3 ~ 5 d)而造成营养缺乏、体质消耗,使患者保持术前体力和良好的精神状态,有利于患者术后恢复。

2. 临床应用及疗效评价

（1）适应证　本品适用于术前肠道清洁准备,肠镜、钡灌肠及其他检查前的肠道清洁准备。

（2）治疗方案　患者服药时应尽可能在短时间内快速服完全部溶液,清洁效果好。取本品 1 盒(内含 A、B、C 各 1 小包),将盒内各包药粉一并倒入带有刻度的杯(瓶)中,加温开水至 1 000 mL,搅拌使完全溶解,即可服用(如要服 3 盒可配成 3 000 mL)。首次服用 600 ~ 1 000 mL,以后每隔 10 ~ 15 min 服用 1 次,每次不少于 250 mL,直至服完或直至排出水样清便。使用本品时须根据患者体征、有无便秘史作用量调整,对于术前对肠道清洁效果要求高的肠道准备建议酌情加量使用。

3. 不良反应及注意事项

（1）禁忌证　严重溃疡性结肠炎患者慎用。

（2）注意事项　服药时间:宜于术前或检查前 4 h 开始服用,其中服药时间约为 3 h,排空时间约为 1 h(此法最好),如系早晨手术或检查,亦可在手术、检查的前一天下午 4 时开始服药。服药前 3 ~ 4 h 起至手术或检查完毕止,患者不得进食。服药后约 1 h 开始排便,此间患者活动应方便如厕。开始服药 1 h 后,肠道运动加快,排便前患者可能感到腹胀,如有严重腹胀或不适,可放慢服用速度或暂停服用,待症状消除后再继续服用直至排出水样清便。术前对肠道清洁效果要求高的肠道准备建议酌情加量使用。服用本品前 1 h 口服的其他药物可能会从消化道冲走,从而影响人体对该药物的吸收。

（二）舒立通

1.药物作用及机制　舒立通（agiolax）由卵叶车前子积团纤维、番泻果苷组成,能温和地重整排便习惯。卵叶车前子纤维在水中膨胀形成黏液团,以保证大便有足够水分,使大肠内容物通过的时间正常化,增加粪便在大肠内的体积,完成直肠填充,适应排便。天然的番泻果苷能轻微刺激大肠,使大肠蠕动正常。番泻果苷在药粒中逐渐释放,一般服药后12~24 h显效。

2.临床应用及疗效评价

（1）适应证　急、慢性便秘,特别适用于慢性便秘。调节产后妇女的肠活动功能。长期卧床患者。结肠手术后有排便困难的患者。

（2）治疗方案　口服,每次1~2茶匙,以1杯液体送服,不应嚼碎,于晚餐后或早餐前服用。有效后按个体情况将剂量减至1/2~1茶匙,每天1~2次。

3.不良反应及注意事项

（1）禁忌证　胃肠狭窄、肠梗阻患者禁用。

（2）注意事项　勿与收敛剂或抗腹泻剂如地芬诺酯、咯哌丁胺、氢氯化物和鸦片制剂合用。

五、止泻药

（一）蒙脱石

1.药物作用及机制　本药能与黏液蛋白结合,对胃肠黏膜有很强的覆盖能力;可维护消化道正常生理功能,同时还具有降低结肠过分敏感作用。促进损伤的消化道黏膜上皮再生,修复损伤的细胞间桥,促使细胞紧密连接。平衡消化道正常菌群,提高消化道正常免疫功能。

2.药动学特点　口服2 h后可均匀地覆盖在整个肠腔表面,6 h后连同所吸附的攻击因子随消化道蠕动排出体外。

3.临床应用及疗效评价

（1）适应证　用于急、慢性腹泻,尤其对儿童急性腹泻治疗效果较好。用于胃食管反流、食管炎、胃炎和结肠炎。

（2）治疗方案　口服每次3 g,3次/d。

4.不良反应及注意事项

（1）不良反应　安全性好,无明显不良反应。偶见便秘、大便干结。

（2）药物相互作用　与诺氟沙星合用可提高对致病性细菌感染的疗效。可减轻红霉素的胃肠道反应,提高红霉素的疗效。

（二）复方地芬诺酯

1.药物作用及机制　复方地芬诺酯是盐酸地芬诺酯和硫酸阿托品的复方制剂。地芬诺酯为人工合成的具有止泻作用的阿片生物碱,直接作用于肠平滑肌,通过抑制肠黏膜感受器,降低局部黏膜的蠕动反射,从而减弱肠蠕动。增加肠的节段性收缩,使肠内容物通过延迟,从而促进肠内水分的吸收。

2.药动学特点 地芬诺酯口服后 45～60 min 起效,2 h 后血药浓度达峰值,作用持续 3～4 h,生物利用度为90%。大部分在肝脏快速代谢,代谢产物为地芬诺酯酸和羟基地芬诺酯酸。给药96 h 内总药量的13.65% 主要以代谢物的形式随尿排泄,49%随粪便排泄。母体药物消除半衰期为2.5 h,地芬诺酯酸消除半衰期为1.9～3.1 h。

3.临床应用及疗效评价

(1)适应证 本品用于功能性腹泻,对溃疡性结肠炎、放射性肠炎也有效。

(2)治疗方案(用量与疗程) 口服每次2.5～5 mg,3 次/d,首剂加倍,饭后服。腹泻得到控制时即应减量。

4.不良反应及注意事项

(1)不良反应 不良反应较少见,偶有口干、恶心、嗜睡、抑郁、皮疹、头痛、头晕、腹胀,甚至肠梗阻。

(2)注意事项 青光眼患者、孕妇、严重溃疡性结肠患者禁用,肝硬化及黄疸患者、腹泻早期及腹胀者慎用。

(3)药物相互作用 ①本药自身具有中枢神经系统抑制作用,因此不宜与巴比妥类、阿片类、水合氯醛、乙醇、各路米特或其他中枢抑制药合用。②本药可使呋喃妥因的吸收加倍。

第三节 肝胆疾病辅助用药

一、乳果糖

(一)药物作用及机制

本药是一种渗透性轻泻剂,在结肠内被人体正常微生物分解为乳酸和醋酸,导致肠道内 pH 值下降,并通过渗透作用增加结肠内容量。上述作用刺激结肠蠕动,保持大便通畅,缓解便秘,同时恢复结肠的生理节律。在肝性脑病(hepatic encephalopathy)、肝性脑病昏迷前期,上述作用促进肠道嗜酸菌(如乳酸杆菌)的生长,抑制蛋白分解菌;促进肠内容物的酸化,从而使氨转变成离子状态;降低结肠 pH 值并发挥渗透性导泻;刺激细菌利用氨进行蛋白合成,改善氨代谢。

(二)药动学特点

本药在胃和小肠中不会被消化分解,且几乎不被小肠吸收,可完整地通过小肠到达结肠。用于治疗便秘时,口服后24～48 h 起效,其生物利用度小。本药在结肠广泛代谢,被结肠细菌代谢成小分子酸,使结肠内容物酸化。3% 未被代谢的乳果糖随尿排出,少量经胆汁随粪便排泄。

(三)临床应用及疗效评价

1.适应证 用于防治高血氨症及血氨增高所致的肝性脑病;作为缓泻剂,用于慢性功能性便秘;可作为促生素;作为治疗内毒素血症和炎性肠病的辅助用药。

2.治疗方案

（1）肝性脑病　口服：起始剂量为每次 20～33.4 g,3 次/d;维持剂量应调至一日最多 2～3 次软便,大便 pH 值 5～5.5。

（2）作缓泻剂　起始剂量为 10～30 g/d,维持剂量为 6.7～16.7 g/d,宜在早餐时顿服。

（四）不良反应及注意事项

1.不良反应　少且轻微,治疗开始几天可能会有腹胀,通常继续治疗即可消失,当剂量高于推荐治疗剂量时,可能会出现腹痛和腹泻,此时应减少使用剂量。长期大剂量服用（通常仅见于肝性脑病的治疗）,患者可能会因腹泻出现电解质紊乱。

2.注意事项　①阑尾炎、肠道梗阻、不明原因的腹痛者、对乳糖或半乳糖不耐受者、半乳糖血症患者禁用。②用于治疗肝性脑病或昏迷前期的杜密克剂量较高,糖尿病患者应慎用。③如果在治疗 2～3 d 后,便秘症状无改善或反复出现,请查找原因并进行适当处理。④应注意观察大便的次数和性状。

3.药物相互作用　与新霉素合用时,可提高对肝性脑病的疗效。因为新霉素可抑制肠道细菌,从而降低肠道氨的产生。而分解本药的类杆菌属菌群等,则不受新霉素影响;与抗酸药（如碳酸氢钠等）合用时,可使场内 pH 值升高,降低本药的疗效,两者不宜合用。

二、门冬氨酸鸟氨酸

（一）药物作用及机制

门冬氨酸鸟氨酸是合成尿素和谷氨酰胺的必需底物,其中鸟氨酸能激活尿素合成过程的关键酶——鸟氨酸氨基甲酰转移酶和氨基甲酰磷酸合成酶,提供反应底物鸟氨酸,通过肝脏鸟氨酸循环加速尿素合成,促进氨的代谢,从而达到对血氨的解毒作用。门冬氨酸间接参与三磷酸循环及核酸的合成,并提供能量代谢的中间产物,增加肝脏供能,参与肝细胞的再生及修复过程,从而恢复肝细胞功能。

（二）药动学特点

口服给药 5 g 后,30～60 min 鸟氨酸血药浓度达峰值,鸟氨酸 AUC 为 1 143 $\mu mol \cdot h/L$,生物利用度约为82%。静脉滴注 5 g 后,血药浓度呈双向分布,30 min 后鸟氨酸的峰浓度接近基线值 10 倍并在 7 h 内降到正常水平,AUC 为 1 390 $\mu mol \cdot h/L$;本药清除较快,半衰期为 0.3～0.4 h。主要代谢产物经尿排泄。

（三）临床应用及疗效评价

1.适应证　治疗因急、慢性肝病如肝硬化、脂肪肝、肝炎所致的高血氨症,特别适用于肝性脑病昏迷前期及昏迷期。

2.治疗方案

（1）口服给药　每次 3 g,每日 3 次,必要时可增加剂量,或隔周与注射制剂交替使用。

（2）静脉滴注　①急性肝炎:每次 5～10 g,1 次/d;②慢性肝炎、肝硬化:每次 10～20 g,1 次/d;③肝性脑病早期:前 6 h 静脉滴注 20 g,随后每 6 h 静脉滴注 20 g,分 2 次给药。

（四）不良反应及注意事项

1. 不良反应　大剂量静脉滴注时，个别患者可出现恶心、呕吐等胃肠道反应。

2. 禁忌证　对氨基酸类药物过敏者、严重肾衰竭者（血肌酐>3 mg/dL）、乳酸或甲醇中毒者、果糖-山梨醇不耐受和果糖-1-6-二磷酸酶缺乏患者禁用。

3. 注意事项　大量使用本品时，应注意监测血及尿中的尿素指标。本品注射液可加入任何常用注射液中，然而由于静脉耐受力的原因，在 500 mL 静脉滴注液中加入本品最好不要超过 30 g。本品大剂量时，应注意监测血、尿中的尿素含量。

三、甘草酸二铵

（一）药物作用及机制

本药系中药甘草有效成分的第三代提取物，是一种药理活性较强的治疗慢性肝炎药。具有较强的抗炎、保护肝细胞膜及改善肝功能的作用，对多种肝毒剂所致肝脏损伤有防治作用，并呈剂量依赖性。动物实验证明，本药能阻止半乳糖胺、四氯化碳及硫代乙酰胺引起的血清丙氨酸转移酶增高，改善肝脏受损阻止。肝组织切片显示，本药对抗半乳糖胺所致肝细胞线粒体及核仁的损害，并使肝糖原及核酸含量增加，减轻肝细胞坏死，加速肝细胞恢复。

（二）药动学特点

本药口服吸收不完全，其生物利用度不受食物影响。口服后约 8 h 达血药浓度峰值；其活性代谢产物给药后约 4 h 在血中出现，12 h 后达峰值。静脉注射后 1 h 血药浓度迅速衰减，24 h 后处于低水平。本药及其代谢产物与蛋白结合力强，分别为 92.5% 和 98.4%，其结合率不受药物浓度影响，但随血浆蛋白浓度变化而变化。体内以肺、肝、肾分布最多，其他组织如脾、心、胃、小肠、睾丸、脑等分布很少。本药主要经胆汁随粪便排出。

（三）临床应用及疗效评价

1. 适应证　用于伴有谷丙氨酸氨基转移酶（glutamic-pyruvic transaminase，GPT）升高的慢性迁延性肝炎和慢性活动性肝炎。

2. 治疗方案　①口服给药：每次 150 mg，3 次/d。②静脉滴注：用 10% 葡萄糖注射液 250 mL 稀释静脉滴注，1 次/d，每次 150 mg，疗程 45 d。可根据体重适当调整剂量，一般以 50～150 mg/kg 给药。

（四）不良反应及注意事项

1. 不良反应　少数患者可出现消化系统（恶心、呕吐、腹胀）和心脑血管系统（头痛、头晕、胸闷）症状，一般较轻，无须停药；严重者可出现休克、假性醛固酮症（低钾血症、高钠血症和高血压）等不良反应。

2. 禁忌证　严重低钾血症患者、高钠血症患者、高血压患者、心功能衰竭者、肾衰竭者、孕妇禁用。

3. 药物相互作用　与利尿药（如利尿药、呋塞米、乙噻嗪、三氯甲噻嗪等）合用时，其利尿作用可增强本药的排钾作用,导致血清钾下降。应注意观察血清钾值的测定。

四、促肝细胞生长素

(一)药物作用及机制

促肝细胞生长素系从新鲜乳猪或未哺乳新生小牛的肝脏中提取纯化制备而成的小分子多肽类活性物质,具备以下生物效应:①能明显刺激新生肝细胞的 DNA 合成,促进损伤的肝细胞线粒体,粗面内质网恢复,促进肝细胞再生,加速肝脏组织的修复,恢复肝功能。②改善肝脏库普弗细胞的吞噬功能,防止来自肠道的毒素对肝细胞的进一步损害,抑制肿瘤坏死因子(tumor necrosis factor,TNF)活性和 Na^+-K^+-ATP 酶活性抑制因子活性,从而促进肝坏死的修复。同时具有降低氨基转移酶、血清胆红素和缩短凝血酶原是时间的作用。③有抗肝脏纤维化的作用。④对 D-氨基半乳糖诱致的肝衰竭有明显提高存活力的作用。

(二)临床应用及疗效评价

1. 适应证　用于重型病毒性肝炎,肝功能衰竭早期或中期的辅助治疗。

2. 治疗方案　肌内注射,每次 40 mg,2 次/d,用生理盐水稀释后使用,1 次/d。1 个月为 1 个疗程。

(三)不良反应及注意事项

1. 不良反应　偶可引起过敏、低热,停药后症状即可消失;注射部位偶见疼痛和皮肤潮红。

2. 注意事项　谨防过敏反应,过敏体质者应慎用。使用本品治疗应以周身支持疗法和综合基础治疗为基础。用药期间注意观察肝功能和甲胎蛋白。

五、熊去氧胆酸

(一)药物作用及机制

熊去氧胆酸(ursodesoxycholic acid,UDCA)可增加胆汁酸的分泌,同时导致胆汁酸成分的变化,使本品在胆汁中的含量增加。本品还能抑制肝脏胆固醇的合成,显著降低人胆汁中胆固醇及胆固醇酯的摩尔浓度和胆固醇的饱和指数,从而有利于结石中胆固醇逐渐溶解。松弛肝胰壶腹括约肌,加强利胆作用。

(二)药动学特点

本药呈弱酸性,当发生微胶粒聚集时,其 pKa 值约为 6。口服后通过被动扩散而迅速吸收,在 1 h 及 3 h 分别出现两个血药浓度峰值。由于仅少量药物进入体循环,故血药浓度很低。最有效地吸收部位是具有中等碱性环境的回肠,通过肝脏时被摄取 5% ~60%,吸收后在肝脏与甘氨酸或牛磺酸结合,从胆汁排入小肠,参加肠肝循环。半衰期为 3.5 ~5.8 d,主要随粪便排出,少量经肾排泄。

(三)临床应用及疗效评价

1. 适应证　用于不宜手术治疗的胆固醇型胆结石,用于预防胆结石形成,对中毒性肝功能障碍、胆囊炎、胆道炎和胆汁性消化不良也有一定治疗效果。

2.治疗方案　①口服利胆:每次 50 mg,3 次/d。早、晚进餐时分次给予,疗程最短为 6 个月;②溶胆结石:450～600 mg/d,分 2 次服,当胆石清除后,每晚口服 50 mg,以防止复发。

(四)不良反应及注意事项

1.不良反应　主要为腹泻,偶见便秘、过敏反应、瘙痒、头痛、头晕、胃痛、胰腺炎和心动过缓等。

2.注意事项　对胆汁酸过敏者,胆道完全阻塞和严重肝功能减退患者忌用本品,孕妇不宜服用;老年患者慎用;在治疗前 3 个月必须每 4 周检查一次肝功能,并且以后每 3 个月检查。应根据结石大小,在治疗开始后 6～10 个月,做胆囊 X 射线检查。

3.药物相互作用　①口服避孕药可增加胆汁饱和度,用本品治疗时应采取其他节育措施,以免影响疗。②考来烯胺(cholestyramine,降胆敏)、考来替泊(colestipol,降胆宁)和含铝制酸剂都能与胆汁酸结合,减少其吸收,不宜同用。③与鹅去氧胆酸(chenodeoxycholic acid,CDCA)合用,胆汁中胆固醇的含量和饱和度的降低程度均大于两药单独使用。

◎ 小　结

本章主要针对消化性溃疡、胃肠功能紊乱和肝胆疾病等的临床用药,20 世纪 80 年代由于胃内幽门螺杆菌的发现,治疗上提出消灭幽门螺杆菌和保护胃黏膜的措施等综合治疗,以改善溃疡愈合质量,减少复发。胃肠功能紊乱可由于平滑肌、肠肌神经丛和自主神经系统本身的病变,更多的是继发于消化道和全身疾病,临床上可表现为胃肠道动力推进低下或亢进、消化功能改变、胃肠道痉挛和呕吐等,治疗胃肠功能紊乱药主要介绍了胃肠道解痉药助消化药、胃肠动力药、止吐药、泻药和止泻药等六类。本章重点掌握 H_2 受体阻断药(西咪替丁、雷尼替丁、法莫替丁)和质子泵抑制剂(奥美拉唑、兰索拉唑、泮托拉唑)。

肝具有多种重要功能,当肝受到各种致病因素侵袭时,由于肝结构的改变使其功能也发生相应的变化,故肝疾病的治疗应包括致病因子的去除,肝结构和功能的改善和修复,各种病理生理状态的改善,缓解症状等。但目前肝病的治疗尚无特效的药物,多数药物仅起到辅助治疗作用,本章主要介绍了肝炎、肝硬化疾病的辅助治疗药物。

◎ 思考题

1.简述治疗消化性溃疡的药物分类及代表药物。

2.试比较质子泵抑制剂与 H_2 受体阻断药的药理学特点。

3. H$_2$受体阻断药易发生哪些相互作用?

4. 根除幽门螺杆菌药的抗消化性溃疡方案有几种,举例说明。

5. 为什么抗酸剂宜于餐后服用而硫糖铝宜于餐前服用?

6. 各种促动力药均不宜与阿托品联用,试分析其原因。

7. 一患者经内窥镜检查确诊患有反流性食管炎。①应采用哪几类药物治疗? ②莫沙必利有何治疗作用? ③什么药物可使症状恶化?

(南阳医学高等专科学校药学系　李志军　迟　栋)

第十八章 呼吸系统疾病的临床用药

第一节 平喘药

支气管哮喘是以发作性胸闷、咳嗽或伴有典型的哮鸣音的呼气性呼吸困难为主征的可逆性、闭塞性肺疾病。其病理机制是多种炎症细胞相互作用，释放白三烯、前列腺素等炎症介质而引发的以气道高反应性和气道变应性炎症为特征的慢性气道炎性病变。临床上以抗炎、扩张支气管、解除气道平滑肌痉挛为主要治疗手段。常用的平喘药包括肾上腺素受体激动药、茶碱类药物、抗胆碱药、糖皮质激素类药物和抗过敏类药物。

一、肾上腺素受体激动药

(一) 药物分类

临床上治疗哮喘的肾上腺素受体激动药主要包括：α、β 受体激动药，如肾上腺素、麻黄碱(ephedrine)等；β_1、β_2受体激动药，如异丙肾上腺素等；选择性 β_2受体激动药，如沙丁胺醇(salbutamol)、福莫特罗(formoterol)等。

(二) 药物作用及机制

肾上腺素受体激动药是治疗支气管哮喘的首选药物。其作用机制主要是通过激活气道靶细胞膜上的腺苷酸环化酶，催化细胞内环腺苷酸(cyclic adenosine monophosphate，cAMP)的合成，进而激活 cAMP 依赖蛋白激酶，引起细胞膜特殊的磷酸化反应，并能降低细胞内 Ca^{2+} 浓度而舒张支气管平滑肌。气道内的 β 肾上腺素受体有 β_1 和 β_2 两种亚型。人体主要是 β_2 受体，当激动 β_2 受体时可产生效应为：①扩张支气管平滑肌，有效改善通气功能，产生明显的平喘效应；②抑制肥大细胞、中性粒细胞等释放炎症介质；③降低内皮细胞单层通透性，减轻气道黏膜水肿；④增强黏液–纤毛系统的清除能力；⑤促进肺泡Ⅱ型细胞合成和分泌表面活性物质。

(三) 药动学特点 (表 18-1)

表 18-1 肾上腺素受体激动药药动学特点

药物	给药途径	达峰时间	维持时间	$t_{1/2}$	代谢
肾上腺素	皮下注射	15 ~ 20 min	1 ~ 2 h	15 ~ 20 min	肝脏、肠
	肌内注射	10 ~ 15 min	80 min		
麻黄碱	口服	60 ~ 90 h	3 ~ 5 h	4 ~ 5 min	肝脏

续表 18-1

药物	给药途径	达峰时间	维持时间	$t_{1/2}$	代谢
异丙肾上腺素	气雾吸入	20 min	0.5~2 h	2 h	肠、肝脏
沙丁胺醇	口服	2~3 h	6 h	3.8 h	肝脏
	气雾吸入	1~1.5 h	3~6 h		
福莫特罗	口服	4 h	20~30 h	8.5 min	肝脏
	气雾吸入	15 min	8~12 h	2 min	

(四)临床应用、疗效评价、不良反应及注意事项(表18-2)

表18-2 肾上腺素受体激动药药效学特点

药物	适应证	治疗方案	相互作用	不良反应
肾上腺素	用于支气管痉挛所致严重呼吸困难	皮下注射剂量每次0.3~0.5 mg,3~5 min见效,必要时1 h后重复注射	与麦角制剂合用时易致高血压;与三环类、利血平合用易致心律失常	心悸、头痛、震颤、眩晕、呕吐,严重出现心室颤动
麻黄碱	用于防治发作和治疗轻症支气管哮喘	口服剂量每次15~30 mg,3 次/d;极量每次60 mg,150 mg/d	皮质激素增加其代谢;碱化剂延长其半衰期;与洋地黄合用易致心律失常	震颤、兴奋、焦虑、失眠、心悸、心动过速等
异丙肾上腺素	用于控制哮喘急性发作	以 0.25% 气雾吸入量每次0.1~0.4 mg,3~4次/d	与其他拟肾上腺素药有协同作用,与普萘洛尔有拮抗作用	常见口咽发干、心悸。少见头晕、恶心、四肢无力等;用量过大易致心律失常
沙丁胺醇	用于急性支气管哮喘或喘息型支气管哮喘伴支气管痉挛	气雾吸入剂量每次100~200 μg;口服剂量2~4 mg	与其他肾上腺素受体激动剂和茶碱类药物有协同作用	骨骼肌震颤、心律失常、代谢紊乱等
福莫特罗	用于慢性哮喘、慢性阻塞性肺疾病的维持治疗和预防发作	气雾吸入剂量每次12~24 μg;口服剂量每次80 μg	与 β 受体激动药合用时易引起心律失常甚至停搏	震颤、恶心、呕吐、心律失常,应用时注意监测血钾

二、茶碱类药

（一）药物分类

临床上治疗哮喘的茶碱类药物主要分三类：①茶碱与不同盐或碱基（乙二胺、胆碱、甘氨酸钠）形成的复盐，如氨茶碱（aminophylline）、胆茶碱（choledyl）、茶碱甘氨酸钠（aminomed）等；②以不同基团取代所得的衍生物，如二羟丙茶碱（diprophylline）、羟丙茶碱（brontyl）、苄乙胺茶碱（bamifylline）等；③缓释剂，口服血药浓度波动小，如 Theo-Dur、Theophylline、Theovent-A 等。

（二）药物作用及机制

茶碱类药物属于甲基黄嘌呤类的衍生物：①在体内可以抑制磷酸二酯酶活性、增加体内 cAMP 和环鸟苷磷（cyclic guanosine monophosphate，cGMP）水平；②增加内源性儿茶酚胺的释放；③阻断腺苷受体；④干扰气道平滑肌的 Ca^{2+} 离子转运。此类药物对呼吸道平滑肌有直接松弛作用，主要是由于其促进内源性肾上腺素与去甲肾上腺素释放的结果。茶碱作为嘌呤受体阻滞剂，还能抑制腺嘌呤等收缩呼吸道平滑肌。此外，茶碱还有呼吸兴奋作用和强心作用。

（三）药动学特点

口服易吸收，蛋白结合率为 60%。空腹状态下口服该药，在 2 h 后血药浓度达到峰值。新生儿血浆 $t_{1/2}$ 为 24 h 左右，小儿血浆 $t_{1/2}$ 为 4 h 左右，成人血浆 $t_{1/2}$ 为 9 h 左右。此类药物在肝内被细胞色素 P450 酶系统代谢，大部分以代谢产物形式通过肾排出，10% 以原形排出。

（四）临床应用及疗效评价

1. 适应证　适用于支气管哮喘、喘息型支气管炎、阻塞性肺气肿，也可用于心源性肺水肿引起的哮喘。对于哮喘的急性发作，与 β 受体激动药联合使用效果满意。

2. 治疗方案　成人口服剂量每次 0.1～0.2 g，0.3～0.6 g/d；成人极量每次 0.3 g，1 g/d。小儿口服剂量每日 10～16 mg/kg，2 次/d。用药时应严格控制剂量，定时监测血浆血药浓度，及时调整用量避免中毒反应。

（五）不良反应及注意事项

1. 不良反应　口服常见的不良反应有恶心、呕吐、心律失常、易激动、失眠等；还可见血清尿酸测定值增高；长期服用可致头痛、失眠及心悸。局部刺激性大，肌内注射可引起局部疼痛、红肿，治疗量时可致失眠或不安。

2. 注意事项　严重心、肺、肝、肾功能异常者及活动性胃、十二指肠溃疡患者慎用。此类药物不得与其他黄嘌呤类药物同时服用，建议不要同时饮用含咖啡因的饮料或食品，凡对茶碱或黄嘌呤衍生物类药物过敏者禁用。

3. 药物相互作用　大环内酯类抗生素、喹诺酮类抗菌药可降低茶碱肝清除率。地尔硫䓬、维拉帕米可干扰茶碱在肝内的代谢，增加本药的作用及毒性。苯巴比妥、苯妥英钠、利福平可增加茶碱的肝清除率。

三、抗胆碱药

抗胆碱药属于 M 胆碱受体阻滞药,松弛支气管平滑肌作用比 β 受体激动药弱,由于慢性阻塞性肺疾患者往往副交感神经亢进,而 β 受体数减少,因此对抗胆碱药更敏感,对于合并慢性阻塞性肺疾的哮喘患者,伍用抗胆碱药是有益的。

临床上治疗哮喘的抗胆碱药物主要包括异丙阿托品(ipratropium)、异丙托溴铵(ipratropium bromide)等。

(一)异丙阿托品

1. 药物作用及机制　对支气管平滑肌 M 受体有较高选择性。临床上选择无分泌抑制的抗胆碱药来治疗哮喘。此类药物对支气管平滑肌有较高的选择性,松弛支气管平滑肌作用较强,对呼吸道腺体和心血管系统的作用不明显。

2. 药动学特点　主要采用气雾吸入法。大剂量(>500 μg)气雾吸入,3 h 后血浆浓度约 0.06 ng/mL,血浆 $t_{1/2}$ 为 3 ~ 4 h。主要在肝脏分解代谢。

3. 临床应用

(1)适应证　本药用于防治哮喘、慢性支气管炎和肺气肿,尤其适用于因骨骼肌震颤或心动过速而不能耐受 β 受体激动药的患者。对非过敏性哮喘、老年哮喘和精神性哮喘的疗效较好,对过敏性哮喘和运动性哮喘的疗效不及 β 受体激动药。

(2)治疗方案　气雾吸入剂量 40 ~ 80 μg/次,3 ~ 6 次/d。用药时应严格控制剂量,定时监测血药浓度,及时调整用量以避免中毒反应。

4. 不良反应及注意事项

(1)不良反应　偶见口干、口苦感等不良反应。

(2)注意事项　此类药物与 β 受体激动药或黄嘌呤类药物有协同作用。对痰量、痰黏稠度及支气管的清除能力均无明显影响。青光眼患者、前列腺肥大患者、妊娠及哺乳妇女慎用。

(二)异丙托溴铵

1. 药物作用及机制　本药是一种对支气管平滑肌有较高选择性地强效抗胆碱药,松弛支气管平滑肌作用较强,吸入本药后呼吸道腺体和心血管系统的作用不明显,应用本药后患者痰量和痰液的黏滞性均无明显改变。此外,口服本药可抑制胃酸分泌,降低鸟苷酸浓度,从而抑制抗原物质引起的支气管痉挛,使过敏性鼻炎的分泌物减少。

2. 药学特点　本药口服不易吸收。气雾吸入后作用于气道局部,因此支气管扩张的时间曲线与全身药代动力学并不完全一致。吸入后约 5 min 起效,30 ~ 60 min 血药浓度达峰值,作用持续 4 ~ 6 h,吸入本药后,有 10% ~ 30% 的药物经肺表面黏膜吸收入血,大部分被吞咽并经胃肠道排泄。消除半衰期约为 6 h。

3. 临床应用及疗效评价　用于缓解慢性阻塞性肺部疾病(如慢性支气管炎、肺气肿等)引起的支气管痉挛、哮喘症状,并可作为持续用药。

4. 不良反应及注意事项

(1)不良反应　常见头痛、可有头晕、神经质;常见口干,可有恶心、呕吐;可见咳嗽、局部刺激;可见事物模糊。

(2)注意事项　对本药及阿托品和其衍生物过敏者及患有幽门梗阻者禁用;患有闭角型青光眼、前列腺增生和膀胱颈梗阻者慎用。

四、糖皮质激素类药

(一)药物分类

临床上治疗哮喘的糖皮质激素类(glucocorticoids,GCs)药物主要包括倍氯米松(beclomethasone)、布地奈德(budesonide)、氟替卡松(fluticasone)等。

(二)药物作用及机制

此类药物能增强内皮细胞、平滑肌细胞和溶酶体膜的稳定性,减少组胺等过敏性介质的释放,降低抗原-抗体结合时激发的酶促过程,抑制支气管收缩物质的合成和释放及平滑肌的收缩反应。其作用机制:①产生抗炎蛋白,抑制黏液分泌,减少参与炎症的各种细胞的数量;②抑制前列腺素(prostaglandin,PGs)、白三烯(leukotriene,LTs)、血小板活化因子(platelet activating factor,PAF)等血管通透性因子和血管扩张因子的产生;③抑制炎症初期的白细胞游走和巨噬细胞、淋巴细胞浸润;④增强机体对儿茶酚胺的反应性;⑤增加细胞内 cAMP 的含量。

(三)药动学特点

此类药物脂溶性较强,气雾吸入后能迅速自肺吸收。鼻黏膜吸收部分无酶化-代谢反应产生。经鼻腔清除后,残留在口腔内的 75% 被吞咽后经胃肠道吸收。一次吸入此类药物 200 μg 后血浆浓度低于 100 pg/mL。药物通过肝脏"首关消除"后在肝脏迅速灭活,主要通过粪便及尿排泄。

(四)临床应用及疗效评价

糖皮质激素类药物是目前治疗支气管最有效的抗炎药物,也是哮喘持续状态或危重发作的重要抢救药,适用于慢性阻塞性肺疾病患者,减缓第一秒用力呼气量的加速下降;也可用于防治常年性及季节性的过敏性鼻炎和血管舒缩性鼻炎。

气雾吸入剂量 0.05 ~ 0.1 mg/次,3 ~ 4 次/d。重症用全身性皮质激素控制后再用本药治疗,急性哮喘发作时须加用 β 受体激动剂等其他平喘药,每日最大量不超过 1 mg。儿童用量按年龄酌减,每日最大量不超过 0.4 mg,症状缓解后逐渐减量。

(五)不良反应及注意事项

1. 不良反应　少数患者使用气雾剂可有刺激感,口腔、咽喉部念珠菌感染,也有因变态反应引起皮疹,偶见口干及声音嘶哑;常见鼻、咽部干燥或烧灼感、喷嚏或轻微鼻出血等不良反应,极个别患者发生的鼻中隔穿孔、眼压升高或青光眼。

2. 注意事项　此类药物与胰岛素有拮抗作用,糖尿病应注意调整本药的剂量;对甲状腺对碘的摄取、清除和转化率有一定影响。对于严重精神病、活动性溃疡病、抗菌药不能控制的感染、骨质疏松、重度糖尿病、严重高血压、妊娠早期禁用。

五、抗过敏类药

（一）药物分类

临床上治疗哮喘的抗过敏类药物主要有色甘酸钠（sodium cromoglicate）、酮替芬（ketotifen）、奈多罗米（nedocromil）等。

（二）药物作用及机制

本药为过敏介质阻释药，能特异性地拮抗白三烯受体。稳定肥大细胞膜，抑制肺肥大细胞由抗原引发的过敏介质释放，可能在肥大细胞膜外侧的 Ca^{2+} 通道部位与 Ca^{2+} 形成复合物，加速 Ca^{2+} 通道的关闭，使 Ca^{2+} 内流受到抑制，从而稳定细胞膜、抑制其脱颗粒及抗原诱发的过敏介质释放；同时，阻断肥大细胞介导的早期哮喘反应（early asthma response，EAR）和嗜酸性粒细胞、巨噬细胞介导的迟发哮喘反应（late asthmatic response，LAR），长期应用可降低气道的高反应性；此外，抑制呼吸道感觉神经末梢与呼吸道神经元性炎症。

（三）药动学特点

本药在水溶液中不稳定，难溶于一般有机溶剂，须制成细粉末喷吸。气雾吸入为主，10% 达肺深部组织并吸收入血，其生物利用度为 8%～10%，血浆蛋白结合率为 60%～75%，15 min 后血药浓度可达到峰值。血浆 $t_{1/2}$ 为 1～1.5 h。在人体内不被代谢，以原形排出，体内无蓄积，50% 通过肾脏排泄，50% 通过胆汁排泄。

（四）临床应用及疗效评价

适用于防治多种类型的支气管哮喘，对过敏性哮喘疗效尤为显著。可用于过敏性鼻炎，季节性花粉症、春季角膜炎、结膜炎、过敏性湿疹及某些皮肤瘙痒症。此类药物主要抑制与哮喘有关的活性物质的释放或拮抗炎症介质作用，对 EAR 与 LAR 均有抑制作用。用于预防过敏性支气管哮喘的发作，也可用于变态反应不明显的慢性哮喘。气雾吸入剂量 3.5～7 mg/次，4 次/d。症状减轻后，改用维持剂量 20 mg/d。极少数人在开始用药时出现哮喘加重，此时可先吸入少许扩张支气管的气雾剂，如沙丁胺醇。

（五）不良反应及注意事项

常见不良反应有嗜睡、口干、恶心等。偶见头痛、头晕、迟钝及体重增加、氨基转移酶升高、碱性磷酸酶升高等。对少数用滴鼻液、滴眼液的患者，初用时有局部刺激感。此类药物起效较慢，须连用数日甚至数周后才起作用，故对正在发作的哮喘无效。此类药物预防性地阻断肥大细胞脱颗粒，而非直接舒张支气管，因此对于支气管哮喘患者应在发病季节之前 2～3 周提前用药。此外，用药期间不要中途突然停药，以免引起哮喘复发。此类药物可增强中枢神经抑制剂的镇静作用，禁止与口服降血糖药合用。对于肝肾功能不全者及对此类药物和氟利昂过敏者禁用。

第二节　祛痰药

祛痰药是指能使痰液黏稠度降低、易于咳出，或能加速呼吸道黏膜纤毛运动，使痰液的转运功能改善的药物。此类药物有间接的镇咳、平喘作用，也有利于防止继发感染。按其作用机制可分为：①黏痰溶解药，如乙酰半胱氨酸、胰蛋白酶、高渗碳酸氢钠溶液等，可分解痰液的黏性成分如黏多糖和黏蛋白，使痰液液化，黏滞性降低而易于咳出。②黏液调节药，如溴己新、羧甲半胱氨酸等，主要作用于气管、支气管的黏液产生细胞，促其分泌黏滞性低的分泌物，使呼吸道分泌的流变性恢复正常，痰液由黏变稀而易于咳出。③恶心性去痰药，如氯化铵、愈创木酚甘油醚、桔梗等，口服后可刺激胃黏膜，引起轻微的恶心，反射性地促进呼吸道腺体分泌增加，使痰液稀释而易于咳出。④刺激性祛痰药，如安息香酊、桉叶油、碘化钾等，加入沸水中，其蒸气可直接刺激呼吸道黏膜，增加腺体分泌，使痰液变稀而易于咯出。

一、黏痰溶解药

1. 糜蛋白酶　糜蛋白酶（chymotrypsin）能促进血凝块、脓性分泌物和坏死组织等的液化清除。具有肽链内切酶及脂酶的作用，能使痰中纤维蛋白和黏蛋白等水解为多肽和氨基酸，使黏稠痰液液化，便于咳出；同时，本药还有松弛睫状韧带及溶解眼内某些组织的蛋白结构。用于创伤或手术后伤口愈合、抗炎及防止局部水肿、积血、中耳炎等。常用剂量4 000 U/次，溶于生理盐水5 mL中。可造成凝血功能障碍。

2. 高渗碳酸氢钠溶液　高渗碳酸氢钠可取代黏蛋白的 Ca^{2+} 离子，促进黏蛋白解聚。此外，吸入2% ~7.5%的 $NaHCO_3$ 溶液可使呼吸道腔呈碱性（pH值约为8），从而降低黏性痰的吸附力，加强内源性蛋白酶的活性与纤毛运动，通过高渗作用，吸收水分进入呼吸道腔内，可使痰液化而易于咳出。适用于黏痰阻塞引起的呼吸困难。气雾吸入剂量2 ~5 mL/次，3 ~4 次/d。2%溶液几乎无刺激性，5% ~7.5%溶液对呼吸道有一定刺激性。急性患者也可气管内插管滴注5 ~10 mL/次。

二、黏痰调节药

溴己新（bromhexine）具有减少和断裂痰液中黏多糖纤维的作用，使痰液黏稠度降低，痰液变薄易于咳出。还能抑制黏液腺和杯状细胞中酸性糖蛋白的合成，使痰液中的唾液酸含量减少有利于痰咳出。主要用于急慢性支气管炎、肺气肿、哮喘、支气管扩张、矽肺等痰液黏稠而不宜咳出症状。口服常用剂量8 ~16 mg/次，3 次/d，亦可气雾吸入。少数患者可有上腹部不适，恶心、呕吐等不良反应，偶见皮疹、遗尿、血清氨基转移酶一过性升高。胃溃疡患者应慎用。本药能增加四环素类抗生素在支气管中的分布浓度，合用可增强抗菌疗效。

三、恶心性祛痰药

1. 氯化铵　氯化铵（ammonium chloride）口服后对胃黏膜迷走神经末梢的化学性刺激，从而反射性地引起气管、支气管腺体分泌增加，痰量增多，使痰液易于排出。临床上适用于干咳以及痰黏稠不易咳出患者，常与其他止咳祛痰药合成复方制剂应用，小儿用药时剂量不宜过大。口服后可完全被吸收，在体内几乎全部转化降解，仅极少量随粪便排出。成人口服常用剂量0.3 ~0.6 g/次，3 次/d；小儿口服剂量每日40 ~60 mg/kg，分4 次给药。该药与磺胺嘧啶、呋喃妥因、金霉素、新霉素、华法林等呈配伍禁忌。常见恶心、呕吐等不良反应,偶有心动过速、局部和全身性抽搐、暂时性多尿和酸中毒。过量或长期服用可造成酸中毒和低钾血症。肝功能不全者,因肝脏不能将铵离子转化为尿素而发生氨中毒。

2. 愈创木酚甘油醚　愈创木酚甘油醚(glyceryl guaiacolate)口服后能刺激胃黏膜,反射地引起支气管黏液分泌增多,降低痰液黏度,属恶心祛痰剂。此外,尚有较弱的抗菌作用。临床上适用于多种原因引起的稠痰咳嗽,亦可与其他止喘药合用以控制哮喘。成人口服常用剂量 0.2 g/次,3~4 次/d。常见有恶心、呕吐等胃肠道不良反应,偶有过敏,嗜睡症状。

四、刺激性祛痰药

安息香酊有较强的祛痰消炎作用。取 2~4 mL 溶于 40~50 mL 蒸馏水中,通过蒸气吸入器的喷出药雾而吸入,20~30 min/次,3~4 次/d,必要时,每小时 1 次。其特点是:药物吸收快速,疗效迅速,迅速消退声带及上呼吸道黏膜水肿、肿胀,祛痰消炎作用强。

第三节　镇咳药

咳嗽是呼吸道的一种保护性反射活动,通过咳嗽可将呼吸道内的积痰和异物排除,以保持呼吸道的清洁与通畅。轻度而不频繁的咳嗽,只要将痰或异物排出就可自然缓解,一般不必用药。但是,剧烈而频繁的咳嗽不仅给患者带来痛苦,而且可以引起临床上多种并发症产生。镇咳药是作用于咳嗽反射的中枢和(或)外周部位,抑制咳嗽反射的药物。目前,临床上常用的非特异性镇咳药主要有 2 种:①中枢性镇咳药,直接抑制延髓咳嗽中枢,使其对外周传来的刺激不敏感,对于各种原因引起的咳嗽都有一定效果;多用于癌症、急性肺梗死、左心衰竭引起的咳嗽;常用药物有可待因、右美沙芬、福米诺苯、喷托维林等。②外周性镇咳药,抑制咳嗽反射弧中除咳嗽中枢以外的环节的药物,对刺激性干咳或阵咳效果较好,常用的药物有那可丁、普诺地嗪、苯丙哌啉、苯佐那酯等。

一、中枢性镇咳药

(一) 双氢可待因

1. 药物作用及机制　本药为可待因的氢化物,属阿片类生物碱。其作用机制与可待因相似,具有较强的镇咳剂镇痛作用。本药的镇痛强度介于吗啡和可待因之间,镇咳作用较可待因强 1 倍,毒性则相对较低。

2. 药动学特点　本药口服后吸收迅速,0.45~1.7 h 达血药浓度峰值。口服 30 min 即可起镇痛作用,1.25~3 h 镇痛作用最强。镇痛作用可持续 3~6 h,镇咳作用持续 4~5 h。本药的绝对生物利用度为 21%。在肝脏存在首过效应,经去甲基作用代谢成双氢吗啡。分布半衰期为 0.3 h,消除半衰期为 3.4~4.5 h。

3. 临床应用及疗效评价

(1)适应证　用于中枢性咳嗽以及缓解中度以上疼痛。

（2）治疗方案　口服给药用于镇咳；片剂一次 10～30 mg，3 次/d。缓释胶囊一次 25 mg，早晚各一次。糖浆一次 12～24 mg，3 次/d。

4.不良反应及注意事项

（1）不良反应　可有便秘、恶心、呕吐、胃部不适、皮肤瘙痒、注意力不集中、困倦、眩晕、头痛、尿潴留等。

（2）禁忌证　对本药或其他阿片类药物过敏者；呼吸抑制患者；呼吸道阻塞性疾病患者；慢性肺功能障碍者；诊断不明确的急腹症患者；失血性大肠炎及细菌性痢疾患者；休克、昏迷或心力衰期患者；急性酒精中毒者；抽搐发作者；支气管哮喘发作者。

（3）相互作用　①与中枢神经抑制剂、三环类抗抑郁药、吸入性麻醉剂、单胺氧化酶抑制剂、β-肾上腺素受体阻断药等联用会增强中枢抑制作用。②与香豆素类抗凝剂合用，会增强抗凝血作用。③与阿片受体激动药或拮抗药同时应用可竞争性结合阿片受体，从而诱发戒断症状。

（二）右美沙芬

1.药物作用及机制　本药为中枢性镇咳药，是吗啡类左吗喃甲基醚的右旋异构体，同时也是 N-甲基-d-天门冬氨酸受体拮抗剂。它通过抑制延髓咳嗽中枢二发挥中枢镇咳作用，其镇咳强度与可待因相等或略强。本药无镇痛作用，长期应用未见耐受性和成瘾性。治疗量不抑制呼吸。

2.药动学特点　口服吸收良好，15～30 min 起效，作用持续 3～6 h；皮下或肌内注射后吸收迅速，镇咳作用平均起效时间为 30 min。本药在肝脏代谢，血浆中原形药物浓度低，半衰期为 5 h。原形药物及代谢物主要经肾脏排泄。

3.临床应用及疗效评价

（1）适应证　适用于上呼吸道感染（感冒、咽喉炎、鼻窦炎）急性或慢性支气管炎、支气管哮喘、支气管扩张症、肺炎、肺结核等引起的咳嗽，也可用于胸膜腔穿刺术、支气管造影术及支气管镜检查时引起咳嗽，尤其适用于干咳及手术后无法进食的咳嗽患者。

（2）治疗方案　口服给药，一次 10～20 mg，3～4 次/d。

4.不良反应及注意事项

（1）不良反应　①中枢神经系统：常见亢奋，有时出现头痛、头晕、失眠，偶见轻度嗜睡。②呼吸系统：偶有抑制呼吸现象。③消化系统：常见胃肠道紊乱，少见恶心、呕吐、便秘、口渴。

（2）注意事项　对本药过敏者、有精神病史者、正服用单胺氧化酶抑制剂者、妊娠早期妇女禁用，心肺功能不全者、肝肾功能不全者、痰多咳嗽及哮喘患者慎用。

（3）药物相互作用　①胺碘酮可提高本药的血药浓度。②奎尼丁可显著提高本药的血药浓度，合用可出现中毒反应。③与氟西汀、帕罗西汀合用，可加重本药的不良反应。④与阿片受体拮抗药合用，可出现戒断症状。

二、外周性镇咳药

1.苯丙哌林　苯丙哌啉（benproperine）为非麻醉性镇咳药。可以阻断由肺胸膜的牵张感受器刺激而产生的肺迷走神经反射，还有平滑肌解痉作用，镇咳作用较可待因强 2～

4 倍。该药尚有一定的中枢抑制作用,该药毒副作用性小,可用于多种原因引起的咳嗽。常用口服剂量每次 20 mg,3 次/d。口服后 15~60 min 起效,维持 4~7 h。

2.那可丁　那可丁(narcotine)为阿片所含的异喹啉类生物碱。能解除支气管平滑肌的痉挛,抑制肺牵张反射,具有镇咳作用,但维持时间较短。由于该药的化学结构与菲类生物碱不同,只具有与可待因相同的镇咳作用,无镇痛及中枢抑制作用,亦无耐受性与成瘾性。常用口服剂量每次 15~30 mg,3 次/d。皮下或肌内注射剂量每次 10 mg。适用于阵发性咳嗽,多痰患者禁用,偶有恶心、嗜睡、眩晕、头痛及皮疹等不良反应,大剂量可能兴奋呼吸,引起支气管痉挛。

3.普诺地嗪　普诺地嗪(prenoxdiazine)的镇咳作用强度与可待因相似,并有局部麻醉、解除平滑肌痉挛和消炎作用。无中枢抑制作用,亦无耐受性与成瘾性。适用于上呼吸道感染、急慢性支气管炎、支气管肺炎、哮喘及肺气肿所致的咳嗽。常用口服剂量 100 mg/次,3 次/d。不良反应较轻,若将片剂咬碎,可有口腔黏膜麻木感。

第四节　呼吸兴奋药

呼吸兴奋药是一类对延髓呼吸中枢有直接或间接兴奋作用,提高动脉血中 PaO_2 和降低 $PaCO_2$,改善肺泡通气质量,解除或改善呼吸抑制状态的药物。临床用于治疗早产儿无呼吸和新生儿先天性低通气征、睡眠呼吸暂停综合征、特发性肺泡低通气综合征、呼吸抑制药中毒及预防氧疗时由于解除缺氧刺激而发生的呼吸抑制等。本类药物对呼吸中枢兴奋的选择性不高,剂量过大、滴注过快会引起一系列中枢神经系统兴奋症状,甚至可能引起惊厥,故切忌剂量过大、给药速度过快。

1.尼可刹米　尼可刹米(coramine)可选择性地兴奋延髓呼吸中枢,使呼吸加深加快,也可作用于颈动脉体和主动脉体化学感受器,反射性地兴奋呼吸中枢,并能提高呼吸中枢对 CO_2 的敏感性。对血管运动中枢有微弱兴奋作用。用于中枢性呼吸功能不全、各种继发性呼吸抑制、慢性阻塞性肺疾病伴高碳酸血症,也用于中枢性呼吸及循环衰竭、麻醉药及其他中枢抑制药的中毒。常用静脉注射剂量 20 mg/kg,稀释后 25~30 滴/min,每 2 h 一次,可连续给 7 个剂量,间歇 12 h 后可根据病情再次给药。本品易产生快速耐受现象,连续注射 7 个剂量后呼吸兴奋作用明显减弱,再次给药时剂量应增至 40 mg/kg,用药后如果 $PaCO_2$ 无明显改变,表示无效。常见烦躁不安、恶心、肌肉抽搐等不良反应,剂量过大时多汗,面部潮红,引起惊厥。

2.贝美格　贝美格(bemegrid)可直接兴奋呼吸中枢及血管运动中枢,作用较强但作用时间短暂,引起呼吸增加及血压升高。本药对所有中枢抑制药,包括巴比妥类及其他催眠药均有对抗作用,常用于解救巴比妥类、格鲁米特、水合氯醛等药物的中毒,亦用于加速硫喷妥钠麻醉后的恢复。常用静脉滴注剂量 50 mg/次,用 5% 葡萄糖注射液稀释。亦可静脉注射,每 3~5 min 注射 1 次,至病情改善或出现轻微中毒症状为止。静脉滴注过快可引起恶心、呕吐、肌肉震颤及惊厥等不良反应。该药迟发毒性表现为烦躁不安、精神错乱、幻视等,可静脉注射戊巴比妥钠注射液或用水合氯醛灌肠解救中毒。

3.洛贝林　洛贝林(lobeline)可通过兴奋颈动脉体化学感受器而反射性兴奋呼吸中

枢,使呼吸加深、加快,作用迅速而短暂,对呼吸中枢无直接兴奋作用。主要用于各种原因引起的中枢性呼吸抑制。常用于新生儿窒息、一氧化碳窒息、吸入麻醉剂及其他中枢抑制药的中毒及肺炎、白喉等传染病引起的呼吸衰竭。成人皮下或肌内注射剂量每次 3～10 mg,成人静脉注射剂量为每次 3 mg;儿童皮下或肌肉注射剂量每次为 1～3 mg,儿童静脉注射剂量每次为 0.3～3 mg。大剂量可引起心动过速、传导阻滞、呼吸抑制甚至惊厥。

◎ 小　结

　　咳嗽、咳痰和喘息是呼吸系统疾病常见症状,三者往往同时存在,并互为因果。呼吸道积痰可引起咳嗽,也可阻塞细支气管而引起喘息,还能导致继发感染,加重症状,因此祛痰药对咳嗽和喘息也有缓解作用。喘息主要由于支气管痉挛和黏膜水肿引起,同时因呼吸道的阻力增加,使肺膨胀刺激肺牵张感受器而引起咳嗽,由于细支气管的痉挛造成管腔闭塞,从而加重了排痰困难,此时平喘药也有利于止咳和排痰。目前,临床上尚无特效的治理支气管哮喘的方法,对于能找到变应原或其他非特异性刺激因素的哮喘患者,应立即使患者脱离变应原及刺激因素的接触。对于大多数原因未明的哮喘患者,医务人员应尽快控制哮喘症状至最轻乃至无任何症状(包括夜间症状)。哮喘急性发作应以尽快缓解气道阻力、纠正低氧血症、恢复肺功能为治疗目的。急性哮喘症状控制后,哮喘的慢性炎症病理生理改变依然存在,医务人员必须对患者制订长期的用药计划及发作期处理方案,并对患者长期、定期随访。

　　平喘药是能缓解或消除哮喘及其他呼吸系统疾病所致喘息症状的药物,常用药为肾上腺素受体激动药(肾上腺素、沙丁胺醇)、茶碱类(氨茶碱)及抗胆碱药(异丙阿托品)。祛痰药是能使痰液变稀或黏滞性降低而易于排出的药物。常用祛痰药按作用机制分为恶心性祛痰药(氯化铵)、黏痰溶解药(乙酰半胱氨酸)、黏痰调节药(溴己新)、刺激性黏痰药(安息香酊)。镇咳药可直接抑制延髓咳嗽中枢,或抑制咳嗽反射中的外周某一环节而产生镇咳作用,按作用机制分为中枢性镇咳药(可待因)、外周性镇咳药(苯丙哌林)、呼吸兴奋药(尼可刹米)。

◎ 思考题

1. 常用的平喘药物的种类及各类代表药有哪些?
2. 祛痰药按其作用机制分类及各类药物的主要临床应用有哪些?
3. 镇咳药按其作用机制分类及各类药物的主要临床应用有哪些?
4. 简述茶碱类药物治疗哮喘的机制及其不良反应。

5.简述抗胆碱药物治疗哮喘的机制、临床应用及其不良反应。

6.简述糖皮质激素治疗哮喘的机制及临床评价。

7.简述抗过敏药物治疗哮喘的机制及其不良反应。

8.临床上常用的呼吸兴奋药有哪些？简述其临床应用。

（南阳医学高等专科学校　冯　欣）

第十九章 内分泌系统疾病的临床用药

第一节 降糖药

糖尿病(diabetes mellitus)是由多种原因引起的慢性高血糖伴随因胰岛素分泌及(或)作用缺陷引起的糖、脂肪和蛋白质代谢紊乱性疾病。临床表现有高血糖、糖尿、多饮、多尿、多食、消瘦、头晕、乏力等,急性并发症有感染、酮症酸中毒、非酮症高渗性高血糖昏迷,慢性并发症有心血管、肾脏、视网膜和神经系统的病变等。随着人们生活水平的提高、人口老龄化及肥胖人群的增加,糖尿病的发病率呈逐年上升趋势,已成为最常见的慢性病之一。合理控制血糖,有效预防和治疗糖尿病并发症是目前治疗糖尿病的基本原则。1 型糖尿病的常规治疗为定期注射胰岛素。2 型糖尿病通常采用口服降血糖药物如磺酰脲类、双胍类、餐时血糖调节药、胰岛素增敏药、α-葡萄糖苷酶抑制剂等治疗,但仍有 20% ~ 30%的患者须用胰岛素治疗。

一、胰岛素

(一)药物分类

临床上常用的胰岛素包括普通胰岛素(regular insulin)、赖脯胰岛素(insulin lispro)、低精蛋白锌胰岛素(isophane insulin)、珠蛋白锌胰岛素(globin zinc insulin)、精蛋白锌胰岛素(protamine zinc insulin)、特慢胰岛素(ultralente insulin)、中性胰岛素(neutral insulin,NI)、重组胰岛素(recombulin)等。

(二)药物作用及机制

胰岛素是一种小分子酸性蛋白质,由 51 个氨基酸残基排列成 A、B 两条多肽链,中间由二硫键连接组成。药用品多从猪、牛等胰腺提取。主要作用是促进血液循环中葡萄糖进入肝细胞、肌细胞、脂肪细胞及其他组织细胞合成糖原;加速葡萄糖的氧化和酵解,并抑制糖原分解和糖异生降低血糖;促进脂肪及蛋白质的合成。此外,胰岛素的结构与胰岛素样生长因子(insulin-like growth factor,IGF)相似,胰岛素可与 IGF 受体结合发挥促细胞生长作用。单组分胰岛素是应用 DNA 重组技术研制而成,与胰岛素作用相似,可调节糖代谢。此类药物与天然的人胰岛素相同,可减少变态反应的发生,避免脂肪萎缩及胰岛素抵抗。

(三)药动学特点

口服无效,一般注射给药。皮下注射吸收迅速,但作用快慢与持续时间长短存在个体差异,给药后 0.5~1 h 起效,1.5~4 h 作用达高峰,有效作用持续 5~8 h,但血浆 $t_{1/2}$ 为 5~6 min。血浆蛋白结合率为 1%~10%。主要在肝肾灭活,经谷胱甘肽胰岛素转氢酶还原二硫键成巯基,进而被蛋白水解酶水解成短肽或氨基酸,也可由肾胰岛素酶直接水解,仅有 10% 以原形经尿排出。

(四)临床应用及疗效评价

1. 适应证　胰岛素可用于治疗各型糖尿病,尤其是 1 型糖尿病,是其最重要的治疗药物。还可用于以下情况:重型、消瘦、营养不良患者及 2 型糖尿病经饮食控制和口服降血糖药治疗无效患者;也可用于糖尿病合并严重代谢紊乱(如酮症酸中毒、高渗性昏迷或乳酸酸中毒)、重度感染、消耗性疾病(如肺结核、肝硬化)、急性心肌梗死、脑血管意外患者以及糖尿病合并妊娠、分娩、大手术及细胞内缺钾患者。

2. 治疗方案　皮下注射或肌内注射 3~4 次/d。急症时采用静脉注射,注射剂量可按患者尿糖多少确定:一般 24 h 尿中每 2~4 g 糖须注射 1 个单位。早餐前用量最多,午餐前次之,晚餐前又次之,夜宵前用量最少。用药时须按照病情轻重给药:轻型糖尿病患者 5~10 单位/d;中型糖尿病患者 5~40 单位/d;重型糖尿病患者 100 单位/d,与葡萄糖 50~100 g 共同静脉注射。临床上还可以根据具体情况给予不同剂型的药物,见表 19-1。

表 19-1　胰岛素各种剂型的特点

| 类型 | 药物 | 给药时间 | 作用时间(h) | | | 适应证 |
			起效	高峰	维持	
短效	普通胰岛素	餐前 30 min 3~4 次/d	0.5~1	0.5	2~6	急救,中、重型糖尿病患者
	赖脯胰岛素	餐前 30 min 3 次/d	0.5~1	0.5	4~8	
中效	低精蛋白锌胰岛素	餐前 30 min 1~2 次/d	2~4	8~12	18~24	血糖波动大,不易控制患者
	珠蛋白锌胰岛素	餐前 60 min 1~2 次/d	2~4	6~10	12~18	
长效	精蛋白锌胰岛素	餐前 60 min 1 次/d	3~6	16~20	24~36	轻、中型糖尿病患者维持治疗
	特慢胰岛素	餐前 45 min 1 次/d	4~6	16~18	30~36	
单组分胰岛素	中性胰岛素	餐前 30 min 3 次/d	0.5~1	2~3	8	对其他胰岛素引起变态反应、脂肪萎缩和胰岛素抵抗的糖尿病患者
	重组胰岛素	早晚餐前 1 h	0.5	1~3	4~8	

（五）不良反应及注意事项

1. 不良反应

（1）低血糖 胰岛素用量过大或未按时进餐和体力活动较强时可产生低血糖反应，多出现在餐前或睡眠前。轻者出现饥饿感、出汗、心悸、乏力等症状，给予糖水或进食即可好转；重者出现烦躁、意识障碍、昏迷、休克等，应立即抢救。可给予 50% 葡萄糖注射液 40～60 mL 静脉注射，必要时静脉滴注高渗葡萄糖注射液。如低血糖持续较久，则须用胰高血糖素 1 mg 加入葡萄糖注射液 500 mL 中缓慢静脉滴注。

（2）慢性胰岛素过量（somogyi 反应） 胰岛素慢性过量，尤其晚餐前中效胰岛素过量，凌晨 2～3 时易发生低血糖，低血糖引发反调节激素如生长激素、肾上腺素、皮质激素、胰升糖素等激素分泌增加，使血糖增高，清晨出现高血糖，称低-高血糖反应，即 Somogyi 反应。如果清晨尿糖阴性或弱阳性，而尿酮体阳性，则提示夜间低血糖，应检测凌晨 2～3 时血糖，并减少晚餐前或睡前中效胰岛素用量。

（3）胰岛素水肿 糖尿病在未控制前常有失水、失钠、细胞外液减少。用胰岛素治疗，血糖控制后可发生水钠潴留而引起水肿，可能与胰岛素促进肾小管回吸收钠有关。一般多见于初次使用胰岛素后的 4～6 d，主要是面部和四肢水肿，继续使用一段时间后，多在 1～2 周后自行消失。

（4）屈光不正 在使用胰岛素治疗后血糖迅速下降，引起晶状体和玻璃体渗透压的改变，导致屈光不正。多见于初用胰岛素的患者，一般是暂时的，待血糖稳定后可自行消失。

（5）胰岛素抵抗 患者需要每日注射胰岛素 200 U 以上者，也有认为 100 U 以上就可认定为胰岛素抵抗。一般注射一个月左右就会产生对抗胰岛素的 IgG 抗体，与抗体结合的胰岛素无生物学活性。此现象可于数月至一年内自行消失。

2. 注意事项 ①极少数患者可产生胰岛素耐受，可能是感染、使用皮质激素或体内存在有胰岛素抗体等因素的作用，此时须更换用不同动物种属的制剂或加服口服降血糖药。②使用该药时应注意运动量、饮食，以便于更好地控制血糖。老年患者的各组织、器官结构功能发生变化，生理生化储备能力、调节功能和适应能力下降，在使用该药时更须注意肾上腺、垂体、甲状腺等病变或肝、肾疾病等造成低血糖。

3. 药物相互作用 ①糖皮质类固醇、促肾上腺皮质激素、胰高血糖素、雌激素、口服避孕药、肾上腺素、苯妥英钠、噻嗪类利尿药、甲状腺素等可不同程度地升高血糖，同用时应调整这些药或胰岛素的剂量。②口服降糖药与胰岛素有协同降血糖作用。③抗凝药、水杨酸盐、磺胺类药及抗肿瘤药甲氨蝶呤等可与胰岛素竞争和血浆蛋白结合，从而使血液中游离胰岛素水平增高。非甾体抗炎镇痛药可增强胰岛素降血糖作用。④β 受体阻断药如普萘洛尔可阻止肾上腺素升高血糖的反应，干扰机体调节血糖功能，与胰岛素合用时可增加低血糖的危险，而且可掩盖低血糖的症状，延长低血糖时间。合用时应注意调整胰岛素剂量。⑤升血糖药物如某些钙通道阻断药、可乐定、丹那唑、二氮嗪、生长激素、肝素、H_2 受体拮抗剂、大麻、吗啡、尼古丁、黄吡酮等可改变糖代谢，使血糖升高，因此，胰岛素同上述药物合用时应适当加量。

二、磺酰脲类

(一)药物分类

此类药物又称胰岛素分泌促进剂(insulin secretagogues)。目前临床上常用的磺酰脲类药物有格列苯脲(glibenclamide)、格列吡嗪(glipizide)、格列齐特(gliclazide)、格列喹酮(gliquidone)和格列美脲(glimepiride)等。

(二)药物作用及机制

此类药物由磺酰基和辅基组成。前者决定降糖作用,后者决定作用强度和持续时间。磺酰脲类药物是最早被广泛应用且应用时间最长的口服降血糖药物,且为目前临床控制2型糖尿病高血糖的主要用药。磺酰脲类可通过胎盘,刺激胎儿胰岛 β 细胞释放胰岛素;还可加强胰岛素与胰岛素受体的亲和力,增强周围组织中胰岛素受体作用。此外,此类药物能抑制果糖转化为葡萄糖,并能抑制肝糖释放减少肝糖输出。

(三)药动学特点

此类药物口服易吸收,食物和高血糖可抑制其吸收。不同药物体内过程不同,见表19-2。

表 19-2　磺酰脲类药物药动学特点及常用剂量

药物名称	$t_{1/2}$(h)	维持时间(h)	代谢形式	常用剂量
甲苯磺丁脲	4~6	6~10	肝代谢	500~3000 mg/次,2~3 次/d
氯磺丙脲	25~40	30~60	肾排泄	100~500 mg/次,1 次/d
醋磺己脲	4~10	12~18	肝代谢	250~1500 mg/次,1 次/d
格列本脲	4~8	12~24	肝代谢	2.5~15 mg/次,1~2 次/d
格列吡嗪	2~4	10~24	90%肝代谢	2.5~20 mg/次,1~2 次/d
格列美脲	2.7~3	24	肝代谢	1~8 mg/次,1~2 次/d
格列齐特	8~12	24	肝代谢	40~320 mg/次,1 次/d
格列喹酮	1.5	8	肝代谢	30~90 mg/次,1 次/d

(四)临床应用及疗效评价

主要用于单用饮食控制无效的胰岛功能尚存的2型糖尿病。亦可利用其与胰岛素有相加作用,用于对胰岛素有耐受性的患者,可减少胰岛素的用量。

(五)不良反应及注意事项

1. 不良反应　常见的不良反应有恶心、呕吐、消化不良、肝功能损害、粒细胞减少、皮疹等。胰岛功能几乎完全丧失的2型糖尿病及青少年起病的1型糖尿病患者,使用该药可加重胰岛功能的耗竭。

2. 注意事项　此类药物诱发低血糖的概率高于其他口服降糖药,长期使用刺激胰岛素分泌可引起高胰岛素血症,并有增加体重的倾向。感染、手术、严重肝肾功能不全者以及妊娠及哺乳期间不宜使用此类药物。

3. 药物相互作用　①此类药物有较高的血浆蛋白结合率,与保泰松、水杨酸钠、吲哚美辛、青霉素、双香豆素等竞争结合血浆蛋白,使游离药物浓度上升而引起低血糖反应。②糖皮质激素、噻嗪类药物、口服避孕药和氯丙嗪可降低此类药物的降血糖作用。

三、双胍类

(一)药物分类

临床上常用的双胍类药物有二甲双胍(metformin,甲福明)、苯乙双胍(phenformin,苯乙福明)、丁双胍(buformin)等。

(二)药物作用及机制

双胍类药物对不论有无胰岛 β 细胞功能的糖尿病患者均有降血糖作用,对正常人则无。此类药物作用靶点主要是激活腺苷酸活化蛋白激酶(amp-activated protein rinase, AMPK),有效调节糖代谢、脂肪代谢以及蛋白质代谢。主要作用机制是减轻胰岛素抵抗,提高胰岛素的靶器官例如骨骼肌、肝脏、脂肪组织等对胰岛素的敏感性。其重点作用的部位是在肝脏,通过抑制肝糖异生和肝糖输出、促进外周组织从血中摄取葡萄糖以及促进糖无氧酵解来达到降糖目的。此外,此类药物还能保护血管内皮细胞、减少炎症反应和氧化应激,降低血胆固醇、三酰甘油等作用。

(三)药动学特点

二甲双胍分为缓释制剂以及非缓释制剂。

本药非缓释制剂口服后由小肠吸收,生物利用度为 50% ~ 60%。口服 0.5 g 后 2 h,其血药浓度峰值约为 2 μg/mL。在胃肠道壁的浓度为血药浓度的 10 ~ 100 倍,在肾、肝和唾液内的浓度约为血药浓度的 2 倍。

本药缓释片口服后作用持续 24 h。与普通片相比,单次服用后,缓释片的相对生物利用度为 (101.7 ± 14.6)%, 血药浓度达峰时间为 (2.2 ± 0.3) h, C_{max} 为 (2.49 ± 0.38) μg/mL,平均驻留时间(4.69±0.76) h。

(四)临床应用及疗效评价

1. 适应证　适用于肥胖型 2 型糖尿病经饮食和运动疗法仍未达标患者;对于非肥胖型 2 型糖尿病患者与磺酰脲类药物联用以增强降糖效应;对于 1 型糖尿病患者与胰岛素合用可加强胰岛素作用,减少胰岛素用量。

2. 治疗方案　二甲双胍非缓释制剂开始一次 0.25 g,2 ~ 3 次/d,以后根据疗效逐渐加量,一般 1 ~ 1.5 mg/d,一日最大剂量不超过 2 g。其缓释片开始一次 0.5 mg,1 次/d,晚餐时服用,根据血糖和尿糖调整用量,一日最大量不超过 2 g。

(五)不良反应及注意事项

1. 不良反应　本类药物最严重的不良反应为诱发乳酸酸中毒,其他尚有食欲下降、恶心、腹部不适、腹泻、低血糖等不良反应。发生率较磺酰脲类高。

2. 禁忌证　禁用于肾病、严重肺病或心脏病患者。

四、餐时血糖调节药

临床上常用的餐时血糖调节药有瑞格列奈(repaglinide)和那格列奈(nateglinide),前者是苯甲酸类衍生物,后者是 D-苯丙氨酸衍生物。此类药物突出的优点可以模仿胰岛素的生理性分泌,有效控制餐后高血糖。其作用机制可能是通过与胰岛 β 细胞膜上的特异性受体结合,促进与受体耦联的 ATP 敏感性 K^+ 通道关闭,抑制 K^+ 外流,使 β 细胞膜去极化,开放电压依赖性 Ca^{2+} 通道,使 Ca^{2+} 内流增加而促进储存的胰岛素分泌。此类药物口服给药吸收迅速、1 h 内血浆药物浓度达峰值,血浆半衰期约为 1 h,这个特点允许多次餐前用药。临床用于 2 型糖尿病的治疗。因可有效改善餐后高血糖,被称为"餐时血糖调节剂"。常见不良反应有低血糖,视觉异常,腹痛、腹泻、恶心、呕吐和便秘等胃肠道反应及皮肤瘙痒、荨麻疹等过敏反应。怀孕期和哺乳期妇女、1 型糖尿病患者、C-肽阴性糖尿病患者、伴随或不伴随昏迷的糖尿病酮症酸中毒患者、严重肾功能不全患者禁用。

与二甲双胍合用会增加低血糖的发生概率,如果合并用药后仍发生持续高血糖,则不能再用口服降糖药控制血糖,而须改用胰岛素治疗。单胺氧化酶抑制剂、非选择性 β 受体阻滞剂、非甾体抗炎药、水杨酸盐、奥曲肽、乙醇及促合成代谢的激素可增强其降糖作用。口服避孕药、噻嗪类药物、皮质激素、达那唑、甲状腺激素和拟交感神经药可降低其降糖作用。

五、胰岛素增敏剂

(一)药物分类

胰岛素增敏剂(噻唑烷二酮类)代表药物有曲格列酮(troglitazone)、罗格列酮(rosiglitazone)、吡格列酮(pioglitazone)和恩格列酮(englitazone),但是环格列酮、恩格列酮、曲格列酮因不良反应已经退出市场。

(二)药物作用及机制

噻唑烷二酮类药物可改善胰岛素抵抗及降血糖作用的机制与竞争性激活核内过氧化物酶增殖体激活受体 γ(PPARγ),调节胰岛素反应性基因的转录有关。PPARγ 激活后可通过多个途径增强靶组织对胰岛素的敏感性,减轻胰岛素的抵抗,作用的发挥需要胰岛素存在,因而被称作胰岛素增敏剂。并且,此类药物可增加胰腺胰岛的面积、密度和胰岛中胰岛素的含量,降低血浆中游离脂肪酸水平,保护胰岛功能。

此类药物显著降低 2 型糖尿病患者的 TG,增加 TC 和 HDL-C 的水平。并且,抑制血小板聚集、炎症反应和内皮细胞的增生。

(三)药动学特点

噻唑烷二酮类药物口服后迅速吸收,生物利用度甚高,均经肝脏代谢。中、重度肝损害者,血药峰值及血药曲线下面积较健康人增加 2～3 倍,消除半衰期亦明显延长,故此类药物禁用于肝病及血清氨基转移酶明显升高者。

（四）临床应用及疗效评价

主要用于治疗 2 型糖尿病尤其是胰岛素抵抗的患者,增强内源性胰岛素的作用,患者须具有胰岛素分泌功能。

（五）不良反应及注意事项

本类药物具有良好的安全性和耐受性,低血糖反应发生率低。常见的不良反应为体重的增加和水肿,与胰岛素合用时更为明显。其他不良反应可见嗜睡、肌肉和骨骼疼痛、头痛、消化道反应等。用药期间应定期检查肝功能,如有肝功能明显损伤应立即停药。

六、α-葡萄糖苷酶抑制剂

（一）药物分类

临床上常用的 α-葡萄糖苷酶抑制剂类药物有阿卡波糖(acarbose)、伏格列波糖(voglibose)和米格列醇(migltol)。

（二）药物作用及机制

α-葡萄糖苷酶抑制剂可在小肠上皮刷状缘竞争性抑制 α-葡萄糖苷酶,从而抑制寡糖分解为单糖,减少淀粉、糊精和双糖在小肠中的吸收,控制餐后血糖的升高。单独使用不引起低血糖,也不影响体重,长期使用可改善血脂,降低血浆胰岛素和 C 肽水平,改善机体胰岛素敏感性。

（三）药动学特点

口服吸收甚微,其原形生物利用度仅为 1% ~2%,血浆 $t_{1/2}$ 为 4 h 左右,主要在肠道降解或以原形方式随粪便排泄。

（四）临床应用及疗效评价

1. 适应证 临床上用于各型糖尿病,通常与口服降血糖药或胰岛素合用。也可单用于老年患者或餐后明显高血糖的患者。

2. 治疗方案 阿卡波糖 50 ~ 100 mg/次,餐前服用,3 次/d;伏格列波糖,0.2 mg/次,餐前服用,3 次/d;米格列醇,25 ~ 100 mg/次,餐前服用,3 次/d。

（五）不良反应及注意事项

1. 不良反应 由于本类药物阻碍碳水化合物在肠道分解和吸收,使之滞留时间延长,因而导致细菌酵解产气增加,可出现肠道多气、腹痛、腹泻等不良反应。偶有红斑、皮疹和荨麻疹等皮肤过敏反应。

2. 注意事项 ①用药期间患者应遵医嘱调整剂量,如果患者在服药 4 ~ 8 周后疗效不明显,可以增加剂量。②如果患者坚持严格的糖尿病饮食仍有不适时,就不能再增加剂量,有时还需要适当减少剂量。③孕妇及哺乳期妇女不宜使用,对阿卡波糖过敏患者、酸中毒或酮症患者、有明显消化和吸收障碍的慢性胃肠功能紊乱患者及肝肾功能损害的患者禁用。

3. 药物相互作用 ①抗酸药、考来烯胺、肠吸附剂及含消化酶的药物可减低本品的作用,应避免同时服用。②与磺酰脲类药物、二甲双胍或胰岛素合用时,血糖可能下降至低血糖的水平,则须减少药物剂量。③服用此类药期间避免同时服用抗酸剂、消胆胺、肠道吸附剂和消化酶类制剂,以免影响疗效。④合用新霉素可使餐后血糖更为降低,并使胃肠反应加剧。

七、其他新型降血糖药

随着人们对糖尿病及新型降血糖药研究的不断深入,目前已取得重要进展。最近某些作用于新靶分子的降血糖药(即新型降血糖药)已经上市,为糖尿病患者的治疗提供了更新的用药选择。

（一）以胰高血糖素样肽-1 为作用靶点的药物

胰高血糖素-1(glucagon-like peptide 1,GLP-1)是一种肠促胰素,由肠道 L 细胞分泌。GLP-1 由胰高血糖素原基因表达,此基因中胰岛 A 细胞的重要表达产物是胰高血糖素,而中肠黏膜 L 细胞表达的为 GLP-1。GLP-1 的主要药理作用:①以葡萄糖依赖的方式作用于胰岛 B 细胞,促进胰岛素基因的转录,使胰岛素的合成和分泌增加;②刺激 B 细胞的增殖和分化,抑制凋亡,增加胰岛 B 细胞的数量;③强烈抑制胰岛 A 细胞的胰高血糖素分泌;④促进胰岛 D 细胞生长抑素分泌,而生长抑素又作为旁分泌激素参与抑制胰高血糖素的分泌;⑤抑制食欲与摄食;⑥延缓胃内物排空等。然而,GLP-1 在体内可迅速被二肽基肽酶Ⅳ(dipeptidyl peptidase Ⅳ,DPP-Ⅳ)降价而失去生物活性,$t_{1/2}$ 不到 2 min,这大大限制了其临床应用。因此,最近上市的长效GLP-1受体激动剂为 NIDDM 的治疗提供了更新的用药选择。

依克那肽

长效 GLP-1 受体激动剂。它最初由赫拉毒蜥的唾液中发现,与人的 GLP-1 同源性为 53%,半衰期约 10 h,主要生物学作用与 GLP-1 相同。

（1）药物作用及机制　通过长效激动 GLP-1 受体,以依赖于血糖增高的方式发挥其作用。

（2）临床应用及疗效评价　①适应证:适用于采用二甲双胍、硫酰脲类抑制剂,或两种药物联合治疗达不到目标血糖水平的患者。该药能在不引起低血糖和增加体重风险的基础上治疗 2 型糖尿病。②治疗方案:皮下注射,剂量视病情而定,2 次/d(通常在早晨和晚餐之前)。

（3）不良反应及注意事项　最常见的不良反应是胃肠反应如恶心、呕吐、腹泻等,一般为轻度到中度,通常随继续用药而减轻。其禁忌证包括严重的胃肠道疾病和明显的肾功能不全(肌酐清除率小于 30 mL/min)。

（二）胰淀粉样多肽类似物

醋酸普兰林肽(pramlintide acetate)是胰淀粉样多肽(胰淀素,淀粉不溶素)的一种合成类似物,与内源性胰淀粉样多肽有着相同的生物学功能,也是至今为止继胰岛素之后第二个获准用于治疗 1 型糖尿病的药物。普兰林肽与胰淀粉样多肽的氨基酸序列差异表现在前者第 25、28 和 29 位上由脯氨酸所替代,较好地克服了天然胰淀粉样多肽不稳定、易水解、黏稠性大、易凝集的缺陷。研究证实,普兰林肽可以延缓葡萄糖的吸收,抑制胰高血糖素的分泌,,减少肝糖生成和释放,因而具有降低糖尿病患者体内血糖波动频率和别的幅度,改善总体血糖控制的作用。普兰林肽绝对生物利用度为 30% ~ 40%,达峰时间约为 20 min,$t_{1/2}$ 约为 50 min。普兰林肽主要经肾脏代谢和排泄,其代谢产物为脱赖氨酸普兰林肽。主要用于 1 型和 2 型糖尿病患者胰岛素治疗的辅助治疗,但不能替代胰岛素。

普兰林肽不可用于胰岛素治疗依从性差、自我检测血糖依从性差的患者。当开始应用普兰林肽后,为防止发生低血糖的危险应增加监测血糖的次数,降低餐时胰岛素给药剂量。为减少胰岛素对其药代动力学的影响,两者最好不要放置在同一注射器或在同一注射部位给药。其他不良反应有关节痛、咳嗽、头晕、疲劳、头疼及咽炎等。

(三)钠-葡萄糖协同转运蛋白 2(SGLT2)抑制剂

达格列净

达格列净是由百时美施贵宝和阿斯利康公司联合开发的一种新型的抗糖尿病药物,是第 1 个获准上市用于治疗 2 型糖尿病的 SGLT2 抑制剂,可作为糖尿病药物治疗中的重要选择。

1.药物作用及机制　肾功能正常的成人每日大概经肾小球滤过 180 g 的葡萄糖,几乎全部的葡萄糖在肾小管被重吸收,该过程由钠-葡萄糖协同转运蛋白(SGLTs)实现。SGLT1 主要介导胃肠道内葡萄糖的重吸收,同时可以负责肾脏内约 10% 的葡萄糖重吸收。SGLT2 是一种低亲和力、高容量的转运载体,在肾小管近曲小管细胞刷状缘近 S1 段特异表达,介导了 90% 滤过葡萄糖的重吸收。达格列净选择性和强效地抑制 SGLT2,阻断近曲小管对葡萄糖的重吸收,增加葡萄糖在尿液中的排泄,从而降低血糖,这种降糖机制不依赖胰岛素的作用。

2.药动学特点　达格列净口服后快速吸收,达峰时间 T_{max} 为 1 ~ 2 h,蛋白结合率为 91%,口服生物利用度约为 78%,血浆终末半衰期为 12.9 h。口服后,药物主要在肝脏经尿苷二磷酸葡萄糖苷酸基转移酶 1A9(UGT1A9)代谢为无活性的代谢物,较小部分经 P450 酶代谢,对 P450 酶没有抑制或诱导作用。药物原型和相关代谢物 75% 经尿排泄,21% 经粪便排泄。本品与高脂食物同时服用与空腹服用相比,T_{max} 延长 1 倍,但是吸收程度没有影响,因此可与食物同服。中度和重度肾功能不全者不推荐使用达格列净,重度肝功能不全患者需要减少使用剂量。

3.临床应用及疗效评价

(1)适应证　达格列净作为单药治疗或与二甲双胍、格列美脲、吡格列酮、胰岛素等药物联合治疗,能有效控制血糖和减轻体重,发生低血糖的风险较低。

(2)治疗方案　本品为口服长效制剂,推荐剂量为 10 mg/d。

4.不良反应及注意事项

(1)不良反应　常见的不良反应有低血糖、多尿、背部疼痛、生殖器感染、尿路感染、血脂异常和血细胞比容增加等。

(2)药物相互作用　本品主要在肝脏经 UGT1A9 代谢,是 P 糖蛋白的底物,研究证实达格列净的药动学特征并未被二甲双胍、吡格列酮、西格列汀、格列美脲、伏格列波糖、辛伐他汀、缬沙坦、华法林、地高辛等改变,达格列净对上述药物的血药浓度不产生具有临床意义的影响。利福平可以降低达格列净22%的体内暴露量,甲芬那酸可以增加51%的体内暴露量,但是对24 h尿糖排泄无临床意义的影响。

第二节　甲状腺激素和抗甲状腺药

甲状腺激素是指由甲状腺所分泌的激素,它是维持机体新陈代谢、促进生长发育所必需的激素。甲状腺激素主要包括甲状腺素和三碘甲状腺原氨酸。甲状腺激素的生理作用十分广泛,影响机体的生长发育、组织分化、物质代谢,并涉及神经系统、心脏等多种器官、系统的功能。

甲状腺功能亢进,简称甲亢,是由多种原因引起的甲状腺功能增强,甲状腺激素分泌过多所产生的一种机体神经、循环及消化等多系统的高代谢症候群;治疗甲亢的药物称为抗甲状腺药,临床上常用药以硫脲类化合物为主,其他治疗药物还包括碘化物、放射性碘及β肾上腺素受体阻断药。分泌过少会引起甲状腺功能减退,需要用甲状腺激素治疗。

一、甲状腺激素

(一)药物分类

临床上常用的甲状腺激素包括甲状腺素(thyroxine,T_4)和甲状腺原氨酸(thyronine,T_3)。

(二)药物作用及机制

甲状腺激素可以促进蛋白质合成、调控生长发育,促进物质代谢,促进中枢神经系统的发育和大脑皮层的成熟。

(三)药动学特点

口服易吸收,T_3及T_4的生物利用度分别为50%~75%及90%~95%,与血浆蛋白结合率均高达99%以上。但T_3与蛋白质的亲和力低于T_4,其游离量可为T_4的10倍。T_3作用快而强、维持时间短,血浆$t_{1/2}$为2 d;T_4则作用慢而弱、维持时间长,血浆$t_{1/2}$为5 d。主要在肝、肾线粒体内脱碘,并与葡萄糖醛酸或硫酸结合而经肾排泄。甲状腺激素可通过胎盘和进入乳汁,因此妊娠和哺乳期应慎用。

(四)临床应用及疗效评价

1. 适应证　主要用于防治黏液性水肿、克汀病及其他甲状腺功能减退症,如基础代谢率过低的肥胖病及习惯性流产等;也用于治疗单纯性甲状腺肿,减轻甲状腺功能亢进患者服用抗甲状腺药后的突眼、甲状腺的肿大及防止甲状腺功能低下。此外,该药对乳腺癌、卵巢癌也有一定的疗效。

2. 治疗方案　①治疗黏液性水肿时,口服首次剂量15~30 mg/d,以后逐渐增加至90~180 mg/d;病情稳定后,改用维持剂量60~120 mg/d。②治疗呆小病的口服剂量8~

15 mg/d(1 岁以内),20～45 mg/d(1～2 岁),30～120 mg/d(2 岁以上),均分 3 次服用。③治疗单纯性甲状腺肿,口服首次剂量 60 mg/d,以后逐渐增至 120～160 mg/d。④甲状腺素的口服替代疗法剂量为 150～300 μg/d,三碘甲状腺原氨酸作用比甲状腺素强,一般不作常规替代疗法的首选药物,剂量为 50～100 μg/d。

（五）不良反应及注意事项

1. 不良反应　甲状腺激素过量时可出现心悸、震颤、多汗、体重减轻、失眠等甲亢症状,重者可出现腹泻、呕吐、发热、心律失常、心绞痛、心力衰竭等。一旦出现上述现象应立即停药,用 β 受体阻断剂对抗,停药一周后再从小剂量开始应用。

2. 注意事项　非甲状腺功能低下性心力衰竭、快速性心律失常及近期出现心肌梗死的患者、各种原因引起的甲状腺功能亢进者禁用。老年患者慎用,从小剂量开始,缓慢增加服用剂量。对合并冠心病、心力衰竭或快速心律不齐的患者,必须避免轻度甲亢症状。如果患者开始治疗后首次出现心绞痛症状,则应在密切观察心脏疾病的同时考虑停止替代治疗。继发于垂体疾病的甲状腺功能减退症,必须确定是否合并肾上腺皮质功能不全,如果存在时,首先必须给糖皮质激素治疗。

3. 药物相互作用　①甲状腺激素可增加抗凝剂如双香豆素的抗凝作用。②与三环类抗抑郁药合用时,两类药的作用及毒副作用均有所增强。③考来烯胺或考来替泊可以减弱甲状腺激素的作用,两类药伍用时,应间隔 4～5 d 服用,并定期测定甲状腺功能。β 肾上腺素受体阻滞剂可减少外周组织 T_4 向 T_3 的转化,合用时应注意。

二、硫脲类

（一）药物分类

临床上常用的硫脲类药物包括硫氧嘧啶和咪唑类。硫氧嘧啶类包括丙硫氧嘧啶(propylthiouracil)、甲硫氧嘧啶(methylthiouracil);咪唑类包括甲巯咪唑(methimazole,他巴唑)、卡比马唑(carbimazole,甲亢平)等。

（二）药物作用及机制

甲状腺激素由甲状腺球蛋白的酪氨酸残基经碘化、耦联而成,是维持机体正常代谢、促进生长发育所必需的激素。此类药物抑制甲状腺细胞内的过氧化酶作用,同时抑制组织内碘离子的氧化、酪氨酸的碘化及耦联,阻碍了甲状腺激素的合成。并且,此类药物还可以抑制外周组织的 T_4 转化为 T_3,迅速控制血清中生物活性强的 T_3 水平。此类药物还有免疫抑制作用,对自身免疫机制引发的甲状腺功能亢进也有一定的治疗作用。

（三）药动学特点

此类药物口服吸收迅速,血浆蛋白结合率 75%,主要在肝脏分解代谢,可通过胎盘和进入乳汁,体内过程见表 19-3。

（四）临床应用及疗效评价

(1)适用于甲状腺功能亢进症者,尤其适用于病情较轻,甲状腺轻、中度肿大,不宜手术和放射性碘治疗患者及甲状腺手术后复发患者。

表 19-3　硫脲类药物药动学特点及常用剂量

药物名称	血浆蛋白结合率	$t_{1/2}(h)$	维持时间(h)	常用剂量
丙硫氧嘧啶	70%	8.5	12~20	首次剂量 100~150 mg/次,维持剂量 15~50 mg/次
甲硫氧嘧啶	75%~80%	1~2	15~24	首次剂量 100~150 mg/次,维持剂量 40~60 mg/次
甲巯咪唑	70%~80%	3	16~24	首次剂量 5~10 mg/次 维持剂量 5~15 mg/次
卡比马唑	80%	9~12	24~48	首次剂量 10~15 mg/次 维持剂量 5~10 mg/次

（2）在需要进行甲状腺次全切的患者,为减少麻醉和手术后并发甲状腺危象,术前服用此类药物。

（3）可以用作甲状腺危象的辅助治疗药物。

（五）不良反应及注意事项

1. 不良反应　①头痛、眩晕、关节痛、唾液腺和淋巴结肿大及胃肠道反应如厌食、腹痛、恶心、呕吐等。②过敏反应,皮疹、药热等,有的皮疹可发展为剥落性皮炎。③粒细胞缺乏症,最严重的不良反应,故用药期间应定期检查血常规,白细胞数低于 $4 \times 10^9/L$ 或中性粒细胞低于 $1.5 \times 10^9/L$ 时,应及时停药或调整用药。

2. 药物相互作用　①此类药物可增加口服抗凝药的抗凝作用。②磺胺类、对氨基水杨酸、保泰松、巴比妥类、酚妥拉明、妥拉唑林、维生素 B_{12}、磺酰脲类等都有抑制甲状腺功能和致甲状腺肿大的作用。③高碘食物或药物的摄入可使甲亢病情加重,使抗甲状腺药需要量增加或用药时间延长,故在服用此类药物前应避免服用碘剂。

三、碘及碘化物

临床上常用的有碘化钾和复方碘溶液,碘和碘化物是治疗甲状腺疾病最古老的药物。

碘化钾

（一）药物作用及机制

碘化钾是广泛使用的无机碘剂。小剂量碘可补充生理需要量,纠正因缺碘造成的甲状腺肿大,并可抑制促甲状腺激素的分泌,从而可用于防止地方地方性甲状腺肿。大剂量碘不仅可以抑制甲状腺激素的合成和释放,还抑制过氧化物酶,阻止酪氨酸碘及碘化酪氨酸的缩合过程,可用于治疗甲状腺危象。此外,碘还能使增生的甲状腺血液供应减少,从而使甲状腺体积缩小、质地变硬,有利于甲状腺功能亢进症手术的成功。

（二）药动学特点

本药口服后,在胃肠道吸收迅速而完全。在血液中碘以无机碘离子形式存在,由肠道吸收的碘约30%被甲状腺摄取。本药可以通过胎盘进入胎儿体内。主要经肾脏排出,少量从乳汁和粪便中排出,极少量由皮肤、呼吸道排出。

（三）临床应用及疗效评价

1.适应证　主要用于地方性甲状腺肿的预防和治疗、甲状腺功能亢进症的术前准备、治疗甲状腺危象。

2.治疗方案　①治疗地方性甲状腺肿,口服碘化钾 15 mg/d,20 d 为一疗程,隔 3 个月再服一疗程;或口服复方碘溶液 0.1~0.5 mL/d,2 周为一疗程。②预防地方性甲状腺肿,根据当地缺碘情况而定,一般 100 μg/d。③甲状腺手术前 10~14 d 开始口服复方碘溶液 0.1~0.3 mL/次,3 次/d。④防治甲状腺功能亢进症危象时可用 2~4 mL 碘化物加到 10%葡萄糖溶液中静脉注射,危象缓解后立即停药。

（四）不良反应及注意事项

1.不良反应　①一般反应:腹痛、腹泻、恶心、呕吐等胃肠道反应,口腔、咽喉部烧灼感、口内金属味、唾液分泌增多等。②过敏反应:血管性水肿、皮肤红斑或风团等,一般停药后可消退。③免疫系统:淋巴结肿大。④心血管系统:嗜酸性粒细胞增多。

2.注意事项　急性支气管炎、肺水肿、甲状腺功能亢进症、肾功能受损者慎用,活动性肺结核患者、对碘化物过敏者应禁用。

3.药物相互作用　①与抗甲状腺药物合用,有可能致甲状腺功能减退和甲状腺肿大。②与血管紧张素转化酶抑制剂及保钾利尿剂合用时,易致高钾血症,表现为神志模糊、心律失常、手足麻木刺痛、下肢沉重无力。③与锂盐合用时,可能引起甲状腺功能减退和甲状腺肿大。④与^{131}I合用时,将减少甲状腺组织对^{131}I的摄取。

四、放射性碘

（一）药物作用及机制

临床上常用的放射性碘是^{131}I,主要产生 β 射线（99%）和 γ 射线（1%）。^{131}I 的血浆 $t_{1/2}$ 为 8 d,8 周内能消除99%以上,如果甲状腺摄碘能力较低,4 h 内小于放射量的20%则不应采用^{131}I治疗。β 射线在组织内射程仅 2 mm,辐射损伤只限于甲状腺内,可以破坏甲状腺组织,尤其对于敏感的增生细胞,很少影响周围组织。

（二）药动学特点

试验前两周停用一切可能影响碘摄取和利用的食物和药物,试验当日空腹服用小剂量^{131}I,服药后 1 h、3 h、24 h 分别测定甲状腺的放射性,计算摄碘率;甲状腺功能亢进时,3 h 摄碘率超过30%~50%,24 h 超过45%~50%,摄碘高峰前移;反之,摄碘率低,摄碘量最高不超过15%,高峰在 24 h 以后。

（三）临床应用及疗效评价

1.适应证　甲状腺功能亢进的治疗:^{131}I适用于不宜手术或手术后复发及硫脲类药物无效或过敏者;甲状腺癌:可用碘（^{131}I）化钠胶囊和口服溶液制剂等新的放射性治疗产品进行治疗。

2.治疗方案　根据甲状腺组织重量和甲状腺 ^{131}I 摄取率计算剂量,一般主张每克甲状腺组一次给予 3.0 MBq 的 ^{131}I。对于病情较重、甲状腺明显肿大(>100 g)或患心脏病者,先用甲巯咪唑控制症状,注意此时不宜用丙硫氧嘧啶,因为停药后它会在数周或数月内抑制甲状腺摄取 ^{131}I,而甲巯咪唑的这种抑制作用在 24 h 后消失。待症状减轻后,5～7 d 后给予 ^{131}I,这类患者的 ^{131}I 的治疗量应当增大至每克甲状腺组织 3.75～5.60 MBq。治疗后 2～4 周症状减轻,甲状腺缩小;6～12 周甲状腺功能恢复至正常。80% 患者可以一次治愈,未治愈者 6 个月后进行第二次治疗。

(四)不良反应及注意事项

1.不良反应　偶见甲状腺功能减退、放射性甲状腺炎,对于个别患者可诱发甲状腺危象,有时可加重浸润性突眼。

2.禁忌证　重症浸润性突眼;严重心脏、肝、肾衰竭或活动性结核;甲状腺危象。如果放射剂量过大引起甲状腺功能低下,可补充甲状腺激素对抗;年龄 25 岁以下及妊娠、哺乳期妇女禁用。

五、β 受体阻断剂

常用的 β 受体阻断剂普萘洛尔、美托洛尔等是治疗甲亢及甲状腺危象的辅助治疗药物,可以减轻甲亢患者交感-肾上腺系统兴奋症状如焦虑震颤、心率加快、心肌收缩力增强等,还可以抑制甲状腺激素的分泌。本类药物不干扰硫脲类药物对甲状腺的作用,若与硫脲类药物合用则疗效迅速而显著。口服吸收迅速完全,口服 1.5 h 左右血药浓度达到峰值,维持 1～2 h,吸收率大于 90%,但肝脏代谢率达 95%,首过效应为 25%～60%,故生物利用度仅为 40%～75%。血浆 $t_{1/2}$ 为 3～4 h,在肝内代谢,代谢产物经尿排出。可透过血脑屏障和胎盘,也可从乳汁分泌。

临床上主要用于甲状腺功能亢进、甲状腺术前准备及甲状腺危象的辅助治疗。口服剂量 10～20 mg/次,3 次/d;控制甲状腺危象常用剂量 20～80 mg/次,每 4～6 h/次;术前准备 20～40 mg/次,每 6 h/次,直到手术日清晨,术后须继续用药,根据病情逐渐减量,病情稳定后 1 周停药。

常见不良反应有恶心、胃痛、便秘、腹泻等消化道症状及头痛、多梦、失眠等神经系统症状。偶有关节痛、瘙痒、耳聋、眼痛等不良反应。少见心率减慢、传导阻滞、血压降低、外周血管痉挛。β 受体阻滞剂可引起胎儿和新生儿心动过缓,因此在妊娠或分娩期间不宜使用。该药常与甲状腺激素、硫脲类药物合用治疗甲亢。

◎ 小　结

治疗糖尿病的药物主要有胰岛素,磺酰脲类促胰岛素分泌剂格列吡嗪、格列齐特、格列美脲,双胍类口服降糖药二甲双胍,餐时血糖调节药瑞格列奈,胰岛素增敏剂罗格列酮、吡格列酮,葡萄糖苷酶抑制剂阿卡波糖。治疗甲状腺肿的药物有甲状腺激素;抗甲状腺药物有硫氧嘧啶类,碘及碘化物、复方碘溶液、放射性碘、普萘洛尔等。

　　治疗糖尿病应遵循早期治疗、长期治疗、综合治疗、治疗措施个体化的原则,使患者血糖达到或接近正常水平,纠正代谢紊乱,消除糖尿病症状,防止并发症。对于1型糖尿病患者,在教育、监测血糖、控制饮食、体育锻炼的基础上,须长期甚至终身服用胰岛素,治疗期间可联合使用双胍类和α-葡萄糖苷酶抑制剂。对于2型糖尿病患者,在教育、监测血糖的基础上进行饮食控制和体育锻炼,若不能有效降低血糖则需药物治疗。对于肥胖的2型糖尿病患者,可选择胰岛素和双胍类药物联合使用,必要时加用磺酰脲类药物和(或)α-葡萄糖苷酶抑制剂。对于非肥胖或者消瘦的2型糖尿病患者,可选择胰岛素和磺酰脲类药物联合使用,必要时加用瑞格列奈和(或)双胍类药物。对于出现严重并发症及严重消瘦患者,须加大胰岛素用量。

◎思考题

1. 临床上常用的降糖药有哪几类,其用药原则及注意事项有哪些?
2. 简述不同剂型胰岛素的药动学特点。
3. 简述胰岛素的临床应用、不良反应及注意事项。
4. 简述磺酰脲类药物的临床应用、不良反应及注意事项。
5. 简述临床上治疗甲状腺功能减退的药物作用机制及临床应用。
6. 临床上治疗甲亢的药物有哪几类,其用药原则及注意事项有哪些?
7. 抗甲状腺药物的种类,简述其临床应用、不良反应及注意事项。

（河南省医药科学研究院　张　艳）

第二十章 抗炎免疫药的临床用药

第一节 概述

炎症是具有血管系统的活体组织对损伤因子所发生的复杂防御反应。炎症是机体细胞和组织损伤、抗损伤和修复三位一体的综合过程。引起炎症的因子包括物理性因子、化学性因子、生物性因子、组织坏死及变态反应。炎症的基本病理变化包括变质、渗出和增生，局部表现为红、肿、热、痛和功能障碍。炎症局部发红和发热是由于局部血管扩张、血流加快所致；局部肿胀与局部炎症性充血及液体、细胞成分渗出有关；渗出物的压迫和炎症介质的作用可引起疼痛；在此基础上可进一步引起局部组织脏器的功能障碍。炎症的全身急性期反应包括发热、嗜睡、厌食、肌肉蛋白降解加速、补体和凝血因子合成增多，以及末梢血白细胞数目的改变。急性炎症持续时间短，以渗出病变为主，炎症细胞浸润以中性粒细胞为主；慢性炎症持续时间长，病变以增殖性变化为主，炎症细胞浸润以淋巴细胞和单核细胞为主。参与急性炎症过程的化学因子称为炎症介质，主要炎症介质的作用见表 20-1。

表 20-1 主要炎症介质的作用

功能	炎症介质种类
血管扩张	组胺、缓激肽、PGE_2、PGD_2、PGF_2、PGI_2、NO
血管通透性增加	组胺、缓激肽、P 物质、活性氧代谢产物、C3a、C5a、LTC_4、LTD_4、LTE_4、PAF
趋化作用	C5a、LTB_4、细菌产物、中性粒细胞阳离子蛋白、细胞因子（IL-8）
发热	PGs、细胞因子（IL-1、IL-6 和 TNF）
疼痛	缓激肽、PGE_2
组织损伤	溶酶体酶、氧自由基、NO

抗炎免疫药按药物化学结构及药理作用特点分为非甾体类抗炎药（nonsteroidal anti-inflammatory drugs, NSAIDs）、甾体类抗炎药（steroidal anti-inflammatory drugs, SAIDs）和疾病调修药（disease-modifying drugs, DMDs）。

1. 非甾体类抗炎药（NSAIDs） NSAIDs 的临床应用非常广泛，具有解热镇痛和抗炎作用，主要用于免疫炎症疾病的对症治疗，该类药物只能治标，不能治本，对疾病的基本过程无明显影响,难以阻止疾病的继续发展。此类药物的作用机制为抑制环加氧酶(cyclo-oxygenase, COX)的活性,减少 PG 的合成,抑制多种细胞因子的分泌,抑制炎症细胞的聚集、激活和趋化。

2.甾体抗炎免疫药(SAIIDs)　具有强大的抗炎作用和一定的免疫抑制作用,其作用是阻止炎症细胞向炎症部位集中,抑制炎性因子的释放,并抑制 T、B 淋巴细胞的增殖和分化。由于其严重的不良反应,故一般认为甾体抗炎免疫药在临床上不作为相对较轻的炎症免疫性疾病的常规治疗药,却是治疗一些严重疾病如多发性肌炎、皮肌炎、系统性红斑狼疮、危重病例、病情急剧恶化、急性危象的首选药物。

3.疾病调节修饰药(DMDs)　该类药物广泛用于炎症免疫性疾病、慢性肾病、移植排斥反应,肿瘤等的治疗,其本身无直接抗急性炎症作用,更多影响疾病的基本过程,起效慢,用药数月或数周后,炎症的症状逐渐减轻,连续服用、长时间可获得较稳定的疗效,该类药物多存在严重的不良反应。

第二节　临床常用的抗炎免疫药

一、非甾体类抗炎药

(一)非甾体类抗炎药的分类

非甾体类抗炎药可按照两种方式进行分类:

1.按化学结构分类　包括羧酸类(如水杨酸类、吲哚美辛、布洛芬等)、磺酰苯胺类(如尼美舒利)、萘丁酮类(如萘丁美酮)、吡唑酮类(如保泰松)、烯醇酸类(如吡罗昔康、美洛昔康)、二芳基吡唑类(如塞来昔布)、二芳基呋喃酮类(如罗非昔布)等。

2.按对 COX 的选择性分类　包括选择性 COX-1 抑制剂(如低剂量阿司匹林)、非选择性 COX-1 抑制剂(如吲哚美辛、吡罗昔康、双氯芬酸)、选择性 COX-2 抑制剂(如尼美舒利、美洛昔康)及高度选择性 COX-2 抑制剂(如塞来昔布、罗非昔布、帕瑞昔布)。

NSAIDs 对 COX-1 和 COX-2 作用的比较见表 20-2。

表 20-2　NSAIDs 对 COX-1 和 COX-2 抑制作用 IC_{50} 的比较(IC_{50}：$\mu mol/L$)

药物	IC_{50}(COX-1)	IC_{50}(COX-2)	IC_{50}(COX-2)/ IC_{50}(COX-1)
吡罗昔康	0.0015	0.906	600
阿司匹林	1.6	277	173
吲哚美辛	0.028	1.68	68
布洛芬	4.8	72.8	15.2
氟比洛芬	0.082	0.102	1.25
美洛昔康	0.214	0.171	0.80

续表 20-2

药物	$IC_{50}(COX-1)$	$IC_{50}(COX-2)$	$IC_{50}(COX-2)/IC_{50}(COX-1)$
双氯芬酸	1.57	1.10	0.70
萘普生	9.5	5.0	0.58
萘丁美酮	7.0	1.0	0.143
尼美舒利	>10	0.07	<0.07
塞来昔布	15	0.04	0.0027
罗非昔布	15	0.018	0.0012
帕瑞昔布	170	0.0005	<0.00001

（二）非甾体类抗炎药的抗炎作用机制

NSAIDs 的抗炎作用机制是抑制环加氧酶 COX（前列腺素合成酶），阻止花生四烯酸转化为 PG，见图 20-1。

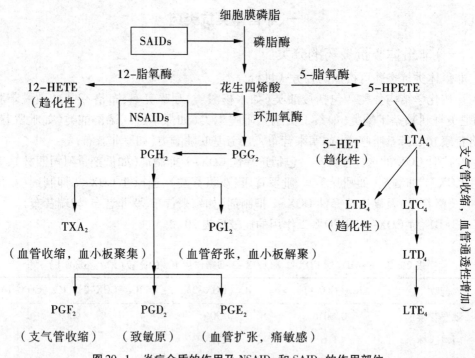

图 20-1　炎症介质的作用及 NSAIDs 和 SAIDs 的作用部位

COX 有两种同工酶：COX-1 和 COX-2。COX-1 为结构酶，其底物 PG 主要参与调节机体的生理功能，如胃壁 COX-1 产生的各种前列腺素有促进胃壁血流、分泌黏液和碳酸氢盐以中和胃酸、保护胃黏膜不受损害及维持胃正常功能；COX-2 为诱导酶，在细胞因子和有丝分裂原等的诱导下被激活，其底物 PG 参与炎症过程。

NSAIDs 对 COX-1 和 COX-2 的作用不同是其药理作用和不良反应不一致的原因之一。抑制 COX-1 可导致胃肠道、肾的不良反应;抑制 COX-2 则发挥抗炎、镇痛作用。目前临床上更倾向于应用对 COX-2 高度选择性的抑制剂,以减少胃肠道、肾的不良反应,如塞来昔布(celecoxib)、帕瑞昔布(parecoxib)和氯美昔布(lumiracoxib)等是选择性较高的 COX-2 抑制剂。

(三)非甾体类抗炎药的不良反应

NSAIDs 因抑制前列腺素的生理作用,不良反应较多。尤其是长期大剂量应用治疗风湿病等慢性疾病时,不良反应发生率更高。常见的不良反应如下:

1. 胃肠道损伤　为 NSAIDs 最常见的不良反应。主要表现为胃肠道黏膜损伤、胃和十二指肠溃疡、出血甚至穿孔。有资料显示,由 NSAIDs 引起的上消化道损伤是未用者的 2.7 倍。服用 NSAIDs 患者的出血发生率为 0.33%,出血量随剂量和疗程增加而增加。服用 NSAIDs 治疗关节炎的患者出现胃黏膜损伤,溃疡发生率是未服用 NSAIDs 患者的 5~10 倍。服用 NSAIDs 患者与消化性溃疡有关的死亡危险性是未用 NSAIDs 者的 2 倍。流行病学显示,NSAIDs 引起的胃肠道损伤与年龄相关,60 岁以下的危险度为 1.7;60 岁以上为 5.5,是前者的 3.4 倍。在此类药中, 布洛芬风险最低,吡罗昔康风险最高,而萘普生、双氯芬酸和舒林酸的风险与阿司匹林相同, 居于两者之间。

2. 肾损害　NSAIDs 抑制肾脏 PG 合成,使肾血流量减少,肾小球滤过率下降,从而导致肾功能下降。NSAIDs 对肾脏的损害表现为急性肾功能衰竭、肾病综合征、肾乳头坏死、水肿和低血钠及高血钾等。如吲哚美辛可致急性肾衰竭和水肿,布洛芬、萘普生可致肾病综合征,酮洛芬偶可致膜性肾病。

3. 肝损害　几乎所有的 NSAIDs 药物均可导致肝损害,从轻度的肝酶升高到严重的肝细胞坏死都可能发生。急性肝损害的表现以乏力、食欲下降、萎靡不振、恶心及黄疸为主。胆管损害时以明显的黄疸和瘙痒为主要表现。血生化的改变与急性病毒性肝炎类似,ALT 和 AST 升高较突出,可达正常值的数倍至数十倍。对乙酰氨基酚大剂量长期使用可致严重肝毒性,尤以肝坏死最常见。尼美舒利可致急性肝炎、重症肝损害及急性胆汁淤积型肝炎等。

4. 对血液系统的影响　NSAIDs 均可抑制血小板聚集,使出血时间延长。长期使用 NSAIDs 可致胃肠出血。阿司匹林可致缺铁性贫血、溶血性贫血、粒细胞和血小板减少;保泰松、布洛芬、吲哚美辛、双氯芬酸均可抑制骨髓造血功能发生再生障碍性贫血。

5. 过敏反应　阿司匹林可导致支气管痉挛;吲哚美辛、保泰松、氨基比林也可发生"阿司匹林哮喘"。另外,阿司匹林、非那西汀、氨基比林、保泰松、美洛昔康、萘丁美酮都可引起皮肤损害,如多形性红斑、光敏、荨麻疹、瘙痒和剥脱性皮炎。

(四)常用非甾体类抗炎药

阿司匹林

1. 药物作用及机制　阿司匹林能使 COX 活性中心的丝氨酸乙酰化失活,不可逆地抑制血小板环氧酶,抑制前列腺素的合成。

（1）抗炎作用　有较强的抗炎、抗风湿作用,是治疗急性风湿性和类风湿性关节炎的常用药物之一,作用随剂量增加而增加。阿司匹林主要通过抑制 COX 减少炎症介质 PGs 的生成,抑制白细胞聚集,减少激肽的形成,抑制透明质酸酶、抑制血小板聚集发挥抗炎作用。

（2）解热作用　阿司匹林抑制 PGs 的合成,减少内热原(如 IL-1β、IL-6、IFN-β 和 TNF-α 等细胞因子)所致 PGs 合成和释放增多引起的体温升高。能降低发热者的体温,对体温正常者几乎无影响。

（3）镇痛作用　PGs(如 PGE_1、PGE_2 和 PGF_2)本身是致炎、致痛物质,并可增敏缓激肽等致痛物质的致痛作用。阿司匹林减少 PGs 的合成,降低其致痛及痛觉增敏效应而有镇痛作用。镇痛作用有别于成瘾性镇痛药,无欣快感和成瘾性。对慢性钝痛疗效较好,对创伤性剧痛和一过性锐痛无效。镇痛的作用部位主要在外周痛觉感觉神经末梢。

（4）抗动脉血栓形成　阿司匹林抑制 COX 活性,减少血小板中血栓烷 A_2(TXA_2)的生成,有抗血小板聚集和抗动脉血栓形成作用。PGI_2 是 TXA_2 的生理拮抗剂,高剂量阿司匹林抑制血管壁中 PGI_2 的合成,有促进血栓形成的倾向,故预防动脉血栓形成宜应用小剂量阿司匹林。

2. 药动学特点　口服后迅速在胃和小肠上部吸收,约 2 h 达血药浓度高峰。阿司匹林在体内酯酶的水解作用下迅速分解为水杨酸,后者血浆蛋白结合率为 80% ~ 90%。并以水杨酸盐形式分布全身组织和体液中,包括关节腔、脑脊液和胎盘,分布容积为 0.17 L/kg。其血浆有效抗炎浓度为 150 ~ 300 mg/L,而中毒浓度在 300 mg/L 以上。阿司匹林血浆 $t_{1/2}$ 仅 20 min,而水杨酸在阿司匹林一般剂量时(<1 g),按一级动力学消除,水杨酸血浆 $t_{1/2}$ 为 3 ~ 5 h。当阿司匹林剂量达 1 g 以上时,水杨酸生成量增多,其代谢可从一级动力学消除转变为零级动力学消除,水杨酸血浆 $t_{1/2}$ 延长为 15 ~ 30 h。水杨酸呈弱酸性,经肾脏排泄。当阿司匹林与碳酸氢钠同服时,尿液碱化,水杨酸解离程度增加,排泄加快,消除半衰期缩短。机体昼夜节律可明显影响阿司匹林药动学,早晨 7 时服药比晚上 7 时服药吸收完全,血药浓度峰值高,代谢和排泄较慢,半衰期长,疗效好。

3. 临床应用及疗效评价

（1）镇痛、抗炎、抗风湿　阿司匹林在急性风湿热的炎症渗出过程,用药后 24 ~ 48 h 即可退热,关节红肿疼痛症状明显减轻。能抑制急性风湿热的炎症渗出过程,但不能改变疾病的进程,也不能预防肉芽组织及瘢痕的形成。继续服药可预防受损关节的恶化,但对关节外的损害无改变,对整个疾病的进程亦无改变。对伴有心肌炎及心力衰竭的患者,阿司匹林可引起水钠潴留,增加心输出量及心脏做功,加重心脏负荷,甚至可诱发心力衰竭,多主张先用 SAIDs。抗风湿,成人每日 3 ~ 5 g,分 4 次服;儿童每日 100 ~ 125 mg/kg,每隔 4 ~ 6 h 服 1 次。症状控制后,剂量减半,疗程 6 ~ 8 周。可根据患者情况适当调整剂量和疗程。对于风湿性关节炎患者,通常首先采用本品。阿司匹林为类风湿性关节炎的经典药物,可迅速镇痛,关节炎症消退,减轻或延缓关节损伤的发展。治疗剂量开始 0.6 g,4 次/d,无效时再加大剂量,有时总量需达 4 ~ 6 g/d。控制症状后逐渐减量。

阿司匹林对与炎症有关的疼痛效果较好,镇痛作用温和,对钝痛的效果好于锐痛。如头痛、牙痛、肌肉痛、关节痛、腰痛、月经痛及术后小伤口痛。长期应用无成瘾性。成人每次 0.3 ~ 0.6 g,3 次/d。儿童 10 ~ 20 mg/kg,4 次/d。总量不超过 3.6 g/d。增加剂量仅延长镇痛作用时间,同时易增加不良反应。

(2)退热 阿司匹林对体温过高或持久发热可降低体温,缓解并发症,抢救生命。与氯丙嗪对体温的影响不同,仅能降低升高的体温,对正常体温无影响。其退热作用为非特异性的,对于疾病的进程没有影响,只能在短时间内使患者主观感觉有所改变。因此对一般发热者,不要急于用药。用量:每次 0.3 ~ 0.6 g。

(3)防止冠状动脉和脑血栓形成 小剂量(50 ~ 100 mg/d)阿司匹林能使 COX 活性中心的丝氨酸乙酰化失活,不可逆地抑制血小板 COX,减少血小板中 TXA_2 的生成,进而抑制血小板聚集和血栓形成。临床用于治疗缺血性心脏病、心绞痛和进展性心肌梗死,降低病死率及再梗死率,长期应用具有较好效果。此外,可用于防治脑血栓形成,亦用于血管形成术、旁路移植术及一过性脑缺血。

4. 不良反应及注意事项

(1)不良反应 阿司匹林用于解热镇痛时所用的剂量较小,短期应用时不良反应较轻,抗炎应用剂量大,长期应用不良反应多且较重。

1)胃肠道反应:用量较大时表现为食欲不振、恶心、呕吐、腹痛,长期大剂量服用可引起消化道出血,溃疡发生率较高。使用阿司匹林肠溶片可减少反应的发生,同服米索前列醇(misoprostol)可减少溃疡的发生率。胃和十二指肠溃疡患者禁用本品。

2)凝血障碍:应用 0.3 ~ 0.6 g 以上,就可抑制血小板聚集,延长凝血酶原时间,凝血时间延长,加重出血倾向,对阿司匹林引起的出血可用维生素 K 防治。严重肝脏损害、低凝血酶原血症、维生素 K 缺乏症、产妇及孕妇均禁用。长期服用本品者手术前一周停药。

3)过敏反应:少数患者可出现荨麻疹、血管神经性水肿及过敏性休克。某些过敏体质的患者服用阿司匹林后可诱发哮喘发生,称"阿司匹林哮喘"。与 COX 被抑制后花生四烯酸较多的转化为 LTs 炎症介质有关。肾上腺素受体激动剂对阿司匹林哮喘无效。治疗可选用抗组胺药、糖皮质激素类、抗白三烯药物(如扎鲁司特、孟鲁司特)及 5-脂氧酶抑制剂(如齐留通)等药物治疗。哮喘、鼻息肉及慢性荨麻疹患者禁用。

4)水杨酸反应:多见于抗风湿治疗,用量大于 5 g/d 时易发生。表现为头痛、眩晕、恶心、呕吐、耳鸣、视听力减退,重者可出现过度呼吸、酸碱平衡失调,甚至精神紊乱等,常伴有出血,应立即停药,并对症治疗。输液、给维生素 K 及碱化尿液以加速水杨酸的排泄。大剂量用药过程中应密切注意观察不良反应,一经出现耳鸣现象,应立即调整剂量。

5)对肝肾的影响:阿司匹林血液浓度超过 150 μg/mL 时,可产生剂量依赖性肝脏毒性,主要表现为血清氨基转移酶升高,个别有肝大、厌食、恶心和黄疸,甚至肝坏死。此外,阿司匹林抑制 PGs 的合成,取消了 PGs 扩张肾血管的作用,肾血流量减少,肾功能降低。肝、肾功能损害多数可逆,及时停药可恢复。与其他 NSAIDs 相比,阿司匹林致肾功能损伤的发生率较低。

6)瑞夷综合征(Reye's syndrome):病毒性感染(如流感、水痘、麻疹、流行型腮腺炎等)伴发热的儿童和青少年服用阿司匹林退热,偶可发生急性肝脂肪变性脑病综合征,表现为严重肝损害合并脑病,称瑞夷综合征。故不宜用于儿童和青少年病毒感染患者。

(2)禁忌证 对本药过敏者,或有其他非甾体类抗炎药过敏史者、消化性溃疡病患者、活动性溃疡病患者及其他原因引起的消化道出血者、血友病或血小板减少症患者、哮喘患者、出血体质者、孕妇及哺乳期妇女禁用。

（3）药物相互作用 ①阿司匹林可竞争血浆蛋白结合部位，增强香豆素类、甲氨蝶呤、苯妥英钠、甲苯磺丁脲及巴比妥类等药物的作用和毒性。②与糖皮质激素合用时，不但能竞争性与血浆蛋白结合，又有药效学协同作用，更易诱发溃疡出血。③巴比妥类及抗组胺药可诱导肝药酶，加速阿司匹林的代谢，而双嘧达莫、同化激素则抑制阿司匹林的代谢。④阿司匹林又可抑制甲苯磺丁脲的代谢。⑤当与丙戊酸、呋塞米、青霉素、甲氨蝶呤等药物合用时，因竞争肾小管主动分泌，血药浓度增加，碳酸氢钠等碱性药物可提高尿液的 pH 值，使阿司匹林排泄增加。

布洛芬

1. 药物作用及机制 布洛芬抑制花生四烯酸代谢中 COX，减少 PGs 的合成。有较强的抗炎、抗风湿及解热镇痛作用。临床效果与阿司匹林、保泰松相似。但胃肠道反应轻，易耐受，多用于不能耐受阿司匹林和保泰松的患者。

2. 药动学特点 布洛芬口服吸收迅速，口服生物利用度 80%，1～2 h 血药浓度达峰值，食物可延缓吸收。血浆蛋白结合率 99%，血浆 $t_{1/2}$ 约 2 h（老年患者为 2.4 h），分布容积为 0.15 L·kg^{-1}。可缓慢进入滑膜腔，并在其中保持较高浓度。主要经肝代谢，代谢物主要经肾排泄，肾清除率为 (0.75 ± 0.20) mL/(min·kg^{-1})。临床应用的产品是 R 与 S 立体异构体的混旋体，R 和 S 对映体各占一半。S 对映体为有效成分，R 对映体无效，R 构型在体内经酶的催化作用，可发生构型逆转，转变为 S 构型。布洛芬可与口服抗凝血药竞争血浆蛋白的结合，增强其抗凝作用。

3. 临床应用与疗效评价

（1）适应证 用于类风湿性关节炎、骨关节炎和强直性脊椎炎。控制关节僵直，对于类风湿性关节炎伴有早晨关节运动不灵者，可于睡前加服本药，以预防夜间疼痛发作。亦用于治疗软组织损伤、腰背痛、痛经及口腔、眼部等手术后疼痛。

（2）治疗方案 解热、镇痛：成人每次 0.3～1.0 g，每 3～4 h 一次；儿童 10～20 mg·kg^{-1}，4 次/d，总量 <3.6 g/d。抗风湿：成人 5～8 g/d，分次服；儿童 100～125 mg·kg^{-1}，每 4～6 h 一次。连续服用 1 周，症状减轻后逐渐减量，直至每日 60 mg·kg^{-1}。

4. 不良反应及注意事项

（1）不良反应 主要为胃肠道刺激症状，一般不影响继续服药。其他如头痛、眩晕，对骨髓造血功能、血小板黏着和聚集的抑制作用及肾毒性均较少见。与阿司匹林有交叉过敏反应。偶见弱视、眼毒性，一经出现立即停药。

（2）注意事项 哮喘、孕妇及哺乳期妇女禁用，消化性溃疡患者慎用。

（3）药物相互作用 ①与维拉帕米、硝苯地平同用，本药的血药浓度升高。②与丙磺舒同用，本药排泄减少，血药浓度升高，毒性增加，同用时应减少本药剂量。③与甲氨蝶呤同用，可减少甲氨蝶呤的排泄，升高其血药浓度，甚至可达中毒水平。故本药不应与中、大剂量甲氨蝶呤同用。

吲哚美辛

1. 药物作用及机制 吲哚美辛对 COX-1 和 COX-2 均有强大抑制作用,也能抑制磷脂酶 A_2 和磷脂酶 C,减少粒细胞游走和减少淋巴细胞增殖,减少炎症部位的浸润和溶酶体酶对组织的损害。抑制钙的移动,阻止炎症刺激物引起细胞的炎症反应。其抗炎作用比氢化可的松大 2 倍,比阿司匹林强 10~40 倍。

2. 药动学特点 口服吸收迅速而完全,口服生物利用度 98%,1~4 h 后血药达峰值,99% 与血浆蛋白结合。血浆 $t_{1/2}$ 为 2 h。广泛分布组织液中,分布容积 (0.26 ± 0.07) L·kg^{-1},约 50% 经肝去甲基代谢,部分与葡萄糖醛酸结合或少部分变为 N-脱酰基代谢物。肾清除率为 (2.0 ± 0.4) mL/$(min·kg^{-1})$,60% 于 48 h 内从尿中排出,尿中排出的原药量随年龄增加而减少;33% 随胆汁排出,有明显的肝肠循环。也有与阿司匹林一样的药动学昼夜节律,早上 7 时比晚上 7 时服药血药浓度峰值高,疗效好,作用维持时间长。

3. 临床应用与疗效评价

(1)适应证 吲哚美辛对炎性疼痛有明显的镇痛作用,50 mg 吲哚美辛相当于 600 mg 阿司匹林的效力。主要用于阿司匹林等药物疗效不佳的病例,如关节强直性脊椎炎、骨关节炎、痛风或癌症发热。因不良反应较重,不作常规解热镇痛用,也不宜作抗风湿和关节炎首选药。

(2)治疗方案 抗风湿:起始 25~50 mg/次,2~3 次/d,如耐受好,日剂量每周增加 25~50 mg,不超过 150 mg/d;解热:6.25~12.5 mg/次,每日不超过 3 次。

4. 不良反应及注意事项

(1)不良反应 不良反应高达 35%~50%,约 20% 患者不能耐受需要停药。常见胃肠道反应(食欲不振、恶心、腹泻,加重胃溃疡,甚至胃穿孔)、中枢症状(头痛、头晕、幻觉、精神错乱)及血液系统功能障碍(粒细胞减少、血小板减少、再生障碍性贫血、凝血障碍等)。

(2)注意事项 与阿司匹林有交叉过敏反应,孕妇、儿童、精神病、癫痫及帕金森病患者禁用,机械操作人员慎用。

(3)药物相互作用 ①与抗病毒药物齐多夫定合用时,后者清除率低,毒性增加,同时本药的毒性也增加,应避免两者合用。②本药与胰岛素或口服降糖药合用,可加强降糖效应,合用时须调整降糖药的剂量。③本药与肝素、口服抗凝药合用时,可使抗凝药的抗凝作用增强;同时本药有抑制血小板聚集的作用,因此有增加出血倾向的潜在危险。本药与抗凝药合用时,应观察患者凝血酶原时间的改变。

吡罗昔康

1. 药物作用及机制 吡罗昔康(piroxicam,炎痛喜康)属苯丙噻嗪类抗炎药,国外第一个报道的长效抗风湿病的 NSAIDs。为强效、长效抗风湿药。本药主要通过抑制环氧酶使组织局部前列腺的合成减少,并抑制白细胞的趋化性和溶酶体酶的释放,从而起到解热、镇痛剂抗炎的作用。

2. 药动学特点　吡罗昔康口服吸收完全,血浆蛋白结合率99%,分布容积0.12~1.5 L/kg[老年健康志愿者的分布容积为(0.31±0.16) L/kg],清除率为0.04 mL/(min·kg^{-1}),血浆 $t_{1/2}$ 为36~45 h。主要经肝脏代谢,以羟化产物及与葡萄糖醛酸结合物形式自尿排出,仅5%以原形自粪便排出。一次服药,可多次出现血药浓度峰值,提示该药存在肝肠循环,作用迅速而持久,长期服用较少产生蓄积作用。

3. 临床应用及疗效评价

(1)适应证　吡罗昔康治疗风湿性、类风湿性关节炎及强直性脊柱炎,有明显的镇痛、抗炎作用。对急性痛风、肩周炎、腰肌劳损及原发性痛经也有一定疗效。

(2)治疗方案　①肌内注射:急性肌肉骨骼系统疾病一次40 mg,1次/d,连用2 d;然后一次20 mg,1次/d,连用5 d。②口服给药:关节炎20 mg/d,可单次或分次服用;急性痛风40 mg/d,连用5~7 d。

4. 不良反应及注意事项

(1)不良反应　不良反应较轻微,偶见头晕、恶心、胃部不适、便秘、腹泻、腹胀或便秘。个别有粒细胞减少、再生障碍性贫血。停药后一般可自行消失。

(2)注意事项　长期应用可引起胃溃疡及大出血,应注意血液及肝肾检查及大便色泽变化,必要时做粪便潜血试验。孕妇慎用。

二、甾体类抗炎药

(一)常用药物及分类

肾上腺皮质激素(adrenal cortical hormone)是肾上腺皮质分泌的糖皮质激素(glucocorticoids,GC)、盐皮质激素(mineralocorticoid)及性激素的总称,因结构上具有甾体母核,又称甾体激素。SAIDs主要指具有甾核结构的糖皮质激素及人工合成的糖皮质激素类药物,临床常用的药物有氢化可的松(hydrocortisone)、泼尼松(prednisone,强的松)、泼尼松龙(prednisolone,强的松龙)、地塞米松(dexamethasone,氟美松)、倍他米松(betamethasone)、倍氯米松(beclomethasone)、布地奈德(budesonide)、氟替卡松(flixonase)、氟氢可的松(fludrocortisone)和氟轻松(fluocinolone)等。这些药物根据在作用维持时间可分为短效类(氢化可的松、可的松)、中效类(泼尼松、泼尼松龙)和长效类(地塞米松、倍他米松)。

(二)药物作用及机制

1. 抗炎作用　糖皮质激素的抗炎作用机制为与细胞浆内的皮质激素受体结合形成皮质激素-受体复合物,影响了参与炎症的一些基因转录而产生抗炎效应。糖皮质激素主要是通过阻止炎症细胞向炎症部位集中,抑制炎症因子的释放,并抑制T淋巴细胞和B淋巴细胞的增殖与分化发挥抗炎作用。糖皮质激素对各种原因所致的炎症(包括物理性、化学性、生物因子性、组织坏死及变态反应等)及炎症的不同阶段均有强大的抗炎作用。在急性炎症期,糖皮质激素能增高血管的张力,减轻充血,降低毛细血管的通透性,减少白细胞浸润,抑制吞噬细胞功能,减少各种炎症介质的释放,从而缓解红、肿、热、痛等症状。在慢性炎症和急性炎症的后期,能抑制成纤维细胞的增生和肉芽组织的形成防止粘连及瘢痕形成,减轻后遗症的发生。

2. 免疫抑制与抗过敏作用　糖皮质激素的免疫抑制作用机制主要为:①抑制巨噬细胞吞噬和处理抗原;②抑制人体成淋巴细胞 DNA 和蛋白质的合成,促进淋巴细胞的程序性死亡,致使外周血淋巴细胞的数量减少;③抑制敏感动物的抗体反应;④阻碍一种或多种补体成分附着于细胞表面;⑤干扰和阻断淋巴细胞的识别;⑥抑制炎症因子的生成,如抑制巨噬细胞和抑制淋巴细胞生成 IL-1、IL-2、γ-IFN;⑦抗炎作用与免疫抑制反应多数相互关联。

3. 抗休克作用　糖皮质激素常用于各种严重休克,特别是中毒性休克。其抗休克机制可能是:①抑制某些炎症因子的生成,减轻炎症性组织损伤,改善微循环血流动力学;②稳定溶酶体膜,减少心肌抑制因子(myocardial depressant factor, MDF)的合成与释放;③兴奋心脏,扩张痉挛收缩的小血管;④提高机体对细菌内毒素的耐受力。但对外毒素无防御作用。

4. 其他作用

(1)退热作用　对严重的中毒性感染,常具有迅速而可靠的退热作用,可能与其抑制体温中枢对致热原的反应,稳定溶酶体膜,减少内热原的释放有关。

(2)对血液与造血系统的影响　糖皮质激素能刺激骨髓造血功能,使红细胞和血红蛋白含量增加;大剂量能增加血小板数量、提高纤维蛋白原浓度,从而缩短凝血酶原时间。

(3)对中枢神经系统的作用　糖皮质激素可提高中枢的兴奋性,有些患者因大量长期应用或由于较敏感,即使小剂量亦可引起失眠、欣快;偶可诱发精神失常,且能降低大脑的兴奋阈,促使癫痫发作。

(4)消化系统　使胃蛋白酶和胃酸分泌增加,提高食欲,促进消化,大剂量可诱发和加重消化性溃疡的发生。

(5)骨骼　长期大量应用糖皮质激素可出现骨质疏松,特别是脊椎骨,故可有腰背痛甚至发生压缩性骨折、鱼骨样及楔形畸形;机制可能是抑制成骨细胞的活力,减少骨中胶原的合成,促进胶原和骨基质的分解,使骨质形成发生障碍。

(三) 药动学特点

糖皮质激素口服和注射均可吸收,其吸收速度与各药的脂溶性和在肠道内的药物浓度成正比。氢化可的松口服后 1～2 h 血药浓度达高峰,入血后 90% 与血浆蛋白结合,其中 80% 与皮质激素转运蛋白(corticosteroid-binding globulin, CBG)结合,10% 与白蛋白结合。血浆 $t_{1/2}$ 为 88～144 min。一次给药作用维持 8～12 h。泼尼松和地塞米松与 CBG 结合率较低(约 70%)。肝、肾功能不全可使 CBG 的量减少,血中游离药物浓度增高,$t_{1/2}$ 延长。可的松、泼尼松分别在肝脏加氢还原为氢化可的松、泼尼松龙才具有药理活性,故严重肝功能不全的患者宜选用氢化可的松或泼尼松龙。甲状腺功能亢进时,肝灭活糖皮质激素加速,$t_{1/2}$ 缩短。糖皮质激素主要在肝脏与葡萄糖醛酸或硫酸结合失活,经肾排泄。常用的糖皮质激素见表 20-3。

表 20-3　常用糖皮质激素类药物的比较

药物	抗炎作用（比值）	糖代谢（比值）	水盐代谢（比值）	$t_{1/2}$（min）	等效口服常用量（mg）
短效类					
氢化可的松	1.0	1.0	1.0	90	10～20
可的松	0.8	0.8	0.8	90	12.5～25
中效类					
泼尼松	3.5	3.5	0.6	>200	2.5～10
泼尼松龙	4.0	4.0	0.6	>200	2.5～10
甲泼尼龙	5.0	5.0	0.5	>200	2.0～8.0
曲安奈德	5.0	5.0	0	>200	2.0～8.0
长效类					
地塞米松	30	30	0	>300	0.75～1.5
倍他米松	25～35	30～35	0	>300	0.6～1.2
外用类					
氟氢可的松	12	12	75	>200	—
氟轻松	40	17	强	>200	

（四）临床应用及疗效评价

1. 严重急性感染　对细菌感染引起的中毒性肺炎、中毒性菌痢、中毒性脑膜炎、败血症等，在应用足量有效抗菌药物的同时，应用糖皮质激素作辅助治疗，可提高机体对有害刺激的耐受性，减轻中毒反应，有利于争取时间，进行抢救。对严重中毒性感染，常选用氢化可的松做静脉滴注，首次剂量 0.2～0.3 g，每日量可达 1 g 以上，疗程一般不超过 3 d。也可用相当剂量的地塞米松，疗程不超过 3 d。

对多种结核病的急性期，特别是以渗出为主的结核病，如结核性脑膜炎、胸膜炎、心包炎、腹膜炎，早期在应用抗结核病药的同时短时间辅以短程糖皮质激素，可迅速退热，减轻炎症渗出，消退积液，减少纤维增生及粘连。使用常用量的 1/3～1/2，此种治疗并不引起结核病恶化。

对病毒性感染，因目前尚缺乏有效的抗病毒药物，加之糖皮质激素降低机体免疫能力，有促进病毒扩散的危险性，原则上不主张使用该类药物。但对于急性暴发型肝炎和急性肝炎后持续性黄疸，有肝内淤积或黄疸持续伴有高氨基转移酶和高球蛋白血症的病例，可以应用。对于并发睾丸炎、脑炎的患者，应用糖皮质激素，可减轻炎症反应、毒血症及不良后果。流行性出血热早期用药，可减轻毒血症和毛细血管中毒现象。病毒性结膜炎、角膜炎局部用药可奏效。

2. 治疗炎症及防止炎症后遗症　因炎症损害或恢复期可产生粘连和瘢痕，故当炎症发生在人体重要器官时,早期应用糖皮质激素可减少炎性渗出,防止组织过度破坏,抑制粘连和瘢痕的形成,如结核性脑膜炎、脑炎、心包炎、风湿性心瓣膜炎、睾丸炎、损伤性关节炎及烧伤后瘢痕挛缩等。对眼科疾病如虹膜炎、视网膜炎、角膜炎及视神经炎等非特异性眼炎,应用后也可迅速消炎止痛,防止角膜混浊和瘢痕粘连的发生。对眼前部炎症,仅局部滴眼,房水内即可达有效浓度。对眼后部炎症,则须全身用药。急性炎症收敛迅速,数日内可达痊愈,停药后不宜复发。但慢性患者复发较多,有角膜溃疡者禁用。

3. 器官移植排斥反应 术前或术后口服泼尼松可防止异体器官移植后的排斥反应。一般术前 1~2 d,开始口服泼尼松,100 mg/d,术后第一周改为 60 mg/d,以后逐渐减量。若已有排异反应发生,可采用大剂量氢化可的松静脉滴注,控制后再逐渐减少剂量至最小维持量,并改为口服。若与环孢素等免疫抑制剂合用,疗效更好。且可减少两药的剂量。

4. 过敏性疾病 荨麻疹、枯草热、血清病、血管神经性水肿、过敏性鼻炎、支气管哮喘、过敏性休克等,治疗药物以肾上腺素受体激动药和抗组胺药为主。对严重病例或其他药物无效时,可应用糖皮质激素做辅助治疗。对支气管哮喘作为抗炎药,主要局部气雾吸入给药为主,如倍氯米松、氟尼缩松等,仅当哮喘急性严重发作或哮喘持续状态,才应用全身给药。

5. 自身免疫性疾病 糖皮质激素对自身免疫性疾病能缓解症状,停药易复发,长期用药,不良反应多,须采取综合治疗措施。

(1)风湿热 糖皮质激素与阿司匹林在风湿热的治疗方面无明显差异,故急性风湿热患者出现心脏受累表现时,宜先用阿司匹林,若效果不佳,如热度不退,心功能无改善,则应及时加用糖皮质激素;泼尼松,成人 60~80 mg/d,儿童 2 mg/(kg·d),分 3~4 次口服;直至炎症控制,血沉恢复正常。以后逐渐减量,以 3~5 mg/d 为维持量,总疗程需2~3个月;病情严重者,氢化可的松 0.3~0.5 g/d,或地塞米松 0.25~0.3 mg,静脉滴注。

(2)类风湿性关节炎 传统的"金字塔"治疗方案,依次选用一线药 NSAIDs,二线药缓解病情的抗风湿药(disease modifying antirheumatic drugs,DMARD),三线药 SAIDs。近年认为早期使用 DMARD 可以控制关节进一步的破坏和有效控制病情发展。相应提出"下台阶""锯齿形"及"倒金字塔"等治疗方案;"下台阶"方案认为,起病初期,就应用小剂量的泼尼松,以控制急性炎症,继以几种药物的联合应用,包括 NSAIDs 及一种以上的DMARD。"锯齿形"就是一旦一种 DMARD 治疗失败,随即换用其他的 DMARD,使病情逐渐缓解。故一般糖皮质激素不作首选或单独应用于类风湿性关节炎。

(3)系统性红斑狼疮 对于轻症患者,如出现发热、关节炎、轻度浆膜炎等症状时,应首选阿司匹林,无效时,可加用泼尼松。对于重症病例,如出现肾病综合征、溶血性贫血、血小板减少症、急性脉管炎、中枢神经受累或胸、腹膜有大量渗出液等症状时,则应首选糖皮质激素;一般可用泼尼松 40~100 mg/d,对中枢神经系统受累的患者,则宜用氢化可的松,每 12 h 一次,静脉滴注或肌内注射,250~500 mg/次,有的病例甚至需长期用药,才能控制症状,疗程可达 6~12 个月,症状控制后,亦可采用 1 次/d 或隔日 1 次的给药法。

(4)慢性活动性肝炎 有自身免疫现象的活动性肝炎,特别是狼疮性肝炎及慢性肝炎血清证实有补体现象者,应用糖皮质激素疗效显著;泼尼松口服,开始 30~60 mg/d,病情好转后,逐渐减量;如合用硫唑嘌呤,可减少泼尼松剂量。

(5)肾病型慢性肾炎　常用泼尼松,40～80 mg/d,晨服。如用药后,尿蛋白量减少,尿量增加,应继续用药4～8周后,逐渐减量。每2周减量一次,直至最小维持量;疗程半年至一年以上。加用环磷酰胺可减少复发率。

(6)多发性心肌炎或皮肌炎　糖皮质激素为首选,常用泼尼松,开始1 g/(kg·d),分次服,直至炎症控制后,逐渐改为维持用药,并将每日总量于清晨一次服用,或2 d总量一次服用。

(7)溃疡性结肠炎　轻症患者一般用柳氮磺吡啶,中型和重型患者可应用糖皮质激素;中型患者,泼尼松或泼尼松龙,口服40 mg/d,多于2～3周后见效,症状控制后,逐渐减量;重型患者静脉滴注氢化可的松,0.3 g/d,或口服相应剂量的糖皮质激素;并加用广谱抗生素以控制可能存在的继发感染。

(8)特发性血小板减少性紫癜　急性患者,短期给予泼尼松,1～3 mg/(kg·d),可使血小板迅速上升。慢性患者糖皮质激素是首选药物。泼尼松1 mg/kg·d,分3次口服。少数可用泼尼松龙或氢化可的松,多数患者用药数天后出血停止,2周左右血小板上升,3～4周后逐渐减量维持,直至5～10 mg/d,维持3～6个月后停药;70%～90%患者有不同程度的缓解,15%～60%患者血小板恢复正常。常规剂量无效者加大剂量有效,停药后复发者,可重新用药。

(9)重症肌无力　糖皮质激素治疗有渐增法和递减法两种。渐增法:适用于全身肌无力轻症患者,泼尼松,开始10～20 mg/d,清晨顿服,每周增加一次,在1个月左右增至70～100 mg,隔日清晨顿服;此给药方法在治疗过程中肌无力症状加重不明显;递减法:开始泼尼松100～120 mg,隔日顿服,或地塞米松10～15 mg/d静脉滴注,在见效后,稳定相当时期,然后逐步减量。此法见效快,但在给药过程中肌无力加重症状也明显;一般在肌无力危象、已做好器官切开或准备好辅助呼吸的情况下采用;激素治疗见效后,在持续大剂量2～3个月以后,每个月减少泼尼松不超过5 mg的速度逐渐减量;减量过快或骤然停药有发生危象的可能。

6.血液病　糖皮质激素可用于急性淋巴性白血病,临床多采用抗肿瘤药联合并用方案;还可用于再生障碍性贫血、粒细胞减少症、血小板减少症和过敏性紫癜,但停药易复发。

7.抗休克　糖皮质激素广泛用于各型休克。①感染中毒性休克:在有效抗菌药物的治疗下,及早、短时间突击使用大剂量糖皮质激素,待微循环改善,脱离休克状态时停用。②过敏性休克:糖皮质激素为次选药,可与首选药肾上腺素合用,对病情较重或发展较快者,可将氢化可的松0.2～0.3 g稀释于5%～10%的葡萄糖溶液100～200 mL中同时静脉滴注。好转后,逐渐减少剂量。③低血容量休克:在补液补电解质或输血后效果不佳者,可合用超大剂量的糖皮质激素。④心源性休克:泼尼松10～20 mg,1次/d,必要时氢化可的松0.1～0.2 g或地塞米松10～20 mg加于葡萄糖溶液100～200 mL中静脉滴注。

8.抗肿瘤　糖皮质激素与其他抗肿瘤药联用,对急性淋巴细胞性白血病及恶性淋巴瘤的疗效较好,对急性非淋巴细胞性白血病的疗效较差。泼尼松,40～60 mg/d,清晨一次服,连续4周。此外,糖皮质激素也可用于乳腺癌、前列腺癌等。

9.替代疗法　用于急性、慢性肾上腺皮质功能减退症,包括肾上腺危象、脑垂体前叶功能减退及肾上腺次全切除术后的替代疗法。

10.局部用药 对接触性皮炎、湿疹、肛门瘙痒、牛皮癣等皮肤疾病有效。常采用氟氢可的松、氟轻松等外用软膏、霜剂作局部应用。对天疱疮、剥脱性皮炎等严重病例需全身用药。肌肉韧带或关节损伤,可将醋酸氢化可的松或醋酸氢化泼尼松混悬液加入1%普鲁卡因注射液中肌内注射或注入韧带压痛点或关节腔内。由于局部刺激性,注射后会疼痛。糖皮质激素作为抗炎平喘药,治疗支气管哮喘轻、中度患者,也以局部气雾吸入给药为主,仅当重症患者和哮喘持续状态时才全身用药。

（五）不良反应及注意事项

1.类肾上腺皮质功能亢进 为过量激素引起脂质代谢和水盐代谢紊乱的结果,表现为满月脸、水牛背、向心性肥胖、皮肤变薄、痤疮、多毛、水肿、低血钾、高血压、糖尿等,停药后症状可自行消失。必要时对症治疗,并采用低盐、低糖、高蛋白饮食及加用氯化钾等措施。高血压、动脉硬化、水肿、心肾功能不全及糖尿病患者禁用。

2.医源性肾上腺皮质功能不全 长期应用糖皮质激素,可反馈性抑制垂体-肾上腺皮质轴。减量过快和突然停药,尤其是遇到感染、创伤、手术等严重应激反应时,可发生肾上腺皮质功能不全或危象。表现为恶心、呕吐、乏力、肌肉痛、低血压、休克等,须及时抢救。往往需要0.5～2年才能恢复。防治方法:停药须经缓慢的减量过程,不可骤然停药,停用激素后连续采用促皮质激素(corticotropin,ACTH)7 d左右。在停药一年内如遇应激情况(如感染或手术等),应及时投予足量的糖皮质激素。

3.反跳现象 为患者长期应用糖皮质激素并产生了依赖或疾病症状尚未完全控制,若减量太快或突然停药会使原有疾病症状迅速重现或加重的现象。常须加大剂量再行治疗,待症状缓解后再逐渐减量和停药。

4.诱发或加重感染 糖皮质激素可抑制机体防御功能,故长期应用可诱发感染或使体内潜在病灶扩散,特别是抵抗力原已减弱的白血病、再生障碍性贫血、肾病综合征和肝病等患者更易发生。还可使原来静止的结核病灶扩散恶化。故肺结核、淋巴结核、胸膜结核、腹膜结核等患者须慎用,必要时并用抗结核药。

5.消化系统并发症 糖皮质激素可刺激胃酸、胃蛋白酶的分泌,并抑制胃黏液的分泌,降低胃肠黏膜的抵抗力,故可诱发或加剧胃、十二指肠溃疡病,甚至造成消化道出血或穿孔,少数患者可诱发胰腺炎或脂肪肝。

6.心血管系统并发症 长期应用,由于钠水潴留和血脂升高,可引起血脂升高和动脉粥样硬化。

7.骨质疏松、肌肉萎缩、伤口愈合延迟 与糖皮质激素促进蛋白质分解、抑制其合成及增加钙磷排泄有关。骨质疏松多见于儿童、绝经妇女和老人,严重者可产生自发性骨折。由于抑制生长激素的分泌和造成负氮平衡,还可影响生长发育。

（六）给药方法

根据患者和疾病的具体情况及各药的特点和不良反应选择适当的制剂,确定适宜的给药方法和疗程。

1.大剂量突击疗法 适用于危重患者的抢救,如各种休克或严重中毒性感染。常用氢化可的松静脉滴注,首剂 0.2~0.3 g,日剂量可达 1 g 以上,疗程不超过 3 d。控制器官移植急性排斥反应,氢化可的松 3 d 序贯给药剂量分别为 3 g、2 g 和 1 g,必要时加用环磷酰胺。大剂量应用时,宜并用氢氧化铝凝胶以防治消化性出血。

2. 一般剂量长期疗法　用于结缔组织病和肾病综合征、各种恶性淋巴瘤、淋巴细胞性白血病、中心视网膜炎及顽固性支气管哮喘等。口服泼尼松,开始每次 10~20 mg,3 次/d。症状改善后,逐渐减量,每 3~5 d 减量 1 次,每次按 20% 递减,直到达最小维持剂量。

体内糖皮质激素的分泌昼夜节律每日上午 8~10 时为分泌高峰,以后逐渐下降,午夜 12 时为分泌低谷。为减小长期给予糖皮质激素对肾上腺皮质功能的影响,维持量有以下两种给法:①每日晨给药法,每晨 7~8 时一次给药,选用短时间作用的可的松、氢化可的松等;②隔日晨给药法,每隔 1 日 7~8 时给药,宜选用中效制剂如泼尼松、泼尼松龙,而不宜选用长效的糖皮质激素,以免引起对下丘脑-垂体-肾上腺轴的抑制。

3. 中程疗法　适用于病程长、伴有多种器官受累的疾病,如急性风湿热,疗程不超过 2~3 个月,治疗阶段与减量阶段用量同长期疗法。

4. 短程疗法　适用于病程较长、病变范围广、伴有多种器官受累的疾病。如结核性胸膜炎、结核性脑膜炎、剥脱性皮炎等,疗程 1 个月,治疗阶段与减量阶段用量同长期疗法。

5. 小剂量替代疗法　用于垂体前叶功能减退、阿狄森病及肾上腺皮质次全切除术后。用一般维持量,可的松 12.5~25 mg/d 或氢化可的松 10~20 mg/d。

三、疾病调节修饰药

疾病调节修饰药(DMDs)包括化学药物、生物制剂和中药天然产物,虽化学结构不同,但都具有抗炎免疫调节作用。

(一)化学药物

环孢素

1. 药物作用及机制　选择性作用于 T 淋巴细胞,通过与细胞内免疫嗜素亲环蛋白结合,抑制辅助性 T 细胞活化及对 IL-2 的反应性,对细胞免疫和体液免疫有抑制作用;抑制嗜碱性粒细胞和肥大细胞释放炎症介质、白三烯 C_4、PGD_2 等。

2. 药动学特点　在胃肠道几乎不吸收,单次口服 600 mg 后 3~4 h 达到血峰值,口服绝对生物利用度为 20%~50%,首过效应为 27%,大部分经肝脏代谢,经胆汁和粪便排出。本药血浆半衰期成人为 19 h,而儿童为约 7 h。

3. 临床应用及疗效评价

(1)适应证　①器官移植:广泛用于肾、肝、胰、心、肺、角膜及骨髓抑制,以减轻和防止排斥反应,提高患者的生存率和移植器官的存活率。对肾移植的疗效最好,患者一年生存率和移植肾一年存活率分别为 97.1% 和 89.5%。与皮质激素合或硫唑嘌呤合用可使肝移植手术的效果明显改善。②自身免疫疾病:用于治疗类风湿性关节炎、系统性红斑狼疮、皮肌炎等,亦可用于某些皮肤病,如天疱疮和牛皮癣等。

(2)治疗方案　①口服给药:器官移植采用三联免疫抑制方案,起始剂量一日 6~

11 mg/kg,并根据血药浓度调整剂量,根据血药浓度,每 2 周减量 0.5 ~ 1 mg/kg,维持剂量 2 ~ 6 mg/kg,分 2 次口服。对准备做移植手术的患者,在移植前 4 ~ 12 h 给药;狼疮肾炎、难治性肾病综合征初始剂量一日 4 ~ 5 mg/kg,分 2 ~ 3 次口服,出现明显疗效后缓慢减量至一日 2 ~ 3 mg/kg,分 2 次口服,待病情稳定后缓慢减量,总疗程半年以上。②静脉滴注:一日剂量为 3 ~ 5 mg/kg,约相当于口服剂量的 1/3。

4. 不良反应及注意事项

(1)不良反应 ①肾损害:表现为尿少、肾小球血栓、肾小管受阻、蛋白尿、管型尿,血清肌酐和尿素水平升高等。②肝损害:无症状的血清胆红素、碱性磷酸酶活性升高、低蛋白血症、高胆红素血症、血清氨基转移酶升高。③其他:用药期间可出现病毒感染,少数病例用药数月后出现淋巴瘤,胃肠道不良反应见于厌食、恶心、呕吐。

(2)注意事项 高质血症患者、1 岁以下儿童不宜用。

(3)药物相互作用 与本药合用时,可加重本药不良反应的药物有:溴隐亭、西咪替丁、西沙比利、克拉霉素、克霉唑、环孢素、达那唑、地尔硫革、红霉素、红霉素/磺胺异噁唑、氟康唑、伊曲康唑、酮康唑、甲氧氯普胺、尼卡地平、茚地那韦、利托那韦、安普那韦、醋竹桃霉素、维拉帕米。

他克莫司

1. 药物作用及机制 本药为免疫抑制性大环内酯类药,具有高度免疫抑制作用。其作用于辅助性 T 淋巴细胞,抑制 IL-2 的合成及其受体的表达,但不影响抑制性 T 细胞的活化;本药抑制 T 淋巴细胞增殖反应的作用较强,为 CsA 的 50 ~ 100 倍。

2. 药动学特点 口服吸收不完全,有个体差异,脂肪和食物可降低其吸收速度和数量,生物利用度为 21%;血浆蛋白结合率大于 98%;大部分通过细胞色素 P4503A4 (CYP3A4)酶系统进行脱甲基作用和羟化作用而代谢;半衰期长且不稳定,健康人半衰期约 43 h,儿童及成年肝脏移植者的平均半衰期分别为 12.4 h 及 11.7 h,成年肾移植者的平均半衰期为 15.6 h。主要经粪便排出,约有 2% 随尿液排出。

3. 临床应用及疗效评价

(1)适应证 主要用于器官移植,是肝脏及肾脏移植患者的首选免疫抑制药物。

(2)治疗方案 ①口服给药:肝脏移植者首次免疫剂量为一日 0.1 ~ 0.2 mg/kg,分 2 次口服,应术后 6 h 即开始用药;肾脏移植者首次免疫剂量为一日 0.15 ~ 0.3 mg/kg,分 2 次口服,应术后 24 h 内即开始用药。②静脉滴注:采用连续 24 h 静脉滴注,肝移植患者起始剂量为一日 0.01 ~ 0.05 mg/kg,肾移植患者起始剂量为一日 0.05 ~ 0.1 mg/kg。

4. 不良反应及注意事项

(1)不良反应 常见的不良反应有震颤、思维紊乱、失眠、视力障碍、高血压、恶心、腹泻、心悸、低血磷及肾功能异常。

(2)注意事项 孕妇、哺乳期妇女、有细菌或病毒感染及对本品或大环内酯类抗生素过敏者禁用;本品口服吸收不规则,个体差异大,需要进行血药浓度监测。

(3)药物相互作用 抑制细胞色素 P4503A4 酶系统的药物,如炔雌醇、孕二烯酮、氨苯砜、炔诺酮、甲地孕酮、利多卡因、甲妥因、咪达唑仑、地尔硫革、硝苯地平、尼卡地平、尼鲁地平、尼伐地平、奎尼丁、他莫昔芬、溴麦角环肽、可的松、麦角胺、红霉素、醋竹桃霉素、交沙霉素、伊曲康唑、氟康唑、酮康唑、咪康唑、达那唑、维拉帕米、克霉唑、奥美拉唑、环孢素、溴隐亭等,可能抑制本药的代谢,与本药有协同作用。

（二）生物制剂

利妥昔单抗

1. 药物作用及机制　本品是一种人鼠嵌合型抗 CD20 单克隆抗体,与 CD20 有很高的亲和力,结合后通过抗体依赖细胞毒作用、补体依赖细胞毒作用及促进肿瘤细胞发生凋亡等免疫效应机制清除 B 细胞;利妥昔单抗还可增加肿瘤细胞对化疗药物的敏感性,与化疗具有协同作用。

2. 临床应用及疗效评价

（1）适应证　可用于治疗非霍奇金淋巴瘤、慢性淋巴细胞白血病、TNF 抗体疗效不佳的类风湿性关节炎的患者,与甲氨蝶呤合用适用于治疗成年中度-严重活动性类风湿性关节炎患者。

（2）治疗方案　静脉滴注,一次 375 mg/m^2,一周 1 次,共 4 次。

3. 不良反应及注意事项　常见输注反应,表现为发热和寒战,通常在第一次输注,2 h 内发生,其他随后症状包括恶心、疲劳、头痛、瘙痒、支气管痉挛、舌或喉头水肿、鼻炎、暂时性低血压等;其次常见的有原有的心脏病,如心绞痛和充血性心力衰竭加重。

（三）中药和天然药物

白芍总苷

TGP 是从传统中药白芍中提取的有效部位,其成分包括芍药苷、羟基芍药苷、芍药花苷、芍药内酯苷、苯甲酰芍药苷等,其中芍药苷是 TGP 的主要活性成分。

1. 药物作用及机制　TGP 具有明显的免疫调节作用,可明显调节免疫细胞因子的产生,调节免疫细胞信号转导;TGP 还具有一定的抗炎镇痛作用,与其炎症因子 PGE_2、IL-1、LTB_4 等有关。

2. 临床应用及疗效评价　TGP 能改善 RA 患者的临床症状和体征,降低患者升高的 IL-1 的水平,其对幼年特发性关节炎有效,与甲氨蝶呤相当,可以减少激素的用量,缩短激素的疗程,不良反应少;本品还可用于治疗老年膝骨关节炎,缓解疼痛,改善下肢功能,治疗强直性脊柱炎,对病毒性肝炎有治疗和辅助治疗作用。

3. 不良反应与注意事项　TGP 的不良反应少,发生率低,副作用轻微,偶有软便和稀便,长期使用患者耐受性好。

◎小　结

抗炎药分为非甾体类抗炎药（NSAIDs）和甾体类抗炎药（SAIDs）及疾病调节修饰药（DMDs）。NSAIDs 临床主要用于发热、肌肉痛、神经痛、痛经、风湿性和类风湿性关节炎、骨关节炎、强直性脊椎炎、肩关节炎及各类风湿性肌腱炎的对症治疗。对 COX-1 和 COX-2 的作用不同是 NSAIDs 药理作用和不良反应不一致的原因之一。抑制 COX-1 可导致消化性溃疡、肾的不良反应;抑制 COX-2 则发挥抗炎、镇痛作用。选择性抑制 COX-2 的 NSAIDs 则较少引起溃疡和出血现象。糖皮质激素类甾体抗炎药对各种原因所致的炎症及炎症的不同阶段均有强大的抗炎作用。在慢性炎症和急性炎症的后期,能抑制成纤维细胞的增生和肉芽组织的形成,防止粘连及瘢痕形成,减轻后遗症的发生。糖皮质激素除抗炎作用外,尚具有免疫抑制作用、抗过敏作用和抗休克作用,且对中枢神经系统、骨骼系统、血液系统、消化系统、心血管系统等有着广泛的影响。糖皮质激素临床应用广泛,但不良反应也多。临床应用应权衡利弊,注意其适应证与禁忌证,选择适宜的剂量和疗程。

◎**思考题**

1. 简述 NSAIDs 抗炎药的主要不良反应。

2. 试述糖皮质激素在临床上的应用。

3. 临床上阿司匹林在防治动脉血栓形成、解热镇痛及抗炎抗风湿所用剂量是否相同? 试解释为什么预防动脉血栓形成要用小剂量而不宜用大剂量。

4. 简述阿司匹林的药理作用。

5. 何谓水杨酸反应?

6. 解释瑞夷综合征。

7. 糖皮质激素抗炎机制主要有哪些? 在炎症早期和晚期的作用有何不同?

8. 解释反跳现象。

9. 严重肝功能损害的患者选用氢化可的松或泼尼松糖皮质激素是否合适,为什么? 如何选药?

10. 试述糖皮质激素类药物的不良反应,应用中应注意哪些问题?

(南阳医学高等专科学校药学系　李志军)

第二十一章　抗菌药的合理应用

抗菌药物是临床应用范围广、品种繁多的一大类药物,这类药物在控制危害人类健康的感染性疾病当中发挥了重要的作用,治愈并挽救了无数患者的生命,但是随着抗菌药物的广泛使用,出现了一些新的问题,如毒性反应、二重感染、细菌耐药性等。合理应用抗菌药的目的是最大限度地发挥其治疗作用,并将药物相关的不良反应和细菌耐药性的发生率降到最低程度。本章内容主要包含了抗菌药的临床药动学、抗菌药物的合理应用、抗菌药的耐药性及常用的抗菌药物,包括β-内酰胺类抗生素、氨基糖苷类抗生素、大环内酯类抗生素、四环素类、氯霉素类、喹诺酮类、磺胺类、抗真菌药等。

第一节　抗菌药的临床药代动力学

任何抗菌药,除口服或局部应用不吸收者外,在体内均有吸收、分布和排泄过程,此即抗菌药的体内过程。

一、抗菌药的体内过程

1. 吸收　抗菌药只有进入体内被吸收,才能发挥预期疗效,且药物吸收越多、吸收越快,越能发挥最大疗效。因此,研究影响药物吸收的基本因素,掌握其吸收规律,并根据药物吸收速度和程度,制订适宜的治疗方案,是合理、有效应用抗菌药的重要基础和关键环节。

抗生素口服及肌内注射给药后均有吸收过程。一般在口服给药后 1～2 h,肌内注射给药后 0.5～1 h,药物吸收入血达峰值血药浓度(C_{max})。许多抗菌药物吸收不完全或吸收很差,不能达到有效血药浓度,如青霉素类大多可被胃酸破坏,口服青霉素和氨苄西林后分别吸收给药量的 10%～25% 和 30%～50%;头孢菌素类的大多数品种口服吸收也很少。氨基糖苷类、多黏菌素类、万古霉素、两性霉素 B 口服后亦吸收甚少或不吸收。某些抗菌药物口服后吸收迅速而完全,如氯霉素、复方 SMZ-TMP、克林霉素、头孢氨苄、头孢拉定、头孢克洛、阿莫西林、利福平、多西环素、异烟肼、氟胞嘧啶、甲硝唑,以及某些氟喹诺酮类如氧氟沙星、培氟沙星、左氧氟沙星、加替沙星等,以上药物口服后可吸收给药量的 80%～90%。

2. 分布　一般而言,抗菌药物在血液丰富的组织,如肝、肾、肺组织中浓度较高,而在血液供应差的部位如脑、骨、前列腺等组织中浓度较低。某些部位存在生理屏障,如血脑屏障的存在使大多数药物的脑脊液浓度较低。氯霉素、磺胺嘧啶、异烟肼等有一定量可进入;当脑膜有炎症时,脑脊液药浓度可达同时期血药浓度的 50%～100%。苯唑西林、红霉素、多黏菌素、万古霉素、两性霉素 B 及头孢唑啉钠等第一代头孢菌素在脑脊液内的浓度极微,在脑膜有炎症时仍不能达到有效浓度。如病情需要除全身用药外,亦可加用鞘内给药,如两性霉素 B、妥布霉素等。但头孢噻肟钠、头孢他啶等第三代头孢菌素在脑膜有炎症时可达同时期血药浓度的 10%～50%。

许多抗菌药物可穿过血胎盘屏障自母体进入胎儿体内,通过胎盘较多的抗菌药有氯霉素、羧苄西林、磺胺药、甲氧苄啶、呋喃妥因、氧氟沙星、左氧氟沙星等,此类药物的胎儿血药浓度与母血药浓度之比可达 50%～100%,庆大霉素、卡那霉素、链霉素、红霉素等的比例在 30%～50%,头孢菌素、多黏菌素类、苯唑西林、克林霉素等为 10%～15% 或更低。氨基糖苷类、氯霉素、四环素、氟喹诺酮类、磺胺药可进入胎儿循环,故孕妇应注意避免使用上述药物及其对胎儿可能产生的影响。

抗菌药物全身应用后可分布至体腔和关节腔中,局部浓度可达血药浓度的 50%～100%。骨组织中以克林霉素、林可霉素、磷霉素(注射给药)和氟喹诺酮类的浓度较高。前列腺组织中以碱性脂溶性药物较易进入,如红霉素等大环内酯类、磺胺药、甲氧苄啶(TMP)、喹诺酮类及四环素类等药物的浓度较高。血眼屏障使很多药物难以进入眼睛内,因此,多数抗菌药物在眼内组织、房水、玻璃体中的浓度很低。

3. 代谢　部分抗菌药物在人体内未经变化即从肾或其他器官消除,如氨基糖苷类及大部分头孢菌素类。青霉素类有少量在肝内代谢。其他如头孢噻吩、头孢噻肟、磺胺药、氯霉素、红霉素、利福平等均可在肝内代谢或部分清除。多黏菌素、两性霉素 B 等亦可在体内灭活。抗菌药物的代谢物可与药物的原形同时自肾排出体外或自肝胆系统排泄。

4. 排泄　大部分抗菌药物主要经肾排泄。青霉素类和头孢菌素类的多数品种、氨基糖苷类等药物主要自肾排出,尿药浓度可达血药浓度的数十至数百倍以上;即使主要经肝或在体内代谢的大环内酯类、林可霉素和利福平等也可在尿中达到有效药浓度,但两性霉素 B 例外。

抗菌药物在胆汁中浓度随不同药物而异,以红霉素等大环内酯类、林可霉素、克林霉素、利福平、四环素、氨苄西林、头孢哌酮钠、头孢曲松钠等较高,可达血药浓度的数倍至数十倍;青霉素、羧苄西林、氨基糖苷类则较低;氯霉素、万古霉素、多黏菌素 B 等在胆汁中浓度低,为血药浓度的 25%～50%。

抗菌药物在粪便中浓度均较尿中为低,但进行肝肠循环的抗生素如四环素、红霉素、利福平等在粪便中排出较多。氨基糖苷类、大部分青霉素类和头孢菌素类、磺胺药等可经血液透析或腹膜透析而被清除,通常经血液透析被清除的量比腹膜透析者较多,因此在应用上述药物时需要在透析后加用剂量。氯霉素、四环素类、林可霉素、克林霉素、多黏菌素、万古霉素、两性霉素 B 等则不受血透或腹膜透析的影响。

二、抗菌药的 PK/PD 参数的临床应用

(一)用于划分抗菌药物种类

根据抗菌药物在体内吸收、代谢、转化等过程,以及发挥作用强度高低,可以把抗菌药物分为浓度依赖型药物和时间依赖型药物两大类,其中时间依赖型又可以分为半衰期较短和抗菌活性持续较长时间两个类别。

1. 浓度依赖型抗菌药物　浓度依赖型抗菌药物是指在一定范围内药物浓度愈高,杀菌活性愈强,属于这一类型者有氨基糖苷类、喹诺酮类、两性霉素 B、甲硝唑等。使用此类药物时可通过提高血药浓度来提高临床疗效,但不能超过最低中毒剂量,对于治疗窗比较窄的氨基糖苷类药物尤应注意。目前,用于评价浓度型抗菌药物作用强度的参数主要有血药峰浓度和 MIC 比值(C_{max}/MIC)及给药后 24 h 后曲线下面积与 MIC 比值(AUC_{24}/MIC)、血清或体液杀菌效价(FBA)等。AUC_{24}/MIC 值随不同药物和不同病原菌而不同,如氟喹诺酮类治疗革兰氏阴性杆菌感染的重症患者时 AUC_{24}/MIC 须达 100 ~ 125 或以上方可获良好细菌学疗效,但治疗肺炎链球菌肺炎时 AUC_{24}/MIC 达 25 ~ 63 即可获良好疗效。C_{max}/MIC 为 8 ~ 10 或以上时可明显降低氨基糖苷类治疗革兰氏阴性杆菌败血症的病死率并提高疗效。C_{max}/MIC≥8 ~ 10 和 AUC_{24}/MIC≥100 时可明显减少氟喹诺酮类治疗革兰氏阴性杆菌感染过程中出现耐药菌株的危险性。

2. 时间依赖型抗菌药物　时间依赖型抗菌药物是指药物浓度在一定范围内与其杀菌活性有关,通常在药物浓度达到对细菌 MIC 的 4 ~ 5 倍时,杀菌速率达饱和状态,药物浓度继续增高时其杀菌活性和杀菌速率无明显改变,但杀菌活性与药物浓度超过对细菌 MIC 时间的长短有关,血液或组织内药物浓度低于 MIC 值时,细菌可迅速重新生长繁殖,此类抗菌药物又包含了两大类:

(1)半衰期较短类　主要包含多数 β-内酰胺类、大环内酯类、林可霉素类等,主要评价参数有 T>MIC 和 AUC>MIC。T>MIC 是指血药浓度达到或超过 MIC 持续时间占两次给药间期的百分率,临床观察该时间大于给药时间的 50% ,疗效较好。AUC>MIC 是指 MIC 值以上的 AUC 部分,是评价此类药物给药方案的重要依据。

(2)抗菌活性持续较长时间类　如阿奇霉素、四环素类、万古霉素等糖肽类、利奈唑胺、链阳菌素类、唑类抗真菌药等。PK/PD 参数是 AUC_{24}/MIC。万古霉素治疗金黄色葡萄球菌所致的下呼吸道感染时,当 AUC_{24}/MIC>400 时可取得满意的临床和细菌学疗效。

(二)指导设计给药方案

1. 根据吸收情况选择给药途径　口服吸收良好的药物可用于治疗敏感菌所致的轻、中度感染,不必用注射剂;但处理严重感染时,为避免各种因素对药物吸收的影响,仍须采用静脉给药以保证疗效。抗菌药物局部用药应尽量避免,一般情况下药物在体腔内可达有效治疗浓度,无须腔内注入药物,除非有厚壁脓腔形成,或治疗细菌性或真菌性脑膜炎,药物难以透过血脑屏障时,可分别辅以腔内及鞘内给药。

2. 根据浓度分布,按感染部位选择药物　常规剂量治疗各种感染时,在血液、浆膜腔和血液供应丰富的组织和体液中各种抗菌药物均可达有效浓度,但脑组织、脑脊液、骨组织、前列腺、痰液等常难达有效浓度,须根据病原菌对抗菌药物敏感情况,结合药物在相关组织中的分布情况,有针对性地选择有效的抗菌药物。

3. 根据药动学参数确定给药周期　在治疗细菌性感染时,有些药物是浓度依赖型,如氨基糖苷类与喹诺酮类抗菌药,在日剂量不变的情况下,单次给药,增加每次给药剂量,使 AUC_{24}/MIC 和 C_{max}/MIC 达较高水平也可获得一日多次给药血峰浓度的效果;时间依赖性抗菌药的半衰期短者,可能须多次给药,使 T>MIC 的时间延长,达到最佳疗效,如青霉素、头孢菌素、碳青霉烯类、氨曲南、大环内酯类等。

(三)评价疗效

抗菌药物应用包括单用和联合应用,目的在于促进清除细菌、感染灶痊愈、降低耐药菌产生率、减少不良反应等。运用抗菌药物的 PK/PD 参数可以评价用药的合理性、有效性和针对性,及时指导和调整给药方案,确定最佳用药种类,以及给药剂量、途径和周期等,有利于确保用药安全和促进健康。

第二节　抗菌药的治疗药物监测

治疗药物监测(therapeutic drug monitoring,TDM)系通过测定患者治疗用药后的血液或其他体液中药物的浓度,根据药动学原理和计算方法拟订个体化给药方案,包括药物剂量、给药间期和给药途径,以提高疗效和降低不良反应,达到有效和安全治疗的目的。

需要进行 TDM 的抗菌药物有:①药物毒性大,其治疗浓度与中毒浓度接近者,如氨基糖苷类,包括庆大霉素、妥布霉素、阿米卡星、奈替米星等,万古霉素亦属此列;②新生儿期使用易发生严重毒性反应者,如氯霉素;③肾功能减退时易发生毒性反应者,如氟胞嘧啶、磺胺甲噁唑、甲氧苄啶等;④某些特殊部位的感染,确定感染部位是否已达有效药物浓度,或浓度过高有可能导致毒性反应发生,如测定青霉素在脑脊液中的浓度。

青霉素类、头孢菌素类、大环内酯类等由于其毒性低,治疗浓度范围宽,一般在治疗剂量范围内根据病情调整剂量可达到有效浓度水平,不致发生毒性反应,因此原则上对上述抗生素无须常规进行 TDM 检测。但在特殊情况下,如肾功能减退患者伴发严重感染须用大剂量青霉素时,为防止脑脊液内药物浓度过高而发生中枢神经系统毒性反应,则可进行脑脊液及血药浓度测定,从而调整给药剂量,有利于预防药物性"脑病"的发生。

第三节　细菌耐药机制与临床治疗对策

一、细菌耐药性产生机制

细菌耐药性又称为抗药性,是指细菌与抗菌药物多次接触后,对抗菌药物的敏感性下降甚至消失,使抗菌药物的疗效下降,以至于无效的现象。细菌耐药性一般可分为天然耐药与获得耐药两种。由于不同种类的抗菌药物的作用机制不同,各种细菌对其产生耐药的机制也并不完全一致,但大量的研究实验表明,细菌对抗菌药物产生耐药,可能与细菌细胞产生耐药酶、细胞膜通透性改变,或者抗菌药物作用靶位发生改变等因素密切相关。

(一)细菌产生耐药酶

某些耐药细菌可产生一种或多种水解酶或钝化酶,将进入细菌细胞内的抗菌药物进行水解或修饰,使抗菌药物在作用与细菌之前被破坏或失去生物活性。常见的耐药酶有以下几种:

1. β-内酰胺酶　种类较多,有 400 余种,其化学结构与催化细菌胞壁肽聚糖合成的 PBP 非常相似,可竞争性地与 β-内酰胺类药物中的 β-内酰胺环结合使之被水解,导致酰胺键断裂,从而使 β-内酰胺类药物失去活性。

2.氨基糖苷类钝化酶　此类酶可通过磷酸化、腺苷酸化和乙酰化等途径对抗菌药物进行修饰,从而使其抗菌活性降低或消失。氨基糖苷类药物在结构上有一定的相似性,因此相互之间存在交叉耐药性。

3.氯霉素乙酰转移酶　主要由某些革兰氏阴性杆菌、葡萄球菌属和链球菌 D 组产生,其功能使氯霉素类抗菌药物转化为无活性的代谢产物,从而失去抗菌活性。

4.其他酶　红霉素酯化酶可水解红霉素等大环内酯类抗菌药物结构中的内酯,从而使其失去抗菌活性。在链霉菌、葡萄球菌和乳酸杆菌中发现可以使林可霉素、克林霉素类药物分子中 3 位羧基磷酸化或核苷乙酰化的红霉素灭菌酶,使其抗菌活性消失而表现为耐药。

（二）作用靶位改变

1.β 内酰胺抗菌药物　作用靶分子为青霉素结合蛋白(penicillin binding protein,PBPs),是一种位于细菌细胞膜外具有催化作用的酶,主要参与细菌细胞壁的合成,维持细菌胞体形态和糖肽结构调整的功能。此类药物主要是通过抑制 PBPs 干扰细菌细胞壁的合成,使菌体变形及分裂障碍而达到杀菌的目的。其中与金黄色葡萄球菌 PBPs 密切相关的耐药菌是耐甲氧西林金黄色葡萄球菌(methicillin-resistant staphylococcus aureus,MRSA),其耐药机制是细菌产生了 PBP2a,这种青霉素结合蛋白与此类药物的亲和力极低,从而导致对多数 β-内酰胺类药物的耐药。

2.氨基糖苷类、大环内酯类和四环素类抗菌药物　氨基糖苷和四环素类抗菌药物的作用靶位为核糖体的 50 S 亚基,大环内酯类、克林霉素、氯霉素的作用靶位为 30 S 亚基。亚甲基中 mRNA 及蛋白质的改变可导致抗菌药物与靶细菌的亲和力发生变化,从而产生耐药性。

3.利福霉素类作用靶位改变　利福霉素类通过与 RNA 聚合酶结合,抑制细菌转录过程,而达到抗菌效果。耐利福霉素细菌,如大肠埃希菌、结核分枝杆菌,编码 RNA 聚合酶 β 亚基的基因(rpoB)可产生突变,导致其不易与利福霉素类药物相结合,而产生耐药。

4.喹诺酮类药物作用靶位改变　喹诺酮可抑制 DNA 拓扑异构酶活性,阻止 DNA 复制、修复,染色体分离、转录及其他功能,从而发挥杀菌作用。DNA 拓扑异构酶Ⅱ又常称为 DNA 促旋酶,其基因突变可引起耐药,以大肠埃希菌为显著。

5.磺胺类药物作用靶位改变　由于细菌不能使用外源性叶酸,磺胺类药物可通过抑制二氢叶酸合成酶或二氢叶酸还原酶,使细菌发生叶酸代谢障碍,而发挥抑菌作用。耐磺胺类药物细菌的二氢叶酸合成酶或二氢叶酸还原酶与磺胺类药物亲和力降低,或靶位酶的合成量增加,均可表现为耐药。

（三）细菌细胞膜渗透性改变

细菌细胞膜与正常人体细胞的细胞膜相似,是一种具有高度选择性的渗透性屏障。细胞外膜上的某些特殊蛋白,即膜孔蛋白(porin)是一种非特异性的、跨越细胞膜的水溶性扩散通道。抗菌药物也可通过这些膜孔蛋白进入菌体内部,发挥效用。而某些细菌由于膜孔蛋白较少或蛋白通道较小，使某些抗菌药不能进入菌体内部，称为"内在性耐药"或称"固有性耐药"（intrinsically resistant）。如铜绿假单胞菌的细胞外膜上没有大多数革兰氏阴性细菌所具有的典型的高渗透性孔蛋白，它的孔蛋白通道对小分子物质的渗透速度仅为典型孔蛋白通道的1/100。一些具有高渗透性外膜的对抗菌药物原来敏感的细菌可以通过降低外膜的渗透性而发展成为耐药性，如原来允许某种抗菌药物通过的孔蛋白通道由于细菌发生突变而使该孔蛋白通道关闭或消失，则细菌就会对该抗菌药物产生很高的耐药性。此种耐药机制往往是非特异性的，具有多重耐药性，主要见于革兰氏阴性菌。

（四）细菌主动药物外排机制

药物外排系统的耐药机制的研究源于20世纪80年代关于大肠埃希菌对四环素耐药机制的研究，随后是金黄色葡萄球菌对镉耐受性机制的研究。细菌主动药物转运系统根据其超分子结构、机制和顺序的同源性等可以将其分为四类：易化（MF）家族、耐药小节分裂（RND）家族、链霉素耐药或葡萄球菌多重耐药家族、ABC（ATP－binding cassette，ATP结合盒）转运器。

主动外排系统可分为特异性外排系统和多种药物耐药性外排系统。前者只作用于某一类抗菌药物，如四环素、氯霉素、链霉素等；后者主要存在于金黄色葡萄球菌、大肠埃希菌、铜绿假单胞菌等细菌及真菌之中，可以作用于多种抗菌药物或一些结构功能不相关的复合物，它们被认为是由于保护细菌细胞免受在生理代谢过程中所产生毒素损伤的内在外排系统进化而来。此外，编码外排系统的基因可通过垂直或水平传递给其他同种或异种细菌，使细菌耐药情况更加严重。

（五）细菌耐药遗传机制

细菌可通过不同遗传变异机制产生耐药性，包括自身基因突变耐药性和获得外源基因耐药性，前者一般对一种或两种类似的抗菌药耐药，且比较稳定，耐药性的产生和消失于抗菌药接触的时间长短，数量多少无关；后者是由于细菌获得外源性基因而获得。此外，细菌耐药性还可通过转化、转导、结合和转座4种方式进行传播。

二、细菌耐药临床治疗对策

抗菌药耐药性成为需要紧急采取行动的全球性问题，世界卫生组织制定了遏制抗菌药物耐药问题的全球发展战略，即减少耐药性问题对健康事业及其费用的影响、延长现存药物和鼓励发展新药物。

（一）根据耐药机制合理选择抗菌药

β-内酰胺类药物是临床应用最广泛抗菌药，其耐药机制主要为细菌产生β-内酰胺酶或PBPs改变。针对产生β-内酰胺酶的细菌，可应用相对能抵抗β-内酰胺酶水解作用的抗菌药，如甲氧西林、苯唑西林等均能对抗金黄色葡萄球菌产生的青霉素酶；也可联合应用酶抑制剂克拉维酸、舒巴坦、他唑巴坦等，如阿莫西林克拉维酸钾、头孢哌酮舒巴坦等；也可选用均对超广谱β-内酰胺酶具有一定稳定性的头孢菌素类抗菌药物如头孢西丁、头孢替坦、拉氧头孢及第四代头孢菌素头孢吡肟、碳青霉烯抗菌药物亚胺培南等。

细菌形成生物被膜而导致抗菌药物治疗失败是临床慢性感染反复发作、迁延不愈的原因之一。对细菌生物被膜相关感染的治疗目前仍没有十分有效的方法，主要是在细菌生物被膜形成初期应用渗透性较强的抗菌药，如喹诺酮类、碳青霉烯类等；14、15 元环大环内酯类药物与敏感抗菌药联合应用治疗已经形成的细菌生物被膜，有一定的疗效。

（二）加强抗菌药耐药性的监测

建立抗菌药使用和耐药细菌的主动监测系统有助于为相关的政策决定提供科学依据。世界多个国家与地区已建立全国监测网，如加拿大的 CIPARS、欧洲的 EARSS、丹麦的 DNAMAP 及美国的 NARMS 等。中国也建立了 MOHNARIN 和农业部养殖动物细菌耐药性监控中心。除国家与地区监测网外，医院也应当开展常见耐药菌的监测，指导和协调临床科室对多重耐药菌感染患者或定植高危患者进行监测。微生物实验室应提高其对多重耐药菌检测及抗菌药的敏感性、耐药模式的监测水平，发现多重耐药菌感染者和定植患者后，及时反馈医院感染管理部门及相关临床科室，以便及时采取有效的治疗和感染控制措施。

（三）加强预防与控制感染

耐药细菌的产生与扩散与医院感染密切相关，也使得临床选择抗菌药治疗面临着诸多困难和前所未有的压力，因此需要加强耐药菌医院感染的防控工作。首先应重视和加强多重耐药菌医院感染管理，加大对重点部门及重点人群的感染防控力度，如重症监护病房、新生儿室、血液科病房等，同时加强医院人员感染预防与知识培训；其次，医务人员应对于确定或高度疑似多重耐药菌感染或定植患者，应实施接触隔离措施，预防多重耐药的传播。

（四）开发新的抗菌药

防治耐药性细菌感染的积极方法是开发研制新的高效、低毒、广谱的抗菌药。对于由产生灭活酶或钝化酶而导致的耐药，目前的研究方向主要是开发新的稳定性高的药物及新的酶抑制剂；对于由细菌外排系统引起的耐药，可以克隆外排基因，提高阻遏蛋白水平，调控外排基因的表达，或者设计相应的阻断剂，封闭基因；或者开发临床有实用价值的能量抑制剂。

第四节　抗菌药的合理应用

一、抗菌药治疗性应用的原则

（一）诊断为细菌性感染者，方可应用抗菌药

根据患者的症状、体征及血、尿常规等实验室检查结果，初步诊断为细菌性感染者以及经病原检查确诊为细菌性感染者方可应用抗菌药；由真菌、结核分枝杆菌、非结核分枝杆菌、支原体、衣原体、螺旋体、立克次体及部分原虫等病原微生物所致的感染亦可应用抗菌药。缺乏细菌及上述病原微生物感染的证据，诊断不能成立者，以及病毒性感染者，均无指征应用抗菌药。

（二）根据病原种类及细菌药物敏感试验结果选用抗菌药

抗菌药物品种的选用，原则上应根据病原菌种类及病原菌对抗菌药物敏感或耐药，即细菌药物敏感试验（以下简称药敏）的结果而定。因此有条件的医疗机构，住院患者必须在开始抗菌治疗前，先留取相应标本，立即送细菌培养，以尽早明确病原菌和药敏结果；门诊患者可以根据病情需要开展药敏工作。

危重患者在未获知病原菌及药敏结果前，可根据患者的发病情况、发病场所、原发病灶、基础疾病等推断最可能的病原菌，并结合当地细菌耐药状况先给予抗菌药物经验治疗，获知细菌培养及药敏结果后，对疗效不佳的患者调整给药方案。

（三）按照药物的抗菌作用及其体内过程选择用药

各种抗菌药物的药效学（抗菌谱和抗菌活性）和人体药代动力学（吸收、分布、代谢和排出过程）特点不同，因此各有不同的临床适应证。应根据各种抗菌药物的上述特点，按临床适应证正确选用抗菌药物。

（四）综合患者病情、病原菌种类及抗菌药物特点制订抗菌药物治疗方案

根据病原菌、感染部位、感染严重程度和患者的生理、病理情况制订抗菌药物治疗方案，包括抗菌药物的选用品种、剂量、给药次数、给药途径、疗程及联合用药等。在制订治疗方案时应遵循下列原则。

1. 品种选择　根据病原菌种类及药敏结果选用适宜的抗菌药物品种和剂型。

2. 给药剂量　按各种抗菌药物的治疗剂量范围给药。治疗重症感染（如败血症、感染性心内膜炎等）和抗菌药物不易达到的部位的感染（如中枢神经系统感染等），抗菌药物剂量宜较大（治疗剂量范围高限）；而治疗单纯性下尿路感染时，由于多数药物尿药浓度远高于血药浓度，则可应用较小剂量（治疗剂量范围低限）。

3. 给药途径

（1）感染轻重程度不同给药途径不同　轻症感染可接受口服给药者，应选用口服吸收完全的抗菌药物，不必采用静脉或肌内注射给药。重症感染、全身性感染患者初始治疗应予静脉给药，以确保药效；病情好转能口服时应及早转为口服给药。

（2）抗菌药物的局部应用宜尽量避免　皮肤黏膜局部应用抗菌药物后，很少被吸收，在感染部位不能达到有效浓度，反易引起过敏反应或导致耐药菌产生，因此治疗全身性感染或脏器感染时应避免局部应用抗菌药物。抗菌药物的局部应用只限于少数情况，例如全身给药后在感染部位难以达到治疗浓度时可加用局部给药作为辅助治疗。此情况见于治疗中枢神经系统感染时某些药物可同时鞘内给药；包裹性厚壁脓肿脓腔内注入抗菌药物及眼科感染的局部用药等。某些皮肤表层及口腔、阴道等黏膜表面的感染可采用抗菌药物局部应用或外用，但应避免将主要供全身应用的品种作局部用药。局部用药宜采用刺激性小、不易吸收、不易导致耐药性和不易致过敏反应的杀菌剂，青霉素类、头孢菌素类等易产生过敏反应的药物不可局部应用。氨基糖苷类等耳毒性药不可局部滴耳。

4. 给药次数　为保证药物在体内能最大地发挥药效，杀灭感染灶病原菌，应根据药代动力学和药效学相结合的原则给药。青霉素类、头孢菌素类和其他 β-内酰胺类、红霉素、克林霉素等消除半衰期短者，应一日多次给药。氟喹诺酮类、氨基糖苷类等可一日给药一

次。重症感染者例外,可适当增加给药次数和使用剂量。

5.疗程 应保证足够的疗程,以巩固疗效,预防复发。抗菌药物疗程因感染不同而异,一般宜用至体温正常、症状消退后 72～96 h,特殊情况,妥善处理。但是,败血症、感染性心内膜炎、化脓性脑膜炎、伤寒、布鲁菌病、骨髓炎、溶血性链球菌咽炎和扁桃体炎、深部真菌病、结核病等需较长的疗程方能彻底治愈,并防止复发。

二、抗菌药预防性应用的原则

(一)内科及儿科预防用药

用于预防一种或两种特定病原菌入侵体内引起的感染,可能有效;如果目的在于防止任何细菌入侵,则往往无效。预防在一段时间内发生的感染可能有效;长期预防用药,常不能达到目的。患者原发疾病可以治愈或缓解者,预防用药可能有效。原发疾病不能治愈或缓解者(如免疫缺陷者),预防用药应尽量不用或少用。对免疫缺陷患者,宜严密观察其病情,一旦出现感染征兆时,在送检有关标本做培养的同时,首先给予经验治疗。

通常不宜常规预防性应用抗菌药物的情况:普通感冒、麻疹、水痘等病毒性疾病,昏迷、休克、中毒、心力衰竭、肿瘤、应用肾上腺皮质激素等患者。

(二)外科手术预防用药

1.外科手术预防用药目的 预防手术后切口感染,以及清洁-污染或污染手术后手术部位感染及术后可能发生的全身性感染。

2.外科手术预防用药基本原则 根据手术野有否污染或污染可能,决定是否预防用抗菌药物。

(1)清洁手术 手术野为人体无菌部位,局部无炎症、无损伤,也不涉及呼吸道、消化道、泌尿生殖道等人体与外界相通的器官。手术野无污染,通常无须预防用抗菌药物,仅在下列情况时可考虑预防用药:①手术范围大、时间长、污染机会增加;②手术涉及重要脏器,一旦发生感染将造成严重后果者,如头颅手术、心脏手术、眼内手术等;③异物植入手术,如人工心瓣膜植入、永久性心脏起搏器放置、人工关节置换等;④高龄或免疫缺陷者等高危人群。

(2)清洁-污染手术 呼吸道、消化道、泌尿生殖道手术,或经以上器官的手术,如经口咽部大手术、经阴道子宫切除术、经直肠前列腺手术,以及开放性骨折或创伤手术。由于手术部位存在大量人体寄殖菌群,手术时可能污染手术野引起感染,故此类手术须预防用抗菌药物。

(3)污染手术 由于胃肠道、尿路、胆道体液大量溢出或开放性创伤未经扩创等已造成手术野严重污染的手术。此类手术须预防用抗菌药物。

术前已存在细菌性感染的手术,如腹腔脏器穿孔腹膜炎、脓肿切除术、气性坏疽截肢术等,属抗菌药物治疗性应用,不属预防应用范畴。

3.外科预防用抗菌药物的选择及给药方法

(1)抗菌药物的选择视预防目的而定 为预防术后切口感染,应针对金黄色葡萄球菌(以下简称金葡菌)选用药物。预防手术部位感染或全身性感染,则须依据手术野污染或可能的污染菌种类选用,如结肠或直肠手术前应选用对大肠埃希菌和脆弱拟杆菌有效的抗菌药物。选用的抗菌药物必须是疗效肯定、安全、使用方便及价格相对较低的品种。

(2)给药方法　接受清洁手术者,在术前0.5~2 h内给药,或麻醉开始时给药,使手术切口暴露时局部组织中已达到足以杀灭手术过程中入侵切口细菌的药物浓度。如果手术时间超过3 h,或失血量大(>1 500 mL),可手术中给予第2剂。抗菌药物的有效覆盖时间应包括整个手术过程和手术结束后4 h,总的预防用药时间不超过24 h,个别情况可延长至48 h。手术时间较短(<2 h)的清洁手术,术前用药一次即可。接受清洁-污染手术者的手术时预防用药时间亦为24 h,必要时延长至48 h。污染手术可依据患者情况酌量延长。对手术前已形成感染者,抗菌药物使用时间应按治疗性应用而定。

三、抗菌药在特殊患者中应用的原则

(一)肾功能减退患者抗菌药的应用

许多抗菌药物在人体内主要经肾排出,而某些抗菌药物具有肾毒性,肾功能减退的感染患者应用抗菌药物的原则如下:①尽量避免使用肾毒性抗菌药物,确有应用指征时,必须调整给药方案;②根据感染的严重程度、病原菌种类及药敏试验结果等选用无肾毒性或肾毒性低的抗菌药物;③根据患者肾功能减退程度及抗菌药物在人体内排出途径调整给药剂量及方法;④避免长期应用有潜在肾毒性的抗菌药物。

(二)肝功能减退患者抗菌药的应用

肝功能减退时抗菌药物的选用及剂量调整需要考虑肝功能减退对该类药物体内过程的影响程度及肝功能减退时该类药物及其代谢物发生毒性反应的可能性。由于药物在肝脏代谢过程复杂,不少药物的体内代谢过程尚未完全阐明,根据现有资料,肝功能减退时抗菌药物的应用有以下几种情况。

1. 主要由肝脏清除或有相当量经肝脏清除或代谢的药物　肝功能减退时清除减少,但并无明显毒性反应发生时,仍可正常应用,但须谨慎,必要时减量给药,治疗过程中须严密监测肝功能,红霉素等大环内酯类(不包括酯化物)、林可霉素、克林霉素属此类。肝功能减退时清除减少,并可导致毒性反应发生时,肝功能减退患者应避免使用此类药物,氯霉素、利福平、红霉素酯化物等属此类。

2. 经肝、肾两条途径清除的药物　肝功能减退者药物清除减少,血药浓度升高,同时有肾功能减退的患者血药浓度升高尤为明显,但药物本身的毒性不大。严重肝病患者,尤其肝、肾功能同时减退的患者在使用此类药物时须减量应用。经肾、肝两途径排出的青霉素类、头孢菌素类均属此种情况。

3. 主要由肾排泄的药物　肝功能减退者无须调整剂量。青霉素、头孢唑林、头孢他啶、氨基糖苷类抗生素属此类。

(三)老年患者抗菌药物的应用

由于老年人组织器官呈生理性退行性变,免疫功能也渐减退,一旦罹患感染,在应用抗菌药物时须注意以下事项。

1. 经肾脏排泄的药物　老年人肾功能呈生理性减退,按一般常用量接受主要经肾排

出的抗菌药物时,由于药物自肾排出减少,导致在体内积蓄,血药浓度增高,容易有药物不良反应的发生。因此老年患者,尤其是高龄患者接受主要自肾排出的抗菌药物时,应按轻度肾功能减退情况减量给药,可用正常治疗量的 $1/2 \sim 2/3$,分 $3 \sim 4$ 次给药。青霉素类、头孢菌素类和其他 β-内酰胺类的大多数品种即属此类情况。

2. 可选用的药物　老年患者宜选用毒性低并具杀菌作用的抗菌药物,青霉素类、头孢菌素类等 β-内酰胺类为常用药物,毒性大的氨基糖苷类、万古霉素、去甲万古霉素等药物应尽可能避免应用,有明确应用指征时在严密观察下慎用,同时应进行血药浓度监测,据此调整剂量,使给药方案个体化,以达到用药安全、有效的目的。

（四）新生儿患者抗菌药物的应用

新生儿期一些重要器官尚未完全发育成熟,在此期间其生长发育随日龄增加而迅速变化,因此新生儿感染使用抗菌药物时须注意以下事项。

1. 毒性大的药物　新生儿期肝、肾均未发育成熟,肝酶的分泌不足或缺乏,肾清除功能较差,因此新生儿感染时应避免应用毒性大的抗菌药物,包括主要经肾排泄的氨基糖苷类、万古霉素、去甲万古霉素等,以及主要经肝代谢的氯霉素。确有应用指征时,必须进行血药浓度监测,据此调整给药方案,个体化给药,以确保治疗安全有效。不能进行血药浓度监测者,不可选用上述药物。

2. 不良反应严重的药物　新生儿期避免应用或禁用可能发生严重不良反应的抗菌药物。可影响新生儿生长发育的四环素类、喹诺酮类禁用,可导致脑性核黄疸及溶血性贫血的磺胺类药和呋喃类药避免应用。

3. 药物蓄积　新生儿期由于肾功能尚不完善,主要经肾排出的青霉素类、头孢菌素类等 β-内酰胺类药物须减量应用,以防止药物在体内蓄积导致严重中枢神经系统毒性反应的发生。

4. 给药方案　新生儿的体重和组织器官日益成熟,抗菌药物在新生儿的药代动力学亦随日龄增长而变化,因此使用抗菌药物时应按日龄调整给药方案。

（五）小儿患者抗菌药物的应用

1. 氨基糖苷类抗生素　该类药物有明显耳、肾毒性,小儿患者应尽量避免应用。临床有明确应用指征且又无其他毒性低的抗菌药物可供选用时,方可选用该类药物,并在治疗过程中严密观察不良反应。有条件者应进行血药浓度监测,根据其结果个体化给药。

2. 万古霉素和去甲万古霉素　该类药也有一定肾、耳毒性,小儿患者仅在有明确指征时方可选用。在治疗过程中应严密观察不良反应,并应进行血药浓度监测,个体化给药。

3. 四环素类抗生素　可导致牙齿黄染及牙釉质发育不良。不可用于 8 岁以下小儿。

4. 喹诺酮类抗菌药　由于对骨骼发育可能产生的不良影响,该类药物避免用于 18 岁以下未成年人。

（六）妊娠期和哺乳期患者抗菌药物的应用

1. 妊娠期患者抗菌药物的应用　妊娠期抗菌药物的应用须考虑药物对母体和胎儿两方面的影响。对胎儿有致畸或明显毒性作用者,如四环素类、喹诺酮类等,妊娠期避免应用。对母体和胎儿均有毒性作用者,如氨基糖苷类、万古霉素、去甲万古霉素等,妊娠期避免应用;确有应用指征时,须在血药浓度监测下使用,以保证用药安全有效。药毒性低,对胎儿及母体均无明显影响,也无致畸作用者,妊娠期感染时可选用;青霉素类、头孢菌素类等β-内酰胺类和磷霉素等均属此种情况。

2.哺乳期患者抗菌药物的应用 哺乳期患者接受抗菌药物后,药物可自乳汁分泌,通常母乳中药物含量不高,不超过哺乳期患者每日用药量的1%;少数药物乳汁中分泌量较高,如氟喹诺酮类、四环素类、大环内酯类、氯霉素、磺胺甲𫫇唑、甲氧苄啶、甲硝唑等。青霉素类、头孢菌素类等β-内酰胺类和氨基糖苷类等在乳汁中含量低。然而无论乳汁中药物浓度如何,均存在对乳儿潜在的影响,并可能出现不良反应,如氨基糖苷类抗生素可导致乳儿听力减退,氯霉素可致乳儿骨髓抑制,磺胺甲𫫇唑等可致核黄疸、溶血性贫血,四环素类可致乳齿黄染,青霉素类可致过敏反应等。因此治疗哺乳期患者时应避免选用氨基糖苷类、喹诺酮类、四环素类、氯霉素、磺胺药等。哺乳期患者应用任何抗菌药物时,均宜暂停哺乳。

四、抗菌药的联合应用

联合用药的目的是发挥药物的协同抗菌作用而提高疗效,降低毒性反应,延迟或减少耐药菌株的产生。抗菌药联合应用可能发生互相作用而影响药物的疗效。体外或动物实验证明,联合用药可产生"协同""相加""无关""拮抗"四种结果。协同作用是指联合用药的总效果较各药相加时更强;相加作用是指总的作用为各药效果之和;无关作用是指总的作用不超过其中较强者;拮抗作用是指联合用药的效果因相互抵消而减弱。两药联合应用的疗效如何与所用药物的作用特性有关。

(一)联合应用的机制

联合应用的目的是获得协同作用,其产生协同的机制有以下几种方式。

1.作用于相同机制的不同环节 磺胺类药物抑制二氢蝶酸合成酶,甲氧苄啶抑制二氢叶酸还原酶,两药合用则对四氢叶酸的生成过程产生双重的阻断,从而使其抗菌作用增强,抗菌谱加宽。美西林作用于PBP-2,如与作用于PBP-3的其他价β-内酰胺类合用疗效加强。

2.改变细菌细胞壁或细胞膜的通透性 青霉素抑制细菌细胞壁的黏肽合成,导致细胞壁缺损,使联合应用的链霉素(或庆大霉素)易于进入菌体而起作用。同样,头孢菌素与氨基糖苷类合用于革兰氏阴性细菌感染有协同作用。两性霉素B能损伤真菌的细胞膜,可使联合应用的氟胞嘧啶易于进入菌体细胞内起作用,两药疗效协同,两性霉素B的用量可减少,其不良反应亦可降低。

3.抑制抗菌药的灭活酶 β-内酰胺类酶是细菌灭活β-内酰胺类的酶。如用克拉维酸、舒巴坦、三唑巴坦等抑制该酶,可使联合应用的β-内酰胺类不受破坏,而恢复其对耐药细菌的抗菌作用。亚胺培南单独应用易被人体肾脏脱氢肽酶所破坏,疗效较差,如与该酶抑制剂西司他丁合用,亚胺培南因免遭该酶破坏而发挥强大的抗菌作用。临床通常应用此两药的复方制剂(泰能)。

4.抑制不同的耐药菌群 几种抗结核药合用,由于各药分别抑制或杀灭不同的结核菌群,从而减少或延缓结核杆菌耐药性的产生。

（二）联合疗法的适应证

1.病因未明的严重感染 如化脓性脑膜炎、粒细胞缺乏症或免疫缺陷患者合并的严重感染（如败血症），在收集有关样品进行细菌培养加药敏后，应立即根据临床诊断推测最可能的致病菌，使用强效的广谱的杀菌药进行经验性联合疗法。若疑为革兰氏阳性菌感染，可选用青霉素加庆大霉素；若疑为革兰氏阴性菌感染，则选用氨基糖苷类加第二、第三代头孢菌素。其后根据细菌学诊断结果结合临床疗效调整用药。

2.单一药物不能控制的严重感染 感染性心内膜炎、败血症等用单一药物不能有效控制感染，临床上多联合应用杀菌剂，氨苄西林或青霉素与庆大霉素联合应用。

3.单一药物不能有效控制的混合感染 混合细菌感染常见于肠穿孔所致的腹膜炎和胸腹严重创伤，致病菌包括厌氧菌和需氧菌。需氧菌包括大肠杆菌、产气杆菌、绿脓杆菌、变形杆菌等。在临床上常用第三代头孢菌素，氨基糖苷类与甲硝唑联合应用。

4.长期单独用药细菌有产生耐药可能者 常见于结核病治疗药物，利福平、异烟肼、链霉素单独应用易产生耐药性，联合用药如异烟肼加利福平、链霉素加异烟肼，利福平加乙胺丁醇等，耐药性出现的机会明显减少。

5.联合用药使毒性较大的药物剂量减少 治疗隐球菌脑膜炎，两性霉素 B 与氟胞嘧啶合用由于抗菌活性加强，因而两性霉素 B 的剂量可相应减少，从而使毒性反应减轻。

（三）抗菌药联合应用的基本原则

1.必须有明确的指征 单一药物可有效治疗的感染，无须联合用药，仅在下列情况时有指征联合用药：①病原菌尚未查明的严重感染，包括免疫缺陷者的严重感染；②单一抗菌药物不能控制的需氧菌及厌氧菌混合感染，2 种或 2 种以上病原菌感染；③单一抗菌药物不能有效控制的感染性心内膜炎或败血症等重症感染；④须长程治疗，但病原菌易对某些抗菌药物产生耐药性的感染，如结核病、深部真菌病。

2.选有协同作用或相加作用的药物 如两性霉素 B 与氟胞嘧啶联合治疗隐球菌脑膜炎时，前者的剂量可适当减少，从而减少其毒性反应。联合用药通常采用 2 种药物联合，3 种及 3 种以上药物联合仅适用于个别情况，如结核病的治疗。此外必须注意联合用药后药物不良反应将增多。

3.针对病原菌选择药物 联合应用的抗菌药物中，至少有一种针对目标病原菌有相当强的活性，另一种抗菌药物也不宜为目标病原菌产生耐药或对其高度耐药。

4.抗菌药物种类及其数量选择 在选择抗菌药物种类时，同类抗菌药物包括具有相同不良反应 的药物原则上不应联合应用，尤其是要避免毒性相同抗菌药物的联合应用，以免增加对某些重要器官的毒副反应或不良反应。一般情况下选择两种抗菌药物联合应用，若可以达到疗效，则无须再选用三联或四联药物。

5.注意药物配伍及监测 在确定抗菌药物品种、用量及应用频率同时，应注意相互是否存在配伍禁忌，同时注意进行相关器官功能和药物浓度监测，发现异常情况应及时调整给药剂量或改变给药途径、频度等，以预防或减少抗菌药物相互作用而可能增加的不良反应。

第五节　常用的抗菌药

一、β-内酰胺类抗生素

β-内酰胺类抗生素(β-lactam antibiotics)是临床最常用的抗菌药物。它们的化学结构中均含有 β-内酰胺环,包括青霉素类(penicillins,PCs)和头孢菌素类(cephalosporins,CEPs);非典型 β-内酰胺类,如碳青霉烯类(carbopenems)、头霉素类(cephamicins)、氧头孢烯类(oxacephems)及单环 β-内酰胺类(monobactam);β-内酰胺酶抑制剂等。

(一)青霉素类

青霉素类药物根据抗菌谱及抗菌作用特点可分为下列类型:①天然青霉素类;②口服耐酸青霉素,如青霉素 V(penicillin V);③耐青霉素酶青霉素,如甲氧西林(methicillin)、苯唑西林(oxacillin)、氯唑西林(cloxacillin)、双氯西林(dicloxacillin);④广谱青霉素,如氨苄西林(ampicillin)、阿莫西林(amoxicillin);⑤抗铜绿假单胞菌青霉素,如羧苄西林(carbenicillin)、哌拉西林(piperacillin);⑥抗革兰氏阴性杆菌青霉素,如美西林(mecillinam)、替莫西林(temocillin)。

1.药物作用及机制

(1)作用机制　①抑制转肽酶活性:细菌细胞壁是由复杂得多聚物——肽聚糖(peptidoglycan)构成,其肽链的末端是 D 丙氨酰-D 丙氨酸。青霉素结合蛋白(PBPs)具有转肽酶功能,催化转肽反应,使末端 D-丙氨酸脱落并与邻近多肽形成交叉网状连接,从而使细胞壁结构坚韧。β-内酰胺类抗生素与天然 D-丙氨酰-D-丙氨酸的结构类似,它们可以和 PBPs 活性位点通过共价键结合,抑制转肽酶活性,从而阻止了肽聚糖的合成,导致细胞壁缺损,引起细菌细胞死亡。②增加细菌细胞壁自溶酶活性:β-内酰胺类抗生素使细菌裂解死亡最终是由于细胞壁自溶酶(cell-wall autolytic enzyme)的活性增加,产生自溶或胞壁质水解。

(2)抗菌作用特点　青霉素 G 对敏感菌有强大杀菌作用,对机体无毒。对青霉素 G 敏感的致病菌主要包括以下几种:①革兰氏阳性球菌:溶血性链球菌,不产酶金黄色葡萄球菌,非耐药肺炎链球菌和厌氧的阳性球菌。②革兰氏阴性球菌:脑膜炎奈瑟菌、淋病奈瑟菌敏感;但近来发现较多的淋病奈瑟菌对本药耐药,故不作首选药。③革兰氏阳性杆菌:白喉棒状杆菌,炭疽芽孢杆菌,厌氧的破伤风杆菌、产气荚膜杆菌、肉毒杆菌、放线菌属、真杆菌属均对青霉素 G 敏感。④螺旋体:梅毒螺旋体、钩端螺旋体、鼠咬热螺旋体对青霉素 G 高度敏感。天然青霉素不耐酸、不耐青霉素酶,抗菌谱较窄。

青霉素 V 为耐酸的口服青霉素;甲氧西林、苯唑西林等耐青霉素类青霉素,对产青霉素酶的金黄色葡萄球菌有较好作用;氨苄西林、阿莫西林等广谱青霉素,主要作用于对青霉素敏感的革兰氏阳性菌及部分革兰氏阴性杆菌如大肠埃希菌、奇异变形杆菌、沙门菌属、志贺菌属和流感嗜血杆菌等;哌拉西林等抗铜绿假单胞菌青霉素,对革兰氏阳性菌的作用较天然青霉素或氨基青霉素为差,但对某些革兰氏阴性杆菌包括铜绿假单胞菌有抗菌活性。随着细菌耐药性的进展,β-内酰胺酶抑制剂克拉维酸、舒巴坦、他唑巴坦等渐被研究开发并与青霉素类组成复方制剂,保护不耐酶的抗菌药物结构免被破坏,在提高抗菌活性和效果,临床抗感染治疗中发挥重要作用。

2. 药动学特点　青霉素 G 口服吸收少而不规则,易被胃酸及消化酶破坏,不宜口服,常做肌内注射,吸收迅速且完全,注射后 0.5～1.0 h 达血药峰浓度,该药主要分布在细胞外液,因其脂溶性低而难于进入细胞内。血浆蛋白结合率 46%～55%,能广泛分布在全身各部位,肝、胆、肾、肠道、精液、关节液及淋巴液中均有大量的分布,房水和脑脊液中含量较低,但在炎症反应时可达有效浓度。青霉素 G 几乎全部以原形经尿迅速排泄,约 10% 经肾小球滤过,90% 经肾小管分泌排出,$t_{1/2}$ 为 0.5～1.0 h。为延长青霉素 G 的作用时间,可采用水溶性较差的普鲁卡因青霉素(procaine penicillin)或长效苄星青霉素(bicillin long-acting)。二者临床均通过肌内注射给药,由于注射剂量所限,血药浓度较低,仅限于轻症或做预防感染使用。

3. 临床应用及疗效评价　青霉素 G 为治疗敏感的革兰氏阳性球菌和杆菌、革兰氏阴性球菌及螺旋体感染的首选药。包括:①链球菌感染,溶血性链球菌引起的咽炎、扁桃体炎、猩红热、蜂窝织炎、化脓性关节炎、败血症等;草绿色链球菌引起的心内膜炎;肺炎链球菌引起的大叶肺炎、中耳炎等均以青霉素 G 作为首选药。②脑膜炎奈瑟菌引起的脑膜炎,虽然青霉素在正常生理状态下很难通过血脑屏障,但脑膜炎时,血脑屏障对青霉素的通透性增加,大剂量的青霉素 G 治疗有效。③螺旋体感染,梅毒、钩端螺旋体病、螺旋体引起的回归热。④革兰氏阳性杆菌感染,与相应抗毒素合用治疗破伤风、白喉、炭疽病。

氨苄西林用于敏感菌所致的呼吸道感染、胃肠道感染、尿路感染、软组织感染、心内膜炎、脑膜炎、败血症等。

阿莫西林用于敏感菌(不产 β-内酰胺酶菌株)所致的中耳炎、鼻窦炎、咽炎、扁桃体炎等上呼吸道感染;泌尿生殖道感染;皮肤软组织感染、下呼吸道感染;急性单纯性淋病等。也可与克拉霉素、质子泵抑制剂联合口服用药根除胃、十二指肠幽门螺杆菌,降低消化道溃疡复发率。

哌拉西林主要用于敏感肠杆科细菌、铜绿假单胞菌、不动杆菌属所致的败血症、上尿路及复杂尿路感染、呼吸道感染、胆道感染、腹腔感染、盆腔感染及皮肤、软组织感染等。

4. 不良反应及注意事项

(1)不良反应　①变态反应:为青霉素类最常见的不良反应,在各种药物中居首位,发生率为 1%～10%。各种类型的变态反应都可出现,以皮肤过敏(荨麻疹、药疹等)和血清病样反应较多见,最严重的是过敏性休克,发生率占用药人数的 0.4～1.0/万,死亡率约为 0.1/万;发生变态反应的原因是青霉素溶液中的降解产物青霉噻唑蛋白、青霉烯酸、6-APA 高分子聚合物所致,机体接触后可在 5～8 d 内产生抗体,当再次接触时即产生变态反应;用药者多在接触药物后立即发生,少数人可在数日后发生;过敏性休克患者的临床表现主要为循环衰竭、呼吸衰竭和中枢抑制。主要防治措施是:仔细询问过敏史,对青霉素过敏者禁用;避免滥用和局部用药;避免在饥饿时注射青霉素;不在没有急救药物(如肾上腺素)和抢救设备的条件下使用;无论采用何种给药途径,初次使用、用药间隔 3 d 以上或换批号使用的必须做皮肤过敏试验,反应阳性者禁用;注射液须临用现配;患者每次用药后需观察 30 min,无反应者方可离去;一旦发生过敏性休克,必须就地抢救,立即皮下或肌内注射肾上腺素 0.5~1.0 mg,吸氧,严重者应稀释后缓慢静脉注射或静脉滴注,必要时加入糖皮质激素和抗组胺药。②赫氏反应(Herxheimer reaction,吉海反应):应用青霉素 G 治疗梅毒、钩端螺旋体、雅司、鼠咬热或炭疽等感染时,可有症状加剧现象,表现为全身不适、寒战、发热、咽痛、肌痛、心跳加快等症状;此反应可能是大量病原体被杀死后释放的物质所引起的。

(2)药物相互作用　丙磺舒、乙酰水杨酸、吲哚美辛、保泰松可竞争抑制青霉素类从肾小管的分泌,使之排泄减慢,血药浓度增高,可增强青霉素类抗生素的作用,并延长作用时间。磺胺类、红霉素类、四环素类、氯霉素类等抑菌药与青霉素类抗生素合用时可产生拮抗作用,因青霉素类抗生素是繁殖期杀菌药,抑菌药使细菌繁殖受阻抑,青霉素类抗生素的杀菌作用明显受到抑制。β-内酰胺类抗生素不能与重金属,尤其是铜、锌、汞配伍,以免影响其活性。青霉素类抗生素不可与林可霉素、四环素、万古霉素、红霉素、两性霉素 B、去甲肾上腺素、间羟胺、苯妥英钠、异丙嗪、B 族维生素、维生素 C 等混合后静脉给药,否则易引起溶液混浊。氨基酸营养液可增强青霉素类类抗生素的抗原性,属配伍禁忌。青霉素类与氨基糖苷类抗菌药混合后,两者的抗菌活性明显减弱,两药不能置于同一容器内给药。头孢菌素与青霉素有交叉过敏,发生率约 20%。

(二)头孢菌素类抗生素

根据头孢菌素的抗菌谱、对 β-内酰胺酶的稳定性及抗革兰氏阴性杆菌活性的不同,以及对肾脏毒性和临床应用的差异,目前可将头孢菌素类分为五代。

第一代头孢菌素:主要代表药物有头孢唑啉(cefazolin)、头孢羟氨苄(cefadroxil)、头孢氨苄(cephalexin)、头孢噻吩(cephalothin)、头孢匹林(cefapirin)、头孢拉定(cefradine)等。

第二代头孢菌素:主要代表药物有头孢呋辛(cefuroxime)、头孢克洛(cefaclor)、头孢孟多(cefamandole)、头孢替安(cefotiam)、头孢尼西(cefonicid)、头孢雷特(ceforanide)等。

第三代头孢菌素:主要代表药物包括头孢噻肟(cefotaxime)、头孢他啶(ceftazidime)、头孢哌酮(cefoperazone)、头孢唑肟(ceftizoxime)、头孢曲松(ceftriaxone)、头孢克肟(cefminox)、头孢地嗪(cefodizime)等。

第四代头孢菌素:代表药物有头孢匹罗(cefpirome)和头孢吡肟(cefepime)。

第五代头孢菌素:代表药物有头孢洛林酯(ceftaroline)、头孢托罗(ceftobiprole)、头孢吡普(ceftobiprole)。

1.药物作用及机制

(1)作用机制　头孢菌素类药的抗菌作用机制与青霉素类相同,与细菌细胞内膜上的 PBPs 结合,使细菌细胞壁合成过程中的交叉连接不能形成,导致细菌细胞壁合成障碍,细菌溶菌死亡。

(2)抗菌作用特点

1)第一代头孢菌素:主要作用于需氧革兰氏阳性球菌,包括肺炎球菌、链球菌、葡萄球菌,对耐青霉素金黄色葡萄球菌的抗菌作用较第二代略强,显著超过第三代;但对 MRSA 不敏感;对革兰氏阴性杆菌的作用弱于第二、第三代,对革兰氏阴性菌产生的 β-内酰胺酶不稳定;对铜绿假单胞菌、耐药肠杆菌和厌氧菌无效;某些品种对肾脏有一定毒性,与氨基糖苷类抗菌药或强效利尿剂合用毒性增加;血清半衰期较短,脑脊液浓度低;临床适用于轻、中度感染。

2)第二代头孢菌素:除对革兰氏阴性菌有较广的作用范围外,第二代头孢菌素与第一代抗菌作用相似;对多数β-内酰胺酶稳定,对革兰氏阴性菌如大肠埃希菌、克雷伯菌属、痢疾志贺菌、阴沟杆菌等的作用较第一代强,较第三代弱;对革兰氏阳性菌较第一代弱;对多数肠杆菌有相当活性,对厌氧菌有一定作用,对铜绿假单胞菌无效;肾脏毒性低于第一代头孢菌素;临床可用于革兰氏阴性和革兰氏阳性敏感细菌的各种感染。

3)第三代头孢菌素:对革兰氏阴性菌产生的广谱β-内酰胺酶高度稳定;对革兰氏阴性杆菌的作用强于第一、第二代头孢菌素;对革兰氏阳性菌作用弱于第一、第二代头孢菌素;具有很强的组织穿透力,体内分布广泛,可在组织、体腔、体液中达到有效浓度;抗菌谱宽,对铜绿假单胞菌和厌氧菌有不同程度的抗菌作用;对肾脏基本无毒性;适用于严重革兰氏阴性及敏感阳性菌的感染、病因未明感染的经验治疗及院内感染。

4)第四代头孢菌素:对酶高度稳定,本药不仅对染色体介导的β-内酰胺酶稳定,而且对许多可使第三代头孢菌素失活的广谱β-内酰胺酶也很稳定;本药对大肠埃希菌、金黄色葡萄球菌、铜绿假单胞菌抗菌效果好,对肠杆菌的作用超过第三代头孢菌素;主要用于对第三代头孢菌素耐药的革兰氏阴性杆菌引起的重症感染;对大多数厌氧菌有抗菌活性。

5)第五代头孢菌素:属于超广谱抗生素,对大多数耐药革兰氏阳性、阴性厌氧菌具有较强抗菌活性,对β-内酰胺酶尤其是超广谱β-内酰胺酶稳定,血浆半衰期时间长,无肾毒性。

2.药动学特点

(1)头孢唑啉　肌内注射本品 500 mg 后,血药峰浓度(C_{max})经 1~2 h 达 38 mg/L(32~42 mg/L),6 h 血药浓度尚可测得 7 mg/L。20 min 内静脉滴注本品 0.5 g,血药峰浓度为 118 mg/L,有效浓度维持 8 h。本品蛋白结合率为 74%~86%。正常成人的 $t_{1/2}$ 为 1.5~2 h,老年人中可延长至 2.5 h;肾衰竭患者的 $t_{1/2}$ 可延长;出生 1 周内新生儿的 $t_{1/2}$ 为 4.5~5 h。本品在体内不代谢;原形药通过肾小球滤过,部分通过肾小管分泌自尿中排出。

(2)头孢呋辛　静脉注射本品 1 g 后的血药峰浓度为 144 mg/L;肌内注射 0.75 g 后的血药峰浓度为 27 mg/L,于给药后 45 min 达到;静脉注射和肌内注射相同剂量后的曲线下面积(AUC)相似。本品在各种体液、组织液中分布良好,能进入炎性脑脊液;亦能分布至腮腺液、房水和乳汁。血清蛋白结合率为 31%~41%。本品大部分于给药后 24 h 内经肾小球滤过和肾小管分泌排泄,尿药浓度甚高。$t_{1/2}$ 为 1.2 h,新生儿和肾功能减退者 $t_{1/2}$ 延长。

(3)头孢噻肟　肌内注射本品 0.5 g 或 1.0 g 后,0.5 h 达血药峰浓度,分别为 12 mg/L 和 25 mg/L,8 h 后血中仍可测出有效浓度。广泛分布于全身各种组织和体液中。蛋白结合率 30%~50%。1/3~1/2 的药物在体内代谢成为去乙酰头孢噻肟(抗菌活性为头孢噻肟的 1/10)和其他无活性的代谢物。$t_{1/2}$ 为 1.5 h,老年人的 $t_{1/2}$(2~2.5 h)较年轻人为长,肾功能不全者 $t_{1/2}$ 可延长为 14.6 h。约 80% 的给药量经肾排泄,其中 50%~60% 为原形药,10%~20% 为去乙酰头孢噻肟。

（4）头孢匹罗 肌内注射后的生物利用度大于90%。单次静脉注射剂量1 g后的血清平均峰浓度为80～90 mg/L。剂量与药物动力学呈线性相关。分布容积为14～19 L。多次给药后无蓄积。血清半衰期为1.8～2.2 h。本品主要经肾脏清除；80%～90%的药物可在尿液中出现。

（5）头孢洛林酯 单次静脉注射剂量600 g后的血清平均峰浓度为21 mg/L，血清半衰期为2.7 h。多次给药后无蓄积。在50～1 000 mg剂量范围内单剂量给药，C_{max}和AUC近似成比例增加。本品在体内代谢为头孢洛林和ceftaroline M-1，二者基本由肾清除。

3. 临床应用及疗效评价 第一代头孢菌素：注射用头孢唑啉广泛用于需氧细菌（包括耐青霉素）引起的中度感染和部分敏感菌引起的严重感染，如敏感菌引起的呼吸系统、泌尿生殖系统、胆道、皮肤软组织、创伤、耳鼻喉和眼科感染等；口服头孢氨苄、头孢羟氨苄、头孢拉定主要用于肺炎链球菌、化脓性链球菌、产青霉素酶金葡菌（耐甲氧西林金葡菌除外）及其他敏感的革兰氏阳性菌和革兰氏阴性菌引起轻度感染和部分中度感染的治疗。

第二代头孢菌素：可用于与第一代相同适应证的轻、中度感染患者；可作为一般革兰氏阴性菌感染的治疗药物，适用于敏感菌引起的呼吸道、泌尿道、皮肤及软组织、骨组织、骨关节、妇科等感染以及耐青霉素的淋病治疗。

第三代头孢菌素：主要用于治疗重症耐药菌引起的感染或以革兰氏阴性杆菌为主要致病菌，兼有厌氧菌和革兰氏阳性菌的混合感染；由于第三代头孢菌素组织穿透力强，分布广，机体各部位均可达到有效浓度，可用于呼吸道、泌尿道、胃肠道、胆道、胸腔、腹腔、盆腔、骨关节、皮肤软组织等部位的重症感染。

第四代头孢菌素：主要用于对第三代头孢菌素耐药的革兰氏阴性杆菌引起的重症感染，亦可用于中性粒细胞缺乏伴发热患者的凭经验给药。

第五代头孢菌素：主要治疗成人社区获得性细菌性肺炎（community – acquired bacterial pheumonia，CABP）和皮肤及软组织感染（cSSSI），包括MRSA的感染，特别针对某些难治性多药耐药革兰氏阳性菌感染。

4. 不良反应及注意事项

（1）不良反应 头孢菌素类药物毒性较低，不良反应较少，常见的是过敏反应，多为皮疹、荨麻疹等，过敏性休克罕见，但与青霉素类有交叉过敏现象，青霉素过敏者有5%～10%对头孢菌素类发生过敏。口服给药可发生胃肠道反应，静脉给药可发生静脉炎。长期、大量应用（或联合应用β-内酰胺酶抑制剂）可致抗生素相关性腹泻、二重感染。第一代头孢菌素大剂量使用时可损害近曲小管细胞，而出现肾脏毒性；第二代头孢菌素较之减轻；第三代头孢菌素对肾脏基本无毒，第四代头孢菌素则几无肾毒性。第三、四代头孢菌素偶见二重感染，头孢孟多、头孢哌酮可引起低凝血酶原症或血小板减少而导致严重出血。有报道大剂量使用头孢菌素类可发生头痛、头晕以及可逆性中毒性精神病等中枢神经系统反应。

（2）相互作用 大剂量使用头孢菌素，或与氨基糖苷类抗生素联合应用时易造成肾功能障碍，其中头孢唑啉与头孢噻吩尤为明显，头孢菌素类与强效利尿药合用可加重肾损害。与乙醇同时应用可产生"醉酒样"反应，故本类药物在治疗期间或停药3 d内应忌酒。

本类药物可产生低凝血酶原症、血小板减少症,与抗凝血药、溶栓药、非甾体抗炎药联合使用时,可使出血风险增加。头孢曲松与多种药物存在配伍禁忌,如红霉素、四环素、氟康唑、万古霉素、两性霉素 B、环丙沙星、苯妥英钠、氯丙嗪等,并可与金属形成络合物,故一般应单独给药。

(三)其他 β-内酰胺类抗生素

属于其他 β-内酰胺类抗菌药物有:①碳青霉烯类,代表药物有亚胺培南(imipenem)、美罗培南(meropenem)、硫霉素(thiomycin)、帕尼培南(panipenem)。②头霉素类,代表药物有头孢西丁(cefoxitin)、头孢美唑(cefmetazole)等。③单环 β-内酰胺类,代表药物有氨曲南(aztreonam)、卡芦莫南(carumonan)。④氧头孢烯类,代表药物为拉氧头孢(latamoxef)和氟氧头孢(flomoxef)。⑤β-内酰胺酶抑制药,β-内酰胺酶抑制药(β-lactamase inhibitors)的代表药物包括克拉维酸(clavulanic acid)、舒巴坦(sulbactam)、三唑巴坦(tazobactam)等。

1. 药物作用及机制

(1)作用机制 碳青霉烯类、头霉素类、单环 β-内酰胺类、氧头孢烯类药物的抗菌作用机制与青霉素类和头孢菌素类药相同;β-内酰胺酶抑制药可与葡萄球菌或是革兰氏阴性菌的 β-内酰胺酶结合而发挥抑制作用,进而减少 β-内酰胺类药物的水解,增加抗菌活性。

(2)抗菌作用特点 头霉素的抗菌活性与第二代头孢菌素类相似;碳青霉烯类药物是抗菌谱最广的 β-内酰胺类药物,对革兰氏阳性菌、革兰氏阴性菌、需氧菌、厌氧菌均有很强抗菌活性;氨曲南作为单酰胺菌素类的代表药,具有低毒、与青霉素类及头孢菌素无交叉过敏等优点,并常作为氨基糖苷类药物的替代品使用;氧头孢类药物的抗菌谱广,抗菌活性与第三代头孢菌素中的头孢噻肟相似;β-内酰胺酶抑制药单独使用,并无明显抗菌作用,须与 β 内酰胺类抗菌药物组成复方制剂应用临床。

2. 临床应用 单酰胺类药物主要用于阴性杆菌所致的各种感染,如肺炎、胸膜炎、腹腔感染、胆道感染、骨和关节感染、皮肤软组织炎症,尤其适用于尿路感染,也可用于败血症;碳青霉烯类药物主要用于多重耐药菌所致的严重感染,也可用于病原菌尚未查明的免疫缺陷患者重症感染的凭经验治疗。

3. 不良反应及相互作用

(1)不良反应 常见皮疹、荨麻疹、瘙痒、过敏性休克,长时间应用可出现维生素 K 缺乏症(低凝血酶原症、出血倾向等)、复合维生素 B 缺乏症状及抗生素相关性腹泻,碳青霉烯类药物尤其是亚胺培南西司他丁可引起中枢神经系统严重不良反应,如肌阵挛、精神障碍等。

(2)相互作用 头孢美唑、头孢米诺、拉氧头孢等与利尿剂如呋塞米合用,可加重肾功能损害;头孢西丁、氨曲南、美罗培南与丙磺舒合用可延缓前者排泄,导致血浆药物浓度改变。

二、氨基糖苷类抗生素

(一)药物分类

氨基糖苷类(aminoglycosides)是一类由氨基糖与氨基环醇以苷键相结合的碱性抗生素。包括天然和部分合成产品两大类:天然氨基糖苷类分别为来自链霉菌的链霉素、卡那霉素、妥布霉素、大观霉素、新霉素等和来自小单孢菌的庆大霉素、西索米星、小诺米星、阿司米星等;部分合成氨基糖苷类包括阿米卡星、奈替米星、依替米星等。

(二)药物作用及机制

1. 作用机制　氨基糖苷类确切的杀菌机制尚不清楚。现已知其可通过离子吸附作用附着于细菌体表面造成胞膜缺损使胞膜通透性增加,细胞内钾离子、腺嘌呤核苷酸、酶等重要物质外漏,从而导致细菌死亡。也可经膜孔通道被动扩散穿过细菌细胞外膜,再经氧依赖性主动跨膜转运系统进入细胞内,特异性结合到核糖体30S亚基上,进而:①阻碍甲硫氨酰基 tRNA 在 A 位的结合,抑制30S 始动复合物的形成;或使已结合上的甲硫氨酰基 tRNA 从 A 位解离,抑制70S 始动复合物的形成,干扰了功能性核糖体的组装。②选择性与核糖体30S亚基上 P 10 蛋白结合,导致30S亚基错读遗传密码,使氨酰基 tRNA 与 mRNA 密码三联体错误匹配,造成错误的氨基酸插入蛋白质结构,合成无功能蛋白质。③阻碍终止因子与核糖体 A 位结合,使已合成的肽链不能释放并阻碍核糖体的解聚,最终造成细菌体内的核糖体耗竭。跨膜的电化学梯度可为氧依赖性主动转运供能,细胞外 pH 值降低或厌氧状况可通过减小此梯度而抑制药物转运,青霉素或万古霉素类药物可因增强药物转运而产生协同作用。

2. 抗菌作用特点　氨基糖苷类抗生素为静止期杀菌剂。其特点如下:①抗菌谱广,对包括铜绿假单胞菌、不动杆菌属在内的各种革兰氏阴性杆菌和包括 MRSA 在内的革兰氏阳性菌均具有良好抗菌活性,特别是对需氧革兰氏阴性杆菌的抗菌活性显著强于其他类药物;部分药品具有抗结核杆菌作用,但对厌氧菌无效,因厌氧菌缺乏氧依赖性主动转运系统。②其杀菌速率和杀菌时程为浓度依赖性,即浓度愈高,杀菌速率愈快,杀菌时程也愈长。③具有较长时间抗生素后效应(post antibiotic effect,PAE),且 PAE 持续时间呈浓度依赖性。④具有初次接触效应(first exposure effect,FEE),指细菌首次接触氨基糖苷类抗生素时,即被迅速杀死,未被杀死的细菌再次或多次接触同种抗生素,其杀菌作用明显降低。⑤在碱性环境中抗菌活性增强。

(三)药动学特点

1. 吸收　氨基糖苷类的极性和解离度均较大,口服很难吸收,一般多采用肌内注射,吸收迅速而完全,达峰时间为0.5~2 h。为避免血药浓度过高而导致不良反应,通常不主张静脉注射给药。新霉素的严重肾脏毒性使其不能全身给药。

2. 分布　所有氨基糖苷类的血浆蛋白结合率均较低,除链霉素为35%以外,其他多在10%以下。氨基糖苷类可渗入大多数体液,在肾皮层和内耳内淋巴液及外淋巴液有高浓度聚积,而且在内耳外淋巴液中其浓度下降很慢,这可以解释它们的肾脏毒性和耳毒性。可透过胎盘屏障并聚积在胎儿血浆和羊水。但不能渗入机体细胞,也不能透过血脑屏障,因而在大多数组织浓度较低,其分布容积近似于细胞外液体积。

3. 代谢与排泄 氨基糖苷类在宿主体内并不被代谢。所有药物主要经肾小球滤过,除奈替米星外,均不在肾小管重吸收,因而可迅速排泄到尿中,其肾清除率等于肌酐清除率。氨基糖苷类抗生素的 $t_{1/2}$ 为 2～3 h,肾衰竭患者可延长 20～30 倍以上而致药物蓄积,应酌情降低剂量或增长服药间隔。

（四）临床应用及疗效评价

氨基糖苷类最主要的临床适应证是以革兰氏阴性杆菌为主的严重感染,其中链霉素、卡那霉素可用于结核病的治疗。①敏感需氧革兰氏阴性杆菌所致的全身感染:特别是由于对铜绿假单胞菌、肺炎杆菌、大肠埃希菌等常见革兰氏阴性杆菌有长时间的 PAE,氨基糖苷类仍然作为一个重要抗生素被用于治疗需氧革兰氏阴性杆菌所致的严重感染,如呼吸道感染、泌尿道感染、皮肤软组织感染、胃肠道感染、烧伤或创伤感染及骨关节感染等;对上述感染在卡那霉素、庆大霉素、妥布霉素、阿米卡星、奈替米星等不同氨基糖苷类之间的疗效并无显著差别,但对革兰氏阴性杆菌引起的败血症、肺炎、脑膜炎等严重感染,单独应用氨基糖苷类治疗时可能失败,此时须联合应用其他对革兰氏阴性杆菌具有强大抗菌活性的抗生素,如广谱部分合成青霉素、第三代头孢菌素及氟喹诺酮类等。②联合用药治疗革兰氏阳性菌的感染:主要用于肠球菌属或草绿色链球菌所致心内膜炎及金葡菌与表皮葡菌所致败血症、心内膜炎等严重感染;常与耐酶青霉素、利福平或万古霉素合用。③结核杆菌和非典型分枝杆菌感染:结核病可选用链霉素,非典型分枝杆菌感染主要选用阿米卡星。④链霉素或庆大霉素:亦可用于土拉菌病、鼠疫及布鲁菌病,后者的治疗须与其他药物联合应用。⑤新霉素:口服可用于结肠手术前准备,或局部用药。

（五）不良反应及注意事项

1. 不良反应 氨基糖苷类抗生素的主要不良反应是肾毒性和耳毒性,尤其在儿童和老人更易引起。毒性的产生与服药剂量和时程有关,也随药物不同而异,甚至在停药以后,也可出现不可逆的毒性反应。

（1）耳毒性 耳毒性包括前庭功能障碍和耳蜗听神经损伤。前庭功能障碍表现为头昏、视力减退、眼球震颤、眩晕、恶心、呕吐和共济失调,以眩晕为主要症状;耳蜗听神经损伤表现为耳鸣、听力减退和永久性耳聋。所有氨基糖苷类抗生素均有耳毒性,但不同氨基糖苷类引起的耳毒性不同,耳蜗毒性的发生率依次为:卡那霉素（1.6%）>阿米卡星（1.5%）>西索米星（1.4%）>庆大霉素（0.5%）>妥布霉素（0.4%）;前庭毒性的发生率依次为:卡那霉素（4.7%）>链霉素（3.6%）>西索米星（2.9%）>庆大霉素（1.2%）>妥布霉素（0.4%）。妥布霉素引起前庭和耳蜗毒性反应的机会均等,而奈替米星对二者的损伤最低。耳聋是不可逆的,并能影响子宫内的胎儿,特别是与呋塞米、依他尼酸、布美他尼或顺铂等其他耳毒性药物同服时患者风险更大。氨基糖苷类抗生素造成耳毒性的原因尚未完全明了,但已发现线粒体 12SrRNA 1555G 发生突变的家系对氨基糖苷类药物非常敏感,极易导致耳聋。也可能因在内耳淋巴液中药物浓度较高,引起细胞膜 Na^+-K^+-ATP 酶功能障碍,损害了内耳柯蒂器内、外毛细胞的能量产生及利用,造成毛细胞损伤。

（2）肾毒性 氨基糖苷类是诱发药源性肾衰竭的最常见因素,因为此类药物虽经肾小球滤过,但并非由肾小管排泄。该类药物与肾组织亲和力极高,可通过细胞膜吞饮作用使其大量聚积在肾皮质和髓质,特别是在皮质近曲小管上皮细胞溶酶体内,溶酶体因肿胀而破裂,使大量溶酶体酶和聚积的氨基糖苷类释放。前者造成线粒体的损害而减少能量产生,后者与 Ca^{2+} 络合而干扰了钙调节转运过程,轻则引起肾小管肿胀,重则产生急性坏死,但一般不损伤肾小球。肾毒性通常表现为蛋白尿、管型尿、血尿等,严重时可产生氮质血症和导致肾功能降低。肾功能减退可使氨基糖苷类血药浓度升高,进一步加重肾功能损伤和耳毒性。各种氨基糖苷类抗生素的肾毒性与其在肾皮质中的聚积量成正比,对肾损伤的严重程度依次为:阿米卡星<链霉素或妥布霉素<庆大霉素<卡那霉素<新霉素。

(3)神经肌麻痹 本类药物可引起心肌抑制、血压下降、肢体瘫痪和呼吸衰竭。最常见于大剂量腹膜内或胸膜内应用后,也偶见于肌内或静脉注射后。其原因可能是药物与 Ca^{2+} 络合,使体液内的 Ca^{2+} 含量降低,或与 Ca^{2+} 竞争,抑制节前神经末梢乙酰胆碱的释放并降低突触后膜对乙酰胆碱敏感性,造成神经肌接头处传递阻断,引起呼吸肌麻痹。临床表现为呼吸衰竭,进而循环衰竭导致死亡,易被误认为过敏性休克。肾功能减退、血钙过低及重症肌无力患者易发生,服用葡萄糖酸钙和新斯的明能对抗这种神经肌阻断作用。不同氨基糖苷类抗生素引起神经肌麻痹的严重程度顺序依次为妥布霉素<庆大霉素<阿米卡星或卡那霉素<链霉素<新霉素。

2. 注意事项 ①对氨基糖苷类过敏的患者禁用。②任何一种氨基糖苷类的任一品种均具肾毒性、耳毒性(耳蜗、前庭)和神经肌肉阻滞作用,因此用药期间应监测肾功能(尿常规、血尿素氮、血肌酐),严密观察患者听力及前庭功能,注意观察神经肌肉阻滞症状。一旦出现上述不良反应先兆时,须及时停药。须注意局部用药时亦有可能发生上述不良反应。③氨基糖苷类抗生素对社区获得上、下呼吸道感染的主要病原菌肺炎链球菌、溶血性链球菌抗菌作用差,又有明显的耳、肾毒性,因此对急诊中常见的上、下呼吸道细菌性感染不宜选用本类药物治疗。④新生儿、婴幼儿、老年患者应尽量避免使用本类药物。临床有明确指征需应用时,则应进行血药浓度监测,根据监测结果调整给药方案。妊娠期患者应避免使用。哺乳期患者应避免使用或用药期间停止哺乳。

三、大环内酯类抗生素

(一)药物分类

大环内酯类抗生素(macrolide antibiotics)是一组由 2 个脱氧糖分子与一个大脂肪族内酯环(含 14、15 或 16 个碳原子)构成的具有相似抗菌作用的一类化合物。

1. 第一代大环内酯类 红霉素(erythromycin)为其代表药,后又有地红霉素(dirithromycin)、麦白霉素(meleumycin)、交沙霉素(josamycine)、乙酰螺旋霉素(acetylspiramycin)、麦迪霉素(midecamycin)等相继问世。

2. 第二代大环内酯类 自 20 世纪 70 年代起又相继开发了罗他霉素(ricamycin)、罗红霉素(roxithromycin)、克拉霉素(clarithromycin)、阿奇霉素(azithromycin)、乙酰麦迪霉素(acetylspiramycin)、氟红霉素(flurithromycin)等,其中最具代表性的是克拉霉素和阿奇霉素。

3. 第三代大环内酯类 近年又开发了不引起大环内酯类-林可霉素类-链阳性菌素

(macrolides-lincomycins- streptogramins, MLS)耐药的酮内酯类(ketolides)、泰利霉素(te-lithromycin)作为第三代大环内酯类抗生素用于临床。

(二)药物作用及机制

1.作用机制　大环内酯类抗生素能透过细胞膜,可逆性作用于细菌核糖体50S亚基,阻止70S亚基始动复合物形成;可结合到细菌核糖体50S亚基23S rRNA的特殊靶位上,阻止肽酰基tRNA和mRNA自"A"位移向"P"位,进而阻止新的氨酰基tRNA结合至"A"位,选择性抑制细菌蛋白质合成;也可与细菌核糖体50S亚基的L22蛋白质直接结合,导致核糖体结构破坏,从而使肽酰tRNA在肽链延长阶段较早地从核糖体上解离。由于大环内酯类在细菌核糖体50 S亚基上的结合点与林可霉素、克林霉素和氯霉素相同或相近,故当与这些药合用时可能发生拮抗作用。大环内酯类对哺乳动物核糖体几乎无影响,因为细菌核糖体为70S,而哺乳动物核糖体为50S。

2.抗菌作用特点　大环内酯类抗生素的抗菌谱广,对大多数革兰氏阳性菌、部分革兰氏阴性菌及一些非典型致病菌均有效。对葡萄球菌属(包括产生β-内酰胺酶的葡萄球菌和耐甲氧西林的金葡菌)、各组链球菌、肺炎双球菌、破伤风杆菌、炭疽杆菌、白喉杆菌、淋病奈瑟菌、脑膜炎奈瑟菌、百日咳杆菌、流感杆菌、军团菌属等有强大抗菌活性;对梅毒螺旋体、钩端螺旋体、肺炎支原体、衣原体、立克次体、弓形虫、非典型分枝杆菌等非典型病原体也具良好作用。大环内酯类通常为抑菌剂,高浓度时对敏感菌为杀菌剂,在碱性环境中抗菌活性增强。此类药中红霉素为时间依赖型抗菌药物,给药原则一般按每日分次给药,使$T>MIC\%$达到40%以上,从而达到满意的抗菌效果;克拉霉素、阿奇霉素属于浓度依赖性抗菌药物,应尽量减少给药次数,达到满意的杀菌效果的同时降低不良反应。

(三)药动学特点

1.吸收　红霉素易被胃酸破坏,口服吸收少,故临床一般服用其肠衣片或酯化产物,其他各种红霉素制剂均能口服吸收,但肠溶型药物生物利用度较差。新大环内酯类因结构上的修饰,不易被胃酸破坏,生物利用度提高,使血药浓度和组织细胞内药物浓度均增加。如克拉霉素和阿奇霉素对胃酸稳定且易吸收,食物干扰红霉素和阿奇霉素的吸收,但能增加克拉霉素的吸收。

2.分布　大环内酯类抗生素能广泛分布到除脑组织和脑脊液以外的各种组织和体液,且在肝、肾、肺、脾、胆汁及支气管分泌物中的浓度均可高出同期血药浓度,并可被多核粒细胞和巨噬细胞摄取。红霉素能扩散进入前列腺、胎儿血液循环和母乳中,炎症可促进红霉素的组织渗透。阿奇霉素的血浆浓度较低,主要集中在中性粒细胞、巨噬细胞、肺、痰液、皮下组织、胆汁和前列腺中,然后再从这些组织缓慢释放,使其组织$t_{1/2}$可达3 d。

3.代谢　相当量的红霉素可在肝脏代谢,并能通过与细胞色素P450系统相互反应而抑制许多药物的氧化。克拉霉素被氧化成仍具有抗菌活性的14-羟基克拉霉素。阿奇霉素不能在体内代谢。

4.排泄　红霉素和阿奇霉素主要以活性形式聚积和分泌在胆汁中,部分药物经肝肠循环被重吸收。克拉霉素及其代谢产物主要经肾脏排泄,肾功能不良患者应适当调整用药剂量。

（四）临床应用及评价

大环内酯类药物的抗菌谱有：①链球菌感染，可用于治疗化脓性链球菌、溶血性链球菌、肺炎链球菌等引起的急性扁桃体炎、急性咽炎、鼻窦炎、猩红热、蜂窝织炎。也可防止化脓性并发症的发生和抑制抗链球菌抗体的形成。②军团菌病，治疗嗜肺军团菌、麦克达德军团菌或其他军团菌引起的肺炎及社区获得性肺炎。③衣原体、支原体感染，包括沙眼衣原体所致结膜炎等眼部感染；肺炎支原体、肺炎衣原体所致肺炎、急性支气管炎、慢性支气管炎急性发作等呼吸系统感染；衣原体属和支原体属所致尿道炎、宫颈炎、盆腔炎等泌尿生殖系统感染。④棒状杆菌属感染，如白喉、棒状杆菌败血症、红癣等。

（五）不良反应及注意事项

1.不良反应 ①肝损害：红霉素类可引起胆汁淤积性肝炎，常见发热、黄疸、氨基转移酶升高等。②耳毒性：大剂量给药或肝肾疾病患者、老年患者用药后可引起耳毒性，主要表现为听力下降，前庭功能亦可受损。一般在用药1~2周时出现，剂量高时易发生，停药后大多数可恢复正常。③心脏毒性：静脉滴注本类药物过快可发生心脏毒性，表现为心电图复极异常、心律失常、Q-T间期延长及尖端扭转型室性心动过速，甚至可发生晕厥及猝死。④二重感染（superinfection）：正常人的口腔、鼻腔、肠道等处有多种多样微生物寄生，由于相互竞争而维持相对平衡的共生状态。长期使用广谱抗生素后，敏感菌株的生长受到抑制，不敏感菌株趁机在体内大量繁殖，从而引起新的感染，称为二重感染或菌群交替症。长期大剂量使用可致菌群失调，出现舌炎、口角炎、假膜性肠炎等。

2.注意事项 ①禁用于对红霉素及其他大环内酯类过敏的患者。②红霉素及克拉霉素禁止与特非那丁合用，以免引起心脏不良反应。③肝功能损害患者如有指征应用时，须适当减量并定期复查肝功能。④肝病患者和妊娠期患者不宜应用红霉素酯化物。妊娠期患者有明确指征用克拉霉素时，应充分权衡利弊，决定是否采用。哺乳期患者用药期间应暂停哺乳。

3.药物相互作用 ①大环内酯类可竞争性抑制卡马西平代谢，后者又通过微粒体氧化酶降低大环内酯类作用，也可抑制细胞色素P450酶，并因此增加许多药物的血浓度，包括茶碱、口服抗凝血药、环孢素和甲泼尼龙，如可使环孢素血浓度升高3~10倍，使血中茶碱清除率下降约25%，使华法林的凝血时间延长。②还可清除肠道能灭活地高辛的菌群，因而导致地高辛肝肠循环，体内存留时间延长。

四、喹诺酮类抗菌药

喹诺酮类（quinolones）抗菌药是指人工合成的含有4-喹酮母核的抗菌药物，具有抗菌谱广、抗菌力强、口服吸收好、组织浓度高、与其他抗菌药无交叉耐药性、不良反应相对少等特点，已成为治疗细菌感染性疾病的主要药物。其中氟喹诺酮类（fluoroquinolones）已逐渐成为该类药物的主流。

（一）药物分类

依据开发时间及抗菌谱通常把此类药分为四代。

第一代（1962—1969年）以萘啶酸为代表，其抗菌谱窄、抗菌力弱、血药浓度较低，仅对于大多数革兰氏阴性菌有活性,对革兰氏阳性菌和铜绿假单胞菌无活性,临床只用于泌尿道感染,现已被淘汰。

第二代(1969—1979 年)以吡哌酸和西诺沙星为代表,抗菌谱由革兰氏阴性菌扩大到部分革兰氏阳性菌,且对铜绿假单胞菌有效,抗菌活性也有所提高,但血药浓度低,仅限于治疗肠道和尿路感染,现亦较少应用。

第三代(1980—1996 年)为诺氟沙星、氧氟沙星、左氧氟沙星、环丙沙星、司帕沙星等氟喹诺酮类,主要特点是在母核 6 位碳上引入氟原子,并在侧链上引入哌嗪环或甲基噁唑环,使其在第二代基础上不仅血浆药物浓度大为提高,在组织和体液内分布较广,具有较长的 $t_{1/2}$,而且抗菌谱扩大到革兰氏阳性球菌、衣原体、支原体、军团菌及分枝杆菌,抗菌活性也明显增强,综合临床疗效已达到或超过了第二代头孢菌素,使得氟喹诺酮类药物成为近年生产和应用的热点。

第四代(1997 年至今)为格帕沙星、克林沙星、莫西沙星、加替沙星等新氟喹诺酮类。其吸收快、体内分布广、血浆 $t_{1/2}$ 长,既保留了前三代抗革兰氏阴性菌的活性,又明显增强了抗革兰氏阳性菌的活性,对军团菌、支原体、衣原体的作用也均增强,特别是增加了对厌氧菌的抗菌活性。临床既用于需氧菌感染,也用于厌氧菌感染,还可用于混合感染,对绝大多数致病菌的综合临床疗效已经达到或超过了 β-内酰胺类抗生素,有人预言 21 世纪将是氟喹诺酮类抗菌药时代。

(二)药物作用及机制

1. 作用机制　氟喹诺酮类药物的抗菌机制主要是抑制细菌 DNA 拓扑异构酶。拓扑异构酶Ⅱ又称 DNA 回旋酶(DNA gyrase),参与 DNA 超螺旋的形成,拓扑异构酶Ⅳ则参与细菌子代染色体分配到子代细菌中。DNA 回旋酶和拓扑异构酶Ⅳ是氟喹诺酮类药物的主要作用靶位,在革兰氏阳性菌中主要为拓扑异构酶Ⅳ,在革兰氏阴性菌中主要为 DNA 回旋酶。氟喹诺酮类药物作用在 DNA 回旋酶 A 亚基,通过嵌入断裂 DNA 链中间,形成 DNA 回旋酶-氟喹诺酮类复合物,抑制其切口和封口功能而阻碍细菌 DNA 复制、转录,最终导致细胞死亡。

2. 抗菌作用特点　氟喹诺酮类系指引入氟原子后的喹诺酮类第三、四代产品,具有如下特点:①对大多数需氧革兰氏阴性菌具有相似且良好的抗菌活性,某些品种对铜绿假单胞菌活性增强;②对革兰氏阳性需氧菌的作用明显增强;③对厌氧菌、分枝杆菌、军团菌及衣原体也有良好作用;④某些品种对具有多重耐药性菌株也有较强抗菌活性;⑤杀菌浓度与抑菌浓度相同或为抑菌浓度的 2～4 倍;⑥具有较长的 PAE。

诺氟沙星为第三代喹诺酮类早期代表,对革兰氏阴性需氧菌具有显著的作用,也对部分革兰氏阳性菌有效,抗菌活性大大超过第一、二代喹诺酮类,但却仍是氟喹诺酮类中最低者,其 MIC 可比环丙沙星高出 4～8 倍。环丙沙星、依诺沙星、左氧氟沙星、洛美沙星和氧氟沙星为第三代喹诺酮类后期产品,具有强大抗革兰氏阴性菌活性,对革兰氏阴性球菌和杆菌(包括肠杆菌科、假单胞菌属、奈瑟球菌属、嗜血杆菌属、弯曲杆菌属)的 MIC 为1～2 μg/ mL 或更低。其中环丙沙星抗革兰氏阴性菌,特别是抗铜绿假单胞菌的活性最强。对金黄色葡萄球菌、肺炎球菌、溶血性链球菌、肠球菌等革兰氏阳性球菌、衣原体、支原体、军团菌及结核杆菌也有效,但抗菌活性较对肠杆菌科为弱。在革兰氏阳性菌中,金葡菌对氟喹诺酮类敏感,链球菌和肠球菌的敏感性则不如葡萄球菌,耐甲氧西林的金葡菌株对氟喹诺酮类也耐药。其中左氧氟沙星对包括肺炎链球菌在内的革兰氏阳性菌作用最强。

加替沙星、莫西沙星、司氟沙星和曲伐沙星等为第四代氟喹诺酮类,对铜绿假单胞菌和革兰氏阳性菌,特别是对肺炎链球菌和葡萄球菌的抗菌活性明显增强;也能有效对抗引起非典型肺炎的衣原体和支原体及军团杆菌属和某些支原体等细胞内病原体,但它们对革兰氏阴性菌的抗菌活性均未超过环丙沙星。莫西沙星和曲伐沙星除了抗革兰氏阳性菌活性增强外,也具有其他氟喹诺酮类所缺乏的抗厌氧菌活性。

(三) 药动学特点

1. 吸收 大部分品种口服吸收迅速而完全,服药后 1~2 h 内达到血药峰浓度,除诺氟沙星和环丙沙星外,其余药物的生物利用度均达 80%~95%。氟喹诺酮类也可螯合二价和三价阳离子,如钙、镁、锌等,因而不能与含有这些离子的食品和药物同服。

2. 分布 血浆蛋白结合率低,大多在 14%~30%。但在组织和体液分布广泛,在肺、肝、肾、膀胱、前列腺、卵巢、输卵管和子宫内膜的药物浓度要高于血药浓度。培氟沙星、氧氟沙星和环丙沙星可通过正常或炎症脑膜进入脑脊液并达到有效治疗浓度。左氧氟沙星具有较强组织穿透性,可在细胞内达到有效治疗浓度。

3. 代谢与排泄 少数产品在肝脏代谢或经粪便排出,大多数主要是以原形经肾小管分泌或肾小球滤过由肾脏排出。培氟沙星、诺氟沙星和环丙沙星尿中排出量较少,在 11%~44%,其余药物则为 50%~90%,可在尿中长时间维持杀菌水平。氧氟沙星和环丙沙星在胆汁中的浓度可远远超过血药浓度。少数 $t_{1/2}$ 较短,如诺氟沙星和环丙沙星仅 3~5 h,而左氧氟沙星、莫西沙星、司氟沙星、加替沙星和曲伐沙星则为 6~11 h,以司氟沙星最长,可达 18 h。相对较长的 $t_{1/2}$ 可准许每日给药一次。

(四) 临床应用及疗效评价

第一、二代喹诺酮类产品萘啶酸和吡哌酸,由于仅对革兰氏阴性杆菌有效、口服吸收差及不良反应多,只用于治疗敏感菌的尿路感染和肠道感染。目前临床主要应用抗菌活性强、毒性低的第三、四代氟喹诺酮类产品。

(1) 泌尿生殖道感染 能够完全清除引起单纯性、复杂性尿路感染、细菌性前列腺炎、尿道炎和宫颈炎的细菌,包括肠球菌属、铜绿假单胞菌和许多肠杆菌科的细菌,甚至可用于多重耐药的假单胞菌感染。环丙沙星和氧氟沙星也可有效治疗淋病奈瑟菌感染以及衣原体所致尿道炎和宫颈炎。

(2) 肠道感染 可以杀死多种导致腹泻、胃肠炎和细菌性痢疾的细菌,如弯曲菌属、产毒大肠埃希菌、志贺菌属和沙门菌属。也可有效地治疗耐药菌株伤寒和其他沙门菌属感染及肠毒性大肠埃希菌引起的旅行性腹泻。还能与其他药合用治疗发热性中性白细胞减少症和腹腔内感染。

(3) 呼吸道感染 常用于肺炎球菌、嗜血流感杆菌或卡他莫拉菌引起的支气管炎和鼻窦炎,也包括肺炎杆菌、大肠埃希菌和铜绿假单胞菌等革兰氏阴性杆菌和金黄色葡萄球菌所致的肺炎和支气管感染。环丙沙星和左氧氟沙星可有效治疗结核病和非典型分枝杆菌感染;左氧氟沙星、加替沙星和莫西沙星对由衣原体、支原体和军团菌引起的上、下呼吸道感染有效。

（五）不良反应及注意事项

1. 不良反应

（1）胃肠道反应　是这类药物最常见的不良反应。表现为上腹不适、食欲不振、嗳气、恶心、呕吐、腹胀、腹泻、腹痛等，主要是因药物对胃肠道的刺激。一般症状较轻，停药后症状即可消失。不同药物出现胃肠道反应的频率存在差异，某些氟喹诺酮类药物更易引起这些症状，如环丙沙星、氧氟沙星、培氟沙星等。氧氟沙星还可引起伪膜性肠炎。

（2）中枢神经系统反应　该类药物由于氟原子的引入，脂溶性较强，能透过血脑屏障进入脑组织，容易引起神经系统的不良反应，如头昏、头痛、失眠、眩晕及情绪不安等，眩晕和头痛的反应在女性中的发生率高于男性，且在45岁以下的人群中发生率较高。严重时可发生复视、色视、抽搐、神志改变、幻觉、幻视等。故此类药物不宜用于有中枢神经系统疾病或疾病史的患者。另外，诺氟沙星、氧氟沙星、环丙沙星、依诺沙星和培氟沙星等部分药物可抑制脑内抑制性神经递质 GABA 与受体结合而使中枢神经兴奋增高，可导致痉挛和癫痫的发作。特别是当氟喹诺酮与茶碱或非甾体抗炎药联合用药时常见。因此有癫痫病史患者应避免使用这类药物。

（3）变态反应　可出现血管神经性水肿、皮肤瘙痒和皮疹等过敏症状，平均发生率为0.6%。偶尔可见过敏性休克，个别患者出现光敏性皮炎，以服用洛美沙星最为多见。当因 β-内酰胺类药物过敏而换用氟喹诺酮类药物时更易发生变态反应。所有喹诺酮类药物都观察到光毒性，表现为暴露在太阳光下的皮肤区域出现从中度的红斑到严重的大斑疹。司氟沙星、洛美沙星等的光毒性相对较高，而左氧氟沙星的光毒性最低（仅为0.2%）。服药期间避免直接暴露于阳光下可减少该类反应的发生。一旦发生上述不良反应，应立即停药，经对症治疗，症状可得到缓解。喹诺酮类药物有时可引起严重的甚至致命的过敏反应。对首次发现皮疹或者其他过敏反应时，应立即停用本品。严重过敏反应发生时，可根据临床需要用肾上腺素或其他复苏方法治疗，包括吸氧、输液、抗组胺药、皮质激素、升压胺类药物及气道管理等。

（4）心脏毒性　氟喹诺酮类药物有直接改变心脏节律的潜力。莫西沙星、加替沙星、左氧氟沙星和司帕沙星等可引起心脏病患者的 Q-T 间期延长，应避免与能使 Q-T 间期延长的药物合用，如胺碘酮、丙吡胺、特非那定、奎尼丁、普鲁卡因胺、索他洛尔、红霉素及西沙必利等。

（5）对肝、肾的损害　对肝功能的影响主要表现为使血清氨基转移酶、碱性磷酸酶、血清淀粉酶和乳酸脱氢酶（lactate dehydrogenase，LDH）等升高，一般停药后即可消失；对肾功能的损害主要表现为 BUN 和血清肌酐值的上升。本类药物主要以原形经肾排出，大剂量可致尿结晶，产生继发性肾损害，因其能引起远端肾单位细胞凋亡而出现急性肾衰竭。肾功能损伤者服用后可使血药浓度升高，故对主要经肾脏排泄的氟喹诺酮类药物，如氧氟沙星、洛美沙星、氟罗沙星和依诺沙星等，应根据肾功能减退情况减少用药剂量。

2. 注意事项　喹诺酮类药物对幼年动物可引起软骨组织损害，故不宜用于妊娠期妇女和骨骼系统未发育完全的小儿。药物可分泌于乳汁，乳妇应用时应停止哺乳。本品可引起中枢神经系统不良反应，不宜用于有中枢神经系统病史者，尤其是有癫痫病史的患者。可抑制茶碱类、咖啡因和口服抗凝血药在肝中代谢,使上述药物浓度升高引起不良反应。产生上述相互作用最显著者为依诺沙星,其次为环丙沙星与培氟沙星,氧氟沙星无明显影响,因此应避免与有相互作用的药物合用,如有指征合用时,应对有关药物进行必要的监测。肾功能减退者应用主要经肾排的药物如氧氟沙星和依诺沙星应减量。可与抗酸药络合而减少其从肠道吸收,故应避免同服。氟喹诺酮类不宜与阿的平和 H_2 受体阻滞剂合用。

五、磺胺类抗菌药

磺胺类药物(sulfonamides)是叶酸合成抑制剂,属光谱抑菌药,曾广泛用于临床。近年来,由于抗生素和喹诺酮类药物的迅速发展,磺胺药的不良反应成为突出问题,临床应用明显受限。但是,磺胺药对流行性脑脊髓膜炎、鼠疫等感染性疾病疗效显著,在抗感染治疗中仍占有一定的位置。

(一)药物分类

1. 全身应用磺胺类　这类磺胺药的抗菌谱和抗菌活性基本相同,主要差别在于它们的药动学性质不同,根据他们的 $t_{1/2}$ 可分为 3 个类型:①短效磺胺类,如磺胺异噁唑和磺胺二甲嘧啶;②中效磺胺类,如磺胺嘧啶和磺胺甲噁唑;③长效磺胺类,如磺胺间甲氧嘧啶和磺胺多辛。

2. 局部应用磺胺类　柳氮磺吡啶(sulfasalazine,水杨酸偶氮磺胺吡啶)、甲磺米隆(ambamide,甲磺灭脓)、磺胺嘧啶银(sulfadiazine silver)、磺胺醋酰(sulfacetamide,SA)。

3. 复方磺胺类　复方新诺明(bactrim)是甲氧苄啶(trimethoprim,TMP)和磺胺甲噁唑(sulfamethoxazole,SMZ,新诺明)的复方制剂。

(二)药物作用及机制

1. 作用机制　四氢叶酸(tetrahydrofolic acid,THFA)作为一碳基团载体的辅酶,参与细胞 DNA 前体物质—嘌呤和嘧啶的合成,哺乳动物细胞可将食物中现成的叶酸还原成所需的 THFA,但许多细菌则不能利用现成叶酸,必须依赖自身二氢蝶酸合酶催化蝶啶、对氨基苯甲酸(p-aminobenzoic acid,PABA)和谷氨酸生成二氢叶酸(FH2),并在二氢叶酸还原酶作用下转变成 FH4 。磺胺类药物与 PABA 的结构相似,可与 PABA 竞争二氢蝶酸合酶,阻止细菌 FH2 的合成,从而抑制细菌的生长繁殖。

复方新诺明的协同抗菌作用是由于它双重阻断四氢叶酸合成。其中 SMZ 可与 PABA 竞争性作用于细菌体内的二氢蝶酸合酶,阻止细菌二氢叶酸合成;而 TMP 是二氢叶酸还原酶抑制剂,可选择性抑制细菌的二氢叶酸还原酶活性,使二氢叶酸不能被还原成四氢叶酸,从而抑制细菌的生长繁殖。二者配伍后,可使细菌的叶酸代谢受到双重阻断,从而产生显著的协同抗菌效应,并使抑菌作用转为杀菌作用,减少耐药菌株产生。

2. 抗菌作用　磺胺类药物为广谱抑菌剂。对革兰氏阳性和革兰氏阴性菌、诺卡菌属、沙眼衣原体和某些原虫均有良好抑制活性,也选择性抑制某些肠道细菌,如大肠埃希菌、克雷伯杆菌属、志贺菌属、沙门菌属和肠杆菌属等,对化脓性链球菌、肺炎球菌、嗜血流感杆菌、奇异变形杆菌、性病淋巴肉芽肿衣原体、放线菌、肺囊虫等也有一定抑制作用。但磺胺类对立克次体不仅不能抑制,反而刺激其生长。

复方新诺明具有比磺胺类更广的抗菌谱,对大多数革兰氏阳性菌和革兰氏阴性菌具有抗菌活性,包括链球菌、肺炎球菌、葡萄球菌、克雷伯杆菌、流感嗜血杆菌、卡氏肺囊虫、淋病奈瑟菌、脑膜炎奈瑟菌、志贺杆菌、伤寒沙门菌、奇异变形杆菌和大肠埃希菌等。TMP的抗菌谱与 SMZ 相似,但抗菌活性比 SMZ 强 20 ~ 100 倍。

(三)药动学特点

1. 吸收　口服易吸收的磺胺类药物主要在胃和小肠吸收,吸收率通常在 90% 以上,各药仅表现为吸收速度不同,血药浓度达峰时间快者为 2 ~ 3 h,慢者则需 4 ~ 6 h。

2. 分布　磺胺类血浆蛋白结合率不同,除磺胺嘧啶为 20% ~ 25% 外,其余大多在 80% ~ 90%。可广泛渗入全身组织及胸膜液、腹膜液、滑膜液、房水、唾液、汗液、尿液、胆汁等各种细胞外液,但不能进入细胞内液。能透过血脑屏障进入中枢神经系统和脑脊液,在脑脊液可达血药浓度的 30% ~ 80%,脑膜炎时可达血药浓度的 80% ~ 90%。也能进入乳汁和通过胎盘屏障,胎儿血药浓度可达母体血药浓度的 50% ~ 100%。

3. 代谢　主要在肝脏经乙酰化代谢,代谢产物无抗菌活性,但却仍具磺胺类的毒性,可在中性或酸性环境下沉淀而引起结晶尿,导致肾脏损伤。柳氮磺吡啶在肠道分解出的磺胺吡啶可被吸收,在慢乙酰化患者易引起中毒。

4. 排泄　主要经肾小球滤过而从尿中排泄,部分药物可经肾小管重吸收,肾脏功能障碍时,它们的母体化合物及代谢产物可在体内聚积,也可因肾脏排出缓慢而增强乙酰化物的毒性。有少量从乳汁、胆汁及粪便排出。

(四)临床应用及疗效评价

①全身性感染:可选用口服易吸收磺胺类,用于脑膜炎奈瑟菌所致的脑膜炎、流感杆菌所致的中耳炎、葡萄球菌和大肠埃希菌所致的单纯性泌尿道感染,也用于包涵体结膜炎、沙眼、奴卡菌病、弓形虫病等的治疗。可代替青霉素用于青霉素过敏患者的链球菌感染和风湿热复发。还可与 TMP 合用治疗复杂性泌尿道感染、呼吸道感染、肠道感染和伤寒等。②肠道感染:可选用口服不吸收磺胺类——柳氮磺吡啶,口服或作为栓剂给药时不吸收,对结缔组织有特殊的亲和力,并在肠壁结缔组织中释放出磺胺吡啶和 5-氨基水杨酸盐发挥抗菌、抗炎和免疫抑制作用。适用于治疗慢性炎症性肠道疾病,如节段性回肠炎或溃疡性结肠炎。③局部应用:磺胺醋酰钠眼药水或眼药膏可有效治疗细菌性结膜炎和沙眼。甲磺米隆或磺胺嘧啶银乳膏可局部应用以预防细菌异地发育和烧创伤感染,能有效地减轻烧伤脓毒病,但可引起耐药菌或真菌的二重感染。醋酸甲磺米隆可从烧创伤部位吸收进入血液循环,其原形药物和代谢产物也可抑制碳酸酐酶,并可引起代谢性酸中毒。磺胺嘧啶银在预防烧伤感染时毒性比甲磺米隆低得多。

(五)不良反应及注意事项

1. 不良反应　①肾脏损害:磺胺类可在尿中沉淀,特别是在中性或酸性环境下更易沉淀而引起结晶尿,血尿或尿路阻塞,导致肾脏损害。②变态反应:常见发热、皮疹、剥脱性皮炎、荨麻疹、血管神经性水肿和史-约综合征等,在服用长效制剂时更常见。③血细胞生成障:磺胺类可引起溶血性贫血或再生障碍性贫血、粒细胞减少、血小板减少或白血病样反应。在6-磷酸葡萄糖脱氢酶缺乏的患者易引起溶血性贫血。④胆红素脑病:主要发生在新生儿,因为磺胺类能够从血浆蛋白结合点上取代胆红素,使游离的胆红素进入中枢神经系统而导致胆红素脑病。⑤肝损害:可出现黄疸、肝功能减退,严重者可发生急性肝坏死。肝功能损害者应避免使用。⑥胃肠道反应:较为多见,包括恶心、呕吐、食欲不振、腹泻等,一般症状较轻,不影响继续用药。

2. 注意事项 ①禁用于对任何一类药物过敏及对呋塞米、砜类、噻嗪类利尿药、磺脲类、碳酸酐酶抑制剂过敏的患者。②禁用于新生儿及2月龄以下婴儿、妊娠期、哺乳期患者、肝功能不全患者、肾功能不全患者、失水、休克及老年患者。③可致粒细胞减少、血小板减少及再生障碍性贫血,用药期间应定期检查周围血常规变化。④可致肝脏损害,可引起黄疸、肝功能减退,严重者可发生肝坏死,用药期间需定期测定肝功能。可致肾损害,用药期间应监测肾功能。⑤用药期间应多饮水,保持充分尿量,以防结晶尿的发生;必要时可服用碱化尿液的药物。

3. 药物相互作用 由于磺胺类能从血浆蛋白结合点上取代其他药物,故能增强甲苯磺丁脲的降血糖作用、华法林的抗凝血作用和甲氨蝶呤的游离浓度。复方新诺明延长服用华法林患者的凝血酶原时间,延长苯妥英钠的 $t_{1/2}$。

六、抗真菌药

(一) 药物分类

抗真菌药(antifungal agents)是指具有抑制真菌生长、繁殖或杀死真菌的药物。常用的抗真菌药根据化学结构的不同一般分为五类:①抗生素类抗真菌药,包括多烯类抗生素两性霉素B、制霉菌素等及非多烯类抗生素灰黄霉素;②唑类抗真菌药,包括咪唑类酮康唑、咪康唑和三唑类氟康唑、伊曲康唑、伏立康唑等;③丙烯胺类抗真菌药,代表药物萘替芬、特比萘芬等;④嘧啶类抗真菌药,代表药物氟胞嘧啶等;⑤棘白菌素类,代表药物卡泊芬净、米卡芬净等。

(二) 药物作用及机制

1. 抗生素类抗真菌药

(1) 多烯类抗生素 本类药物的作用机制为药物与敏感真菌细胞膜上的麦角固醇结合,在细胞膜上形成"微孔"或"通道",使膜通透性增加,细胞内重要物质如钾离子、核苷酸和氨基酸等外漏,导致真菌细胞死亡。由于本类药增加真菌细胞膜的通透性,使一些药物(如氟胞嘧啶)易进入真菌细胞内,可产生协同作用。另据研究表明:两性霉素B还可引起真菌细胞的氧化损伤。两性霉素B具有广谱抗真菌活性和强大的杀真菌作用,对大多数真菌的最低抑菌浓度(MIC)为 0.02～1 mg/L。对本药敏感的真菌有新型隐球菌、皮炎芽生菌、组织胞浆菌属、球孢子菌属、孢子丝菌属、念珠菌属等,部分曲菌属对本药耐药;皮肤和毛发癣菌则大多呈现耐药;本药对细菌、立克次体、病毒等均无抗菌活性。

(2) 非多烯类抗生素 也可称为灰黄霉素类抗生素,此类药物的化学结构与鸟嘌呤相似,通过竞争性抑制鸟嘌呤代谢而干扰敏感菌的合成和有丝分裂。灰黄霉素对各种皮肤癣菌具有抑制作用,口服用于抗表浅部真菌感染,对深部真菌和细菌无效;还有类似秋水仙碱和长春新碱类药物的作用,具有抗炎效果。

2. **唑类抗真菌药** 此类药物包括咪唑类与三唑类,两类药物具有相似的作用机制,都能选择性地抑制真菌细胞膜上依赖细胞色素 P450 的 14-a-去甲基酶,导致 14-a-甲基固醇蓄积,使细胞膜麦角固醇合成受阻。由于麦角固醇是真菌细胞膜重要成分之一,因此膜通透性增加,细胞内重要物质外漏,导致真菌死亡;另一方面 14-a-甲基固醇还可损伤细胞膜上的 ATP 酶和参与电子传递系统的酶的功能,干扰真菌的正常代谢,抑制真菌的生长。唑类药物均为广谱抗真菌药,对念珠菌属、着色真菌属、球孢子菌属、组织胞浆菌属、孢子丝菌属和新型隐球菌等均有抗菌活性,对曲霉菌有一定的抗菌活性,但对毛霉菌无效。三唑类对真菌的细胞色素 P450 更具特异结合力,而对人细胞色素 P450 亲和力较低,对固醇合成的影响较咪唑类小,在体内代谢也较咪唑类慢,对真菌的选择性更高,因此毒性更低,疗效更好。

3. **丙烯胺类抗真菌药** 此类药物的作用机制为抑制角鲨烯环氧化酶(squalene epoxidase),该酶是催化角鲨烯合成真菌细胞壁的主要成分——麦角固醇的关键酶。由于该酶被抑制,麦角固醇不能合成,真菌细胞壁合成受到影响,从而对真菌发挥抑菌或杀菌效应。特比萘芬对各种浅部真菌如毛癣菌属、小孢子癣菌属、表皮癣菌属均有明显的抗菌活性,体外抗皮肤真菌活性比酮康唑高 20～30 倍,比伊曲康唑高 10 倍。此外对酵母菌、白念珠菌、马拉色菌、隐球菌也有抗菌活性。

4. **嘧啶类抗真菌药** 此类药物的作用机制在于药物通过真菌细胞的渗透酶系统进入细胞内,在胞嘧啶脱氢酶作用下,脱去氨基转换为 5-氟尿嘧啶,替代尿嘧啶掺入 RNA 中,或代谢为 5-氟尿嘧啶脱氧核苷,抑制胸腺嘧啶核苷合成酶,最终结果均为阻断 DNA 的合成,导致真菌收到抑制而死亡。氟胞嘧啶抗菌谱窄,只对隐球菌属、念珠菌属和拟酵母菌等具有较高抗菌活性,对着色真菌、少数曲霉菌属有一定抗菌活性,对其他真菌抗菌活性差。本药为抑菌剂,高浓度时具杀菌作用。哺乳动物细胞无法将氟胞嘧啶转变为 5-氟尿嘧啶,因此不受该药影响。氟胞嘧啶易产生耐药性,极少单独使用,常与两性霉素 B、氟康唑或伊曲康唑等联合应用治疗隐球菌病和深部念珠菌病。

（三）药动学特点

1. **抗生素类抗真菌药** 两性霉素口服、肌内注射均难吸收,临床采用缓慢静脉滴注给药,一次静脉滴注,有效浓度可维持 24 h 以上。在血液中,药物从脱氧胆酸钠复合物中游离出来,90% 以上与蛋白结合,在体内分布以肝、脾为最高,其次为肺与肾。血浆 $t_{1/2}$ 约 24 h。不易透过血脑屏障,体内消除缓慢,每日 2%～5% 以原形从尿中排出,停药后药物自尿中排泄至少持续 7 周,在碱性尿中药物排泄增多。本药不易被透析清除。

2. **唑类抗真菌药** 酮康唑口服生物利用度个体差异大,因酸性环境有助于药物溶解吸收,餐后服用可使吸收增加。单次口服本药 200 mg、400 mg 和 800 mg 后,血药峰浓度分别为 4 μg/L、8 μg/L 和 20 μg/L,达峰时间为 1～4 h。血浆蛋白结合率在 80% 以上,药物吸收后在全身广泛分布,但难以穿透血脑屏障,脑脊液中药物浓度不及血中的 1%。药物经肝代谢,主要由胆汁排泄,仅 13% 由肾脏排出。本药可穿过血胎盘屏障,也可分泌至乳汁中。酮康唑的消除 $t_{1/2}$ 为 6.5～9 h。

伊曲康唑为高度脂溶性化合物,与食物同服可增加药物吸收。成人单次空腹口服本药 100 mg,血药峰浓度仅为 0.02 mg/L,餐后服用则血药峰浓度为 0.18 mg/L。90% 以上药物进入体内与血浆蛋白结合,药物分布全身,在含脂肪丰富的组织中药物浓度远高于血药浓度,但在脑脊液中浓度低。伊曲康唑主要在肝内代谢,可代谢为有抗菌活性的羟基伊曲康唑,其血药浓度是原形药的 2 倍,约 35% 的无活性代谢物和少于 1% 的药物以原形自尿中排出。肾功能不全对药物代谢无明显影响,单次给药后血浆消除 $t_{1/2}$ 为 15～20 h,多次给药后 $t_{1/2}$ 可延长。

氟康唑口服后吸收迅速而完全,且不受食物或胃酸 pH 值的影响,给药后 1～2 h 血药浓度达峰值。血浆蛋白结合率低,仅 11%～12%,吸收后广泛分布于各组织和体液中,无论口服或静脉给药均可透入正常或炎症的脑脊液中,其浓度可达血药浓度的 50%～94%,氟康唑主要经肾小球滤过,以药物原形自尿中排出给药量的 70% 以上。血浆 $t_{1/2}$ 为 25～30 h,肾功能减退时明显延长。

3.丙烯胺类抗真菌药 特比萘芬口服吸收良好且迅速,单剂口服 250 mg,2 h 后血药浓度达峰值(0.97 mg/L),本药亲脂性极强,表观分布容积巨大,进入血液循环后,广泛分布于全身组织,并很快弥散和聚集于皮肤、指(趾)甲和毛发等处,缓慢释放和消除。连续服药在皮肤中药物浓度比血药浓度高 75%,并且,停药后较长时间在毛囊、毛发和甲板等处维持高浓度,如甲板高浓度可达 3 个月,这一优点尤其适合治疗皮肤癣菌。药物主要在肝脏代谢,灭活产物主要经肾脏排泄,无蓄积作用。清除 $t_{1/2}$ 为 17 h,肝、肾功能不全者药物清除时间明显延长。

4.嘧啶类抗真菌药 氟胞嘧啶口服吸收迅速而完全,生物利用度达 80% 以上。成人口服 2 g 后,2～3 h 血药峰浓度达(30±2.8) mg/L,血浆蛋白结合率较低,药物分布广泛,可透过血脑屏障。炎症脑脊液中药物浓度可达血药浓度的 65%～90%,本药也可进入感染的腹腔、关节腔和房水中。消除 $t_{1/2}$ 为 3～6 h,肾功能不全患者 $t_{1/2}$ 可延长至 200 h,本药约 80% 以原形自尿中排泄。

(四)临床应用及疗效评价

1.适应证 两性霉素 B 目前仍是治疗深部真菌病的首选药物。用于治疗:①隐球菌病(尤其是新型隐球菌脑膜炎);②念珠菌病,治疗该类真菌所致肺部、尿路感染和败血症;③球孢子菌病的播散型、脑膜感染或慢性球孢子病;④组织胞浆菌病的全身播散型以及危及脑膜者;⑤皮炎芽生菌病;⑥孢子丝菌病的全身播散型;⑦侵袭性曲霉菌病。本药口服仅用于治疗肠道念珠菌感染。

酮康唑治疗各种浅部和深部真菌感染有效。可治疗芽生菌病、组织胞浆菌病、类球孢子菌病、口腔和皮肤黏膜念珠菌感染。伊曲康唑是治疗暗色孢科真菌,孢子丝菌及不危及生命的芽生菌和组织胞浆菌病感染的(不包括感染重危者及病变累及脑膜者)首选药物,有效率可达 80% 以上。口服伊曲康唑治疗皮肤癣病,停药后药物仍可在甲床处保持良好的后效应,长达 6 个月之久,因此治疗甲癣效果较好。伏立康唑主要用于治疗侵袭性曲霉病、非中性粒细胞减少患者的念珠菌血症及对氟康唑念珠菌引起的严重侵袭性感染。

氟胞嘧啶主要用于念珠菌属心内膜炎、隐球菌属脑膜炎、念珠菌或隐球菌属真菌败血症、肺部感染和尿路感染。

特比萘芬用于治疗由皮肤癣菌引起的甲癣,还可用于孢子丝菌病、着色芽生菌病和曲霉病等的治疗。

卡泊芬净主要用于治疗对其他药物治疗无效或不能耐受的侵袭性曲霉菌病;念珠菌所致的食管炎、菌血症、腹腔内脓肿、腹膜炎及胸膜腔感染。

2. 治疗方案

(1)两性霉素 B 给药时,将两性霉素 B 溶于 5% 葡萄糖液中,缓慢静脉滴注(8~10 h),也可鞘内、腹膜内和胸膜内给药。脑膜炎的疗程需 2~3 个月,必要时可延至 6 个月,以减少复发;组织胞浆菌病的全身播散型及危及脑膜者,应用本药静脉滴注,总量需 2~3 g,疗程 10 周以上;治疗皮炎芽生菌病,本药有效总量至少 1.5 g,以防复发。

(2)酮康唑成人常用量为 200~400 mg/d,阴道念珠菌病疗程为 5 d;口腔和皮肤黏膜念珠菌感染需 2 周;深部真菌感染疗程为 6~12 周或更长。治疗酵母菌和皮肤真菌所致的花斑癣、皮肤真菌病及发癣等,疗程为 1~8 周。伊曲康唑的剂量为 200~400 mg/d,疗程长,需 6~24 个月。

(3)两性霉素 B(每天 0.3 mg/kg)合用氟胞嘧啶(每天 100~150 mg/kg)具有协同抗菌作用,是治疗隐球菌脑膜炎的有效方案。

(4)特比萘芬治疗甲癣,250 mg/d,连续服用 6~48 周;治疗体癣、股癣、手癣、脚癣,剂量为 250 mg/d,1~2 周。

(五)不良反应及注意事项

1. 两性霉素 B

(1)不良反应　①急性毒性反应:最常见,主要表现有寒战、高热,多出现在静脉滴注开始后 1~2 h,可持续 3~4 h,还可出现严重头痛、恶心、呕吐、血压下降和眩晕等。②肾毒性(取决于剂量,并且是可逆的),约 80% 患者可发生氮质血症。③低钾血症、低血镁:肾小管酸化使大量 K^+、Mg^{2+} 排出所致。④血液系统毒性反应:最常见为正色素性贫血,偶有血小板、粒细胞减少。⑤心血管系统反应:本药如静脉滴注过快时可引起心室颤动或心脏骤停,另外电解质紊乱亦可导致心律失常。

(2)注意事项　为减少本药的不良反应,给药前可给解热镇痛剂和抗组胺药,静脉滴注同时给予琥珀酸氢化可的松 25~50 mg 或地塞米松 2~5 mg。长期应用本药须注意补钾。治疗期间定期严密监测血、尿常规,肝、肾功能,血钾,心电图等,血肌酐>30 mg/L 时,应减量或暂停治疗,直至肾功能恢复。本药是治疗危重深部真菌感染的经典药物,但毒性大,不良反应较多,选用本药时必须权衡利弊后做出决定。原有肾功能损害者应减量或延长给药间期;原有肝病者禁用。

2. 唑类抗真菌药　酮康唑有较多的毒副作用。最常见的不良反应有恶心、厌食和呕吐,与服用剂量有关;餐后、睡前或分次服用可减少以上不良反应的发生。过敏性皮疹发生率为 4%。由于本药抑制睾酮和肾上腺皮质激素合成,约 10% 女性患者可引起月经紊乱,在男性则可引起乳房发育和性欲减退,也可引起高血压和体液潴留。另外本药可致肝毒性,这是本药最严重的副作用。常见无症状的血清氨基转移酶升高,属可逆性,应及早停药,偶有发生严重肝坏死,可致死。肝毒性发生率为 0.01%,长期用药(6 个月以上)发生率 0.02%,用药期间应定期查肝功能,原有肝病患者禁用本药。对动物有致畸作用,孕妇慎用。本药可分泌至乳汁,使新生儿核黄疸发生的可能性增加,乳母亦需慎用。

伊曲康唑的不良反应较酮康唑少,口服 200 mg/d 可很好耐受。剂量过大(400 mg/d)时可出现胃肠道反应、头痛、皮肤瘙痒等,约有不到 3% 的病例可发生一过性肝功能异常,主要为血清氨基转移酶的升高,偶见皮疹,停药后上述症状可消退。

3.嘧啶类抗真菌药　氟胞嘧啶有骨髓抑制作用,可致白细胞或血小板减少,偶见全血细胞减少;骨髓抑制、再生障碍性贫血及同时接受骨髓抑制药物者,须慎用本药。合用两性霉素 B 者较单用本药者为多见,此类不良反应的发生与血药浓度过高有关。可导致肝毒性反应,一般表现为一过性血清氨基转移酶升高,偶有发生肝坏死,因此应定期检查周围血常规和肝功能。其他不良反应包括恶心、呕吐、腹痛、腹泻等消化道反应,皮疹、嗜酸性粒细胞增多等变态反应。在艾滋病和氮质血症患者,以上毒性反应更易发生。动物试验有致畸作用,孕妇慎用。

4.丙烯胺类抗真菌药　不良反应发生率低(5%～10%)且轻微,主要为胃肠道反应,其次可出现皮肤瘙痒、荨麻疹、皮疹,较少发生肝功能损害,但严重肝肾功能减退者宜减量服用。

◎思考题

1.简述抗菌药物体内过程对临床用药的指导意义。

2.需要进行 TDM 的抗菌药物有哪些?

3.试述抗菌药物治疗性应用的原则。

4.试述青霉素的抗菌作用和不良反应。

5.氨基糖苷类抗生素的共同特点。

6.阿奇霉素的临床治疗方案。

7.喹诺酮类药物的抗菌机制是什么?

8.简述喹诺酮类药物的主要不良反应。

9.磺胺类药物的作用机制和临床应用。

10.简述抗真菌药物的分类及其代表药物。

(河南省医药科学研究院　张　艳)

第二十二章　抗病毒药的临床用药

第一节　抗肝炎病毒药

一、干扰素

干扰素(interferon,IFN)是一种广谱抗病毒剂,并不直接杀伤或抑制病毒,而主要是通过细胞表面受体作用使细胞产生抗病毒蛋白,从而抑制乙肝病毒的复制,其类型分为三类:α-(白细胞)型、β-(成纤维细胞)型、γ-(淋巴细胞)型;同时还可增强自然杀伤细胞(NK 细胞)、巨噬细胞和 T 淋巴细胞的活力,从而起到免疫调节作用,并增强抗病毒能力。干扰素是一组具有多种功能的活性蛋白质(主要是糖蛋白),是一种由单核细胞和淋巴细胞产生的细胞因子。它们在同种细胞上具有广谱的抗病毒、影响细胞生长,以及分化、调节免疫功能等多种生物活性。

（一）药物作用及机制

IFN 并不直接进入宿主细胞损伤或抑制病毒,而是在细胞表面与特殊受体结合,导致产生 20 余种细胞蛋白,其中某些蛋白对不同病毒具有特殊抑制作用。针对不同宿主细胞和不同病毒,IFN 可通过阻止病毒进入宿主细胞、阻止其脱壳、mRNA 的合成或甲基化、阻止病毒蛋白的翻译或病毒装配和释放等作用而抑制病毒生长繁殖。另一方面 IFN 还可作用于机体免疫系统,包括增加前炎症细胞因子的产生,增强或抑制抗体生成;增强 NK 细胞、巨噬细胞的活性,增强淋巴细胞和辅助细胞 Fc 受体表达等作用而有利于消除病毒的作用。

（二）药动学特点

干扰素口服不吸收,深皮下或肌内注射生物利用度 90% 以上。皮下或肌内注射 IFNα 3MU 后 C_{max} 为 50～80 U/Ml,$t_{1/2\beta}$ 为 4～9 h。IFN 不易进入脑脊液,仅少量由尿排出。Peg-IFN 有 2 种,Peg-IFNα2a(Pegsys)和 Peg-IFNα2b(PegIntronA),由于在血内停留时间长,$t_{1/2}$ 分别为 70～90 h 和 36～40 h,仅需每周注射一次,可达到明显疗效。

（三）临床应用及疗效评价

1.适应证　慢性乙型肝炎和慢性丙型肝炎。

2.治疗方案　多采用皮下注射,肌内注射,脑脊髓腔内或腹腔内、局部灌注给药。一般剂量多用一次(1～3)×10^6 单位,皮下注射或肌内注射,每周 3 次,可连用数月或更长。可根据病情逐渐增减剂量。该药有时间依赖性,长时间保持有效浓度,抗癌效果较好(即连续治疗为佳）。

（四）不良反应及注意事项

1. 不良反应　全身反应主要表现为流感样症状,即寒战、发热和不适。骨髓抑制在用药中可出现白细胞、血小板和网状红细胞减少。局部反应部分患者在注射部位可出现红斑,并有压痛,24 h 后即可消退。其他脱发、皮疹、血沉加快、嗜睡、一过性肝损伤。偶见过敏性休克,用药前做过敏试验。

2. 注意事项　心肌梗死、重症高血压、脑血管疾病慎用。如发现冻干制剂萎缩、变色,液体制剂混浊、有异物或不溶性沉淀等均不宜使用。不宜口服与静脉注射。置 1～4 ℃ 处保存。

二、拉米夫定

（一）药物作用及机制

本品对乙型肝炎病毒和人类免疫缺陷病毒有明显抑制作用。口服吸收后,在外周单核细胞和肝细胞内,经磷酸激酶作用,形成具有抗病毒作用的活性 5'-三磷酸拉米夫定。后者通过竞争抑制作用,抑制 HIV 和 HBV 的反转录酶和 HBV 聚合酶,终止 DNA 链延长,从而阻止 HBV 和 HIV 的合成和复制。

（二）药动学特点

本药口服后吸收迅速,血药浓度达峰时间为 0.5～1 h。绝对生物利用度稳定在 80%～85%。食物能延缓本药的吸收,但不能影响吸收的总量。药物在体内分布广泛,可透过血脑脊液屏障。口服后 24 h 内,约 90% 的药物以原形随尿液排泄。消除半衰期为 5～7 h。

（三）临床应用及疗效评价

1. 适应证　用于乙型肝炎病毒感染所致肝胆疾病的治疗,也可与其他抗逆转录病毒药联用于治疗人类免疫缺陷病毒（HIV）感染。

2. 治疗方案　口服,成人每次 100 mg,1 次/d。儿童慢性乙肝患者的最佳剂量为 3 mg/kg,1 次/d。12 岁后,须用成人剂量 100 mg,1 次/d。

（四）不良反应及注意事项

1. 不良反应　最常见的不良事件为贫血、血小板减少、呼吸道感染、头痛、腹泻、腹痛、恶心、呕吐和肌痛等。

2. 注意事项　对拉米夫定和该品中其他成分过敏者禁用,乳酸性酸中毒者、严重肝肿大和肝脏脂肪变形者、儿童、孕妇、哺乳期妇女慎用,用药期间应进行血药浓度监测。

3. 药物相互作用　①与具有相同排泄机制的药物（如甲氧苄啶、磺胺甲噁唑）合用,本药血药浓度可增加 40%,但对后者药动学无影响,故排除非患者肾功能损害,否则无须调整本药剂量。②与齐多夫定合用,可使后者的血药浓度增加 13%,血药峰浓度升高约 28%,但生物利用度无显著变化,对本药的药动学无影响。③与扎西他滨合用,可抑制后者在细胞内的磷酸化,因在磷酸化过程中会竞争结合相同的酶,故建议两者不宜联用。

三、阿德福韦

（一）药物作用及机制

本药为嘌呤类衍生物，是一类新型的无环核苷酸抗病毒药。本药经细胞酶磷酸化，形成具有抗病毒活性的产物。其作用机制为与三磷酸脱氧腺苷竞争，终止抑制病毒 DNA 链延长抑制，从而抑制 HIV 病毒及乙肝病毒的反转录酶、单纯疱疹病毒和巨细胞病毒的 DNA 聚合酶。

（二）药动学特点

本药口服生物利用度约为 12%（其前体药物阿德福韦酯口服生物利用度约为 59%），皮下注射生物利用度为 100%。本药蛋白结合率小于 4%，药物在体内很少经肝脏代谢，主要以原形经肾随尿液排泄。口服阿德福韦酯，消除半衰期约为 7.48 h；静脉或皮下注射阿德福韦，消除半衰期约为 1.6 h。

（三）临床应用及疗效评价

1. 适应证　用于治疗乙型肝炎病毒感染。

2. 治疗方案　口服给药，一次 10 mg，1 次/d。

（四）不良反应及注意事项

1. 不良反应　可有疲乏、头晕、失眠、腹痛、腹泻、恶心、胃腹部不适、中性粒细胞减少和白细胞减少等症状。对于肝脏，可引起肝区疼痛、酶学异常（丙氨酸氨基转移酶、碱性磷酸酶、肌酸磷酸激酶等升高），也有停药后肝炎加重的个案报道。

2. 注意事项　①对于 HIV 感染患者，应测定血清中相应的抗原和抗体。②用药中应常规监测：全血细胞计数、肝肾功能、血清淀粉酶、常规血液生化检查等。③停药后应继续监测肝功能。

3. 药物相互作用　①与布洛芬合用，布洛芬的药代动力学不受影响，本药的血药浓度峰值、曲线下面积及尿液回收药量可增加，可能与增加本药的口服生物利用度有关。②与其他可能影响肾功能的药物，如环孢素、他克莫司、氨基糖苷类药物、万古霉素、非甾体类抗炎药等合用，可能引起肾功能损害。③本药与拉米夫定、齐多夫定、甲氧苄啶/磺胺甲基异噁唑、对乙酰氨基酚合用时，两者的药动学参数均无改变。

第二节　抗艾滋病毒药

一、齐多夫定

（一）药物作用及机制

本品进入宿主细胞后被细胞中酶的作用转化成活性型三磷酸齐多夫定，后者竞争性抑制 HIV 病毒的反转录酶，从而抑制病毒 DNA 的合成、运送及整合至宿主细胞核来抑制病毒复制。本品可溶于水，可口服或静脉滴注，能通过血脑脊液屏障和胎盘，在脑脊液内浓度可达血浆的 20% ~60%,因此对艾滋病患者的神经系统病变也有效。

（二）药动学特点

本药口服吸收迅速。由于首过代谢效应,口服生物利用度为 52% ~75%。本药 2.5 mg/kg 静脉滴注 1 h 或口服 5 mg/kg 后,血药浓度可达 1.1~1.6 mg/L。给药 4 h 后,脑脊液浓度可达血药浓度的 50% ~60%。本药可通过胎盘屏障。HIV 感染的妇女在单剂量服用本药 200 mg 后,乳汁中的平均药物浓度与血药浓度近似。本药蛋白结合率为 34% ~38%,主要在肝脏经葡萄糖醛酸化为非活性物 5'-葡萄糖醛酸齐多胸腺嘧啶。口服半衰期为 1 h,静脉滴注半衰期为 1.1 h;肾功能不全患者本药口服生物半衰期为 1.4 h。

（三）临床应用及疗效评价

1. 适应证　用于治疗艾滋病获得性免疫缺陷综合征(acquired immunodeficiency syndrome,AIDS),患者有并发症(卡氏肺囊虫病或其他感染)时尚须应用对症的其他药物联合治疗,也用于防止母婴 HIV 垂直传播。

2. 治疗方案　成人:与其他反转录酶抑制药联合使用该品推荐剂量为每日 600 mg,分 2~3 次服用;儿童:推荐 3 个月至 12 岁儿童给药剂量为每 6 h 180 mg/m^2,一次剂量不应超过 200 mg。新生儿给药:出生 12 h 后开始给药至 6 周龄,口服 2 mg/kg/6 h。

（四）不良反应及注意事项

1. 不良反应　主要不良反应为抑制骨髓,患者可出现贫血、粒细胞减低,但对巨核细胞影响小。此外可有恶心、呕吐、腹泻、乏力、肌肉酸痛、发热等。

2. 注意事项　本品单药长期使用易产生耐药性,耐药机制为 HIV 的反转录酶分子中某些氨基酸发生突变,导致药物不能与之结合。

3. 药物相互作用　①与甲氧苄啶合用,可升高本药的血药浓度,者可竞争性抑制本药经肾排。②与拉米夫定合用,本药的血药浓度峰值可增加(39±21)%,但其曲线下面积或总清除率无明显改变,尚未观察到对拉米夫定的药动学影响。③与阿司匹林、乙酰氨基酚、保泰松、磺胺、可待因、吗啡、吲哚美辛、酮替芬、萘普生、奥沙西泮、劳拉西泮、西咪替丁、氯贝丁酯、氨苯砜、异丙肌苷合用,可通过竞争性抑制葡萄糖醛酸化过程或直接抑制肝脏微粒体代谢,使本药的半衰期延长和 AUC 增加,从而增强其毒性,故不宜与这些药物联用。④与具有肾毒性、骨髓抑制、细胞毒性或影响红细胞(或白细胞)数目及功能的药(如更昔洛韦、干扰素、氨苯砜、喷他脒、磺胺甲噁唑、两性霉素 B、氟胞嘧啶、乙胺嘧啶、长春新碱、长春碱或多柔比星)合用,可增加本药不良反应发生率,增加血液毒性的危险,如必须联用,应密切监测肾功能及血液参数(包括血红蛋白、血细胞比容和白细胞分类计数),谨慎用药,必要时,可减少药物剂量。

二、奈韦拉平

（一）药物作用及机制

本品口服生物利用度为 91% ~93%,在体内分布广泛,易通过胎盘屏障,蛋白结合率为 60%,主要在肝内代谢。奈韦拉平与 HIV-1 的反转录酶直接连接并且通过使此酶的催化端破裂来阻断 RNA 依赖和 DNA 依赖的 DNA 聚合酶活性,从而阻断 HIV 复制。本品不与三磷酸核苷产生竞争,对 HIV-2 反转录酶及人类 DNA 多聚酶无活性。

(二)药动学特点

本药口服吸收迅速,绝对生物利用度超过 90%。给药后 2~4 h 达血药浓度峰值,血药浓度与剂量呈线性正相关。本药有高亲脂性,药物吸收后在人体分布广泛。可透过血脑脊液屏障及胎盘屏障,并可进入乳汁。本药与血浆蛋白结合率为 50%~60%。药物主要经肝脏通过细胞色素 P450 系统代谢成多种羟化代谢物,主要通过尿液排泄。药物清除半衰期为 22~84 h。

(三)临床应用及疗效评价

1. 适应证 奈韦拉平与其他抗反转录病毒药物合用治疗 HIV-1 感染。单用此药会很快产生同样的耐药病毒。因此,奈韦拉平应一直与至少两种以上的其他抗反转录病毒药物一起使用。对于分娩时未使用抗反转录病毒治疗的孕妇,应用奈韦拉平可预防 HIV-1 的母婴传播。对于预防母婴传播这一适应证奈韦拉平可单独使用。孕妇分娩时只需口服单剂量奈韦拉平,新生儿在出生后 72 h 内亦只需口服单剂量奈韦拉平。

2. 治疗方案 成人患者,每次 200 mg,1 次/d,连续 14 d,之后每次 200 mg,每日 2 次,并同时使用至少两种以上的其他抗反转录病毒药物。

(四)不良反应及注意事项

1. 不良反应 成人除皮疹和肝功能异常外,在所有临床试验中与奈韦拉平治疗相关的最常见的不良反应有恶心、疲劳、发热、头痛、嗜睡、呕吐、腹泻、腹痛和肌痛。

2. 注意事项 奈韦拉平是肝细胞色素 P450 代谢酶(CYP3A,CYP2B)的诱导剂,其他主要由 CYP3A,CYP2B 代谢的药物在与本药合用时,奈韦拉平可以降低这些药物血浆浓度。因此,如果一个患者正在接受由 CYP3A 或 CYP2B 代谢的药物的一个稳定剂量的治疗,若开始合用本药,前者药物剂量需要调整。

3. 药物相互作用 ①与齐多夫定、去羟肌苷、司他夫定、拉米夫定、沙奎那韦和茚地那韦联用对 HIV-1 具有协同作用。②本药与西咪替丁、大环内酯类药物同用,可明显抑制本药羟化代谢,从而使本药血药浓度升高。③本药与利福平需在有明显适应证及认真监测下联用;与利福布汀可安全合用。④与利托那韦合用,两者血药浓度均无明显变化,不需要调整;与沙奎那韦联用导致后者 AUC、C_{max} 下降,但不影响本药的药代动力学。

三、恩曲他滨

(一)药物作用及机制

本药为核苷类反转录酶抑制药,其结构与拉米夫定相似,对人类免疫缺陷病毒 1 型(human immunodeficiency virus-1,HIV-1)和乙型肝炎病毒(hepatitis B virus,HBV)有良好的抑制作用。本药须在细胞内转化为有活性的 5'-三磷酸盐,进入病毒 DNA 主链,与主链结合,导致主链终止,从而抑制 HIV-1 反转录酶及 HBV-DNA 聚合酶活性。

(二)药动学特点

本药口服后可在 1~2 h 内达到血药浓度峰值。对 HIV 感染可在 72 h 内起效,在 11 d

内出现峰值效应。生物利用度为93%。母体化合物的半衰期约为10 h。

（三）临床应用及疗效评价

1. 适应证　用于HIV感染，常与其他抗反转录病毒药联用。

2. 治疗方案　①HIV感染：口服一次200 mg，1次/d。②HBV感染：口服一次100~300 mg，1次/d。

（四）不良反应及注意事项

1. 不良反应　①中枢神经系统：常见头痛。②代谢/内分泌系统：可能引起乳酸性酸中毒。③肝脏：可能引起重度肝脏肿大伴脂肪变性。④胃肠道：恶心、呕吐、腹泻。

2. 注意事项　用药前后及用药时应当检查或监测：血浆HIV-RNA浓度；CD$_4$淋巴细胞计数；全血细胞计数及白细胞分类；常规血清学检查；必要时进行乳酸性酸中毒或肝毒性的相关检查。

3. 药物相互作用　本药与拉米夫定的耐药机制相似，合用时抗病毒活性增加较小，两者不宜合用。

第三节　抗疱疹病毒药

一、阿昔洛韦

（一）药物作用及机制

本品为2'-脱氧鸟苷的无环类似物，在组织培养中对单纯疱疹病毒具有高度的选择性抑制作用。该品进入疱疹病毒感染的细胞后，与脱氧核苷竞争病毒胸苷激酶或细胞激酶，药物被磷酸化成活化型阿昔洛韦三磷酸酯，然后通过两种方式抑制病毒复制：①干扰病毒DNA多聚酶，抑制病毒的复制；②在DNA多聚酶作用下，与增长的DNA链结合，引起DNA链的延伸中断。该品对病毒有特殊的亲和力，但对哺乳动物宿主细胞毒性低。体外细胞转化测定有致癌报道，但动物实验未见致癌依据。某些动物实验显示高浓度药物可致突变，但无染色体改变的依据。

（二）药动学特点

本药口服吸收差，15%~30%由胃肠道吸收。本药广泛分布至各组织与体液中，包括脑、肾、肺、肝、小肠、肌肉、脾、乳汁、子宫、阴道黏膜与分泌物、脑脊液及疱疹液。在肾、肝和小肠中浓度高，脑脊液中药物浓度约为血药浓度的一半，药物可通过胎盘。血浆蛋白结合率低。本药在肝内代谢，主要由肾小球滤过和肾小管分泌排泄。

（三）临床应用及疗效评价

1. 适应证　主要用于单纯疱疹病毒所致的各种感染，可用于初发或复发性皮肤、黏膜、外生殖器感染及免疫缺陷者发生的HSV感染；是治疗HSV脑炎的首选药物，其减少发病率及降低死亡率均优于阿糖腺苷；还可用于带状疱疹、EB病毒及免疫缺陷者并发水痘等感染。

2. 治疗方案　①生殖器疱疹初治和免疫缺陷者皮肤黏膜,单纯疱疹口服 200 mg, 5 次/d,共 10 d;或口服 400 mg,3 次/d,共 5 d。②复发性感染和慢性抑制疗法,每 8 h 口服 200 mg,共 6 个月,必要时剂量可加至 5 次/d,每次 200 mg,共 6 个月。③肾功能不全者,肌酐清除率低于 10 mL/min,每 24 h 150 mg;肌酐清除率 10～15 mL/min 时,每 12～24 h 300 mg;肌酐清除率>50 mL/min 者每 8 h 300 mg。小儿剂量尚未确立。

（四）不良反应及注意事项

1. 不良反应　常见注射部位的炎症或静脉炎、皮肤瘙痒或荨麻疹。少见口服给药皮肤瘙痒,长程给药偶见月经紊乱。注射给药特别静脉注射时,少见有急性肾功能不全、血尿和低血压。罕见昏迷、意识模糊、幻觉、癫痫等中枢神经系统症状。局部用药不良反应:出现轻度疼痛、灼痛和刺痛占 28%,瘙痒占 4%,皮疹 0.3%。

2. 注意事项　对该品有过敏史者禁用,对更昔洛韦过敏者也可能对该品过敏。肝、肾功能异常者须慎用。孕妇禁用;静脉滴注时间不少于 1 h。生殖器复发性疱疹感染以间歇短程疗法给药有效。由于动物实验曾发现该品对生育的影响及致突变,因此口服剂量与疗程不应超过推荐标准。生殖器复发性疱疹的长程疗法也不应超过 6 个月。

3. 药物相互作用　①与三氟胸苷、阿糖胞苷、安西他滨、干扰素合用,具有协同作用。②与糖皮质激素合用于治疗急性视网膜坏死综合征及带状疱疹时,两者具有协同作用。③与更昔洛韦、膦甲酸、酞丁安合用,具有相加作用。④与丙磺舒合用,因竞争性抑制有机酸分泌,可使本药的排泄减慢,平均半衰期延长,AUC 增加,从而导致药物体内蓄积。

二、伐昔洛韦

（一）药物作用及机制

本药是阿昔洛韦的 1-缬氨酸酯,口服后在体内很快转化为阿昔洛韦。其作用机制同阿昔洛韦,通过抑制病毒 DNA 的合成而起到抗病毒作用。本药对单纯疱疹病毒 I 和单纯疱疹病毒 II 的抑制作用强,对水痘-带状疱疹病毒、EB 病毒及巨细胞病毒的抑制作用弱。

（二）药动学特点

本药水溶性好,生物利用度 65%,明显高于阿昔洛韦,进餐后服用不影响其生物利用度。口服吸收后在肝内迅速被水解成阿昔洛韦。本药的血浆蛋白结合率为 13.5%～17.9%,可由乳汁分泌。本药的分解代谢在肝及肠壁内进行。由于快速分解为阿昔洛韦,本药的半衰期少于 30 min,而肾功能正常者阿昔洛韦的半衰期约为 3 h。

（三）临床应用及疗效评价

1. 适应证　主要用于带状疱疹,治疗单纯疱疹病毒感染及预防复发,包括生殖器疱疹的出发和复发。

2. 治疗方案　①单纯疱疹的治疗:口服一次 500 mg,2 次/d。②单纯疱疹的预防:免疫正常的患者一日总给药量为 500 mg,可分为 1～2 次给药;免疫缺陷的患者服用剂量为一次 500 mg,2 次/d。③带状疱疹的治疗:一次 1 000 mg,3 次/d,共 7 d,在发病的 24 h 内服用本药最有效。

（四）不良反应及注意事项

1. 不良反应 ①消化系统：胃部不适、食欲减退、恶心、呕吐、腹痛、腹泻、便秘等。②中枢神经系统：头痛、乏力、眩晕。③血液：可引起贫血、白细胞减少、粒细胞减少、血栓性血小板减少性紫癜和溶血性尿毒综合征。

2. 注意事项 对其他鸟嘌呤类抗病毒药（如阿昔洛韦、更昔洛韦、泛昔洛韦）过敏者也可对本药过敏。

3. 药物相互作用 与西咪替丁、丙磺舒合用，可增强本药中毒的危险，肾功能不全时尤易发生；与齐多夫定合用可引起肾毒性，表现为疲劳和深度昏睡。

三、阿糖腺苷

（一）药物作用及机制

阿糖腺苷具有广谱抗病毒活性，其机制为经细胞酶磷酸化生成三磷酸阿糖腺苷，可与三磷酸脱氧腺苷竞争性抑制病毒的 DNA 多聚酶，并结合进病毒的 DNA 链，三磷酸阿糖腺苷也抑制核糖核苷酸还原酶，从而抑制病毒 DNA 的合成。本药无免疫抑制作用。

（二）药动学特点

本药口服、肌内注射或皮下注射吸收均差。静脉给药后，75%～87%的药物在血液和细胞内迅速被腺苷脱氨酶脱氨基，生成阿拉伯糖次黄嘌呤，并迅速分布进入一些组织中。本药在肾、肝、脾浓度最高，脑、骨骼肌中浓度较低；主要经肾脏排泄。阿拉伯糖次黄嘌呤平均半衰期为 3.3 h。

（三）临床应用及疗效评价

1. 适应证 有抗单纯疱疹病毒（herpes simplex virus，HSV）HSV1 和 HSV2 作用，用以治疗单纯疱疹病毒性脑炎，也用于治疗免疫抑制患者的带状疱疹和水痘感染，但目前均已被其他高效低毒药物所取代。对巨细胞病毒则无效。3% 阿糖腺苷软膏每日 5 次治疗 HSV 角膜炎有效，对某些耐碘苷的毒株本品仍有效。

2. 治疗方案 单纯疱疹病毒性脑炎 1 d 15 mg/kg，做连续静脉滴注，疗程为 10 d。带状疱疹 10 mg/kg，疗程为 5 d，用法如上。

（四）不良反应及注意事项

1. 不良反应 消化道反应有恶心、呕吐、腹痛，偶可引起严重肝功能衰竭；严重的肌痛综合征，偶见共济失调、震颤及癫痫发作；每天剂量 15 mg/kg 以上时可有白细胞减少、血小板减少，偶见皮疹。局部应用可引起刺激性疼痛，滴眼用易致结膜炎或过敏反应。

2. 注意事项 大量液体伴随该品进入体内，应注意水、电解质平衡。该品不可静脉推注或快速静脉滴注。

3. 药物相互作用 别嘌呤和氨茶碱能抑制黄嘌呤氧化酶，与本药合用时可使阿拉伯糖次黄嘌呤的消除减慢而蓄积，导致较严重的神经系统毒性反应。因而使用本药时上述药物应慎用。

◎小 结

常用抗病毒药物有利巴韦林、金刚烷胺等；临床上用于治疗乙型肝炎的药物有拉米夫定、干扰素等；抗人类免疫缺陷病毒的药物有核苷类反转录酶抑制药(齐多夫定)、非核苷类反转录酶抑制药(奈韦拉平)，艾滋病治疗一般推荐3个或更多的抗人类免疫缺陷病毒药物合用。抗疱疹病毒药有阿昔洛韦、阿糖腺苷等，均为核苷酸类似物，作用机制是通过竞争性抑制相应核苷酸的合成代谢；或作为 DNA 多聚酶的异常底物而合成异常 DNA，最终抑制 DNA 的合成。

◎思考题

1. 试述利巴韦林的主要适应证及治疗方案。
2. 试述干扰素的作用机制及主要临床应用。
3. 试述治疗疱疹病毒的主要药物。
4. 试述抗病毒药物分类及主要药物。

（许昌学院医学院　王晋蕊）

第二十三章　抗肿瘤药的临床用药

　　恶性肿瘤常称癌症(cancer)，是严重威胁人类健康的常见多发性慢性病。目前治疗恶性肿瘤的三大主要方法包括药物治疗、外科手术和放射治疗。应用抗肿瘤药(antineoplastics)或抗癌药(anticancer drugs)在肿瘤的综合治疗(synthetic therapy)中占有极为重要的地位，虽然传统细胞毒抗肿瘤药在目前的肿瘤化疗中仍起主导作用，而以分子靶向药物(molecular targeted drugs)为代表的新型抗肿瘤药物治疗手段已取得突破性进展，其重要性不断上升。传统肿瘤化疗存在两大主要障碍包括毒性反应和耐药性的产生。细胞毒类抗肿瘤药由于对肿瘤细胞缺乏足够的选择性，在杀伤肿瘤细胞的同时，对正常的组织细胞也产生不同程度的损伤作用，毒性反应成为肿瘤化疗时药物用量受限的关键因素；化疗过程中肿瘤细胞容易对药物产生耐药性是肿瘤化疗失败的重要原因，亦是肿瘤化疗急需解决的难题。

　　近二十余年来，随着肿瘤分子生物学和转化医学的发展，抗肿瘤药已从传统的细胞毒性作用向针对分子靶向的多环节作用的方向发展。分子靶向治疗是指在肿瘤分子生物学的基础上，将与恶性肿瘤相关的特异性分子作为靶点，使用单克隆抗体、小分子化合物等特异性的干预调节肿瘤细胞生物学行为的信号通路，从而抑制肿瘤的发展，同时弥补了化疗药物性反应大和容易产生耐药性的缺点，具有较高选择性和高治疗指数的特点，临床应用优势明显。

第一节　抗肿瘤药的分类及作用机制

一、抗肿瘤药的分类

　　目前临床应用的抗肿瘤药物种类较多且发展迅速，其分类迄今尚不完全统一，其中较为合理的是分为细胞毒类和非直接细胞毒类抗肿瘤药两大类。细胞毒类抗肿瘤药物即传统化疗药物，主要通过影响肿瘤细胞的核酸和蛋白质结构与功能，直接抑制肿瘤细胞增殖和(或)诱导肿瘤细胞凋亡(apoptosis)的药物，如抗代谢药和抗微管蛋白药等。非细胞毒类抗肿瘤药是一类发展迅速的具有新作用机制的药物，该类药主要以肿瘤分子病理过程的关键调控分子为靶点，如调节体内激素平衡药物和分子靶向药物等。

二、抗肿瘤药的作用机制

(一)细胞毒类抗肿瘤药作用机制

几乎所有肿瘤细胞都具有一个共同的特点，即与细胞增殖有关的基因被开启或激活，而与细胞分化有关的基因被关闭或抑制,从而使肿瘤细胞表现为不受机体约束的无限增殖状态。从细胞生物学角度来讲,抑制肿瘤细胞增殖和(或)诱导肿瘤细胞凋亡的药物均可发挥抗肿瘤作用。肿瘤干细胞学说认为肿瘤是一种干细胞疾病。干细胞在长期的自我更新过程中,由于多基因突变导致干细胞失去控制而停止在分化的某一阶段,无限增殖所形成的异常组织。肿瘤干细胞是肿瘤生长、侵袭、转移和复发的根源,有效地杀死肿瘤干细胞是肿瘤治疗的新策略。

肿瘤细胞群包括增殖细胞群、静止细胞群(G_0期)和无限增殖能力细胞群。肿瘤增殖细胞群与全部肿瘤细胞群之比称生长比率(growth fraction,GF)。肿瘤细胞从一次分裂结束到下一次分裂结束时间称为细胞周期,此间经历4个时相:DNA合成前期(G_1期)、DNA合成期(S期)、DNA合成后期(G_2期)和有丝分裂期(M期)。抗肿瘤药通过影响细胞周期的生化事件或细胞周期调控对不同周期或时相的肿瘤细胞产生细胞毒作用并延缓细胞周期的时相过渡。依据药物对各周期或时相肿瘤细胞的敏感性不同,大致将药物分为两大类:细胞周期非特异性药物(cell cycle nonspecific agents,CCNSA)能杀灭处于增殖周期各时相的细胞甚至包括G_0期细胞的药物,如直接破坏DNA结构及影响其复制或转录功能的药物(烷化剂、抗肿瘤抗生素及铂类配合物等)。此类药物对恶性肿瘤的作用往往较强,能迅速杀死肿瘤细胞,其杀伤作用呈剂量依赖性,在机体能耐受的药物毒性限度内,作用随剂量的增加而成倍增加。细胞周期(时相)特异性药物(cell cycle specific agents,CCSA)仅对增殖周期的某些时期的某些时相敏感而对G_0期细胞不敏感,如作用于S期细胞的抗代谢药物和作用于M期细胞的长春碱类药物。此类药物对肿瘤细胞的作用往往较弱,其杀伤作用呈时间依赖性,需要一定时间才能发挥作用,达到一定剂量后即使剂量再增加其作用不再增强。

(二)非细胞毒类抗肿瘤药的作用机制

随着在分子水平对肿瘤发病机制和细胞分化增殖及凋亡调控机制认识的深入,研究者开始寻找以肿瘤分子病理过程的关键调控分子等为靶点的药物,这些药物实际上超越了传统的直接细胞毒类药物抗肿瘤药。如改变激素平衡失调状态的某些激素或其拮抗药;以细胞信号转导分子为靶点的蛋白酪氨酸激酶抑制剂、法尼基转移酶抑制剂、MAPK信号转导通路抑制剂和细胞周期调控剂;针对某些与增殖相关细胞信号转导受体的单克隆抗体;破坏或抑制新生血管生成,有效地阻止肿瘤的生长和转移的新生血管生成抑制剂;减少癌细胞脱落、黏附和基底膜降解的转移药;以端粒酶为靶点的抑制剂;促进恶性肿瘤细胞向成熟分化的分化诱导剂。

第二节　细胞毒类抗肿瘤药

根据抗肿瘤作用的生化机制,此类药物包括干扰核酸合成的药物、直接影响DNA结构与功能的药物、干扰转录过程和阻止RNA合成的药物和干扰蛋白质合成的药物。

一、影响核酸生物合成的药物

影响核酸生物合成的药物又称抗代谢药,它们的化学结构和核酸代谢的必需物质如叶酸、嘌呤、嘧啶等相似,可以通过特异性干扰核酸的代谢,阻止细胞的分裂和增殖。此类药物主要作用于 S 期细胞,属细胞周期特异性药物。根据药物主要干扰的生化步骤或所抑制的靶酶不同,可进一步分为:①二氢叶酸还原酶抑制剂如甲氨蝶呤等;②胸苷酸合成酶抑制剂如氟尿嘧啶、卡培他滨等;③嘌呤核苷酸互变抑制剂如巯嘌呤等;④核苷酸还原酶抑制剂如羟基脲等;⑤DNA 多聚酶抑制剂如阿糖胞苷、吉西他滨等。

（一）二氢叶酸还原酶抑制剂

甲氨蝶呤（methotrexate,MTX）

1. 药物作用及机制　为叶酸类抗代谢药,其化学结构与叶酸相似,对二氢叶酸还原酶有强大的抑制作用,可与二氢叶酸还原酶形成假性不可逆的、强大而持久的结合,从而使四氢叶酸的生成障碍,干扰体内一碳基团的代谢,致使核苷酸的合成受阻,最终抑制 DNA 的合成。该药选择性地作用于细胞增殖周期中的 S 期,故对增殖比率较高的肿瘤作用较强。但由于其可抑制 DNA 及蛋白质合成,故可延缓 G_1–S 转换期。

2. 药动学特点　口服小剂量(0.1 mg/kg)吸收较好,大剂量(10 mg/kg)吸收较不完全,食物可影响其吸收。进入体内后全身分布,肝、肾等组织中含量最高,不易透过血脑屏障,但可进入胸水及腹水中。血药浓度呈三房室模型衰减:$t_{1/2\alpha}$ 为 2～8 min;$t_{1/2\beta}$ 为 0.9～2 h;$t_{1/2\gamma}$ 为 0.4 h,清除率每分钟大于 9 mL/m^2。在体内基本不代谢,主要以原形通过肾小球滤过及肾小管主动分泌,经尿中排出,排除速度与尿 pH 值有关,碱化尿液可加速排出。MTX 血药浓度与其骨髓毒性密切相关,可根据血药浓度监测毒性。

3. 临床应用及疗效评价

(1)适应证　①急性白血病:对于急性淋巴性白血病和急性粒细胞性白血病均有良好疗效,对儿童急性淋巴性白血病的疗效尤佳,对于成人白血病疗效有限,但可用于白血病脑膜炎的预防。②绒毛膜上皮癌、恶性葡萄胎:疗效较为突出,大部分患者可得到缓解,对于早期诊断的患者疗效可达 90%。③骨肉瘤、软组织肉瘤、肺癌、乳腺癌、卵巢癌:使用大剂量有一定疗效。④头颈部肿瘤:以口腔、口咽癌疗效最好,其次是喉癌,鼻咽癌疗效较差,常以动脉插管滴注给药。⑤其他:鞘内注射给药对于缓解症状较好,亦可用于预防给药和防止肿瘤转移。对肢体、盆腔、肝、头颈部肿瘤可于肿瘤区域动脉注射或输注,加用醛氢叶酸(CF),疗效较好。对自身免疫系统疾病如全身系统性红斑狼疮、类风湿性关节炎等有一定疗效。另外,对牛皮癣有较好的疗效。

(2)治疗方案　①急性白血病:口服每日 0.1 mg/kg,也可肌内注射或静脉注射给药。一般有效疗程的安全剂量为 50～100 mg,此总剂量视骨髓情况和血常规而定。脑膜白血病或中枢神经系统肿瘤:鞘内注射 5～10 mg/d,每周 1～2 次。②绒毛膜上皮癌及恶性葡萄胎:成人一般 10～30 mg/d,1 次/d,口服或肌内给药,5 d 为 1 个疗程,视患者反应可重复上述疗程,亦可以 10～20 mg/d 静脉滴注(加于 5% 葡萄糖溶液 500 mL 中于 4 h 滴完),5～10 d 为 1 个疗程。③骨肉瘤、恶性淋巴瘤、头颈部肿瘤等:常采用大剂量(3～15 g/m^2)静脉滴注,并加用 CF(6～12 mg)肌内注射或口服,每 6 h 一次,共 3 d,这称为救援疗法。因为大剂量的 MTX 可提高饱和血药浓度,由此可升高肿瘤细胞内的药物浓度并便于扩散至血流较差的实体瘤中，但因血药浓度的提高，其毒性也相应增加，故加用 CF，后者转化四氢叶酸不受 MTX 所阻断的代谢途径的限制，故起解救作用，提高化疗指数。为了充分发挥解救作用，应补充电解质、水分及碳酸氢钠以保持尿液为碱性，尿量维持在每日 3 000 mL 以上，并对肝肾功能、血常规及血浆 MTX 的浓度逐日检查，以保证用药的安全有效。对有远处转移的高危患者，则须和放线菌素 D 等联合应用，缓解率达 70%以上。

4. 不良反应及注意事项

（1）不良反应　①上腹不适、呕吐、腹泻、便血等。②白细胞、血小板减少，重者全血细胞减少。③长期用药可引起肝硬化，大量应用可阻塞肾小管。④脱发、皮炎、色素沉着。⑤鞘内注射或头颈部动脉注射剂量过大可发生抽搐。

（2）注意事项　①肝肾功能不全的患者禁用。②停药后血常规仍可下降，故在停药后 10 d 仍应继续观察。

（3）药物相互作用　①给予本药前 24 h 或后 10 min 使用阿糖胞苷，可增强本药的抗癌活性。②因水杨酸类、保泰松类、磺胺类、苯妥英、四环素、氯霉素及氨苯甲酸等药物与本药竞争结合血浆蛋白，合用时可导致本药血药浓度升高而致毒性增加。③糖皮质激素可升高本药血药浓度而加重毒性反应，合用时应减少本药用量。长期合用时可引起膀胱上皮癌，应定期检查尿常规。④氨苯蝶啶、乙胺嘧啶等药物均有抗叶酸作用，合用时可增加本药不良反应。

（二）胸苷酸合成酶抑制剂

氟尿嘧啶

1. 药物作用及机制　为嘧啶类抗代谢药。在体内外均有较强的细胞毒作用，且抗瘤谱广。进入体内经转化后形成氟尿嘧啶脱氧核苷(5-FUdRP)，5-FUdRP 可抑制胸腺嘧啶核苷酸合成酶(thymidylate synthetase, TS)活力，阻断尿嘧啶脱氧核苷酸(dUMP)甲基化形成胸腺嘧啶脱氧核苷酸(dTMP)，从而阻止 DNA 合成，抑制肿瘤细胞分裂繁殖。另外，在体内可转化为氟尿嘧啶核苷掺入 RNA，从而干扰蛋白质合成。该药对 S 期敏感。肿瘤细胞与 5-FU 长期接触可出现耐药性，其耐药机制为：①肿瘤细胞合成大量的 TS；②细胞内缺乏足够的 5-FU 转化酶；③胸苷激酶量增加，可促进肿瘤细胞直接利用胸苷。

2. 药动学特点　口服吸收不规则且不完全，生物利用度可随剂量而增加，临床一般采用静脉注射给药。血中药物清除为一房室模型，$t_{1/2}$ 为 10~20 min。吸收后分布于肿瘤组织、肝和肠黏膜细胞内的浓度高，可透过血脑屏障及胸、腹腔癌性积液中。80% 在肝内代谢。在 8~12 h 内由呼吸道排出其代谢产物 CO_2，15% 左右以原形经尿排出。

3. 临床应用及疗效评价

（1）适应证　①消化道癌：为胃癌、结肠癌、直肠癌的最常用药物，常与丝裂霉素、阿糖胞苷、阿霉素、卡莫司汀、长春新碱、甲氮咪胺等合用；亦可作晚期消化道癌手术后的辅助化疗；亦可采用动脉插管注药或持久输注法治疗原发性肝癌。②绒毛膜上皮癌：我国采用大剂量 5-FU 与放线菌素 D 合用，治愈率较高。③头颈部肿瘤：以全身用药或动脉插管注射、滴注，用于包括鼻咽癌等的头颈部肿瘤治疗。④皮肤癌：局部用药对多发性基底膜细胞癌、浅表鳞状上皮癌等有效,对广泛的皮肤光化性角化症及角化棘皮瘤等亦有效。⑤其他:对乳腺癌、卵巢癌及肺癌、甲状腺癌、肾癌、膀胱癌、胰腺癌有效,对宫颈癌除联合化疗外,还可并用局部注射。

(2)治疗方案 ①静脉注射:10 ~ 12 mg/(kg·d),每日给药量约为 500 mg,隔日 1 次;国外常用"饱和"剂量法,即 12 ~ 15 mg/(kg·d),连用 4 ~ 5 d 后,改为隔日 1 次,出现毒性反应后剂量减半;亦有以 500 ~ 600 mg/m^{-2},每周给药 1 次;成人的疗程总量为 5.0 ~ 8.0 g。②静脉滴注:毒性较静脉注射低,一般为 10 ~ 20 mg/(kg·d),把药物溶于生理盐水或 5% 葡萄液中,2 ~ 8 h 滴完,每日 1 次,连续 5 d,以后减半剂量,隔日 1 次,直至出现毒性反应。治疗绒毛膜上皮癌时,可加大剂量至 25 ~ 30 mg/(kg·d),药物溶于 5% 葡萄糖液 500 ~ 1 000 mL 中点滴 6 ~ 8 h,10 d 为一疗程,但此量不宜用做静脉注射,否则将产生严重毒性反应。③局部应用:治疗皮肤基底癌及癌性溃疡,可用 5% ~ 10% 的软膏或 20% 霜剂外敷,每日 1 ~ 2 次。④口服:一般 5 mg/(kg·d),总量为 10 ~ 15 g 或连续服用至出现毒性反应,即停药。

4.不良反应及注意事项

(1)不良反应 ①食欲减退、恶心、呕吐、口腔炎、腹泻,严重者血性腹泻。②白细胞及血小板下降。③注射部位静脉炎。④少数患者有小脑变性、共济失调。⑤脱发、皮炎、甲床变黑等。

(2)注意事项 ①一般状况差者、蛋白质吸收障碍者、广泛肝转移并有黄疸者、曾多次接受过化疗的患者、大面积盆腔照射者、肾上腺功能不全者应减量。②每日腹泻超过 5 次、黏膜反应重者应停药。③肝功能不全者慎用或禁用。

(3)药物相互作用 ①与甲酰四氢叶酸或顺铂合用,其抗肿瘤疗效明显提高。②与甲氨蝶呤亦存在相互作用。氟尿嘧啶用药在先,甲氨蝶呤在后则产生抵抗;反之,先用甲氨蝶呤,4 ~ 6 h 后再用氟尿嘧啶则产生抗肿瘤协同作用。

卡培他滨

1.药物作用及机制 能够抑制细胞分裂和干扰 RNA 和蛋白质(protein)合成。卡培他滨是具有选择性靶向作用,针对肿瘤细胞的口服化疗药物。卡培他滨本身无细胞毒性,可通过三步酶链反应,在肿瘤细胞内被激活为具有细胞毒性的 5-氟尿嘧啶,从而最大程度地降低了 5-氟尿嘧啶对正常人体细胞的损害。

2.药动学特点 本品为氟尿嘧啶氨甲酸酯,口服后须在体内活化方可起效。口服后吸收迅速,并能以完整药物经肠黏膜进入肝脏。在肝脏,经羧基酯酶转化为无活性中间体 5'-DFCR,接着在肝脏和肿瘤组织胞苷脱氨酶的作用下,产生最终中间体 5'-DFUR。最后,经胸腺嘧啶磷酸化酶(TP)催化,转化为 5-FU。口服后,本品迅速和完全地转化为最初两种代谢物 5'-DFCR 和 5'-DFUR,其后浓度呈指数下降,$t_{1/2}$ 为 0.7 ~ 1.1 h。用药 2 h 后,卡培他滨、5'-DFCR、5'-DFUR 和 5-FU 的血药浓度达峰值,3 h 后,5-FU 的代谢产物 a-氟-b-丙氨酸达峰值,$t_{1/2}$ 为 3 ~ 4 h。本品与血浆蛋白结合率低,71% 以原形经尿排出。

3.临床应用及疗效评价

(1)适应证 适用于紫杉醇和包括有蒽环类抗生素化疗方案治疗无效的晚期原发性

或转移性乳腺癌的进一步治疗。主要用于晚期原发性或转移性乳腺癌、直肠癌、结肠癌和胃癌的治疗。

(2)治疗方案　推荐剂量每日 2 500 mg/m²,连用两周,休息一周。每日总剂量分早晚两次于饭后半小时用水吞服。

4.不良反应及注意事项

(1)不良反应　①最常见的不良反应为可逆性胃肠道反应,如腹泻、恶心、呕吐、腹痛、胃炎等。严重的(3~4级)不良反应相对少见。②在几乎一半使用希罗达的患者中发生手足综合征:表现为麻木、感觉迟钝、感觉异常、麻刺感、无痛感或疼痛感,皮肤肿胀或红斑、脱屑、水疱或严重的疼痛。皮炎和脱发较常见,但严重者很少见。③常有疲乏,但严重者极少见。④黏膜炎、发热、虚弱、嗜睡等,但均不严重。

(2)禁忌证　有希罗达严重副反应或对氟嘧啶(卡培他滨的代谢产物)有过敏史者禁止使用希罗达。

(3)药物相互作用　①希罗达与大量药物合用,如抗组胺药、NSAIDs、吗啡、对乙酰氨基酚、阿司匹林、止吐药、H_2 受体拮抗剂等,未见具有临床意义的副作用。②卡培他滨与血清蛋白结合率较低(64%)通过置换与能蛋白紧密结合的药物发生相互作用的可能性尚无法预测。③与细胞色素 P450 酶间的相互作用:在体外实验中,未发现卡培他滨对人类肝微粒体 P450 酶产生影响。

(三)嘌呤核苷酸互变抑制剂

巯嘌呤

1.药物作用及机制　本药为嘌呤核苷酸合成抑制药,为抗代谢类抗肿瘤药,特异性的作用于 S 期细胞。本药特异性地拮抗正常的嘌呤碱,干扰嘌呤核苷酸合成,进而干扰核酸(尤其是 DNA)的生物合成,阻止肿瘤细胞的分裂繁殖,从而达到抗肿瘤的目的。

2.药动学特点　口服吸收不完全,生物利用度个体差异较大,为 5%~37%,可能与首关效应有关。静脉注射后,半衰期较短,$t_{1/2}$ 约为 50 min,脑脊液中分布较少。体内代谢有两种途径:①巯基甲基化后再被氧化失活,甲基化由硫嘌呤甲基转移酶(TPMP)催化;当 TPMP 活性低时,6-MP 代谢减慢,作用增强,易引起毒性反应。该酶活性在白种人为多态分布(约 15% 的人酶活性较低),而在中国人为均态分布。②被黄嘌呤氧化酶(XO)催化氧化为 6-硫代鸟酸。该药主要经肾排泄。

3.临床应用及疗效评价

(1)适应证　①急性白血病:常用于急性淋巴性白血病,对儿童患者的疗效较成人好;对急性粒细胞、慢性粒细胞或单核细胞白血病亦有效。②绒毛膜上皮癌和恶性葡萄胎:我国使用大剂量 6-MP 治疗绒毛膜上皮癌收到一定疗效,但不如 MTX。③对恶性淋巴瘤、多发性骨髓瘤也有一定疗效。④近年已利用其免疫抑制作用,用于原发性血小板减少性紫癜、自身免疫性溶血性贫血、红斑狼疮、器官移植、肾病综合征的治疗。

(2)治疗方案　①白血病:2.5~3.0 mg/(kg·d),分 2~3 次口服,根据血常规调整剂量,由于其作用比较缓慢,用药后 3~4 周才发生疗效,2~4 个月为一疗程。②绒毛膜上皮癌:6 mg/(kg·d),1 个疗程为 10 d,间隔 3~4 周后重复疗程。③用于免疫抑制:

$1.2 \sim 2$ mg/(kg·d)。

4.不良反应及注意事项

(1)不良反应 ①白细胞及血小板减少。②食欲减退、恶心、呕吐、腹泻、口腔炎、口腔溃疡。③少数患者有肝内胆汁淤积和肝组织损害而出现黄疸,停药后可消退。④可有血尿酸过高及尿酸结晶尿、肾功能障碍。

(2)注意事项 有骨髓抑制或严重感染者,肝肾功能不全或胆道疾病患者,有痛风或尿酸盐肾结石病史者,4～6周内接受过化疗或放疗的患者慎用。

(3)药物相互作 ①别嘌呤、甲氨蝶呤可抑制黄嘌呤氧化酶,抑制本药的代谢,从而明显增加本药的毒性。②本药可能通过诱导肝微粒体酶对香荚兰醛、华法林的代谢,而降低抗凝疗效。

(四)核苷酸还原酶抑制剂

羟基脲

1.药物作用及机制 本品是一种核苷二磷酸还原酶抑制剂,可阻止核苷酸还原为脱氧核苷酸,干扰嘌呤及嘧啶碱基生物合成,选择性地阻碍 DNA 合成,对 RNA 及蛋白质合成无阻断作用。周期特异性药,S 期细胞敏感。

2.药动学特点 口服给药吸收良好。无论口服或静脉注射给药血中药物浓度均在 $1 \sim 2$ h 内很快达到高峰,然后迅速下降。24 h 已不能测出。$t_{1/2}$ 为 $1.5 \sim 5$ h,本品在肝、肾中代谢形成尿素由尿中排出。12 h 内排出 80%。

3.临床应用及疗效评价

(1)适应证 用于恶性黑色素瘤、胃癌、肠癌、乳癌、膀胱癌、头颈部癌、恶性淋巴瘤、原发性肝癌及急、慢性粒细胞白血病。并与放疗、化疗合并治疗脑瘤。

(2)治疗方案 常用剂量为每日每千克体重 $40 \sim 60$ mg,每周 2 次,6 周为 1 个疗程。亦有人采用大剂量间歇给药法,每 8 h 给药 1 次,剂量每千克体重 60 mg;或 6 h 给药 1 次,剂量每千克体重 100 mg,24 h 为 1 个疗程,间歇 $4 \sim 7$ d。

4.不良反应及注意事项

(1)不良反应 在骨髓增殖异常的患者中,使用羟基脲出现了皮肤血管毒性反应,包括血管溃疡和血管坏死,报道出现血管毒性的患者大多数曾经或者正在接受干扰素治疗。如果使用羟基脲发生血管溃疡或者坏死,应当停止用药。

(2)注意事项 ①肝、肾功能不全者慎用。②孕妇忌用。用药期间应定期检查血常规。③对羟基脲的处理过程应该谨慎。配药或者接触装有羟基脲的药瓶时应当戴上一次性手套,且在接触含有羟基脲的药瓶或者胶囊(片)前后都要洗手。该药应当远离儿童。

(3)药物相互作用 使用本药时接种活疫苗(如轮状病毒疫苗),将增加活疫苗感染的风险。接受免疫抑制化疗的患者不能接种活疫苗。缓解期白血患者,甚至要停止化疗 3 个月,才允许接种活疫苗。

（五）DNA 多聚酶抑制剂

阿糖胞苷

1. 药物作用及机制　本品为一种抗嘧啶类抗代谢药,主要作用于 S 期的周期特异性药。在细胞内由磷酸激酶活化,形成三磷酸阿糖胞苷(Ara-CTP)等抑制 DNA 多聚酶,从而影响 DNA 合成;也可掺入 DNA 干扰其复制,使细胞死亡。但对 RNA 和蛋白质的合成无显著作用。属于一种作用于 S 期的周期特异性药物,并对 G_1/S 及 S/G_2 转换期也有作用。

2. 药动学特点　阿糖胞苷口服吸收不完全(仅约 20%),且吸收后很快在肝、肠组织中代谢,因此,一般口服无效。体内,Ara-C 很快为胞嘧啶核苷脱氨酶脱氨,形成无活性的尿嘧啶阿拉伯糖苷(Ara-U)。该酶在肝、脾、肠、肾、血细胞及血浆中含量较高。Ara-C 易进入细胞内,亦能透过血脑屏障,且在脑脊液不被脱氨(因脑脊液中无脱氨酶)。血中药物以二房室模型进行消除,$t_{1/2\alpha}$ 为 10～15 min,$t_{1/2\beta}$ 为 2～3 h,24 h 内约有 80% 的药物以阿糖尿苷的形式外排。一次静脉注射,脑脊液中 Ara-C 浓度较低,连续注射,则脑脊液中浓度升高,但仍低于血浓度,仅为血浓度的 50% 左右。如鞘内注射 Ara-C 50 mg/m²,脑脊液中浓度可达 1 mmol/L,消除慢,有效浓度(0.1 mg/L 或 0.4 μmol/L)可维持 24 h 之久。

3. 临床应用及疗效评价

(1)适应证　主要用于急性白血病:对急性粒细胞白血病疗效最好,对急性单核细胞白血病及急性淋巴细胞白血病也有效。一般均与其他药物合并应用。对恶性淋巴瘤、肺癌、消化道癌、头颈部癌有一定疗效,对病毒性角膜炎及流行性结膜炎等也有一定疗效。

(2)治疗方案　静脉注射:急性白血病诱导治疗一次 2 mg/kg,一日 1 次,连用 10～14 d,如无明显不良反应,剂量可增加至一次 4～6 mg/kg。急性白血病维持治疗时,当完全缓解后改用维持治疗,一次 1 mg/kg,一日 1～2 次,连用 7～10 d。

4. 不良反应及注意事项

(1)不良反应　①造血系统:主要是骨髓抑制,白细胞及血小板减少,严重者可发生再生障碍性贫血或巨幼细胞性贫血。②白血病、淋巴瘤患者治疗初期可发生高尿酸血症,严重者可发生尿酸性肾病。③较少见的有口腔炎、食管炎、肝功能异常、发热反应及血栓性静脉炎。阿糖胞苷综合征多出现于用药后 6～12 h,有骨痛或肌痛、咽痛、发热、全身不适、皮疹、眼睛发红等表现。

(2)禁忌　孕妇及哺乳期妇女忌用。

(3)注意事项　①使用本品时可引起血清丙氨酸氨基转移酶 ALT(SGPT)、血及尿中尿酸量的增高。②下列情况应慎用:骨髓抑制、白细胞及血小板显著减低者、肝肾功能不全、有胆道疾患者、有痛风病史、尿酸盐肾结石病史、近期接受过细胞毒药物或反射治疗。③用药期间应定期检查:周围血常规、血细胞和血小板计数、骨髓涂片及肝肾功能。

(4)药物相互作用　阿糖胞苷与 6-TG 合用可提高治疗急性粒细胞性白血病的疗效,合用时的完全缓解率在 50% 左右,优于任何一种药物。四氢尿嘧啶核苷(tetrahydro-uridine)为脱氧胞嘧啶核苷脱氨酶抑制剂,与 Ara-C 合用可延长其半衰期,但亦可增强其骨髓毒性,能否提高 Ara-C 的临床疗效,目前尚无定论。大剂量胸腺嘧啶核苷及羟基脲,可降低细胞内 dCTP 的库容,增强其抗肿瘤作用。Ara-C 与氟阿糖腺苷合用,可提高细胞内 Ara-CTP 浓度,从而加强其抗肿瘤作用,二者合用可治疗耐药性病例。

吉西他滨

1. 药物作用及机制　本品为嘧啶类周期特异性抗代谢类抗肿瘤药,主要作用于 G_1/S 期。吉西他滨除了掺入 DNA 以外,还对核苷酸还原酶具有抑制作用,能抑制脱氧胞嘧啶脱氨酶,减少细胞内代谢物的降解,具有自我增效的作用。

2. 药动学特点　静脉注射后很快分布到各组织,静脉滴注时间越长,分布体积就越广、越深入,$t_{1/2}$ 越长。短时间内静脉滴注,$t_{1/2}$ 为 $32 \sim 94$ min;在结束滴注 5 min 内,C_{max} 为 $3.2 \sim 45.5$ mg/mL。本品蛋白结合率低,能被胞苷脱氨酸在肝、肾、血液和其他组织快速完全地代谢,只有不到 10% 原形与代谢物从尿中排泄,总清除率为 $29.2 \sim 92.21/(h \cdot m^2)$,与性别、年龄有关。

3. 临床应用及疗效评价

(1) 适应证　①中、晚期非小细胞肺癌的一线治疗;②晚期胰腺癌的一线治疗;③局限期或转移性膀胱癌的一线治疗;④转移性乳腺癌的一线治疗;⑤晚期卵巢癌的二线治疗;⑥早期宫颈癌的新辅助治疗。

(2) 治疗方案　静脉注射:非小细胞肺癌一次 1 g/m²,静脉滴注 30 min,一周 1 次,连续 3 周,休息 1 周,每 4 周重复 1 次。发生血液毒性时,应遵循以下原则调整本药剂量:中性粒细胞绝对计数(AGC)大于 $1×10^9$/L,或血小板计数为 $(50 \sim 99)×10^9$/L 时,使用原剂量的 75%;AGC 小于 $0.5×10^9$/L 或血小板计数小于 $50×10^9$/L 时,需要停药。

4. 不良反应及注意事项

(1) 不良反应　①出现轻、中度骨髓抑制,以白细胞下降为主。②可见氨基转移酶升高,无须停药。③轻度恶心、呕吐。④轻度蛋白尿或血尿,流感样症状。⑤偶见轻度支气管痉挛、过敏。

(2) 注意事项　对本药过敏者,孕妇及哺乳期妇女禁用;肝肾功能不全者及有骨髓移植者慎用。

(3) 药物相互作用　使用本药时接种活疫苗(如轮状病毒疫苗),将增加活疫苗感染的风险。接受免疫抑制化疗的患者不能接种活疫苗。

培美曲塞

1. 药物作用及机制　培美曲塞是一种结构上含有核心为吡咯嘧啶基团的抗叶酸制剂,通过破坏细胞内叶酸依赖性的正常代谢过程,抑制细胞复制,从而抑制肿瘤的生长。体外研究显示,培美曲塞能够抑制胸苷酸合成酶、二氢叶酸还原酶和甘氨酰胺核苷酸甲酰转移酶的活性,这些酶都是合成叶酸所必需的酶,参与胸腺嘧啶核苷酸和嘌呤核苷酸的生物再合成过程,培美曲塞通过运载叶酸的载体和细胞膜上的叶酸结合蛋白运输系统进入细胞内。一旦培美曲塞进入细胞内,它就在叶酰多谷氨酸合成酶的作用下转化为多谷氨酸的形式。多谷氨酸存留于细胞内成为胸苷酸合成酶和甘氨酰胺核苷酸甲酰转移酶的抑制剂,多谷氨酸化在肿瘤细胞内呈现时间-浓度依赖性过程,而在正常组织内浓度很低。

多谷氨酸化代谢物在肿瘤细胞内的半衰期延长,从而也就延长了药物在肿瘤细胞内的作用时间。

2. 药动学特点　采用单药治疗,剂量为 $0.2 \sim 838$ mg/m^2,10 min 静脉内给药。培美曲塞主要以原药形式从尿路排泄,在给药后的 24 h 内,70% ~ 90% 的培美曲塞还原成原药的形式从尿中排出。培美曲塞总体清除率为 91.8 mL/min(肌酐消除率是 90 mL/min),对于肾功能正常的患者,体内半衰期为 3.5 h;随着肾功能降低,清除率会降低,但体内剂量会增加。随着培美曲塞剂量的增加,曲线下面积 AUC 和最高血浆浓度(C_{max})会成比例增加。多周期治疗并未改变培美曲塞的药代动力学参数,培美曲塞呈现一稳态分布容积为 16.1 L。培美曲塞的血浆蛋白结合率约为 81%,且不受肾功能影响。

3. 临床应用及疗效评价

(1)适应证　①用于不适合手术切除的恶性胸膜间皮瘤。②用于局部晚期或先前化疗后转移的非小细胞肺癌。③还可用于恶性间皮细胞瘤、头部颈癌、食管癌、胰腺癌、结直肠癌、肾细胞癌、膀胱癌、乳腺癌、子宫颈癌。

(2)治疗方案　静脉滴注:恶性胸膜间皮瘤第 1 天 500 mg/m^2,静脉滴注 10 min,30 min 后静脉滴注 75 mg/m^2 的顺铂 2 h,每 21 天重复 1 个周期;肺小细胞肺癌第 1 天单用本药 500 mg/m^2,滴注 10 min,每 21 天为 1 个周期;恶性间皮细胞瘤第 1 天和第 8 天给予吉西他滨 125 mg/m^2(静脉滴注 30 min)、第 8 天联用本药 500 mg/m^2(静脉滴注 10 min),每 3 周重复 1 次。

4. 不良反应及注意事项

(1)不良反应　比较常见的不良反应有白细胞减少、血红蛋白减少、中性粒细胞减少、血小板减少、食欲不振、恶心、呕吐、腹泻、色素沉着、黏膜炎、皮疹。

(2)注意事项　①对本品过敏者,孕妇及哺乳期妇女禁用。②肝、肾功能不全者和骨髓抑制患者慎用。③检查血常规,检测肝肾功能、血浆同型半胱氨酸(为叶酸缺乏的灵敏标志,可能预示本品的毒性)。

二、影响 DNA 结构与功能的药物

药物分别通过破坏 DNA 结构或抑制拓扑异构酶活性,影响 DNA 结构和功能。包括:①DNA 交联剂如氮芥、环磷酰胺、卡莫斯汀和替莫唑胺等烷化剂等;②破坏 DNA 的铂类配合物如顺铂、卡铂、奥沙利铂等;③破坏 DNA 的抗生素如丝裂霉素和氨柔比星等;④拓扑异构酶(topoisomerase)抑制剂如喜树碱类和鬼臼毒素衍生物等。

(一)烷化剂

环磷酰胺

1. 药物作用及机制　较其他烷化剂的选择性高,体外无细胞毒作用,在体内活化后才能产生抗肿瘤作用,口服及注射均有效。抗肿瘤作用机制为无活性的 CPA,在体内经肝药酶作用转化为 4-羟环磷酰胺,进一步在肿瘤组织中分解成环磷酰胺氮芥,其分子中的 β-氯乙基与 DNA 双螺旋链起交叉联结作用,破坏 DNA 结构,抑制肿瘤细胞分裂。

2. 药动学特点　口服吸收良好,生物利用度为 75% ~90%,经肝转化成磷酰胺氮芥,

产生细胞毒作用。静脉注射后,血中药物浓度呈双指数曲线下降,为二房室开放模型, $t_{1/2\alpha}$ 为 0.97 h, $t_{1/2\beta}$ 为 6.5 h, V_d 为 21.6 L/kg,清除率为(10.7±3.3) mL/min。主要经肾排泄,48 h 内尿中排出用药量的 70% 左右,其中 2/3 为其代谢产物。肾功能不良时,清除率下降, $t_{1/2\beta}$ 可延长到 10 h 以上。

3. 临床应用及疗效评价

(1)适应证 ①恶性淋巴瘤:单独应用对霍奇金病的有效率达 60% 左右,与长春新碱、甲基苄肼及强的松合用对晚期霍奇金病的完全缓解率达 65%。②急性白血病和慢性淋巴细胞白血病:有一定疗效,且与其他抗代谢药物无交叉抗药性,联合用药可增加疗效。③其他肿瘤:对多发性骨髓瘤、乳腺癌、肺癌、卵巢癌、尤文神经母细胞瘤、软组织肉瘤、精原细胞瘤、胸腺瘤等均有一定疗效。④自身免疫性疾病:类风湿关节炎、肾病综合征、系统性红斑狼疮、特发性血小板减少性紫癜及自身免疫性溶血性贫血等。

(2)治疗方案 ①口服,每次 50～100 mg,3 次/d。注射剂用其粉针剂,每瓶 100～200 mg,于冰箱保存,临用前溶解,于 3 h 内用完。②静脉注射每次 200 mg,每天或隔天注射 1 次,一疗程为 8～10 g。冲击疗法可用每次 800 mg,每周 1 次,以生理盐水溶解后缓慢静脉注射,一疗程 8 g。儿童用量为每次 3～4 mg/kg,每天或隔天静脉注射 1 次。

4. 不良反应及注意事项

(1)不良反应 ①骨髓抑制,主要为白细胞减少。②泌尿道症状主要来自化学性膀胱炎,如尿频、尿急、膀胱烧感强烈、血尿,甚至排尿困难。应多饮水,增加尿量以减轻症状。③消化系统症状有恶心、呕吐及厌食,静脉注射或口服均可发生,静脉注射大量后3～4 h 即可出现。④常见的皮肤症状有脱发,但停药后可再生细小新发。⑤长期应用,男性可致睾丸萎缩及精子缺乏;妇女可致闭经、卵巢纤维化或致畸胎。孕妇慎用。⑥偶可影响肝功能,出现黄疸及凝血酶原减少。肝功能不良者慎用。

(2)注意事项 其代谢产物对尿路有刺激性,应用时应多饮水,大剂量应用时应水化、利尿,同时给予尿路保护剂美司钠。当大剂量用药时,除应密切观察骨髓功能外,尤其要注意非血液学毒性如心肌炎、中毒性肝炎及肺纤维化等。当肝肾功能损害、骨髓转移或既往曾接受多程化放疗时,环磷酰胺的剂量应减少至治疗量的 1/3～1/2。腔内给药无直接作用。环磷酰胺水溶液不稳定,最好现配现用。

(3)药物相互作用 可使血清中假胆碱酯酶减少,使血清尿酸水平增高,因此,与抗痛风药如别嘌呤醇、秋水仙碱、丙磺舒等同用时,应调整抗痛风药物的剂量。此外也加强了琥珀胆碱的神经肌肉阻滞作用,可使呼吸暂停延长。环磷酰胺可抑制胆碱酯酶活性,因而延长可卡因的作用并增加毒性。大剂量巴比妥类、皮质激素类药物可影响环磷酰胺的代谢,同时应用可增加环磷酰胺的急性毒性。

莫斯汀

1. 药物作用及机制 本药为亚硝脲类烷化剂,属细胞周期非特异性抗癌药。本药能与 DNA 发生共价结合,使 DNA 得结构和功能破坏;还可抑制 DNA 聚合酶,抑制 DNA 与 RNA 的合成。对 G–S 过渡期细胞作用最强,对 S 期有延缓作用,也可作用于 G_2 期。本药的特点是抗瘤谱较广、显效快、脂溶性高,与其他烷化剂之间有不完全的交叉耐药性。

2.药动学特点　静脉注射入血后迅速分解。化学半衰期 5 min,生物半衰期 15 ~ 30 min。本品可通过血脑屏障。由肝脏代谢,代谢物可在血浆中停留数日,造成延迟骨髓毒性。可能有肝肠循环。60% ~ 70% 由肾排出(其中原形不到 1%)。1% 由粪排出。10% 以二氧化碳形式由呼吸道排出。由于脂溶性好,可通过血脑屏障。脑脊液中的药物浓度为血浆中的 50% 或以上。

3.临床应用及疗效评价

(1)适应证　①本品脂溶性强,可进入脑脊液,常用于脑部原发肿瘤(如成胶质细胞瘤)及继发肿瘤。②治疗实体瘤,如与氟尿嘧啶合用治疗胃癌及直肠癌,与甲氨蝶呤、环磷酰胺合用治疗支气管肺癌。③治疗霍奇金病。常用量:静脉注射每日 100 mg/m²,连用 2 ~ 3 d,6 ~ 8 周后如血常规正常,可重复使用。也有静脉滴注,每 6 ~ 8 周一次,200 mg/m²,与生理盐水或葡萄 5% 糖液 200 mL 混合用。

(2)治疗方案　静脉注射一次 150 ~ 200 mg/m²,每 6 周 1 次,也可分为 2 次给药。推荐最大累积量为 1 000 mg/m²。

4.不良反应及注意事项

(1)不良反应　①胃肠道反应,如恶心、呕吐、食欲不振。②骨髓抑制,如白细胞下降。③对肝、肾有一定毒性。

(2)注意事项　骨髓抑制者、感染患者、肝肾功能不全者、接受过放疗或其他抗癌药治疗者慎用,勿与皮肤直接接触。

(3)药物相互作用　以本品组成联合化疗方案时,应避免合用有严重降低白细胞血小板作用,或产生呕吐反应的抗癌药。

(二)破坏 DNA 的铂类配合物

顺铂

1.药物作用及机制　本品为铂的金属络合物,作用似烷化剂,主要作用靶点为 DNA,作用于 DNA 链间及链内,交联形成复合物,干扰 DNA 复制,或与核蛋白及胞浆蛋白结合,属周期非特异性药。

2.药动学特点　静脉注射、动脉给药或腔内注射吸收均极迅速。注射后广泛分布于肝、肾、前列腺、膀胱、卵巢,亦可达胸、腹腔,极少通过血脑屏障。$t_{1/2}>2$ d,若合并利尿药,$t_{1/2}$ 可明显缩短。本品主要由肾脏排泄,通过肾小球过滤或部分由肾小管分泌,用药后 96 h 内 25% ~ 45% 由尿排出。腹腔内注射后腔内器官浓度为静脉给药的 2.5 ~ 8 倍。

3.临床应用及疗效评价

(1)适应证　本品对卵巢癌及睾丸癌疗效显著;对头颈部癌、软组织肉瘤及恶性淋巴瘤效果较好;对肺癌、食管癌、肾细胞癌、霍奇金淋巴瘤、膀胱癌、子宫颈癌及前列腺癌有一定疗效。

(2)治疗方案　可静脉注射或动脉注射,每次 50 ~ 120 mg/m²,每 3 ~ 4 周一次;或 15 ~ 20 mg/m²,1 次/d,连用 5 d,隔 1 ~ 2 周重复。

4.不良反应及注意事项

(1)不良反应　①恶心、呕吐、食欲不振、腹泻;②肾功能及听力损害,反应与用药量有关;③白细胞减少;④少数患者出现神经性疾病、味觉丧失及癫痫发作。

(2)注意事项　①用药时应给予足够的水化剂和利尿药。②用药期间应检查血肌酐、尿素氮,并观察听力变化。

奥沙利铂

1. 药物作用及机制　奥沙利铂为左旋反式二氨环己烷草酸铂,在体液中通过非酶反应取代不稳定的草酸盐配体,转化为具有生物活性的一水合和二水合 1,2-二氨基环己烷铂衍生物。这些衍生物可以与 DNA 形成链内和链间交联,抑制 DNA 的复制和转录。奥沙利铂属周期非特异性抗肿瘤药。

2. 药动学特点　以 130 mg/m^2 静脉连续滴注 2 h,血浆峰值为(5.1±0.8)μg/mL,曲线下面积为(189±45)μg·h/mL。当输液结束时,50% 的铂与红细胞结合,而另 50% 存在于血浆中。$t_{1/2\alpha}$ 为(0.28±0.06)h,$t_{1/2\beta}$ 为(16.3±2.9)h,$t_{1/2\gamma}$ 为(173±19)h。给药 28 h,尿内排出率为 40%~50%,粪排泄很少。

3. 临床应用及疗效评价

(1)适应证　本品用于经氟尿嘧啶治疗失败后的结直肠癌转移的患者,可单独或联合氟尿嘧啶使用。

(2)治疗方案　在单独或联合用药时,推荐剂量为按体表面积一次 130 mg/m^2,加入 250~500 mL 5% 葡萄糖溶液中输注 2~6 h。没有主要毒性出现时,每 3 周(21 d)给药 1 次。调整剂量以安全性,尤其是神经学的安全性为依据。

4. 不良反应及注意事项

(1)不良反应　①造血系统:本品具有一定的血液毒性。当单独用药时,可引起下述不良反应:贫血、白细胞减少、粒细胞减少、血小板减少,有时可达 3 级或 4 级。当与 5-氟尿嘧啶联合应用时,中性粒细胞减少症及血小板减少症等血液学毒性增加。②消化系统:单独应用本品,可引起恶心、呕吐、腹泻。这些症状有时很严重。当与 5-氟尿嘧啶联合应用时,这些副作用显著增加。建议给予预防性和(或)治疗性的止吐用药。③神经系统:以末梢神经炎为特征的周围性感觉神经病变。有时可伴有口腔周围、上呼吸道和上消化道的痉挛及感觉障碍。甚至类似于喉痉挛的临床表现而无解剖学依据。可自行恢复而无后遗症。这些症状常因感冒而激发或加重。感觉异常可在治疗休息期减轻,但在累积剂量大于 800 mg/m^2(6 个周期)时,有可能导致永久性感觉异常和功能障碍。在治疗终止后数月之内,3/4 以上患者的神经毒性可减轻或消失。当出现可逆性的感觉异常时,并不需要调整下一次本品的给药剂量。给药剂量的调整应以所观察到的神经症状的持续时间和严重性为依据。当感觉异常在两个疗程中间持续存在,疼痛性感觉异常和(或)功能障碍开始出现时,本品给药量应减少 25%(或 100 mg/m^2),如果在调整剂量之后症状仍持续存在或加重,应停止治疗。在症状完全或部分消失之后,仍有可能全量或减量使用,应根据医师的判断做出决定。

(2)注意事项　①本品应在具有抗癌化疗经验的医师的监督下使用。特别是与具有潜在性神经毒性的药物联合用药时,应严密监测其神经学安全性。②由于本品在消化系统毒性,如恶心、呕吐,应给予预防性或治疗性的止吐用药。③当出现血液毒性时(白细胞<2 000/mm³或血小板<50 000/mm³），应推迟下一周期用药，直到恢复。④在每次治疗之前应进行血液学计数和分类，亦应进行神经学检查，之后应定期进行。⑤对铂类衍生物有过敏者禁用。⑥妊娠及哺乳期间慎用。

（三）破坏 DNA 的抗生素

丝裂霉素

1. 药物作用及机制　本品具有烷化作用，主要影响 DNA 功能，可抑制 DNA 的合成，高浓度时使 DNA 崩解，细胞核溶解。还可抑制 RNA 合成。MMC 在体内经转化后，可与 DNA 产生交叉联结破坏 DNA，使 DNA 发生烷化，其中对 G_1 期细胞尤其是 G_1 晚期及 S 期最为敏感。对多种移植性肿瘤有强大抗肿瘤作用，抗瘤谱广。此外，还具有较强的抗菌作用，其抗菌谱广，对革兰氏阳性及阴性菌作用强，对立克次体及病毒亦有作用。同时具有免疫抑制作用。

2. 药动学特点　口服吸收不规则，口服同等剂量的 MMC，血中浓度仅达静脉注射的 1/20，分布广泛，以肾、舌、肌肉、心、肺等组织中浓度较高，脑组织中含量很低，腹腔积液中浓度亦较高。常静脉注射给药，吸收后分布于全身各组织器官，$t_{1/2}$ 为 50 min，体内许多组织如肝、脾、肾、脑及心脏可灭活 MMC。主要经肾小球滤过排泄，但尿中排泄量仅为用药量的 15%。

3. 临床应用及疗效评价

（1）适应证　①消化道恶性肿瘤：如胃、肠、肝、胰腺癌等疗效较好。②对肺、乳腺、宫颈、膀胱、绒毛膜上皮癌也有效。③对恶性淋巴瘤有效。

（2）治疗方案　用法与用量：常用静脉注射给药，1 次 4～6 mg，1 周 1～2 次，40～60 mg 为 1 个疗程。做腔内注射，剂量为 4～10 mg，每 5～7 d 1 次，4～6 次为 1 个疗程。口服每次 2～6 mg，每天 1 次，80～120 mg 为 1 个疗程。

4. 不良反应及注意事项

（1）不良反应　①骨髓抑制：剂量限制性毒性，白细胞、血小板减少，最低值在用药后 3～4 周。②胃肠道反应：轻度食欲减低、恶心、呕吐，可有腹泻及口腔炎。③肝肾功能损害较轻。④其他：静脉炎、溢出血管外可引起组织坏死，脱发，乏力等。

（2）禁忌　对本品过敏者、凝血障碍或有其他原因的出血倾向者、水痘患者、带状疱疹患者、妊娠及哺乳妇女。

（3）注意事项　①用药期间应注意监测血常规及肝功能；②注射时应避免药液漏出血管外；③本药溶解后应在 4～6 h 内应用。

氨柔比星

1. 药物作用及机制　本品为蒽环类药物，是一种嵌入型拓扑异构酶Ⅱ（TopoⅡ）抑制剂，本品及其活性代谢物氨柔比星醇，主要通过抑制拓扑异构酶Ⅱ的活性，最终导致 DNA 的断裂而抑制肿瘤细胞增殖。

2. 药动学特点　本品只能静脉给药。给药后氨柔比星原形的血药浓度迅速降低，而其代谢物氨柔比星醇的浓度基本保持平稳。体外平衡透析法测定氨柔比星的血浆蛋白结合率为 96% ~98% 。以 10 mg/kg 剂量单剂给药时,全身脏器均有药物分布;给药后1~4 h,在骨髓、消化道壁细胞、皮肤、肾、肾上腺、肝脏、脾脏、肺、颚下腺中的药物浓度较高,心脏细胞药物浓度较低。本品主要在肝脏代谢。体外试验表明,本品的代谢酶主要是 NADPH-P450 还原酶、NADPH 氢-醌还原酶及酮还原酶。72 h 累积从胆汁中排泄 58.3% ,从尿和粪便中分别排泄 17.5% 和 12.8% 。

3. 临床应用及疗效评价

(1)适应证 用于非小细胞肺癌和小细胞肺癌的治疗。

(2)治疗方案 以盐酸氨柔比星计,成人 1 次/d,每次 45 mg/m²,溶于 20 mL 生理盐水或5% 葡萄糖注射液中,连续 3 d 静脉推注,然后停药 3~4 周,再进行下一疗程的治疗。

4. 不良反应及注意事项

(1)不良反应 主要是骨髓抑制,其中白细胞减少和嗜中性粒细胞减少发生率都在 90% 以上,贫血发生率在 80% 以上。另外常见食欲不振、恶心、呕吐、脱发、丙氨酸氨基转移酶(ALT)和天冬氨酸氨基转移酶(AST)升高、发热。偶见间质性肺炎、吐血、心律失常、皮疹。

(2)禁忌 对本品过敏者禁用。

(3)注意事项 本品对肝、肾功能的不良反应较严重,肝、肾功能不全患者用药时应密切监测。对必须用药的儿童和育龄期患者,应考虑本品对性腺功能的影响。有骨髓功能抑制症状,肝、肾功能不全,感染者以及高龄患者和水痘患者等慎用。尚不能确定儿童、妊娠期妇女用药安全性,儿童、孕妇慎用。

(四) 拓扑异构酶抑制剂

依托泊苷

1. 药物作用及机制 依托泊苷为细胞周期特异性抗肿瘤药物,作用于 DNA 拓扑异构酶Ⅱ,形成药物-酶-DNA 稳定的可逆性复合物,阻碍 DNA 修复。实验发现这复合物可随药物的清除而逆转,使损伤的 DNA 得到修复,降低了细胞毒作用。因此,延长药物的给药时间,可能提高抗肿瘤活性。

2. 药动学特点 口服吸收后,在 0.5~4 h 达到血药浓度峰值,生物利用度为 50% ,主要分布于胆汁、腹水、尿液、胸水和肺组织中,很少进入脑脊液。主要以原形和代谢物从尿中排泄。

3. 临床应用及疗效评价

(1)适应证 本品用于急性粒细胞白血病、肺癌、恶性淋巴瘤、神经母细胞瘤、卵巢癌、食管癌等。

(2)治疗方案 口服给药一日 70~100 mg/m²,连续 5 d;或一日 30 mg/m²,连用 10 d。每 3~4 周为一疗程。

4. 不良反应及注意事项

(1)不良反应 ①可逆性的骨髓抑制,包括白细胞及血小板减少,多发生在用药后 7~14 d,20 d 左右后恢复正常。②食欲减退、恶心、呕吐、口腔炎等消化道反应,脱发亦常见。③若静脉滴注过速(<30 min),可有低血压、喉痉挛等过敏反应。

（2）注意事项 ①本品需用生理盐水稀释 20 倍以上,不可用葡萄糖注射液稀释;②滴注速度过快可引起低血压;③口服胶囊宜在空腹时用。

伊立替康

1. 药物作用及机制 伊立替康是半合成喜树碱的衍生物,是能特异性抑制 DNA 拓扑异构酶 I 的抗肿瘤药。它在大多数组织中被羧酸酯酶代谢为 SN-38,而后者作用于提纯的拓扑异构酶 I 的活性比伊立替康更强,且对几种鼠和人肿瘤细胞系的细胞毒性也强于伊立替康。SN-38 或伊立替康可诱导单链 DNA 损伤,从而阻断 DNA 复制叉,由此产生细胞毒性。这种细胞毒性是时间依赖性的,并特异性作用于 S 期。

2. 药动学特点 人体静脉注射本品后,伊立替康的血浆浓度呈常指数消除。平均消除半衰期为 6~12 h,活性代谢产物 SN-38 的消除半衰期为 10~20 h。因为其内酯和羟基酸是化学平衡的,故活性内酯和 SN-38 的半衰期与完整的伊立替康和 SN-38 的半衰期相近。在 50~350 mg/m^2 的剂量范围内,伊立替康吸收面积(AUC)与剂量呈线性递增关系:SN-38 的 AUC 增加要小于剂量的增加。在 90 min 内静脉滴注本品后 1 h 内,活性代谢产物 SN-38 达到最大浓度。伊立替康与血浆蛋白的结合率为 30%~68%,明显低于 SN-38 与血浆蛋白的结合率(大约 95%)。伊立替康主要在肝内由羧酸酯酶转化为活性代谢产物 SN-38,后者代谢为葡萄糖甙酸,活性为 SN-38 的 1/50~1/100(由体内细胞毒性检测)。体内分布不明;药物及代谢产物经尿排泄:伊立替康为 11%~20%,SN-38<1%,SN-38 糖苷约 3%。给药 48 h 后胆汁蓄积和经尿排泄的为 25%~50%。

3. 临床应用及疗效评价

（1）适应证 本品适用于晚期大肠癌患者的治疗:与 5-氟尿嘧啶和亚叶酸联合治疗既往未接受化疗的晚期大肠癌患者。作为单一用药,治疗经含 5-氟尿嘧啶化疗方案治疗失败的患者。

（2）治疗方案 ①胃癌、胰癌、宫颈癌:静脉滴注,一次 100~150 mg/m^2,每 1~2 周 1 次。②卵巢上皮细胞癌:静脉滴注,一次 200 mg/m^2,每 3~4 周 1 次。③结肠直肠癌:"每周治疗方案",对氟尿嘧啶治疗失败的患者,推荐本药初始剂量为一周 125 mg/m^2,静脉滴注 90 min,使用 4 周后,停 2 周后可重复疗程,并根据毒性反应调整剂量。"3 周治疗方案",推荐初始剂量为每 3 周给药 350 mg/m^2,静脉滴注 90 min。

4. 不良反应及注意事项

（1）不良反应 ①胆碱能综合征:多在用药当天出现,主要表现为早发性腹泻及其他征象,如痉挛性腹痛、多汗、瞳孔缩小、流泪、唾液分泌过多、视物模糊、头晕、低血压等。②迟发性腹泻。③骨髓抑制。④胃肠道反应。⑤肝功能损害。⑥骨骼肌肉系统:全身性虚弱和乏力。

（2）注意事项 肝肾功能不全者或血胆红素超过正常值上限 1.5 倍的患者、有慢性肠炎或肠梗阻患者、对本药有严重过敏史者、严重骨髓移植者、孕妇及哺乳期妇女禁用。

（3）药物相互作用 ①神经肌肉阻断剂:盐酸伊立替康和神经肌肉阻断剂之间的相互作用不能被排除。因为盐酸伊立替康有胆碱酯酶抑制剂的活性,有胆碱酯酶抑制活性的药物可以延长氯琥珀胆碱的神经肌肉阻滞作用,并且可以对抗非去极化药物的神经肌肉阻滞作用。②抗肿瘤药物:本品的不良反应,如骨髓抑制和腹泻可以被其他有相似不良反应的抗肿瘤药物加重。③抗惊厥剂:合并使用 CYP3A 诱导的抗惊厥剂(如卡马西平、苯巴比妥或苯妥英)会引起 SN-38 暴露减少。对于需要抗惊厥剂治疗的患者,应该考虑在初次使用盐酸伊立替康治疗之前至少一周开始或换用非酶诱导的抗惊厥剂。④酮康唑:同时接受酮康唑治疗会引起盐酸伊立替康的清除率显著下降,导致其活性代谢产物 SN-38 暴露增加。在开始盐酸伊立替康治疗前至少一周应停止使用酮康唑,当然它也不能与盐酸伊立替康一同给药。⑤地塞米松:接受盐酸伊立替康治疗的患者有淋巴细胞减少的报道,地塞米松作为止吐药使用时可能会使这种情况加重。然而,并没有发现严重的机会性感染,也没有发现因为淋巴细胞减少症而导致的任何并发症。⑥缓泻剂:本品治疗的同时使用缓泻剂有可能会加重腹泻的严重程度或发生率,但是尚未进行这方面的研究。⑦利尿剂:由于在呕吐和(或)腹泻后有继发脱水的潜在风险,医师应该避免在盐酸伊立替康治疗时使用利尿剂。

三、干扰转录过程和阻止 RNA 合成的药物

药物可嵌入 DNA 碱基对之间,干扰转录过程,阻止 mRNA 的合成,属于 DNA 嵌入剂。如多柔比星等蒽环类抗生素和放线菌素 D 等。

多柔比星

1. 药物作用及机制　阿霉素是一种抗肿瘤抗生素,可抑制 RNA 和 DNA 的合成,对 RNA 的抑制作用最强,抗癌谱较广,对多种肿瘤均有作用,属周期非特异性药物,对各种生长周期的肿瘤细胞都有杀灭作用。

2. 药动学特点　本品不能通过肠胃道吸收,必须经血管给药,已证明膀胱内给药也是可行的。很少进入体循环,迅速而广泛地分布入周边室,初始血浆半衰期很短(5 ~ 10 min),V_{ss} 超过 20 L/kg,但不能透过血脑脊液屏障。血浆蛋白结合率约为 75%,并且血药浓度低于 2 μmol/L 时,药物血浆蛋白结合率与血药浓度无关。主要由肝脏代谢,主要代谢产物是 13-羟-多柔比星酮,也有一定抗癌活性。尿液和胆汁中多柔比星和 13-羟-多柔比星酮占排泄药物的大多数。多柔比星血浆浓度呈多相衰竭,终末相半衰期为 20 ~ 48 h,代谢物 13-羟-多柔比星酮的终末相半衰期与原形药物相似。血浆清除率为 8 ~ 20 mL/(min·kg),血浆清除是由于代谢和胆汁分泌,胆汁和粪便中 7 d 内可排出给药量的 40% ~ 50%,肾脏分泌较少,5 d 内只有 5% ~ 10% 的给药量从尿中排出。

3. 临床应用及疗效评价

(1)适应证　主要适用于急性白血病,对急性淋巴细胞白血病及粒细胞白血病均有效,一般作为第二线药物,即在首选药物耐药时可考虑应用此药。恶性淋巴瘤,可作为交替使用的首选药物。乳腺癌、肉瘤、肺癌、膀胱癌等其他各种癌症都有一定疗效,多与其他抗癌药联合使用。

(2)治疗方案　静脉注射,有两种给药方案:①一次 60 ~ 75 mg/m²,缓慢注射,每 3 周 1 次。②一周 20 ~ 35 mg/m²,连用 3 周,停 2 ~ 3 周后重复。

4. 不良反应及注意事项

(1) 不良反应　①血细胞、血小板下降。②食欲下降、恶心、呕吐。③脱发、口腔炎。④心动过速、心悸、心电图 ST 段下降、T 波低平、停药后症状消失。总量超过 550 mg/m^{2}时,心功能不全倾向增高。⑤用药后尿液呈红色。

(2) 禁忌　心肺功能不全者、明显感染或发热者、恶病质者、胃肠道梗阻者、明显黄疸或肝功能损害者、孕妇及哺乳期妇女、白细胞计数低于 3.5×10^9/L 或血小板计数低于 50×10^9/L 者禁用。

(3) 药物相互作用　①与环磷酰胺、氟尿嘧啶、甲氨蝶呤、顺铂及亚硝脲类药物同用,有良好的协同作用,合用时应减少本药剂量。②与任何可能导致肝功能损害的药物合用,可增加本药的肝毒性。③因辅酶 Q_{10}、维生素 C、维生素 E 等可清除自由基,从而可降低本药的心脏毒性。

四、抑制蛋白质合成与功能的药物

药物可干扰微管蛋白聚合功能、干扰核蛋白体的功能或影响氨基酸供应,从而抑制蛋白质合成与功能。包括:①微管蛋白活性抑制剂如长春碱类和紫杉醇类等;②干扰核蛋白体功能的药物如三尖杉生物碱;③影响氨基酸供应的药物如 L-门冬酰胺酶。

(一) 微管蛋白活性抑制剂

长春瑞滨

1. 药物作用及机制　主要作用是与微管蛋白结合,因之使细胞在有丝分裂过程中微管形成障碍。NVB 为周期特异药物,作用近似 VCR,浓度>12 nmol 时可阻断 G_2-M 期,除了对有丝分裂的微管以外,对轴突微管也有亲和力,因之可引起神经毒性,但较 VCR要轻。

2. 药动学特点　静脉注射本品 30 mg/m^2,代谢呈三室模型。C_{max} 为 1 088 ng/mL,$t_{1/2}$为 21 h,V_d 高达 43 L。本品组织吸收迅速并分布广泛,在组织与血中的比例为 20:80。在肝脏的浓度最高,其次为肺、脾、淋巴器官和股骨,几乎不透过血脑屏障。其在组织中浓度明显高于长春新碱,在肺内差别最大,而在脂肪和胃肠道中差别微小。本品的代谢主要发生在细胞外,大部分的代谢物通过胆道由粪便排出,并且持续 3~5 周,仅 10%~15%随尿排出,持续 3~5 d。

3. 临床应用及疗效评价

(1) 适应证　NVB 主要用于非小细胞肺癌(nonsmall-cell lung cancer, NSCLC)、乳腺癌、卵巢癌、淋巴瘤等。此药治疗 NSCLC 已有较多的资料,单药应用有效率为 14%~33%。与顺铂联合应用有效率为 36%~52%。与多柔比星联合应用疗效有进一步提高。NVB 对卵巢癌也有相当疗效。

(2) 治疗方案　静脉滴注,给药方法一般为 25~30 mg/m^2,稀释于生理盐水 125 mL中,静脉滴注 15~20 min。21 d 为一周期(分别于第 1、8 天各给药 1 次),2~3 个周期为一疗程。

4.不良反应及注意事项

（1）不良反应 ①粒细胞下降、贫血；②周围神经炎、小肠麻痹引起便秘，偶有肠痉挛；③消化道反应较轻，可引起恶心、呕吐；④气急及支气管痉挛；⑤脱发。

（2）注意事项 ①严防药物外漏出静脉引起的局部强烈刺激。②肝肾功能不全者慎用。③肝脏放射治疗时避免与本品同时使用。④谨防药物误入眼睛，引起角膜溃疡。如误入眼睛，立即用水或等渗溶液冲洗。

（3）药物相互作用 ①有报道本品或其他长春碱与丝裂霉素配伍时发生急性肺反应。②本品可增加对放射的敏感性。③同时给予通过CYP3A介导的抑制药物代谢的药物时，或者肝功能异常的患者使用本品时应引起注意。

（二）干扰核蛋白体功能的药物

高三尖杉酯碱

1.药物作用及机制 本药是从三尖杉属植物中提出的生物酯碱，为细胞周期非特异性抗癌药，对 G_1、G_2 期细胞杀伤作用最强，对 S 期细胞作用较小。可使多聚核糖体解聚，从而抑制真核细胞蛋白质的合成，但对 mRNA 或 tRNA 与核糖体和结合物抑制作用。也可抑制 DNA 的合成。

2.药动学特点 口服吸收迅速，但不完全。静脉注射血中药物浓度呈二房室模型衰减，$t_{1/2\alpha}$ 为 2.1 min，$t_{1/2\beta}$ 为 53.7 min。注射后 15 min，分布于全身各组织中，肾中分布最高，其次为肝、骨髓、肺、心、胃肠、脾、肌肉、睾丸，血及脑中最低。给药 2 h 后，各组织中药物浓度迅速降低，但骨髓中浓度下降慢。主要通过肾及胆汁排泄。

3.临床应用及疗效评价

（1）适应证 主要用于急性粒细胞性白血病。对真性红细胞增多症及恶性淋巴瘤有一定疗效。

（2）治疗方案 ①静脉滴注：1~4 mg/d，临用时加至 5% 葡萄糖注射液 250~500 mL 中摇匀，滴注时间应在 3 h 以上，4~6 d 为一疗程，间歇 1~2 周重复。也有 4~6 mg/d，治疗急性粒细胞白血病的用法。②肌内注射：1~2 mg/d，加于苯甲醇 2 mL 中注射，以 4~6 个月为一疗程，间歇 1~2 周重复。治疗骨髓增殖性疾病时也有 2 mg/d，14~21 d 为一疗程，间歇 4~6 周重复的用法。

4.不良反应及注意事项

（1）不良反应 白细胞减少、恶心、呕吐、厌食、心肌损害，偶有脱发。

（2）注意事项 用药不宜过久，以免导致永久性周围神经损伤。

（3）药物相互作用 ①本品与其他抑制骨髓功能的药物或放疗合用时应调整本品剂量和疗程。②老年患者及采用蒽环类药物治疗的患者应慎用或不用高三尖杉酯碱，以免增加心脏毒性。

（三）影响氨基酸供应的药物

门冬酰胺酶

1.药物作用及机制 临床上主要用于白血病的治疗。本品为取自大肠杆菌的酶制剂类抗肿瘤药物,能将血清中的门冬酰胺水解为门冬氨酸和氨,而门冬酰胺是细胞合成蛋白质及增殖生长所必需的氨基酸。正常细胞有自身合成门冬酰胺的功能,而急性白血病等肿瘤细胞则无此功能,因而当用本品使门冬酰胺急剧缺失时,肿瘤细胞因既不能从血中取得足够门冬酰胺,亦不能自身合成,使其蛋白质合成受障碍,增殖受抑制,细胞大量破坏而不能生长、存活。本品亦能干扰细胞 DNA、RNA 的合成,可能作用于细胞 G_1 增殖周期中,为抑制该期细胞分裂的细胞周期特异性药。

2. 药动学特点　肿瘤患者静脉给药后血浆半减期为 8~30 h,半减期不受单次或多次给药的剂量的影响。静脉给药后的血浆起始浓度与使用剂量有关,每日用药可引起血浆药物浓度蓄积性增加。本品从血管扩散到血管外间隙和细胞外间隙较慢。可在淋巴液中测出,脑脊液中浓度仅为血浆的 1%。尿液中仅存在微量。肌内注射后 14~24 h 血药浓度达峰值,血浆半减期为 39~49 h。本品不能通过血脑屏障,注射后以肝、肾组织含量最高,尿中测不到门冬酰胺酶。

3. 临床应用及疗效评价

(1)适应证　主要适用于治疗急性淋巴性白血病,对急性粒细胞白血病及恶性淋巴瘤亦有效。一般与其他药物联合作诱导治疗,不宜用作维持治疗。

(2)治疗方案　静脉滴注,本药单用做诱导治疗,一日 200 U/kg,28 d 为 1 个疗程。

4. 不良反应及注意事项

(1)不良反应　恶心、呕吐、食欲不振、腹泻、腹部痉挛、头痛、头昏、嗜睡、精神错乱、肝肾功能损害。

(2)注意事项　①本品可引起过敏反应,用药前须做皮试;②有过敏史者、肝肾功能不全者禁用。

(3)药物相互作用　①泼尼松或促皮质素或长春新碱与本品同用时,会增强本品的致高血糖作用,并可能增多本品引起的神经病变及红细胞生成紊乱的危险性。②由于本品可增高血尿酸的浓度,故当与别嘌醇或秋水仙碱、磺吡酮等抗痛风药合用时,要调节上述抗痛风药的剂量以控制高尿酸血症及痛风。一般抗痛风药选用别嘌醇,因该药可阻止或逆转门冬酰胺酶引起的高尿酸血症。③糖尿病患者用本品时及治疗后,均须注意调节口服降糖药或胰岛素的剂量。④本品与硫唑嘌呤、苯丁酸氮芥、环磷酰胺、环孢素、巯嘌呤、单克隆抗体 CD3 或放射疗法合用时,可提高疗效,因而应考虑减少化疗药物、免疫抑制剂或放射疗法的剂量。⑤本品与甲氨蝶呤同用时,本品可通过抑制细胞复制的作用而阻断甲氨蝶呤的抗肿瘤作用。

第三节　非细胞毒类抗肿瘤药

一、调节体内激素平衡药

某些肿瘤如乳腺癌、前列腺癌、甲状腺癌、宫颈癌、卵巢癌和睾丸肿瘤与相应的激素失调有关。因此,应用某些激素或其拮抗药来改变激素平衡失调状态,以抑制激素依赖性肿瘤的生长。严格来讲,该类药物不属于化疗药物,应为内分泌治疗药物,虽然没有细胞毒类抗肿瘤药的骨髓抑制等毒性反应,但因激素作用广泛,使用不当也会造成其他不良反应。

戈舍瑞林

1. 药物作用及机制　本药是一种合成的、促黄体生成素释放激素的类似物,长期使用可抑制垂体的促黄体生成激素的分泌,从而引起男性血清睾酮和女性血清雌二醇的下降,停药后这一作用是可逆的。男性患者在第一次用药之后 21 d 左右,睾酮浓度可降低到去势后的水平,在每 28 d 用药 1 次的治疗过程中,睾酮浓度一直保持在去势后的浓度范围内。这种睾酮抑制作用可使大多数患者的前列腺肿瘤消退,症状改善。女性患者在初次用药后 21 d 左右,血清雌二醇浓度受到抑制,并在以后每 28 d 的治疗中维持在绝经后水平。这种抑制与激素依赖性的乳腺癌、子宫内膜异位症相关。

2. 药动学特点　本药具有几乎完全的生物利用度。每 4 周使用一注射埋植剂,可保持有效血药浓度,而无组织蓄积。诺雷德的蛋白结合能力较差,在肾功能正常的情况下,血浆清除半衰期为 2 ~ 4 h,肾功能不全患者的半衰期将会延长,但对于每月都使用埋植剂的患者来说,这影响非常小,故没有必要改变这些患者的用量。在肝功能不全的患者中,药代动力学无明显的变化。

3. 临床应用及疗效评价

(1)前列腺癌　本品适用于可用激素治疗的前列腺癌。

(2)乳腺癌　适用于可用激素治疗的绝经前期及围绝经期妇女的乳腺癌。

(3)子宫内膜异位症　缓解症状包括减轻疼痛并减少子宫内膜损伤的大小和数目。

4. 不良反应及注意事项

(1)不良反应　①皮疹;②男性患者可见潮红和性欲下降,偶见乳房肿胀,治疗初期前列腺癌患者可有骨骼疼痛暂时加剧,尿道梗阻及脊髓压迫症状可见于别病例;③女性患者可见潮红,出汗,性欲下降,头痛,情感变化如抑郁,阴道干燥及乳房小变化,治疗初期乳腺癌患者可出现症状加剧。

(2)禁忌　妊娠及哺乳妇女。

(3)注意事项　有尿道阻塞和脊髓压迫倾向的患者及患有代谢性骨病的患者慎用。

托瑞米芬

1. 药物作用及机制　本品是新一代抗雌激素抗肿瘤新药,是非甾体类三苯乙烯的衍生物。其抗肿瘤作用机制除了与他莫昔芬一样可以竞争性的与乳腺癌细胞质内的雌激素受体(estrogen receptor,ER)相结合,进入细胞核内调节 mRNA 和蛋白质的合成,阻止癌细胞的增殖分化外,还能诱导转化就有肿瘤抑制作用的生长因子(β-TGF)的产生和通过癌细胞基因的调节诱导癌细胞的程序性死亡。

2. 药动学特点　口服吸收良好,T_{max} 为 2 ~ 4 h,$t_{1/2\alpha}$ 为 4 h,$t_{1/2\beta}$ 为 5 d。主要在肝内代谢转化,经胆汁、粪便排出体外,只有小部分(<10%)代谢产物从肾脏排出。

3. 临床应用及疗效评价

(1)适应证　托瑞米芬一线治疗绝经后受体阳性或不详的晚期乳腺癌疗效与他莫昔

芬相当。主要用于绝经后妇女乳腺癌,尤其对晚期复发者疗效较好;对子宫内膜癌也有一定疗效。

(2)治疗方案　口服,推荐剂量为 1 次/d,每次 60 mg。

4.不良反应及注意事项

(1)不良反应　常见的不良反应为面部潮红、多汗、子宫出血、白带、疲劳、恶心、皮疹、瘙痒、头晕及抑郁。这些不良反应一般都为轻微,主要因为托瑞米芬的激素样作用。

(2)注意事项　①肾功能衰竭者无须调整剂量,肝功能损伤患者慎用本品。②本品可引起高钙血症,避免与可引起高钙血症的药物同服。

(3)药物相互作用　雌激素可影响本品治疗效果。

来曲唑

1.药物作用及机制　绝经后妇女体内的雌激素主要依赖于芳香化酶将肾上腺皮质分泌的雄激素转化为雌激素。来曲唑为芳香化酶抑制剂,通过抑制芳香化酶的合成,从而减少了雄激素向雌激素的转化,降低了体内雌激素的水平。

2.药动学特点　来曲唑经胃肠道迅速吸收,且不受食物影响。每天服用来曲唑 2.5 mg,2~6 周血药浓度可达稳定状态。稳态时的血药浓度单剂量服用来曲唑浓度的 1.5~2 倍,表明其药代动力学特征具有轻微的非线性。这种稳态水平可维持更长时间,但不产生来曲唑的蓄积。来曲唑与蛋白质结合率低,有较大的分布容积。本品代谢缓慢,代谢产生的甲醇代谢物(4.4-甲醇-二氰苯)不具有药理活性,代谢物与葡萄糖苷酸的共轭物主要经肾排泄,尿的放射性同位素跟踪表明代谢物的 75% 是甲醇代谢物,约 9% 是两种尚未确定的代谢物,约 6% 是来曲唑的原型药物。来曲唑的消除半衰期为 2 d。

3.临床应用及疗效评价　用于治疗抗雌激素治疗无效的晚期乳腺癌绝经后患者。

4.不良反应及注意事项　骨骼肌疼痛、恶心、头痛、关节疼痛、疲劳、呼吸困难、咳嗽、便秘、呕吐、腹泻、胸痛、病毒感染、面部潮红、腹痛等。

阿那曲唑

1.药物作用及机制　本品是第三代芳香化酶抑制剂。能抑制肾上腺分泌的雄激素转变为雌激素的过程中的芳香化环节,从而降低雌二醇水平,达到治疗乳腺癌的目的。

2.药动学特点　阿那曲唑口服后,吸收迅速而完全,体内分布广泛,其相对生物利用度为 100%。单剂口服阿那曲唑 1 mg 后,2 h 血药浓度达到峰值。服用 7 d 以后血浆浓度可达稳态浓度的 90%~95%。阿那曲唑排泄缓慢,血浆半衰期 40~50 h。主要代谢产物为三氮唑,主要经尿排泄,极少量经胆汁排泄。本品与血浆蛋白的结合率为 40%。

3.临床应用及疗效评价　适用于绝经后妇女的晚期乳腺癌的治疗。对雌激素受体阴性的患者,若其对他莫昔芬呈现阳性的临床反应,可考虑使用本品。

4.不良反应及注意事项

(1)不良反应　常见的不良反应包括:潮热、关节痛(僵直)、情绪异常、乏力、恶心、骨质疏松、骨折、高胆固醇血症、心绞痛等。

(2)药物相互作用　他莫昔芬可能降低本品的药理作用,故不应同本品合用。

依西美坦

1. 药物作用及机制　依西美坦是一种不可逆的甾体类芳香化酶抑制剂,其结构与天然雄烯二酮底物相似。绝经后妇女的雌激素主要由雄激素通过外周组织芳香化酶的作用转化而成。通过抑制芳香化酶从而阻断患者体内雌激素的生成是一种有效的、选择性的治疗绝经后激素依赖型乳腺癌的方法。

2. 药动学特点　口服后吸收迅速,服药后 2～3 d 对雌激素的抑制达到最高,持续 4～5 d 后开始下降。使用本品 7 d 后血清雌激素下降的患者达 95% ,对芳香化酶的抑制达 98% 。42% 在胃肠道吸收,90% 和血浆蛋白结合。在一周内通过尿和粪排出。

3. 临床应用及疗效评价　适用于以他莫昔芬治疗后病情进展的绝经后晚期乳腺癌患者。

4. 不良反应及注意事项

(1)不良反应　本品主要不良反应有:恶心、口干、便秘、腹泻、头晕、失眠、皮疹、疲劳、发热、水肿、疼痛、呕吐、腹痛、食欲增加、体重增加等。其次还有高血压、抑郁、焦虑、呼吸困难、咳嗽等。其他还有淋巴细胞计数下降、肝功能指标(如丙氨酸转移酶等)异常等。

(2)药物相互作用　本品不可与雌激素类药物合用,以免拮抗本品的药效作用;依西美坦主要经细胞色素 P4503A4(CYP3A4)代谢,但其与强效的 CYP3A4 抑制剂(酮康唑)合用时,本品的药动学未发生改变,因此似乎 CYP 同工酶抑制剂对本品的药动学无显著影响。但不排除已知的 CYP3A4 诱导剂降低血浆中依西美坦浓度的可能性。

二、分子靶向药

分子靶向药物主要针对恶性肿瘤病理生理、发展的关键靶点进行治疗干预,一些分子靶向药物在相应的肿瘤治疗中已经表现出较佳疗效。尽管发展靶向药物对其所针对的肿瘤有较为突出的疗效,并且耐受性较好、毒性反应较轻,但一般认为在相当长的时间内还不能完全取代传统的细胞毒类抗肿瘤药物,更常见的情况是两者联合应用。这些药物作用机制和不良反应类型与细胞毒类药物有所不同,使用中不一定非要达到剂量限制性毒性和最大耐受量,与常规放疗、化疗合用一般会有更好疗效。此外,肿瘤细胞携带的药靶分子在治疗前、后的表达和突变状况往往决定分子靶向药物的疗效和疾病预后,对该类药物的个体化治疗提出了更高的要求。分子靶向药物目前尚无统一的分类方法,按化学结构可分为单克隆抗体类和小分子化合物类。

(一)单克隆抗体类

利妥昔单抗

1. 药物作用及机制　本品为一种人源化单克隆抗体,能和人 B 淋巴细胞表面抗原 CD20 紧密结合,通过补体依赖的细胞毒性和抗体依赖的细胞毒性发挥细胞毒效应,从而引起 B 细胞溶解。90% 以上的 B 细胞淋巴瘤细胞均有 CD20 表达。体外研究证明,利妥昔单抗可使耐药的 B 淋巴细胞系对某些化疗药物再次敏感。

2. 药动学特点　静脉滴注 125 mg/m^2，250 mg/m^2，或 375 mg/m^2 的利妥昔单抗，每周 1 次，共 4 次，血浆中抗体浓度随剂量的增加而增加。接受 375 mg/m^2 治疗后，利妥昔单抗的平均 $t_{1/2}$ 为 68.1 h；在第 4 次静脉滴注后，$t_{1/2}$、C_{max} 和 Cl 分别是 189.9 h、480.7 μg/mL 和 0.0145 L/h。

3. 临床应用及疗效评价

（1）适应证　①复发或耐药的滤泡性中央型淋巴瘤（国际工作分类 B、C 和 D 亚型的 B 细胞非霍奇金淋巴瘤）的治疗。②先前未经治疗的 CD20 阳性 Ⅲ~Ⅳ 期滤泡性非霍奇金淋巴瘤，患者应与标准 CVP 化疗（环磷酰胺、长春新碱和强的松）8 个周期联合治疗。③CD20 阳性弥漫性 B 细胞性非霍奇金淋巴瘤（DLBCL）应与标准 CHOP 化疗（环磷酰胺、阿霉素、长春新碱、强的松）8 个周期联合治疗。

（2）治疗方案　静脉滴注，一次 375 mg/m^2，一周 1 次，共 4 次；与其他化疗药联合，也可每 3 周给药 1 次。

4. 不良反应及注意事项

（1）不良反应　本品常有不同程度的过敏反应。皮疹少见。无明显造血系统和肝肾功能毒性。不良反应主要是：发热、寒战、衰弱、头痛、腹痛、咽痒等；低血压；恶心、呕吐；血细胞减少；血管性水肿；肌病；头晕、鼻炎，支气管痉挛；皮肤瘙痒、潮红、荨麻疹。

（2）注意事项　①本品主要适用于 CD20(+)。②对本品和鼠源蛋白过敏者、孕妇和哺乳期母女禁用。③有药物过敏史的患者慎用。④为预防低血压，服用高血压药的患者可以在用药前 12 h 停用抗高血压药物。⑤对骨髓移植后复发患者亦有良好疗效。在干细胞移植前用本品清除 B 淋巴细胞肿瘤取得了一定结果。⑥本品不可长期服用，以免过度抑制 B 淋巴细胞功能。

（3）药物相互作用　①本品与化疗联合应用疗效显著，有效率可达 90%。②与顺铂合用可能导致严重肾毒性，不主张二者合用。③使用本品时接种活疫苗，可能增加活疫苗感染的危险性，请勿同用。

西妥昔单抗

1. 药物作用及机制　本品可与表达于正常细胞和多种癌细胞表面的 EGF 受体特异性结合，并竞争性阻断 EGF 其他配体，如 α 转化生长因子（TGF-α）的结合。本品是针对 EGF 受体的 IgG1 单克隆抗体，两者特异性结合后，通过对与 EGF 受体结合的酪氨酸激酶（tyrosine kinase，TK）的抑制作用，阻断细胞内信号转导途径，从而抑制癌细胞的增殖，诱导癌细胞的凋亡，减少基质金属蛋白酶和血管内皮生长因子的产生。

2. 药动学特点　本品单剂治疗或与化疗、放疗联合治疗时的药动学呈非线性特征。当剂量从 20 mg/m^2 增加到 400 mg/m^2 时，AUC 的增加程度超过剂量的增长倍数。当剂量从 20 mg/m^2 增加到 200 mg/m^2 时，清除率（Cl）从 0.08 L/(m^2·h)下降至 0.02 L/(m^2·h)，当剂量>200 mg/m^2 时，Cl 不变。表观分布容积（V_d）与剂量无关，接近 2~3 L/m^2。本品 400 mg/m^2 滴注 2 h 后，平均最大血药浓度（C_{max}）为 184 μg/mL(92~327 μg/mL)，平均消除半衰期（$t_{1/2}$）为 97 h(41~213 h)。按 250 mg/m^2 滴注 1 h 后，平均 C_{max} 为 140 μg/mL (120~170 μg/mL)。在推荐剂量下（初始 400 mg/m^2，以后一周 250 mg/m^2）到第 3 周时，

本品达到稳态血药浓度,峰值、谷值波动范围分别为 168~235 和 41~85 μg/mL。平均 $t_{1/2}$ 为 114 h(75~188 h)。

3.临床应用及疗效评价

(1)适应证　本品单用或与伊立替康(irinotecan)联用于表皮生长因子(epidermal growth factor,EGF)受体过度表达的,对以伊立替康为基础的化疗方案耐药的转移性直肠癌的治疗;亦可用于复发或转移性头颈部鳞癌。

(2)治疗方案　推荐起始剂量为 400 mg/m², 静脉滴注时间 120 min,静脉滴速应控制在 5 mL/min 以内。维持剂量为一周 250 mg/m², 静脉滴注时间不少于 60 min。提前给予 H_1 受体阻断剂,对预防输液反应有一定作用。使用前勿振荡、稀释。

4.不良反应及注意事项

(1)不良反应　本品耐受性好,不良反应大多可耐受,最常见的是痤疮样皮疹、疲劳、腹泻、恶心、呕吐、腹痛、发热和便秘等。其他不良反应还有白细胞计数下降、呼吸困难等。皮肤毒性反应(痤疮样皮疹、皮肤干燥、裂伤和感染等)多数可自然消失。少数患者可能发生严重过敏反应、输液反应、败血症、肺间质疾病、肾衰竭、肺栓塞和脱水等。在接受本品单药治疗和本品与伊立替康联合治疗的患者中,分别为 5% 和 10% 的患者因不良反应退出。

(2)注意事项　①使用本品前应进行过敏试验,静脉注射本品 20 mg,并观察 10 min 以上,结果呈阳性的患者慎用,但阴性结果并不能完全排除严重过敏反应的发生。②本品常可引起不同程度的皮肤毒性反应,此类患者用药期间应注意避光。轻至中度皮肤毒性反应无须调整剂量,发生重度皮肤毒性反应者,应酌情减量。③研究发现妇性患者的药物清除率较男性低 25%,但疗效和安全性相近,无须根据性别调整剂量。因本品能透过胎盘屏障,可能会损害胎儿或影响女性的生育能力,故孕妇及未采取避孕措施的育龄妇女慎用。因本品可通过乳汁分泌,故哺乳期妇女慎用。在本品对儿童患者的安全性尚未得到确认前,儿童禁用。④严重的输液反应发生率为 3%,致死率低于 0.1%。其中 90% 发生于第 1 次使用时,以突发性气道梗阻、荨麻疹和低血压为特征。因部分输液反应发生于后续用药阶段,故应在医生监护下用药。发生轻至中度输液反应时,可减慢输液速度或服用抗组胺药物,若发生严重的输液反应须立即停止输液,静脉注射肾上腺素、糖皮质激素、抗组胺药物并给予支气管扩张剂及输氧等治疗。部分患者应禁止再次使用本品。此外,在使用本品期间如发生急性发作的肺部症状,应立即停用,查明原因,若确系肺间质疾病,则禁用并进行相应的治疗。

(二)小分子化合物类

伊马替尼

1.药物作用及机制　伊马替尼在体内外均可强烈抑制 abl 酪氨酸激酶的活性,特异性地抑制 v-abl 的表达和 bcr-abl 细胞的增殖。所以,伊马替尼在体外不是广谱的抗肿瘤药物,而是选择性地抑制 bcl-abl 阳性克隆的特异酪氨酸激酶抑制剂。此外,它还是血小板衍化生长因子受体(platelet-derived growth factor receptor,PDG-FR)和干细胞因子(stem cell factor,SCF)受体 c-kit 的强抑制物,能抑制 PDGF 和 SCF 介导的生化反应。但是,它不影响其他刺激因子如表皮生长因子等的信号传递。

2. 药动学特点　口服后吸收迅速,达峰时间(T_{max})为 2 ~ 4 h。半衰期($t_{1/2}$)为 18 ~ 22 h。平均生物利用度为97% 以上。口服剂量在 25 ~ 100 mg 之间时,无论单次或多次给药血药浓度与剂量成正比。进食和年龄对吸收无明显影响。进入人体后96%与血浆蛋白结合,尤其是白蛋白和 alfa-羧基糖蛋白,少量与脂蛋白结合。81% 的伊马替尼或其代谢物在给药 7 d 内被消除,主要通过粪便排泄(68%),少量从肾脏排泄(13%)。

3. 临床应用及疗效评价

(1)适应证　适用于慢性粒细胞白血病、胃肠间质瘤。

(2)治疗方案　一般 CML 患者 400 mg,加速期患者 600 mg,1 次/d。

4. 不良反应及注意事项

(1)不良反应　伊马替尼的耐受良好。大多数患者的不良反应为轻度。包括消化道反应,可以进餐和饮一大杯水以减轻反应。最常见到不良反应是下肢水肿(19%)、皮疹(15%)和消化不良(12%)。重度(3、4)反应不超过1%。

(2)注意事项　有肝功能损伤地患者可能延长药效,应当慎用。

(3)药物相互作用　细胞色素 P450 系统 CYP3A4 的抑制剂会降低伊马替尼的代谢,升高伊马替尼的血药浓度。CYP3A4 抑制剂如酮康唑能提高伊马替尼的血药浓度;相反,如果同时应用CYP3A4 的诱导剂会加速伊马替尼的代谢。所以,最好不要和辛伐他汀和对乙酰氨基酚等联合应用。

吉非替尼

1. 药物作用及机制　吉非替尼是一种选择性表皮生长因子受体酪氨酸激酶抑制剂(epidermal growth factor recetpor tyrosine kinase inhibitor,EGFR-TKI)。通过抑制 EGFR 酪氨酸激酶的活性,阻断癌细胞生长、转移和新生血管生成,促进癌细胞凋亡。

2. 药动学特点　静脉给药,迅速清除,平均清除半衰期为48 h。患者口服给药,吸收较慢,平均终末半衰期为41 h,易瑞沙每日服一次出现2 ~ 8 倍蓄积,经7 ~ 10 次给药后达稳态。吸收:口服后,本药血浆峰浓度于药后 3 ~ 7 h 出现,平均绝对生物利用度为59%,进食对易瑞沙吸收影响不明显。分布:稳态时本药的平均分布容积为 1 400 L。表明组织内分布广,血浆蛋白结合率90%。吉非替尼透过血脑屏障的比例为1.3% ±0.7%,在肿瘤颅内转移患者脑脊液中的通透率高于无颅内转移者(1.5% : 0.9%,$P = 0.010$)。清除:易瑞沙总的血浆清除率为 500 mL/min,主要经粪便排泄,少量从尿中排出。

3. 临床应用及疗效评价

(1)适应证　治疗既往化疗(主要指铂类和紫杉醇类)失败的局部晚期或转移性非小细胞肺癌。

(2)治疗方案　每日 250 mg,每日 1 次,口服,空腹或与食物同服。如有吞咽困难者,可将该药片放入白开水中,搅拌 10 min,即刻饮下药液,再用半杯水冲洗杯子后饮下。也可经鼻管和胃管给药。无须因年龄、体重、性别、种族、肝肾功能而调节药物剂量。当有不可耐受的腹泻或皮肤不良反应时,可短暂停药(最多 14 d)。

4. 不良反应及注意事项

（1）不良反应 ①消化道反应：腹泻多见，发生率11.3%，主要为轻度，少为中度，个别严重者有伴脱水的腹泻；轻度恶心；呕吐常见，主要为轻中度；轻中度食欲不振；口腔黏膜炎，多为轻度；口腔溃疡；激发脱水；少见胰腺炎。②皮肤和附件反应：皮疹、皮肤瘙痒多见，发生率分别为44.0%、15.7%，皮肤反应主要为轻中度，红斑有时伴有皮肤干燥和发痒，可出现脓包型皮疹、多形性红斑，极罕见有中毒性表皮坏死松懈症，过敏反应包括血管性水肿和荨麻疹。指甲异常常见。③肝功能异常：主要为轻中度氨基转移酶异常。④全身症状：轻度乏力，脱发，体重下降，外周性水肿。⑤眼：常见结膜炎和眼睑炎，主要为轻度，弱视少见，有可逆的角膜糜烂，有时伴有睫毛生长异常，极罕见有角膜脱落、眼部缺血和出血。⑥血液和淋巴系统：出血，如常见鼻出血和尿血。少见在服用法华林患者有时出现 INR 升高和出血，出血性膀胱炎。⑦呼吸系统：常见表现为呼吸困难。少见发生间质性肺炎，常较严重（3、4度），间质性肺病的发生率0.28%，日本报道1.7%（注：不良事件发生率，多件为≥10%；常见1%～9.9%；少见0.1%～0.09%；罕见0.01%～0.09%；极罕见<0.01%）。

（2）注意事项 ①有严重或持续的腹泻、恶心、呕吐或饮食不振者应及时处理。②出现任何眼部症状，应及时就医检查。③注意观察间质性肺炎的症状，并及时处理。④定期检查肝功能。⑤服用法华林患者，应注意定期检查凝血酶原时间或 INR 改变。⑥用清水洗脸，不用碱性日常品肥皂等清洗皮肤，避免刺激皮肤，以减轻皮疹发生。

（3）药物相互作用 ①抑制 CYP3A 的药物：易瑞沙与伊曲康挫合用可使易瑞沙的平均 AUC 升高80%，如酮康唑、克霉唑、Ritonovir 可能抑制易瑞沙的代谢。②升高胃 pH 值的药物：与能持续升高胃 pH 值≥5 的药物合用，可使易瑞沙的平均 AUC 降低47%。③利福平：合用可使易瑞沙的平均 AUC 降低83%。④可能有相互作用的药物：还有 CYP3A4 诱导剂，如苯妥因、卡马西平、巴比妥类药物合用可降低易瑞沙疗效。⑤美托洛尔：合用可使美托洛尔暴露量升高35%（升高其血药浓度）。

索拉菲尼

1. 药物作用及机制 本品是一种新颖的多靶点的抗肿瘤药物，具有双重抗肿瘤作用。一方面通过抑制 RAF/MEK/ERK 信号转导通路直接抑制肿瘤生长，另一方面通过抑制 VEGF 和 PDGF 受体而阻断肿瘤新生血管的形成，间接抑制肿瘤细胞生长。索拉菲尼显示了广泛的抗肿瘤活性。在动物实验中，与紫杉醇、伊立替康、吉西他滨和顺铂等化疗药物联合应用时抗肿瘤作用明显增强，但不良反应不增加；与多柔比星联合应用时耐受性下降。

2. 药动学特点 口服的平均生物利用度为38%～49%，高脂饮食可使吸收降低29%。平均终末消除半衰期为24～48 h。单剂 400 mg 给药后的平均最大血药浓度为1.67～2.13 μg/mL，中位 T_{max} 为 4～8 h；400 mg/次，2 次/d，给药 7 d 后达稳态血药浓度，稳态血药峰浓度为7.7 μg/mL。血浆蛋白结合率达99.5%。主要在肝脏经氧化和葡萄糖苷酸化代谢，分别由 CYP3A4 和 UGT1A9 催化，代谢产物有多个，包括 5 个氧化产物和 2 个糖苷化物。不同患者间的药代动力学有显著差异。索拉菲尼主要经粪便排泄占77%，尿液排泄占 19%,其中粪便排出物中原药占给药剂量的 50.7%。本品可以增加多柔比星和伊立替康的活性代谢产物 SN38 的血浓度。

3.临床应用适及疗效评价

(1)适应证　用于治疗晚期肾细胞癌。

(2)治疗方案　口服:400 mg,2 次/d,空腹或伴低脂、中脂饮食服用(进食前至少 1 h 或进食后至少 2 h)。出现不良反应须酌情减量或停药,减量可为 400 mg,每日或隔日 1 次。

4.不良反应及注意事项

(1)不良反应　①最常见的不良反应:包括皮疹、脱发、手足皮肤反应、瘙痒、红斑、皮肤干燥、剥脱性皮炎、痤疮等。②其他不良反应:包括疲乏、疼痛、虚弱、发热等全身症状,腹泻、恶性、食欲不振、便秘、口腔炎、吞咽困难等消化道症状,出血、高血压和骨髓抑制,以及低磷血症、厌食、低钠血症等营养代谢异常。③较少见不良反应:有感觉神经病变、脂肪酶升高、胆红素升高、黄疸、耳鸣、抑郁、毛囊炎、心肌缺血、甲状腺功能减退等。

(2)注意事项　①皮肤毒性是索拉菲尼最常见的不良反应,但严重的不良反应很少出现。②高血压常为中、低度,用常规降压药物即可控制。因此,在索拉菲尼治疗初期应监测血压。③索拉菲尼对淋巴系统有轻度的抑制作用。④接受索拉菲尼治疗的患者可出现低磷血症,但没出现低磷血症引起的相关临床症状。

(3)药物相互作用　①临床前动物模型研究结果表明,本品和紫杉醇、伊立替康、吉西他滨和顺铂联合用药耐受性良好,不影响抗肿瘤药物效应,也没有增加治疗相关毒性。②与伊立替康、吉西他滨联合用药时,抗肿瘤效应有相加作用。

(三)其他

重组人血管内皮抑制素

1.药物作用及机制　重组人血管内皮抑制素为血管生成抑制类新生物制品,其作用机制是通过抑制形成血管的内皮细胞迁移来达到抑制肿瘤新生血管的生成,阻断了肿瘤细胞的营养供给,从而达到抑制肿瘤增殖或转移目的。

2.药动学特点　健康志愿者单次 30 min 内静脉滴注该品 30 mg($418×10^5$ U)和 60 mg($916×10^5$ U)/m^2 及 120 min 内静脉滴注 120 mg($1\ 912×10^5$ U)和 210 m($3\ 316×10^5$ U)/m^2,其末端消除半衰期($t_{1/2}$)约为 10 h,全身清除率(Cls)为 218 L/(h·m^2)左右。该品在 30 ~ 120 mg/m^2[$(418~1\ 912)×10^5$ U/m^2]剂量范围于正常人体内呈近似线性药动学,可用线性模型预测不同剂量、滴注速率和时间的血药浓度。滴注速率、时间和总剂量均可影响该品 AUC 和峰浓度水平。肿瘤患者每日 2 h 内静脉滴注该品,连续 28 d 个体间药时曲线差异很大,谷浓度随给药次数增加有持续增高的趋势,总剂量和滴注次数可影响浓度和谷浓度水平。给小鼠一次性皮下注射该品的药动学研究表明,生物利用度为100%,正常小鼠静脉给药后泌尿和排泄系统的药物浓度最高,肾、尿、肺和肝均高于血浆,肌肉、脂肪和脑浓度最低,主要从尿中排泄。荷瘤小鼠静脉注射该品后全身分布与正常小鼠相近,肿瘤组织中分布不高,与肌肉和脂肪组织浓度相近。

3.临床应用及疗效评价

(1)适应证　本品联合 NP 化疗方案用于治疗初治或复治的Ⅲ(Ⅳ)期非小细胞肺癌。

(2)治疗方案　本品为静脉给药,临用时将本品加入 250～500 mL 生理盐水中,匀速静脉点滴,滴注时间 3～4 h。与 NP 化疗方案联合给药时,本品在治疗周期的第 1～14 天,每天给药 1 次,每次 7.5 mg/m²(1.2×105 U/m²),连续给药 14 d,休息 1 周,再继续下一周期治疗。通常可进行 2～4 个周期的治疗。临床推荐医师在患者能够耐受的情况下可适当延长本品使用时间。

4.不良反应及注意事项

(1)不良反应　①常见不良反应,主要是心脏不良反应,表现为窦性心动过速、轻度 ST2T 改变、房室传导阻滞、房性早搏、偶发室性早搏等,常见于冠心病、高血压病史患者。②偶见恶心、呕吐、腹泻、肝功能异常等消化道反应。③偶见皮肤过敏反应,表现为全身斑丘疹,伴瘙痒。④用药初期少数患者可出现轻度疲乏、胸闷、心慌,绝大多数不良反应经对症处理后可好转,不影响继续用药,极个别病例因上述症状持续存在而停止用药。发热、乏力多为轻中度。

(2)注意事项　①过敏体质或对蛋白类生物制品有过敏史者慎用。②有严重心脏病或病史者,包括:有记录的充血性心力衰竭病史、高危性不能控制的心率失常、需药物治疗的心绞痛、临床明确诊断心瓣膜疾病、心电图严重心肌梗死病史以及顽固性高血压者慎用。本品临床使用过程中应定期进行心电检测,出现心脏不良反应者应进行心电监护。③本品为无色澄明液体,如遇有混浊、沉淀等异常现象,则不得使用。④在临床使用时,应注意勿与可能影响本品酸碱度的其他药物或溶液混合使用。

亚砷酸

1.药物作用及机制　本品对急性早幼粒细胞白血病(acute promyelocytic leukemia, APL)有一定疗效,其作用机制尚不明确。目前的研究显示,染色体 t 易位(15:17)是急性早幼粒细胞性白血病的重要细胞遗传学特征,该易位导致早幼粒细胞白血病基因 PML 和维甲酸受体 a(RARa)基因融合,表达 PML-RARa 蛋白,这种融合蛋白的过度表达是 APL 发病的主要机制之一,过度表达的 PML-RARa 可抑制细胞的分化凋亡。实验发现,三氧化二砷通过调节 NB4 细胞内 PML-RARa 的水平,使细胞重又纳入程序化死亡的正常轨道。经维甲酸预处理的 NB4 细胞,三氧化二砷诱导其发生凋亡的作用并没有受到影响,这说明该药以一种不依赖于维甲酸调节途径的方式在发挥作用,两者之间不存在交叉耐药。

2.药动学特点　本品静脉给药,组织分布较广,停药时检测组织中砷含量由高到低次为皮肤、卵巢、肝脏、肾脏、脾脏、肌肉、睾丸、脂肪、脑组织等。停药 4 周后检测,皮肤中砷含量与停药时基本持平,脑组织中含量有所增加,其他组织中砷含量均有所下降。在开始静脉滴注后 4 h 达到峰浓度,随即被血浆快速清除,每日尿砷排泄量为每日药物剂量的 1%～8%。停药后尿砷即开始下降,停药 1～2 个月尿砷排泄可下降 25%～75%。

3.临床应用及疗效评价

（1）适应证　　适用于急性早幼粒细胞性白血病。

（2）治疗方案　　成人一次 5 ~ 10 mg，用 5% 葡萄糖注射液或 0.9% 氯化钠注射液 500 mL 稀释后静脉滴注，一日一次，4 ~ 6 周为一疗程；儿童每次 0.16 mg/kg，用法同上。

4.不良反应及注意事项

（1）不良反应　　皮肤干燥、丘疹、红斑或色素沉着，恶心，胃肠胀满，指尖麻木，血清氨基转移酶升高。

（2）注意事项　　对本品过敏者、严重肝肾功能不全者及孕妇禁用。

第四节　抗肿瘤药应用中的常见问题

一、抗肿瘤药的临床应用

抗恶性肿瘤药的临床应用可以大致归纳为以下几个方面：

1.根治性治疗　　血液、淋巴和生殖细胞系统肿瘤属于化疗药物高度敏感肿瘤，部分可以通过药物获得根治，内科治疗在这些类型肿瘤的综合治疗中占据主要位置。

2.姑息性治疗　　对于药物治疗无法根治的部分晚期上皮或结缔组织来源的肿瘤，如晚期的乳腺癌、肺癌、大肠癌、胰腺癌、肾癌、恶性黑色素瘤和肠胃间质肿瘤等，内科治疗可以改善生活质量或延长生存期。

3.辅助治疗　　辅助治疗是根治手术后的化疗、内分泌治疗和靶向治疗等全身治疗。其优势在于，手术可以有效降低体内肿瘤负荷，从而可能降低耐药细胞的发生率，提高化疗敏感性，并达到提高治愈率的目的。

4.新辅助治疗　　新辅助治疗是指手术前的化疗、内分泌治疗和靶向治疗等全身治疗。其作用主要包括：①降低临床分期，提高手术切除率、减少手术对身体器官的损伤；②减少手术过程中的肿瘤细胞扩散机会；③体内药物敏感试验，为进一步的药物治疗提供重要指导。

5.同步化放疗　　同步化放疗是指同时进行化疗和放疗，一方面可以通过化疗药物的增敏作用，通过放疗对肿瘤的局部控制效果，另一方面可以发挥化疗的全身治疗作用，减少远处转移的发生率。

6.支持治疗　　肿瘤内科的支持治疗主要包括化疗、内分泌治疗和靶向治疗等全身治疗相关不良反应的预防和处理、肿瘤相关并发症的预防和治疗、阵痛治疗、营养支持和心理治疗、中医中药治疗等。

二、抗肿瘤药的耐药性

（一）耐药机制

肿瘤细胞群体具有内在的、高度有序发展的抗药能力，无论是细胞毒药物、内分泌治疗药物，还是靶向治疗药物，均未能克服耐药问题。关于耐药的产生有多种理论和假说。耐药应是多种机制综合作用的结果，与肿瘤细胞的生物学特性和自然界中普遍存在的生物对生存环境的适应性有关,如同细菌对抗生素的耐药,肿瘤细胞的耐药也是环境和适应的结果。耐药可分为原发性耐药和获得性耐药,以及永久性耐药和暂时性耐药等。一般认为获得性耐药的发生有以下机制:①药物运转或摄取机制发生改变;②药物分解酶活性或数量增高;③靶酶质或量改变;④修复机制变异;⑤药物活化异常;⑥受体减少或被封闭;⑦代谢途径变异,细胞保护性基因产物的过度表达或变异影响肿瘤细胞对于抗肿瘤药物的敏感性;⑧改变肿瘤氧化作用或血液供应,可以影响药物对肿瘤的直接作用或药物到达肿瘤细胞;⑨能够明显影响药物达到肿瘤细胞的宿主正常组织方面的因素,如肾脏和肝脏药物代谢的改变或造血组织对抗肿瘤药物的耐受性等。此外,我们多年来的经验表明,肿瘤的不同时期,特别是既往有无治疗对疗效有明显影响。增强细胞内的代谢或解毒,同时限制了药物对于肿瘤细胞的毒性作用。这些都使得我们不难理解治疗效果的差异,所以选择有利的治疗时机是能否取得良好疗效的关键因素之一。

　　抗肿瘤化学药物治疗不能总是成功的原因是某些癌细胞对治疗的原发耐药,或在治疗过程中的获得耐药,或抗肿瘤药物不能在肿瘤所在部位达到对肿瘤细胞杀伤的有效浓度。耐药性发生的机制,至少部分原因是肿瘤细胞对所用这一类药物所具有的特异性耐受。但是大量体外或体内实验的生物化学和生理学研究结果说明,有的因素可以影响几类抗肿瘤药物的疗效,从而保留了能够支持肿瘤细胞增殖的生化功能。临床上不少例子说明,肿瘤的耐药可能有以上一个或几个耐药因素的表达。这些变异可能在肿瘤确诊前已经存在,并由于治疗的再选择性作用而变得明显。癌细胞并不是在给予化疗药物后才表达一种耐药机制,而是细胞本来就由于变异和演变过程产生的一种特异表达,并且在敏感的细胞被药物杀灭后"被选择"出来。

　　耐药细胞株的生化改变可分为:单一性耐药和多药耐药。单一性耐药是指仅针对一种药物所产生的耐药,如叶酸类似物甲氨蝶呤诱导二氢叶酸还原酶水平升高导致的耐药。多药耐药(multi-drug resistance,MDR)是指一旦肿瘤细胞对某种药物耐药后,对其他结构不同、作用机制不同的药物也具有耐药性。目前已知和 MDR 有关的药物主要包括多柔比星、柔红霉素、博来霉素和丝裂霉素等抗肿瘤抗生素,长春新碱、鬼臼碱和紫杉类等植物药,其他如顺铂和美法仑(美法兰、马法兰)等。

　　(二)研究对策

　　近年来,人们对肿瘤细胞毒药物的不同耐药机制,开展了一系列克服耐药的实验与临床研究。目前认为,克服耐药的主要途径有:①应用 MDR 调节剂;②剂量强度与大剂量化疗;③应用解救方案化疗;④生物治疗等。

　　1. MDR 调节　能抑制 P-gp 的药物是逆转 MDR 的一个重要手段,自从 Tsuruo 等报道钙通道阻断剂维拉帕米能阻断 P-gp 功能,并能克服小鼠白血病细胞 MDR 以来,已经发现有许多药物能抑制 P-gp 功能。

　　2.剂量强度与高剂量化疗　通过药物剂量有可能克服一些细胞的耐药性。细胞周期非特异性药物的疗效存在着剂量效应,剂量增加 5~10 倍可克服内在耐药。

　　3.解救化疗　一旦发生耐药,应用非交叉耐药的药物进行解决化疗,可能是克服耐药的最简便的途径。

　　4.生物治疗　近年来生物疗法在这里肿瘤方面广为应用,生物药物与化疗药物作用机制不同,生物治疗与化疗可以有协同作用。

三、抗肿瘤药的不良反应

由于肿瘤细胞与正常细胞间缺少根本的代谢差异,因此所有的抗肿瘤药都不能完全避免对正常组织的损害。抗肿瘤药的不良反应可分为两在类,即抗肿瘤药共有的不良反应和部分抗肿瘤特有的不良反应。前者出现较早,多见于增殖迅速的组织,如骨髓、胃肠道、毛囊等。生存期长的患者还可见到一些后期出现的不良反应,如不育、第二原发性肿瘤。

（一）共有的不良反应

1.骨髓抑制　表现为白细胞降低、血小板降低,甚至全血常规减少,其后果可能导致出血倾向、贫血、感染等。预防措施包括:当白细胞低于 $3 \times 10^9/L$、血小板低于 $80 \times 10^9/L$ 时,停药或更换其他骨髓抑制较少的药,如长春新碱、博来霉素等;对症处理,应用升高白细胞、血小板药物;预防感染等。

2.胃肠道反应　表现为不同程度的恶心、呕吐等,尤见于应用烷化剂后,一般发生率与所用剂量成正比,改用静脉注射也不可避免,其原因除与药物及代谢产物刺激延脑催吐中枢及催吐化学感受器有关外,还与它们刺激胃肠道有关。中枢性止吐药氯丙嗪、甲氧氯普胺,特别是 $5-HT_3$ 受体拮抗药（昂丹司琼）可对抗之。消化道黏膜损害,如口腔炎、咽喉炎、黏膜水肿、腹痛、腹泻等,严重者可致消化道出血,出现黑便等,抗代谢药较多见。有些长期化疗患者,由于产生了条件反射,见到化疗药即会恶心、呕吐,这类精神因素引起的大脑性呕吐,可用地西泮等镇静药治疗。

3.皮肤及毛发损害　皮肤出现红斑、水肿,以博来霉素多见;色素沉着多见于应用氟尿嘧啶、环磷酰胺后,此于药物沉着于皮下组织有关;脱发多见于应用烷化剂后,但停止化疗后,头发仍可再生长。

（二）特殊不良反应

1.神经系统反应　长春新碱最易引起外周神经变性和自主神经功能紊乱、反射迟钝。门冬酰胺酶可致大脑功能异常,出现精神错乱、谵妄等。顺铂可引起耳鸣、听力减退,常首先发生高频失听。

2.肺部毒性　肺间质纤维蛋白渗出、纤维化,呼吸困难,咳嗽等,以博来霉素、环磷酰胺多见,亚硝脲类也易有肺毒性。对肺功能的影响主要是弥散功能和肺活量减退,可以是不可逆的。

3.心脏毒性　以多柔米星最常见,可致心电异常、渐进性心肌病变并急性心力衰竭,发生机制可能与其诱导产生大量氧自由基及脂质过氧化物破坏细胞器有关,柔红霉素及丝裂霉素 C 亦之;高三尖杉酯碱可致心率增快、心肌缺血性受损;5-FU 可损伤冠状血管上皮并形成血栓,继而引起心肌损伤。

4.肝脏毒性　临床上主要有两种类型:①细胞毒性,引起肝细胞坏死,细胞内酶释放,常见 BCNU、甲氨蝶呤等;②过敏性,在肝内引起炎症反应,胆管上皮细胞肿胀,胆汁淤积而引起黄疸,胆盐潴留可进一步造成肝细胞损伤,常见于 ARAC。

5. 泌尿系统反应　主要引起尿道内刺激反应和肾实质损害两类。环磷酰胺可引起出血性膀胱炎,近年来可通过合用巯乙磺酸钠(mesna),它可在泌尿道转化成游离的巯基,与丙烯醛结合成无毒物排出,出血性膀胱炎的问题已基本解决;门冬酰胺酶、顺铂可致肾小管坏死,引起蛋白尿、血尿等。

6. 免疫抑制　许多抗肿瘤药物能抑制和杀伤免疫细胞,使机体免疫力下降而容易继发感染等。

7. 其他　注射局部药物外渗,引起组织坏死;引起药源性发热,尤其是博来霉素可诱发内源性致热源释放。

(三) 远期毒性

1. 引起不育或致畸胎　许多抗肿瘤药(特别是烷化剂的长期应用)可使少数患者出现生殖功能障碍,导致不育症,此与药物影响生殖细胞的产生及内分泌功能、致畸与遗传基因突变等有关。

2. 第二原发性恶性肿瘤　由于抗肿瘤药(特别是烷化剂)可致突变,加之其还抑制免疫功能等,因而在抗肿瘤药治疗后获得长期生存的患者中,可能诱发第二原发性恶性肿瘤。第二原发性肿瘤中以恶性淋巴瘤及白血病较常见,白血病常发生在化疗后 2 年左右;实体瘤则可在化疗 10 年后发生。

由于化疗药对人体重要器官常有不可避免的毒性,因此老年人及怀孕妇女接受化疗时应加以注意。影响老年人抗肿瘤药反应的因素是多方面的:胃酸或其他胃肠分泌减少,可影响口服吸收;血浆蛋白及身体脂肪减少可改变药物分布;肝脏因血管硬化而血流减少,以及蛋白合成异常导致细胞内酶活力减弱。以上均可影响药物的代谢。肾小球的滤过作用,肾小管的再吸收作用减退,可影响药物排泄。但总的来说,即使是 70 岁以上的患者,对常用的化疗方案还是可以耐受的,而对大剂量化疗则往往难以忍受。妊娠患者应用抗肿瘤药时也应注意,抗肿瘤药对胎儿的影响与妊娠早晚有关。妊娠早期影响比后期大。妊娠早期化疗可能引起早产,后期则可能使新生儿体重不足,但对以后的生长发育并无影响,也很少产生先天畸形。由于胎儿接受的化疗疗程数一般不多,因此很少产生第二原发肿瘤,联合化疗对胎儿的影响一般比单纯药化疗大。

四、抗肿瘤药的合理应用

联合化疗方案中一般都包括两类以上作用机制不同的药物,而且常常应用 CCNSA 与 CCSA 药物配合。选药时也要尽可能使各药的毒性不相重复,以提高正常组织的耐受性。药物数量目前一般多主张 2~4 个药最好,太多了并不一定能提高疗效,反而增加毒副作用。

在化疗药物的应用上,序贯应用比较合理。有效的周期非特异性药物常可使 G_0 期细胞进入增殖周期,为周期特异性药物发挥作用创造条件。周期特异性药在杀灭处于对此药敏感时相的肿瘤细胞的同时,能够延缓肿瘤细胞在周期的进程,阻止细胞从某一时相进入下一时相,导致细胞暂时性蓄积。此种阻滞一旦解除,细胞将同步进入周期的下一时相,此时如给予对这一时相具有杀伤作用的药物将能明显增效。例如长春碱能使细胞阻滞在 M 期,此种阻滞作用在用药后 6~8 h 达最高峰,因此如在应用长春碱后 6~8 h 给予环磷酰胺或博来霉素等可明显增效。其他如甲氨蝶呤给药后 4～6 h 再给氟尿嘧啶也有增效作用,但如先给氟尿嘧啶以后再给甲氨蝶呤则会减效。

在应用药物的时候,需要注意药物给药的持续时间、间隔时间和不同药物的先后顺序。细胞周期非特异性药物的剂量-效应曲线接近直线,药物峰浓度是决定疗效的关键因素;细胞周期特异性药物的剂量-效应曲线是一条渐近线,达到一定剂量后,疗效不再提高,而延长药物作用时间,可以让更大比例肿瘤细胞进入细胞周期中对药物敏感的时相,提高疗效。因此,细胞周期非特异性药物常常一次性静脉注射,在短时间内一次给予本周期内全部剂量;而细胞周期特异性药物则通过缓慢静脉滴注、肌内注射或口服来延长药物的作用时间。

给药间隔时间可能影响疗效和毒性。细胞毒性药物对正常细胞也会产生毒性,常见的如骨髓毒性和胃肠道反应,这些毒性需要一定时间恢复,在毒性恢复前不宜再给予同种药物或具有相同毒性的其他药物。考虑到不同药物对细胞周期和其他药物代谢的影响,合适的间隔时间是重要的,如甲氨蝶呤静脉滴注 6 h 后再滴注氟尿嘧啶的疗效最好,而且毒性减低。

出于细胞周期和药物动力学的考虑,一些化疗方案中规定了给药的顺序。联合化疗中常用的策略之一是先使用细胞周期非特异性药物,减小肿瘤负荷,使更多的细胞进入细胞周期,再使用细胞周期特异性药物,杀灭增殖活跃的肿瘤细胞。又如,顺铂可使紫杉醇的清除率降低,若使用顺铂后再给紫杉醇,可产生更为严重的骨髓抑制,因此应先给予紫杉醇,再给予顺铂。

◎ 小 结

恶性肿瘤是当前危害人类健康的主要疾病之一,其特征为异常细胞的失控生长,并由原位向周围组织浸润或向远处器官转移,侵犯重要器官引起功能衰竭,最后导致死亡。在现有的治疗手段中,药物治疗是一种重要的治疗方法,特别是对有转移的肿瘤来说,更需要药物来达到全身治疗的目的。本章采用目前较为通用的分类方法,将抗肿瘤药物分为细胞毒类和非直接细胞毒类两大类进行介绍。细胞毒类抗肿瘤药物即传统化疗药物,主要通过影响肿瘤细胞的核酸和蛋白质结构与功能,直接抑制肿瘤细胞增殖和(或)诱导肿瘤细胞凋亡(apoptosis)的药物,如抗代谢药和抗微管蛋白药等。非细胞毒类抗肿瘤药是一类发展迅速的具有新作用机制的药物,如调节体内激素平衡药物和分子靶向药物等。大多数抗肿瘤药物选择性较差,易引起骨髓抑制、胃肠道损害、毛囊及淋巴等组织的损害;而分子靶向药物主要针对病变细胞,具有特异性抗肿瘤作用,可以减少对正常组织的损伤,因此毒性(骨髓抑制、脱发和肾功能损害等)明显减少。肿瘤分子靶向治疗与激素治疗、免疫治疗和细胞毒化疗药治疗共同构成了现代肿瘤药物治疗的主要治疗手段,细胞毒药物联合靶向药物是肿瘤化学药物治疗的发展方向。本章分别对各类临床上常用的抗恶性肿瘤药的药物作用机制、药动学特点、不良反应等方面做了介绍,以企有助于制订合理的临床肿瘤化疗方案。另外,本章还对抗肿瘤药物的耐药问题及合理联合用药方面做了初步探讨。

◎思考题

1. 解释 CCNSA、CCSA。
2. 抗恶性肿瘤药物的共有不良反应和特殊不良反应主要有哪些?
3. 简述抗恶性肿瘤药产生获得性耐药的机制。
4. 解释 MDR。
5. 简述卡培他滨的临床应用及不良反应。
6. 简述多西他赛的临床应用及不良反应。
7. 简述索拉菲尼的药理作用和临床应用。
8. 简述利妥昔单抗的药理作用和临床应用。
9. 抗恶性肿瘤药物的临床应用有哪几个方面?
10. 采取什么措施克服耐药?

(河南省医药科学研究院　张　艳)

附表　常用抗菌药的药动学参数

药物	剂量与给药途径	血药峰浓度（mg/L）	血半衰期（h）	口服吸收（%）	蛋白结合率(%)	清除途径	尿排泄率（%）
青霉素 G	60 万 IU im	6~8	0.6	10~15	46~58	肝、肾	75~90
青霉素 V	500 mg po	3~4	1	35	75~80	肝、肾	35~40
苯唑西林	1.0 g po	11.7	0.5~1.0	30~33	90~94	肝、肾	23~31
	0.5 g ivgtt	43					
氨苄西林	1g im	12	1	30~50	17~29	肝、肾	50~60
阿莫西林	0.5 g po	7.5	1	60	18	肝、肾	60
哌拉西林	4 g ivgtt	350	1~1.5		17~22	肝、肾	70
头孢唑啉	1.0 g im	64	1.8~2		74~86	肾	70~80
头孢氨苄	0.5 g po	16~18	1~1.5	90	10~15	肾	70~90
头孢拉定	0.5 g po	16	1~1.5	90	6~10	肾	80~90
头孢克洛	0.5 g po	12.4	0.8	50~93	25	肝、肾	52~85
头孢丙烯	0.5 g po	10.5	1.3~1.8	89~95	36	肾	60~80
头孢克肟	0.2 g po	2.6~2.9	3	40~52	70	肾	16~21
头孢替安	0.5 g iv	51	0.72			肾	60~80
头孢呋辛	0.75 g im	27	1.1~1.4		30~40	肾	90
	0.75 g iv	50					
头孢呋辛酯	250 mg po	4.1	1.2~1.6	36~52		肾	32~48
头孢西丁	1.0 g iv	125	0.7~1.0		20	肾	85~90
头孢噻肟	1.0 g im	25	1		35~45	肝、肾	60
	1.0 g iv	102					
头孢吡肟	1.0 g iv	132	1.5~1.9		30	肾	80
头孢曲松	1.0 g im	55	8		95	肝、肾	40~60
	1.0 g iv	150					
头孢哌酮	1.0 g im	44	1.7		90	肝、肾	20~30
	1.0 g iv	153					

续表

药物	剂量与给药途径	血药峰浓度（mg/L）	血半衰期（h）	口服吸收（%）	蛋白结合率（%）	清除途径	尿排泄率（%）
头孢他啶	1.0 g im	37	1.7		10~17	肾	75
	1.0 g iv	60~83					
头孢吡肟	2 g iv	163	2.1		20	肾	85
氨曲南	1.0 g iv	125	1.8		27~51	肾	60~70
亚胺培南	0.5 g ivgtt	40	1		13~21	肾	60~75
帕尼培南	0.5 g ivgtt	28	1		6~7	肾	37
美罗培南	1 g ivgtt	54.8	1		2	肾	80
厄他培南	1 g ivgtt	137	4.3~4.6		85~95	肾	80
庆大霉素	40 mg im	2~6	2~3	2	0	肾	70
妥布霉素	80 mg im	3.7	2~3		0	肾	84~93
奈替米星	2 mg/kg ivgtt	7	2.5		<3	肾	60~90
异帕米星	200 mg ivgtt	17.1	1.8		<3	肾	85
	7.5 mg/kg im	21	1.9~2.3		0	肾	85~98
	7.5 mg/kg iv	38					
链霉素	0.5 g im	5~20	2~3	0.5	20~40	肾	53~90
氯霉素	1.0 g po	8~12	1.6~3.3	75~99	40~70	肝、肾	5~10
	1.0 g iv	10					
红霉素碱	0.25 g po	0.2~10	1.4~3.0	16~40	18~44	肝、肾	1~15
克拉霉素	400 mg po	2.2	2.7~4.9	50	42.5	肝、肾	32
罗红霉素	300 mg po	9.1~10.8	10~13	72~85	15~26	肝	7.4
阿奇霉素	500 mg po	0.4	35~48	37	7~50	肝	4.5~12.2
林可霉素	0.5 g po	0.5~4.0	4~5	少	77~82	肝、肾	9~13
	0.6 g iv	19					
克林霉素	0.15 g po	1~3.5	2~2.5	90	68	肝、肾	5~15
	0.3 g iv	14.7					
四环素	0.25 g po	0.5~4.0	6~10	20~40	25~70	肝、肾	20~70
	0.5 g ivgtt	6.4					
多西环素	0.2 g po	1.1~3.1	18~22	60~93	90	肝、肾	<10~23
米诺环素	0.2 g po	3~5	11~33	95	55~75	肝、肾	4~9
利福平	0.45 g po	4~19	2~5	>90	75~80	肝、肾	10~30

续表

药物	剂量与给药途径	血药峰浓度（mg/L）	血半衰期（h）	口服吸收（%）	蛋白结合率(%)	清除途径	尿排泄率（%）
万古霉素	1.0 g ivgtt	25~40	4~6		55	肾	80~90
去甲万古霉素	0.8 g ivgtt	40	3~4		34	肾	85
替考拉宁	6 mg/kg ivgtt	112	47~100		90	肾	65
利奈唑胺	600 mg po	12.7	5	100	31	肾	30~35（原药）
	625 mg ivgtt	12.9					
磷霉素钙	1.0 g po	5.3		30~40	0	肝、肾	20~30
磷霉素钠	4.0 g iv	60~195					90
多黏菌素 B	25 mg im	0.5~8	3.5~8	少	50	肾	40~80
SMZ-TMP	800/600 mg	40~60/1~2	9~12.5	90~100	62/42	肝、肾	40~60
吡哌酸	1.0 g po	5.4	3~3.5	少	30	肾	70
诺氟沙星	0.4 g po	1.5	3~4	35~40	14	肝、肾	25~30
依诺沙星	0.4 g po	2.8~3.7	3.3~6	60~89	35	肾	65
氧氟沙星	0.4 g po	3.5~5.6	5~7	98	25	肾	70~90
环丙沙星	0.5 g po	1.8~2.6	3.3~3.9	40~70	20~40	肝、肾	48~60
	0.2 g ivgtt	5.5					
左氧氟沙星	200 mg po	2.8	6~8	98~100	24~38	肾	80~86
	500 mg po	5.1					
	500 mg ivgtt	6.2					
加替沙星	400 mg po	3.8	7~8	96	20	肾	80~84
	400 mg ivgtt	5.5					
莫西沙星	400 mg po	3.1	12	91	45	肝、肾	20
甲硝唑	0.5 g po	9	6~11.5	80	10	肝、肾	20
	15 mg/kg ivgtt	25					
呋喃妥因	0.1 g po	<1	0.5		60	肾	45
酮康唑	0.2 g po	3.5	6.5~9.0		84~99	肝	13
氟康唑	0.4 g po	6.7	27~37	90	11~12	肝、肾	80
	0.1 g iv	6.3					
伊曲康唑	200 mg po	0.27	15~20	55	99.8	肝	0(原药)

续表

药物	剂量与给药途径	血药峰浓度 (mg/L)	血半衰期 (h)	口服吸收 (%)	蛋白结合率(%)	清除途径	尿排泄率 (%)
氟胞嘧啶	2 g po	30~50	5.3	80~90		肾	95
	1 500 mg/kg iv	35~70					
伏立康唑	600 mg po	1.01	6	96	58	肝	2
	600 mg ivgtt	2.12	4.4				
卡泊芬净	70 mg ivgtt	12	40~50		97	肝	41
两性霉素 B	0.65 mg/kg iv	0.5~3.5	39		>90	体内代谢、肾	40
两性霉素 B 脂质复合体	5 mg/kg ivgtt	1.7±0.8	26.9			肝、肾	0.9
两性霉素 B 脂质体	5 mg/kg ivgtt	57.6	32			肝、肾	
两性霉素 B 胆固醇复合物	4 mg/kg ivgtt	2.9	28.2			肝、肾	
异烟肼	0.2 g po	0.5~1.5	1.2~3	>90	0~10	肝、肾	75~95
乙胺丁醇	20 mg/kg po	3~5	3.1	70~80	20~30	肾	79
吡嗪酰胺	500 mg po	9~12	9~10			肝	4~14 (母药)